国家卫生健康委员会"十四五"规划教材

全国高等学校教材

供卫生信息管理、医学信息学及信息管理与信息系统等相关专业用

U0292530

医学大数据与人工智能

主　编　李建清　刘　雷

副主编　方向东　吕　晖　李　姣　王玉锋

编　　委（以姓氏笔画为序）

于　琦（山西医科大学）　　　　　阮　彤（华东理工大学）

王玉锋（济宁医学院）　　　　　　李　姣（中国医学科学院北京协和医学院

方向东（中国科学院大学）　　　　　　　　医学信息研究所）

吕　晖（上海交通大学）　　　　　李建清（南京医科大学）

吕旭东（浙江大学）　　　　　　　张文学（宁夏医科大学）

刘　宾（南京医科大学）　　　　　张道强（南京航空航天大学）

刘　雷（复旦大学）　　　　　　　渠鸿竹（中国科学院北京基因组研究所 / 国家

刘景鑫（吉林大学中日联谊医院）　　　　　生物信息中心）

刘澄玉（东南大学）　　　　　　　彭　磊（山东第一医科大学）

江　瑞（清华大学）　　　　　　　游　茂（国家卫生健康委卫生发展研究中心）

秘　　书　刘　宾（兼）

人民卫生出版社

·北　京·

版权所有，侵权必究！

图书在版编目（CIP）数据

医学大数据与人工智能 / 李建清, 刘雷主编. —北京: 人民卫生出版社, 2023.7

全国高等学校卫生信息管理 / 医学信息学专业第三轮规划教材

ISBN 978-7-117-34726-6

Ⅰ. ①医… Ⅱ. ①李… ②刘… Ⅲ. ①人工智能－应用－医学－数据处理－医学院校－教材 Ⅳ. ①R319-39

中国国家版本馆 CIP 数据核字（2023）第 066199 号

人卫智网	www.ipmph.com	医学教育、学术、考试、健康，购书智慧智能综合服务平台
人卫官网	www.pmph.com	人卫官方资讯发布平台

医学大数据与人工智能
Yixue Dashuju yu Rengongzhineng

主　　编：李建清　刘　雷
出版发行：人民卫生出版社（中继线 010-59780011）
地　　址：北京市朝阳区潘家园南里 19 号
邮　　编：100021
E - mail：pmph @ pmph.com
购书热线：010-59787592　010-59787584　010-65264830
印　　刷：北京市艺辉印刷有限公司
经　　销：新华书店
开　　本：850×1168　1/16　　印张：23
字　　数：649 千字
版　　次：2023 年 7 月第 1 版
印　　次：2023 年 7 月第 1 次印刷
标准书号：ISBN 978-7-117-34726-6
定　　价：89.00 元

打击盗版举报电话：010-59787491　E-mail：WQ @ pmph.com
质量问题联系电话：010-59787234　E-mail：zhiliang @ pmph.com
数字融合服务电话：4001118166　E-mail：zengzhi @ pmph.com

全国高等学校卫生信息管理/医学信息学专业规划教材第三轮修订

出 版 说 明

为进一步促进卫生信息管理/医学信息学专业人才培养和学科建设,提高相关人员的专业素养,更好地服务卫生健康事业信息化、数字化的建设发展,人民卫生出版社决定组织全国高等学校卫生信息管理/医学信息学专业规划教材第三轮修订编写工作。

医学信息学作为计算机信息科学与医学交叉的一门新兴学科,相关专业主要包括管理学门类的信息管理与信息系统、信息资源管理、大数据管理与应用,理学门类的生物信息学,工学门类的医学信息工程、数据科学与大数据技术,医学门类的生物医药数据科学、智能医学工程等。我国医学信息学及卫生信息管理相关专业的本科教育始于 20 世纪 80 年代中期,通过以课程体系和教学内容为重点的改革,取得系列积极成果。2009 年人民卫生出版社组织编写出版了国内首套供卫生信息管理专业使用的规划教材,2014 年再版,凝结了众多专业教育工作者的智慧和心血,与此同时,也有多个系列的医学信息学相关教材和专著出版发行,为我国高等学校卫生信息管理/医学信息学教育和人才培养做出了重要贡献。

当前,健康中国、数字中国加快建设,教育教学改革不断深化,对卫生信息管理/医学信息学人才的需求持续增加,知识更新加快,专业设置更加丰富,亟需在原有卫生信息管理课程与教材体系的基础上,建设适应新形势的卫生信息管理/医学信息学相关专业教材体系。2020 年国务院办公厅发布《关于加快医学教育创新发展的指导意见》,对"十四五"时期我国医学教育创新发展提出了新要求,人民卫生出版社与中华医学会医学信息学分会在对国内外卫生信息管理/医学信息学专业人才培养和教材编写进行广泛深入调研的基础上,于 2020 年启动了第三轮规划教材的修订工作。随后,成立全国高等学校卫生信息管理/医学信息学专业规划教材第三届评审委员会、明确本轮教材编写原则、召开评审委员会会议和主编人会议,经过反复论证,最终确定编写 11 本规划教材,计划于 2022 年秋季陆续出版发行,配套数字内容也将同步上线。

本套教材主要供全国高等学校卫生信息管理、医学信息学以及信息管理与信息系统等相关专业使用。该套教材的编写,遵循全国高等学校卫生信息管理/医学信息学专业的培养目标,努力做到符合国家对高等教育提出的新要求、反映学科发展新趋势、满足人才培养新需求、适应学科建设新特点。在修订编写过程中主要体现以下原则和特点。

一是寓课程思政于教材思政。立德树人是教育的根本任务,专业课程和专业教材与思政教育深度融合,肩负高校教育为党育才、为国育人的历史重任。通过对国内外卫生信息管理/医学信息学专业发展的介绍，引导学生坚定文化自信；通过对医学信息安全与隐私保护相关伦理、政策法规等的介绍，培养和增强学生对信息安全、隐私保护的责任意识和风险意识。

二是培养目标更加明确。在以大数据、人工智能为代表的新一轮科技革命和产业变革新背景下，卫生健康信息化加快发展，医工、医理、医文更加交叉融合，亟需加大复合型创新人才培养力度，教材结构、内容、风格等以服务学生需求为根本。

三是统筹完善专业教材体系建设。由于卫生信息管理/医学信息学相关专业涉及医学、管理学、理学、工学等多个门类，不同高校在专业设置上也各具特色，加之学科领域发展迅猛、应用广泛，为进一步完善专业教材体系，本轮教材在进行整合优化的基础上，增加了《医学大数据与人工智能》《公众健康信息学》《医学知识组织》和《医学信息安全》等，以满足形势发展和学科建设的需要。

四是遵循编写原则，打造精品教材。认真贯彻"三基、五性、三特定"的编写原则，重点介绍基本理论、基本知识和基本技能；体现思想性、科学性、先进性，增强启发性和适用性；落实"三特定"即特定对象、特定要求、特定限制的要求。树立质量和精品意识，突出专业特色，统筹教材稳定性和内容新颖性，坚持深度和广度适宜、系统与精练相统一，同一教材和相关教材内容不重复，相关知识点具有连续性，减轻学生负担。

五是提供更为丰富的数字资源。为了适应新媒体教学改革与教材建设的新要求，本轮教材增加了多种形式的数字资源，采用纸质教材、数字资源（类型为课件、在线习题、微课等）为一体的"融合教材"编写模式，着力提升教材纸数内容深度结合、丰富教学互动资源。

希望本轮教材能够紧跟我国高等教育改革发展的新形势，更好地满足卫生健康事业对卫生信息管理/医学信息学专业人才的新需求。真诚欢迎广大院校师生在使用过程中多提供宝贵意见，为不断提高教材质量，促进教材建设发展，为我国卫生信息管理/医学信息学相关专业人才培养做出新贡献。

全国高等学校卫生信息管理/医学信息学专业规划教材第三轮修订

序 言

随着互联网、大数据、云计算、人工智能等信息技术在医学和卫生健康领域的广泛深入应用,信息技术与医学和卫生健康事业的结合日益紧密。医学和卫生健康领域的信息化、数字化、智能化,对于推动健康中国和数字中国建设、卫生健康事业高质量发展、深化医药卫生体制改革和面向人民健康的科技创新,实现人人享有基本医疗卫生服务、保障人民健康等具有极为重要的意义,迫切需要既了解医学与卫生健康行业又懂信息技术的复合型、高层次医学信息专业人才。

医学信息学是实现医学和卫生健康领域信息化、数字化、智能化高质量发展,以及推动健康中国、数字中国建设的重要基础,是引领和支撑医学和卫生健康事业发展的重要支柱。医学信息学作为一门计算机信息科学与医学交叉的新兴学科,已经成为医学的重要基础学科和现代医学的重要组成部分。它伴随着计算机信息技术在医学领域中的应用以及服务医学研究与实践的需要而产生,也随着服务于医学及相关领域的目标与活动而不断发展。目前,已涵盖与人类生命健康相关的各层次(分子—基因—蛋白—亚细胞—细胞—组织—器官—个体—群体)的医学应用,通过对医学信息(数据)的挖掘、有效组织和管理、开发与应用,实现对医学信息的充分利用和共享,提高医学管理与决策的质量和效率,全面赋能医学与卫生健康事业发展。

我国医学信息学的发展主要起步于医学图书和情报管理领域,早期主要集中在医院信息系统、医学情报研究、医学信息资源建设与服务等方面。20世纪80年代中期开始,当时卫生部所属4所医学院校创办图书情报专业,开始了医学信息学专业教育的探索。经过30余年的建设,特别是进入新世纪以来,医学信息学发展迅速,加快形成为与理学、工学、管理学、医学相互交叉的新兴学科,涉及学科门类、专业类目众多,主要相关的如管理学门类的信息管理与信息系统、卫生信息管理、信息资源管理、大数据管理与应用,理学门类的生物信息学,工学门类的医学信息工程、数据科学与大数据技术,医学门类的健康数据科学、生物医药数据科学、智能医学工程等。目前,我国的卫生信息管理/医学信息学高等教育已形成以本科教育为基础、硕博士教育为龙头、专科教育为补充的多层次教育格局。与此同时,以课程体系和教学内容为重点的教学改革取得了系列成果,出版了一批内容新颖、富有特色的教材,包括规划教材、自编教材、翻译教材等。在全国高等学校规划教材建设方面,2009年人民卫生出版社就组织编写并出版了国内首套共9本供卫生信息管理专业学生使用的教材,2014年更新再版扩展至11本,为我国高等学校卫生信息管理/医学信息学教育做出了重要贡献。

随着计算机科学与信息技术的迅猛发展,健康中国建设的推进,医学信息学呈现诸多新特征,主要表现为，信息技术应用与卫生健康行业深度交融加快，数字健康成为健康服务的重要组成部分，信息技术与医学的深度融合推动新的医学革命，数据治理与开放共享、信息安全与隐私保护更加受到重视，医学信息学科发展加速。在此背景下，卫生信息管理/医学信息学人才需求持续增加，亟需建设适应新形势的相关专业教材体系，为培养复合型、高层次专业人才提供帮助。人民卫生出版社主动履行使命、担当作为，联合中华医学会医学信息学分会，在对国内外相关专业人才培养和教材编写进行深入调研的基础上，决定组织编写新一轮全国高等学校卫生信息管理/医学信息学专业教材，并将其作为国家卫生健康委员会"十四五"规划教材。

2020年人民卫生出版社成立全国高等学校卫生信息管理/医学信息学专业规划教材第三届评审委员会，由我担任主任委员，中华医学会医学信息学分会现任主任委员、中国医学科学院医学信息研究所钱庆研究员和候任主任委员、郑州大学第一附属医院刘章锁教授等8位专家学者担任副主任委员，来自全国高等院校、科研院所等机构的32位专家学者担任委员。评审委员会在现状调研和专家论证等基础上，紧密结合新形势、新需求，更好体现系统性、权威性、代表性和实用性，经反复论证对既往多个教材品种进行整合优化，针对前沿发展新增4个品种《医学信息安全》《医学知识组织》《医学大数据与人工智能》《公众健康信息学》，最终确定11个品种，力求体现新的学科发展成果和更好满足人才培养需求。整套教材将于2022年秋陆续出版发行，配套数字内容也将同步上线。

经评审委员会和人民卫生出版社共同协商，从全国长期从事卫生信息管理/医学信息学相关教学科研工作的专家学者中，遴选出本套教材的主编和副主编。最终，11本教材共有主编18人、副主编40人、编委130余人，涵盖了全国110多所高校、科研院所和相关单位。

教材编写过程中，各位主编率领编委团队高度负责、精诚团结、通力合作、精益求精，高质量、高水平地完成了编写任务，中国医学科学院医学信息研究所的李姣研究员担任本套教材评审委员会的秘书，同人民卫生出版社共同完成了大量卓有成效的工作。我要特别指出的是，本轮教材的顺利出版，离不开人民卫生出版社的优质平台，离不开各参编院校、科研院所的积极参与，在此，我向各位领导的支持、专家同道的辛勤付出和做出的卓越贡献致以崇高的敬意，并表示衷心的感谢。

作为一门快速发展的新兴交叉学科，编写中尽可能反映学科领域的最新进展和主要成果，但囿于时间和水平等原因，难免存在错漏和不当之处，真诚欢迎各位读者特别是广大高等院校师生在使用过程中多提宝贵意见。

全国高等学校卫生信息管理/医学信息学专业

第三届教材评审委员会主任委员 代 涛

2022年秋于北京

主编简介

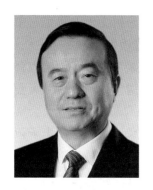

李建清

男，博士，教授（二级），博士研究生导师。1962年8月出生于南通市。南京医科大学原副校长、江苏省重点学科生物医学工程学科带头人、江苏省智能穿戴监护与康复器械工程研究中心主任、江苏省健康信息与康复工程国际合作联合实验室主任、东南大学—南京医科大学医工交叉创新研究院院长。兼任国家科学技术奖、华夏医学科技奖、江苏省科学技术奖等评审专家，全国医工整合联盟副理事长，江苏省研究型医院学会智能诊疗专业委员会主任委员，国际学术期刊 *Digital Medicine* 名誉主编，《中国医疗设备》杂志专家指导委员会委员。

从事教学工作36年，江苏省高校混合式精品通识课程负责人，入选江苏省"333"人才工程、江苏省六大人才高峰计划。主要从事医工交叉方面的研究，包括穿戴式生命体征信号检测技术、康复机器人技术、传感技术及无线传感器网络等，主持国家重点研发计划、国家自然科学基金项目、国家863计划项目、江苏省重点研发计划项目、江苏省前沿引领技术基础研究专项等15项。获得国家发明专利授权37项，主编专著 *Feature Engineering and Computational Intelligence in ECG Monitoring* 1部，在 *IEEE Transactions on Biomedical Engineering*、*IEEE Internet of Things Journal* 等期刊发表学术论文120余篇，其中被SCI收录70余篇。研究成果获2016年教育部高等学校科学研究优秀成果奖（科学技术）技术发明奖一等奖、2014年江苏省科学技术奖一等奖，以及其他省部级二等奖2项。

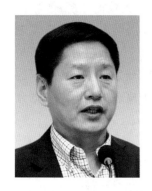

刘 雷

男，博士，教授（二级），博士研究生导师。1966年3月出生于北京市。现为复旦大学基础医学院教授、复旦大学大数据研究院医学影像智能诊断与医学信息学研究所所长、国际健康信息科学院院士（FIAHSI）、中国研究型医院学会临床数据与样本资源库专业委员会副主任委员、中华医学会医学信息学分会常务委员、中国中文信息学会理事、全国医药技术市场协会医药健康数据处理专业委员会副主任委员、中国医药生物技术协会生物医学信息技术分会常务委员、全国生物样本标准化技术委员会委员。

从事教学工作25年，复旦大学基础医学院荣誉课程负责人，入选中国科学院"百人计划"和上海市"浦江人才计划"。主要从事生物医学大数据与人工智能方面的研究，包括生物信息分析、临床数据治理与挖掘、医学影像人工智能、医学知识图谱等，主持和参与国家重点研发计划项目、国家自然科学基金委重大研究计划项目、国家863计划项目、国家科技重大专项项目、科技部科技基础性工作专项项目、国家自然科学基金重大项目、上海市科学技术委员会重大项目等14项。获得国家发明专利授权6项，在 *Hepatology* 等期刊发表学术论文120余篇，其中被SCI收录100余篇。

副主编简介

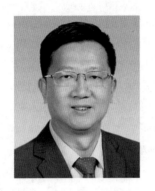

方向东

男,博士,研究员,博士研究生导师。1969 年 1 月出生于天津市。中国科学院大学特聘教授,中国科学院北京基因组研究所健康科学部主任。兼任科技部人类遗传资源管理专家;国家卫生健康委能力建设和继续教育中心遗传咨询能力建设专家委员会和中国遗传学会遗传咨询分会专家委员;中华医学会医学信息学分会和人民卫生出版社系列期刊管理委员会常务委员;*Genomics, Proteomics & Bioinformatics* 副主编;《发育医学电子杂志》主编。

从事教学工作 20 余年。发表 SCI 论文 100 余篇;主持制定中国卫生健康信息组学团体标准 6 项;获得国家发明专利授权 11 项、计算机软件著作权 39 项。

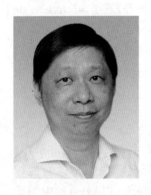

吕　晖

男,博士,教授,博士研究生导师。1969 年 1 月出生于北京市。现任上海交通大学生命科学技术学院生物信息学与生物统计学系主任、上海交大 - 耶鲁大学生物统计和数据科学联合中心联席主任、上海市儿童医院生物医学信息中心主任、上海市特聘专家。本科毕业于北京大学,在伊利诺伊大学获得博士学位。

从事教学工作 20 余年。研究领域包括生物医学大数据分析、生物信息、遗传病分析、医学影像、生物统计、系统生物学、医学人工智能。发表论文百余篇,获得多项相关软件著作权与专利。"十三五"期间承担科技部精准医学重点研发计划中的大数据挖掘重点专项,研发自主知识产权的生物医学信息全流程分析平台 BMAP 以及多组学多模态生物医学数据分析算法。

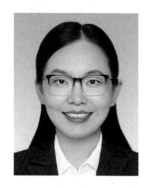

李　姣

女，博士，研究员，博士研究生导师。1981年8月出生于本溪市。现任中国医学科学院北京协和医学院医学信息研究所医学信息创新研究中心主任、医学智能计算研究室主任、医学信息学教研室主任，担任中华医学会医学信息学分会常务委员、医学大数据与人工智能学组组长，《医学信息学杂志》副主编，国际期刊 *Artificial Intelligence in Medicine* 编委。

从事教学工作至今10年，全国医学专业学位研究生教育指导委员会"网络教学在医学大数据分析技能教育中的应用研究"课题负责人。主要从事医学数据挖掘与知识发现研究。承担国家重点研发计划、国家自然科学基金等课题，发表论文90余篇，获得发明专利授权7项。获北京协和医学院优秀教师、"师德先锋"等称号。

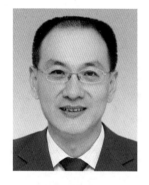

王玉锋

男，教授，硕士研究生导师。1974年8月出生于济宁市。现任济宁医学院医学信息工程学院副院长、智能医疗现代产业学院院长。

从事教学工作25年，山东省一流专业生物医学工程负责人。主要从事医学大数据挖掘与分析、网络空间安全等方面的研究。主持及承担山东省本科教改项目、山东省教育科学规划、山东省自然科学基金、教育部产学合作协同育人项目等10余项；发表论文20余篇；主编教材2部，参编教材4部；获山东省省级教学成果奖一、二、三等奖，以及山东软科学优秀成果奖三等奖等；获批国家软件著作权12项。

序　言

　　《医学大数据与人工智能》一书，在国内众多著名学者的共同努力下，历经数年的辛勤劳动和精细修订，终于呈现在读者面前了。在此向主编以及各位编者表示祝贺！

　　21世纪以来，医疗信息领域发生了深刻的变革，其中最为明显的标志是医学大数据的产生。随着医疗科技发展的长足进步，新型诊疗设备和可穿戴设备的广泛普及，影像数据、组学数据等大量涌现，推动着医院信息化系统建设蓬勃发展。新兴医疗数据与传统医疗数据的有机整合构成了以患者为中心的医学大数据体系。医学大数据时代为临床科学研究带来了前所未有的机遇。与此同时，以机器学习和深度学习为代表的人工智能技术在大数据分析中的应用呈现爆发式增长，并在人工智能读片、传染病监测、疾病风险预测等方面显示出巨大的应用价值。人工智能技术能够高效处理海量的医学数据，高质量的医学数据同样能够反哺、优化人工智能模型。医学大数据与人工智能是医学与新时代信息技术结合的全新产物，是医疗健康领域发展的重要着力点，也是提升基层诊疗水平、降低医疗成本的有效途径。

　　然而，医学大数据时代的临床应用及科学研究也面临诸多挑战：人工智能临床应用的准确性有待提升；我国缺乏医学大数据来源、收集和管理的共享机制，形成数据孤岛；多组学生物统计和生物信息方法有待进一步提高；健康医学大数据的法律和伦理规制成为亟待解决的问题等。因此，对于医疗工作者，了解医学大数据和人工智能的基本理论与方法，不仅能够提升自身诊疗能力和科研水平，而且更能够为提升医学大数据质量、打通大数据共享壁垒提供最基本的保障。

　　医学发展至今，已不再是单纯的、各类医学分支学科的知识，医学从业者在掌握分支学科知识基础上，还应主动学习新型交叉技术和人文知识，这也是当前医工交叉兴起背景下，对所有医学从业者的新要求、新期许。本书汇聚了国内相关领域的顶尖专家执笔，包括医疗行业的实践者、管理者，医学院校的专业教师、科研人员，以及相关交叉学科的研究人员，为读者梳理了医学大数据和人工智能的知识体系，介绍了最先进的医学人工智能方法，并辅以大量的案例分析，配备丰富的线上资源，为读者展示了我国医学大数据和人工智能领域的应用成果和发展前景。佳文共欣赏，疑义相与析，在此，我特别将此书推荐给医学从业者和从事医疗健康相关行业的科研人员学习、讨论与交流。

　　是以为序，与读者共飨。

南京医科大学原校长
中国工程院院士
沈洪兵　教授
2023年4月20日

前　　言

2020 年 5 月，人民卫生出版社和中华医学会医学信息学分会共同召开了全国高等学校卫生信息管理 / 医学信息学专业第三轮规划教材修订论证会，拟定了第三轮规划教材的品种，并针对学科前沿发展的需求新增了《医学大数据与人工智能》这本教材。2021 年 6 月在南京医科大学召开了《医学大数据与人工智能》教材的编写会，正式开启了本教材的编撰工作。

随着信息化技术的普及，医学大数据呈现爆发式增长，给传统医学和传统医院管理模式带来挑战。人工智能的飞速发展，大大地加快了医学大数据的价值输出，我们从数据获取时代，逐步向信息挖掘时代和价值输出时代过渡。医学大数据的价值，也从医疗行为的总结，逐步升级为医疗决策的支持。

本教材系统性地阐述了医学大数据的内涵、特点、分类及特征工程，针对性地概述了人工智能相关基本理论，系统地介绍了人工智能在医学大数据中的典型应用的方向，以及医学大数据和人工智能结合带来的产业价值，前瞻性地总结了医学大数据和人工智能的发展趋势和未来挑战。本教材适合作为普通高等院校医学信息学、智能医学、生物医学工程等专业的基础教材，也可作为有志于智能医学领域研究的教学、科研、管理以及产业人员的参考书。

本教材的内容大致分为四大部分，分别讨论医学大数据、医学数据治理与分析、医学人工智能、医学大数据与人工智能的应用和趋势。

第一部分是医学大数据，系统地阐述了医学大数据的要素、特点和分类，内容包括医学大数据与人工智能概述、医学大数据的关键要素、电子病历数据、医学影像数据、生理信号数据、生命组学数据，让读者对医学大数据有一个系统和科学的宏观认识。

第二部分是医学数据治理与分析，系统地阐述了数据治理、数据分析与挖掘的基础知识和算法，内容包括医学大数据治理、医学大数据挖掘、医学大数据融合分析，让读者对医学大数据的分析方法和流程有一个清晰的概念和基本了解。

第三部分是医学人工智能，系统地阐述了人工智能的基础理论知识和医学领域应用的基本算法，内容包括医学人工智能基础、医学自然语言处理、医学影像的人工智能分析、生理信号数据的人工智能分析，让读者对医学人工智能的算法有一个清晰的概念和基本了解。

第四部分是医学大数据与人工智能的应用和趋势，主要介绍人工智能在医学大数据中的应用案例和发展趋势，内容包括大数据与人工智能在医学领域的应用、医学大数据与人工智能的发展趋势及挑战，激发读者对新知识、新技术的好奇心，为有志从事这一行业的读者提供指引。

本教材不仅是一本纸质书籍，还是一个网上数字资源库。数字资源编写思路与教材的编写思路保持一致，为每一章提供了教学课件和补充材料。通过线上数字资源建设和维护，使之能够成为一本带有鲜明数据实践特征的立体教学资源。

参与编写本教材的编者都是从事相关行业多年的业界专家，有着丰富的从业经验，在此对他们的出色工作表示感谢。特别感谢南京医科大学刘宾、复旦大学王昌然等人为本书的完成所提供的协助与辛勤付出，谨在此对他们表示由衷的感谢。

　　技术潮流的变化日新月异，本书在编写内容上难免有所纰漏，希望读者们不吝赐教，帮助我们共同提高进步，并为下一版教材的修订提供宝贵的意见与建议。

李建清　刘　雷

2023 年 5 月

目　　录

第一章

医学大数据与人工智能概述

　　医学作为人类最古老的科学之一，从人类文明发源之初就伴随着人类的成长与进步，同时与社会的发展和科技的更新密切结合，从而更好地服务于人类群体生命的延续与个体的健康需求。伴随着第三次科技革命，医学与信息技术的结合创造出了医学信息学这一交叉学科，其意义在于使用信息化的技术与手段来解决医学中遇到的问题。医学大数据与人工智能是医学与新时代信息技术所结合的全新产物，了解其发展历史与内在逻辑有助于更好地理解本学科的意义、目的与发展方向。本章作为绪论，将对医学大数据与人工智能的相关概念与发展历史进行概述（图1-1）。

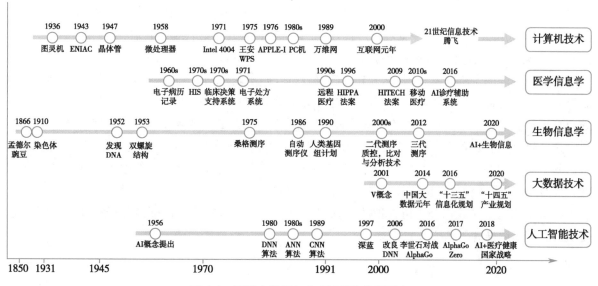

图 1-1　医学大数据与人工智能的发展历史

第一节　医学大数据与人工智能的发展历程

　　人类社会车轮的前进一般会同步于科学技术的进步，医学大数据与人工智能的发展离不开信息技术、医疗信息化技术、生物信息学技术、大数据技术与人工智能技术的发展。

一、信息技术的发展

　　人类对于计算的需求可以追溯到几千年前，从最早的结绳计数到算盘的发明等。为了解决更为复杂的问题，相应的计算原理与计算工具不断地被开发出来。被称为"计算机之父"的英国数学家艾伦·图灵于 1936 年提出了一种模拟人类处理问题的自动化逻辑模型，也被称为图灵机，开启了人类向自动化计算攻坚的历史。随后一系列关键的电子元器件与技术如继电器、门电路、真空管等的发明与发展，为后续的计算机问世打下了基础。

第二次世界大战的爆发推动了人类科技的快速前进。彼时美国军方对于弹道轨迹与流体力学计算的需求量巨幅增长，已经显著超越了人类手工计算所能完成的工作量极限。于是，在 1943 年由美国陆军的弹道研究实验室发起，冯·诺依曼与工作组联合起草了电子数字积分器与计算机（electronic numerical integrator and computer，ENIAC）设计方案，开启了真正意义上的现代计算机的发展历程。刚刚发明的计算机也用于著名的曼哈顿计划并证明了电子计算机在巨型工程中的重要性，其中所发明的冯·诺依曼结构也为后续的通用计算机发展奠定了基础，今天使用的计算机中，还依然在使用着当年所发明的"存储程序型"结构。

随着 1947 年晶体管的发明，1958 年集成电路与微处理器也相继被发明，晶体管电脑开始取代电子管电脑，将电脑的尺寸与价格减少了数个量级，在更好地满足国家层级的工程科研需求后，也为后续的民用发展铺平了道路。1971 年全球第一款商用微处理器 Intel 4004 发布，在这之前计算机体积巨大，造价昂贵，使用复杂，除了军方和政府部门，只有少数的大型跨国公司和银行才有可能选择使用。当时，大型机或主机几乎垄断了计算机市场，但随着微处理器的发明与应用推广，电脑小型化与商业化的趋势愈发明显。20 世纪 70 年代初期各个公司都开始陆续研发并推出自己的电脑产品。1975 年世界上第一台具有编辑、检索等功能的文字处理系统（word processing system，WPS）计算机诞生；1976 年世界上第一台可以商业化的个人电脑产品 APPLE-I 上市；1978 年王安电脑进入各类企业，成为当时世界上最大的文字处理机厂商，电子计算机商业化的时代正式开启。

20 世纪 80 年代，部分公司开展了个人电脑（personal computer，PC）的研发，并公开了除基本输入输出系统以外的全部技术资料，大量的 PC 兼容机开始出现，促使电脑科技公司不断发展壮大，信息产业迎来了蓬勃发展的黄金期，也宣告了电脑个人化、家庭化、多元化的开端。电脑不再仅仅作为处理军事科研业务或者商业业务的工具，而是为满足个人用户的娱乐需求提供了更多的选择。英国科学家蒂姆·伯纳斯·李于 1989 年发明了万维网，伴随着接下来的配套软硬件的发展，信息技术迎来了日新月异的网络时代，电脑不再局限于处理单一的业务，而是作为一种媒介融入了我们的日常生活。同时，世界上各种信息也随着网络走进了千家万户。电子游戏、门户网站、搜索引擎、社交网络、云平台等应用构成了我们今天所认识的信息产业，这些应用在被人民群众所广泛使用的同时，也促使从业者们继续推动信息技术的发展。

二、医疗信息化的发展

广义上的医疗信息化，其实从远古时期在行医过程中记录患者信息这一行为的出现就已经开始了。后来出现的纸质病历成为了现代医学的基础，医生需要相关信息作为治疗决策的辅助，于是出现了手写的病程记录与各种患者信息。我们现在意义上的医疗信息化，其实指的是使用现代信息技术的方法与手段去解决医学的相关问题。其出现必然伴随着信息技术的发展与医疗行业对信息行业相关技术接纳程度的提高。

20 世纪 60 年代，电脑已经进入大型机时代，电脑的尺寸从一个房间数十吨重缩小到如今服务器机柜般大小。量产的电脑不再仅限于政府与军方，不过其高昂的造价依旧限制了其使用，只有少数巨型商业公司有相当的经济实力与业务量需要电脑。医院对于电脑的需求更是少之又少，但是随着保险行业介入医疗服务领域，支付与结算模式发生改变，强行推动了医院使用更加精确的病历记录方法，以便于后期保险公司进行支付与验证。在这种背景下，首个现代意义上的电子病历在美国加利福尼亚州的艾尔·卡米诺医院诞生，院方与公司联合开发了一种用于记录病程与相关信息的系统。至此,医学首次与信息科学产生碰撞,但这两者的后续结合与发展并没有如人们想象中那么顺利。

20世纪70年代,随着计算机的进步与信息技术的更新,一些医疗机构开始尝试使用医院信息系统(hospital information system,HIS)来进行业务上的辅助处理,从处理表单到进行财务结算与操作,计算机都可以很好地完成人们赋予的任务。此时,医疗信息化的进步也就类似于超市员工从手工结账进化到了使用计算机进行结算的程度。医院中越来越多的业务系统使用电子化技术来提升效率,但因为系统互不相通,产生的信息并不能很好地存留,有些电子处方系统中输入的内容在打印出相应单据的那一刻就消失了。当时因为我国的医疗法规需求与习惯沿袭等原因,医院的病历依然大量使用纸质媒介进行存储。

20世纪80年代末90年代初,网络时代到来,刺激了医疗信息化大潮的产生,信息流动的需求增加提升了对相关技术的要求。同时,由于医疗信息的高度敏感性与隐私性,相对应的隐私保护法案也同步提出,最著名的事件之一当属美国于1996年提出《健康保险流通与责任法案》,里面的诸多规定限制了信息披露的类型与程度,为后续的医疗系统全面信息化提供了政策参考依据,提前规避了很多经济与政治上的风险,为尚不成熟的网络信息安全与信息泄露打了"预防针",同时美国卫生与公众服务部开启了医疗信息标准化的进程,开启了全面医疗信息化政策推动的先例。

随着21世纪的到来,网络与共享的概念顺势兴起。人们对于高效利用和可共享的医疗数据的美好愿景与当前各自为政的医疗信息孤岛的现状产生了强烈的反差,更为迫切地将全面的医疗信息化与医院信息化革命提上了日程。2009年,美国国会通过了《卫生信息技术促进经济和临床卫生(HITECH)法案》。医疗信息化的内容不再局限于医院内部数据,个人健康档案、远程医疗、移动医疗、医学大数据、医疗云平台、医用人工智能、医疗物联网、医疗知识图谱、精准医疗等相关应用与配套产业也都如雨后春笋般涌现,医疗信息化产业进入蓬勃发展的新时代。我国医学信息学起步于20世纪80—90年代,国家对于医学信息学的不断重视促进了国内相关行业的加速跟进。

三、生物信息学的发展

1990年"人类基因组计划"通常被视为生物信息学的开端,其目的是探究生命的本源与秘密,但在此之前人类进行的诸多探索才使这一学科的诞生成为可能。上古时期关于生命的相关学说包括"阴阳五行理论""四元素理论"等观点,人类对于生命组成的标志性唯物主义探索之一可以追溯到1674年荷兰人列文•虎克使用自制的显微镜观察到细胞,那是人类第一次摸到了微观世界的门把手,但这一事件的重要性却没有得到足够的重视。160多年后,德国科学家马蒂亚斯•雅各布•施莱登与泰奥多尔•施旺分别在1838年和1839年提出细胞学说,确立了细胞作为生物的结构基础与生理起源,有力地推动了生物学的发展。

从那时起人们对于生命的好奇心被无限放大,各种研究层出不穷。随后有关细胞分裂的原理被发现,对细胞和遗传的有关研究也开始兴起。1866年出身于奥地利园艺家庭的孟德尔与他的豌豆结缘,孟德尔将他对豌豆进行遗传实验的相关笔记做了整理并发表问世,他发现的生物遗传规律及其发明的"基因"词汇对后世的遗传学研究影响甚远。后来者美国人摩尔根与他的果蝇继承了遗传学衣钵,其在1910年的实验中发现了染色体,并提出基因存在于染色体上这一学说。科学家们后来分离了染色体并得知了其组成,但染色体是由脱氧核糖核酸(deoxyribonucleic acid,DNA)和蛋白质构成的,彼时的科学界并不知道到底哪种物质才是真正的遗传物质,直到1952年赫尔希-蔡斯实验证明了DNA才是真正的遗传物质,阿弗雷德•赫尔希与另外两位科学家也因此获得了1969年诺贝尔生理学或医学奖。1953年发生了三件大事,罗莎琳•富兰克林对DNA进行的X射线晶体学影片、格里菲斯和夏格夫的碱基配对法则,这两条关键证据支持沃森与克里克成功解析DNA的双螺旋结构,从此，人类终于解开了遗传物质之谜，对生命的探究开启了新的纪元。

了解到 DNA 是生命遗传的核心物质后，由四种碱基——腺嘌呤（adenine，A）、胸腺嘧啶（thymine，T）、鸟嘌呤（guanine，G）、胞嘧啶（cytosine，C）——两两配对组成了 DNA 序列，构成了宏大的"生命天书"，如何获得这些序列以及如何解析成为了新的课题。为了解读这一密码般的序列，英国生物化学家桑格于 1975 年发明了"双脱氧链终止法"对 DNA 进行测序，这项关键技术的发明开启了人类解读基因序列的序幕。不过当时的技术每次只能对 400～900 个碱基对（base pair，bp）这种很小的一个 DNA 片段进行测量，对于人类基因组（6 200Mb）这种数据量级，需要试验超过 720 万次才能完成，可以说是连杯水车薪都谈不上。1986 年，全世界第一台全自动测序仪 ABI 3600 被发明出来，测序的速度与数据量都得到大幅度提升。至此，人类基因组计划攒齐了它启航拔锚前的全部组件，人们就是使用这样一台机器，在 15 年的时间，花费了 54 亿美元，最终完成了人类基因组计划，开启了生物信息学高速发展的篇章。

后来，人们为了提升测序的效率与降低测序成本，以边合成边测序技术为代表的新一代测序技术开始逐渐涌现。人们获得了 DNA 序列的密码后，相对应的数据分析和数据解读方法与技术也开始进行研发，因为数据量极大，人们已经不可能用手工方法对这些数据进行分析，借助信息技术成为顺理成章的选择，相对应的计算机算法与计算机辅助工具也被不断地开发出来。后续，人们已经不局限于仅对 DNA 进行测序，全组学的概念被推出，基因组、蛋白质组、外显子组、转录组、代谢组等组学概念分别开启了各自的研究领域。至此，人们开始全面地使用计算机处理相应的生物学数据，更加细致地了解与生物相关的科学问题的时代来临了。

四、医学大数据的出现

从信息革命开始，人类所创造的信息开启了"大爆炸"式的增长。随着时代的不断前进，新数据的生成不再局限于人类产生的数据，大量的数据由自动化机器所产生。现阶段一天能产生的数据量超过了过去几个世纪所创造数据量的总和，据国际权威机构 Statista 统计，2020 年全球的数据总量约为 47ZB（约等于 517 000 亿 GB），而这一数字在 2015 年"仅"为 8.6ZB，年增长速度惊人。

大数据一词的来源其实并不明确，起初所谓的 big data 中的"big"，是否指的是一种意义上的"大"其实一直没有定论。不同的定义侧重于大数据这一概念的某一方面，并不能完全描述大数据。直到 2001 年的一份研究报告中使用了"3V"来描述大数据，即多样性（variety）、容量（volume）和速率（velocity），后续发展出了"4V"理论，增加了一个真实性（veracity），对大数据的研究进一步演化后，又有人把更多的"V"加入到这一理论中来，如价值（value）、动态（vitality）、可视性（visualization）、合法性（validity）等各种"V"。但不论是最早的"3V"理论还是后期扩增的"11V"理论，其核心思想是想表达大数据并不只是"很多数据"堆积在一起的一种合集。大数据是一个复杂的复合概念，不能片面理解其中某一项性质，也不能只从一个角度思考什么是大数据。

传统意义上的医学数据一般包括患者的基本信息、就诊记录、既往史、用药信息、生命体征记录、诊断记录、检查记录、治疗处置记录、随访记录与死亡记录。这些数据大部分产生于患者就医时，构成医生对患者进行治疗的基础证据，随着科技的进步，医院内的检查方法相应增多，患者产生的数据量也大大增加，24 小时监测数据、影像数据、组学数据等大量数据汇总到医院产生的数据中来。根据中国信息通信研究院的相关统计，全国医院平均每年会产生 TB 级别的数据，某些大型医院已经突破PB 级（1 024TB）。随着可穿戴设备、日常传感器监测、个人监测信息等相关信息的介入，人们的健康数据不再局限于医院内，通过物联网与互联网，这些数据每时每刻都被产生，并构成了以人为中心的健康档案。医学大数据就是以人为中心，结合了全部与人相关的健康数据的合集。医学大数据包含广泛，数据量巨大，冗余信息量巨大（例如 24 小时监测的心电图，可能只有数秒或数分钟的信息是对诊疗有帮助的，其余的信息都为冗余信息），数据种类繁多，标准化程度低，但价值潜力巨大，目前已经成为各个国家所重视的全新数字资产。但是如何利用这些数据依然困难重重，让这些沉睡的"金矿"发光发彩依然道阻且长。

2014 年是我国大数据元年，大数据这一概念首次写入政府工作报告。我国于 2016 年制定了《中华人民共和国国民经济和社会发展第十三个五年规划纲要》，并在其中布局国家大数据战略。在 2021 年制定的《中华人民共和国国民经济和社会发展第十四个五年规划和 2035 年远景目标纲要》中，大数据这一概念更是出现了 10 余次，体现了集中化与一体化的建设思路，并将大数据概念与非传统信息领域进行融合，使用数据赋能传统产业或业务，使大数据真正地变为资源，助力国家全局战略发展。

五、医学人工智能的出现

想要了解医学人工智能就必须先了解人工智能（artificial intelligence，AI）技术的发展历程。1956 年人工智能的概念第一次出现，伴随着信息技术的发展，早期的人工智能继承了人类美好的理想，从逻辑推理到专家系统，人们开发了多种"基于规则的"人工智能，但这些规则都是人为设定的，机器只是在执行人为提前设定好的相关规则，并没有达到真正的"智能"。机器学习是目前人工智能的主要发展方向之一，通过归纳数据或归纳人类相关文字经验从而达到人类预想目的是这一方向的主要构思。其实我们现在意义上的人工智能的兴起，是从 2006 年左右杰弗里·辛顿改进了 1986 年提出的深度学习理论才开始的。在这之前已经进行过相关理论的研究，只是受限于当时的机器性能而未能实现真正有价值的应用，比如现在 AI 技术最为仰仗的人工神经网络，其实是 20 世纪 80 年代发明的，而其中产生突破式效应的卷积神经网络，其实在 1989 年就已经被发明了。这些技术与理论随后一直沉寂，直到近些年才重获光芒，并迅速席卷整个产业。

在信息技术中，有一条著名的"摩尔定律"，其原版描述是由戈登·摩尔提出的，原文为"集成电路上可容纳的晶体管数目，约每隔两年便会增加一倍"（后续引申为 18 个月），这一条规律总结并预测了芯片的性能提升，后续各种相关行业都有了自己版本的"摩尔定律"。这其中就包含了人工智能最关心的计算能力。机器之所以能够"学习"，靠的就是通过算法搭建的神经网络，通过对应的计算从而由数据得出相应的结论（模型）来模拟人类推理过程。人工智能包含了训练与推理，而训练的过程就是使用数据作为资源进行计算从而构建逻辑模型的过程。计算能力越强大，机器每秒可进行计算的次数越多，训练同一个模型所需要的时间就越短。计算能力的提升可以让原本不可能实现的模型训练变为可实现，是机器学习赖以生存的技术基础。原本被用来进行图形计算与电脑游戏的图形处理器（graphic processing unit，GPU）凭借其超高的计算能力超越中央处理器（central processing unit，CPU）成为机器学习的超级加速器。从 20 世纪 70 年代起，差不多每 10 年左右，机器的计算能力就会提升 1 000 倍，运算速度从最早的 10^5 次每秒提升到了 2020 年的 10^{15} 次每秒。机器性能的飞跃使机器学习的效率也得到了飞跃，几十年前原本需要进行 1 年甚至理论上数万年的计算才能获得的模型，现在可能只需要数分钟或者数秒就能完成。

博弈曾被认为是人类智能的终极荣光，是用来检验 AI 能力的一项高级测试，能否在博弈中战胜人类，代表着 AI 是否拥有了可以超越人类智能的潜力。1997 年人工智能"深蓝"借助每秒 2 亿步棋路的计算能力，在国际象棋这一项目上战胜了一代棋王——来自俄罗斯的卡斯帕罗夫，开启了人工智能战胜人类的先河。但是，不同的博弈项目拥有不一样的规则与复杂度，相同的策略应用在围棋这一项目上却不适用，围棋的全局变化理论上达到 3^{361} 种（约 10^{172}），比宇宙中所有的原子数量加起来还多，想要在这个项目上战胜人类，就需要一种全新的 AI 策略与相对应的 AI 性能，以前从未有 AI 做到过，围棋也被称为"守护人类智能皇冠上的最后一颗明珠"。2015 年 10 月，围棋人工智能

AlphaGo，使用了策略网络＋价值网络的战略构思，成功地解决了围棋计算量接近无限大的问题，借助1 202个CPU和176个GPU的运算，同时学习了16万人类顶尖棋谱与自我对弈3 000万局的数据后，5∶0战胜了欧洲围棋冠军樊麾，达到了3 144的等级分（Elo）棋力（等级分越高，棋力越高）。2016年受到全世界关注的AlphaGo人机大战则使用了48个自行研制的张量处理单元（tensor processing unit，TPU）进行训练，4∶1战胜了世界冠军李世石并将棋力提高到了3 739Elo。2017年，使用了6 380台TPU，耗资3 500万美元进行训练的全新AI版本AlphaGo Master，首战就以60胜0负的成绩在网络对弈平台上匿名击败了全球的顶尖高手，同时在比赛中3∶0击败了当时的人类最强棋手柯洁，Elo在来到4 858分的同时，也宣告人工智能围棋棋力全面战胜人类的时代到来。2017年10月采用全新训练方法与算法的AlphaGo Zero以100比0的夸张比分击败了人类望尘莫及的AlphaGo Master。人工智能的无限可能性被摆在了人类面前，人工智能以无法被质疑的能力站到了新时代科技革命的舞台中央。

医学与人工智能的结合可以说是天作之合，医学本身的性质决定了很多理论无法通过实验而直接获得，科学规律的获取大部分依赖于经验与数据积累，在诊疗过程中会产生并积累大量的数据，而人工智能恰好需要大量的数据进行模型训练。训练后的AI推理模型可以产出人类还未了解到的知识与规律，有助于帮助解决非常多悬而未决的医学难题，同时又可以帮助开发新药、新的治疗手段等，从而造福人类，获得巨大收益，被认为是现阶段人工智能的最佳表演舞台。现阶段有很多医学人工智能的应用，包括智能影像诊断、医学自然语言处理、用药推荐、辅助诊疗方案设计、药物研发和蛋白质结构预测等，目前这些领域高速发展，已经成为各国战略布局的重点，市场也十分期待相关的技术可以带来医学领域的另一次技术革命。

第二节 医学大数据的内涵和特点

医学大数据这一概念作为大数据概念逻辑上的子类，除了拥有大数据的相关特点外，还拥有医学数据相关的特点。

一、医学大数据基本概念

医学大数据这一名词是由医疗健康行业与大数据技术融合产生的。通常意义上讲，医学大数据就是所有与医疗健康行业相关的、在过程中产生的数据集合，同时包含了大数据本身的信息学定义，又兼顾了医疗健康行业所产生的数据类型特点。一般意义上讲的医学大数据分为电子病历数据、医学影像数据、生理信号数据和生命组学数据。大数据是一个宏观概念，并不是简单地由各种类型与类别的数据集合而组成，这些数据无法在一定时间范围内用常规软件工具进行捕捉、管理和处理，需要用新的技术与手段来进行利用与管理。

（一）电子病历数据

广义的电子病历数据一般由医疗诊治过程中所产生的数据组成，比如患者的基本信息、就诊信息、检验检查等多维度数据，以及医生的诊断信息、治疗处置信息等。有时医疗费用和保险相关的数据或个人的时空数据等尚不确定是否与医疗流程有关的数据也可作为电子病历数据的补充出现。

（二）医学影像数据

医学影像数据是包含多种类、多格式、多表现形式的医学影像相关数据。随着科学技术的发展，医学影像的种类也越来越多，内含越来越复杂，从最早的照片，转化为数字格式的图像、视频，再到运用信息技术进行的三维重构模型等。其格式化程度高，包含的信息量巨大，目前是医学数据分析中比较热门的种类,通过与人工智能技术的融合与应用,医学影像数据的相关应用正在蓬勃发展。

(三)生理信号数据

生理信号数据包含由各种生理信号所构成的数据。其原本服务于医院内的患者生理监测系统,应用范围相对狭窄,但随着运动感知技术的发展,物联网与可穿戴设备的兴起,这些数据的来源更广泛,类别更加复杂,数据种类更加多元化,形式也多种多样。这些数据数量大,研究价值可期,可挖掘潜力大,也符合大数据定义中的一些"V"的特征,属于拥有巨大开发前景的大数据类别。

(四)生命组学数据

通过生物信息技术所产生的各种测序数据、结构数据等数据构成了生命组学数据。生命组学数据是了解生命本质、解开生命之谜的一把钥匙,如何破译信息并将得到的生命组学结论转化为造福人类的成果是其核心关切。生命组学数据伴随着科技的进步而呈现指数级增长趋势,更便宜的测序价格,更加快速的测序方法与仪器,更加复杂的测序内容与维度,都使数据总量急剧增加。

二、真实世界大数据的特点及概念

2016 年 8 月发表在《新英格兰医学杂志》上的一篇有关真实世界证据的文章开启了有关真实世界研究的大讨论,真实世界的研究被推上前台。传统意义上来讲,进行严密设计的临床试验是医学试验的试金石,随着越来越多的临床试验被"证实有效",人们迫切地希望"回头看",用已经存在的数据来验证之前的所谓"证据"是否真的是"金标准"。真实世界大数据是支持开展真实世界研究的有效法宝,但想要进一步加以利用却充满挑战。真实世界情况要远比想象中复杂得多,真实世界的数据与经过严密设计出来的数据差别很大。需要经过更多的处理与清洗才能作为研究中可以利用的数据。

从数据到信息再到更高级的知识和智慧,所需要的附加内容在不断增加,而真实世界的数据大多数都是未经提取与处理的数据,有很多的内容不完整、缺失、错误与重复,而且大部分无法从数据本身进行直接辨别判断。例如在某一次的试验中,研究人员在一位测试者的家中安装了很多传感器,其中有一个装在了体重秤上。突然有一天,在检查数据时发现那个受试者的体重在一天内增加了10kg,研究人员百思不得其解,后经全面调查才得知是受试者抱着他的猫上了体重秤。类似的这种情况在真实世界中随时都在发生,这些"意外"对数据本身提出了不小的挑战。真实世界数据的产生并不像临床试验那样精密与变量控制,但这些"不完美"的数据蕴含的知识或者智慧是可以汲取和借鉴的,如何从这些大量而又混乱的数据中获得想要得到的证据是目前真实世界大数据所面临的最大困难,这不但需要从数据本身的治理和清洗上着手,还需要从分析结构的技术与手段上进行突破。

三、医学大数据特点

大数据的特点,一般是由数个"V"进行描述,医学大数据也适用这一模式,不过在这些"V"所进行的描述以外,还有很多医学大数据的特点。

(一)种类多

种类多(variety)是因为医学大数据涉及面广,产生的数据种类非常多。从数据来源看,包含临床中所产生的电子病历、个人信息、医生医嘱、诊断查体、实验室检查的报告、各种影像报告、病理报告、病程记录、用药记录、医疗器械参数、组学相关的测序内容、健康行为报告、医疗经济学相关报告等。从数据类型来看,包含数字、文本、图像、视频、音频等内容。医疗与健康行业本身的行为复杂性导致了这一复杂性的必然出现,也是医学大数据的主要特点之一。

(二)容量大

由于数据种类的多样化,数据又无时无刻不在产生,医学大数据的另一个主要特点就是容量大。

以三级甲等医院（简称三甲医院）为例，每年上百万的患者数量，每个人所产生的全部数据量都在 GB（2^{30}）级，叠加后医院每年产生的总数据量很轻松就能超过 PB（2^{50}）级，医院在进行存储时也不得不考虑舍弃一些过程数据，仅保留必要的结论来减少总量。这些大量的数据无论是从使用的角度，还是从存储的角度都对医院构成了巨大的挑战，而院外联网、区域联网以及国家级联网的医学大数据总量更是可能达到了夸张的 ZB（2^{70}）级别。如此庞大的数据量即使横向跨行业比较也十分惊人。目前而言，数量大既是优势又是劣势，一方面有巨大的资源可供挖掘与使用，另一方面对于内容的利用率低导致存储成本巨大，随意丢弃又会造成未知的后果，如何解决这种两难的局面是目前这一行业所面临的最大的问题之一。

（三）增长快

随着科技的进步与生物医药或者大健康产业的发展，产生的数据量与数据产生的速度以指数级增长。人类基因组计划花费了数年时间、数十亿美元得到的数据，目前仅用几小时、花费 1 000 美元以下就可以获得。更低的费用导致传感器数量增多，性能更加强大的传感器导致更高频率的数据采集与更多种类的数据汇集，这些进步都在增加数据的增长量。目前大数据还没有一个自己版本的"摩尔定律"，参考人工智能每年最高挑战难度的任务所需求的计算能力增长情况来看，每年的实际增量不是传统意义上的 1.5 倍，而是夸张的 70 倍。大数据的增长速度与数据的产生速度密不可分，这些都与技术的进步息息相关。

（四）真实度高

医疗数据大部分都是真实（veracity）产生的、直接采集到的数据，例如通过测量得到的身高、体重，实验室得出的生化指标，基因测序得到的 DNA 序列，机器拍摄出的 X 线光片，医生对患者的主诉调查、诊断报告、手术日志等，这些数据都是真实发生的。然而，不论是哪种医学大数据，其核心都是与人相关，脱离人本身进行扩增的数据是毫无存储价值的，医疗机构或者产生数据方不会进行这种类型的"虚构"，只有在某些特殊情况下，例如 AI 训练模型所需要的数据量过少而病种又太过于稀有时才会考虑这种方法，因此在正常情况下，绝大部分的医学大数据都是真实产生的真实世界数据。

（五）价值密度低

医学大数据的数量大、种类多，但是相应的价值（value）却很低。人的局部磁共振成像的影像占空间巨大，但其中仅有极小的一部分对于诊疗有帮助。患者进行的 24 小时心电图监测会产生很多数据，其中可能仅有数分钟或者数秒的数据有真正意义上的价值。医学的复杂性导致了记录的数据种类和数量都非常巨大，但是在海量的数据背后其实仅有那细微的部分才具有真正的价值，或者可以被提取为"有价值的部分"。如何区分"有价值"和"无价值"也是大数据技术目前所面临的重大挑战之一，特别是在生物医药这一人类认知还甚少的领域，无法完全通过人类的知识来进行辨别也加大了问题的难度。

（六）复杂性与缺失性

医学大数据的复杂性由医疗健康行为本身直接定义，也由采集的数据种类与数据类型间接定义。一条实验室检查的数据，需要数值、测试人员个人信息、参考值、单位等，有时会需要更多的相关信息如测量方法、检测仪器、检测试剂批次等数据的配合才能使其获得意义与价值，某些数据的缺失就会造成严重的歧义，甚至导致完全相反的含义。这些数据存在于大数据中，很难直接进行辨别与修正，大部分都因为缺失或不明确而被白白舍弃，变成冗余数据。

（七）隐私性与法规

医疗健康行为涉及每个人最深层次的隐私问题与伦理问题，所以医学大数据受到极其严格的监管。哪些数据可以共享与公开、公开到什么程度、公开后会导致什么样的结果等问题都是法规与监管所关心的。每个人都是独一无二的个体，其产生的数据具有一定的独特性，是可以参考其他已知信息对个人隐私数据进行溯源的，但医疗数据的独特性又导致完全抹去这些个人特征数据后，数据的核心内容缺失，从而导致数据的价值极度下降。这些问题需要从技术与法规两个角度同时解决，也成为了目前医学大数据利用率低、开发缓慢的一大症结所在。

四、多模态医学大数据

多模态（multimodal）是指数据呈现方式的多样性。以医学大数据为例，其中数据类型包含了数字、文字、图像、视频、音频等，根据数据格式来区分又包含了结构化数据与非结构化数据两类。

结构化数据是指由数据模型（概念模型、逻辑模型、物理模型）所约束的数据，其内容符合标准化定义，数据类型固定，数据长度也在规定的区间内。结构化的数据保证了其内容的稳定性与可读性，使用二维逻辑结构来进行表达的数据，最简单的例子就是每个人都拥有的唯一身份证号码，每个人的身份证号都为数字（尾号为 X 的其实是数字 10），长度相等，开头为省市代码，中间为生日，最后一位是校验数字，这种类型的数据每一条都包含了全套的信息，是完整的、方便利用和进行后期处理与分析的数据。这些数据大部分都是由数字进行储存，符合计算机处理的特点，对于原本不是数字的数据进行编码后再标准化也是目前比较流行的一种结构化数据的方法。

相对应的非结构化数据是没有用数据模型进行规定的数据，如所有格式的文档，各类可扩展标记语言（XML）、超文本链接置标语言（HTML）、报表、图片、音频、视频等。这些数据大部分由人产生或者由机器产生后由人来处理，这些数据占据了极大的比例，是医学大数据的主要组成部分。非结构化数据内容灵活、格式灵活，也没有预先规定好的数据格式要求，这些灵活的特性一方面可以使数据的内容更加丰富，另一方面也会产生更多的歧义，导致信息出现偏差与噪声。非结构化数据更加适合人来使用，机器本身很难直接"理解"这些数据。原本医疗健康行业的主体就是以人为中心，其数据都是围绕着人而产生、使用的，所以医学大数据中的数据主要是非结构化数据，结构化的数据占比很小。

结构化数据看上去比非结构化数据具有很大的优势，但也存在着缺陷。在医学大数据中，有很多大量的数据是文本或者由人进行记录所得到的数据，这些数据原本是为了供人使用的，属于人类语言，而进行编码与二维化后，转变为机器所能快速处理的机器语言。将所有的数据结构化，会导致数据项急剧增多，在颗粒度划分的过程中也会导致信息的灵活度下降，同时数据化数据对于人类并不那么直观，会产生一定的可读性问题。自从计算机被发明以来，其本身的优势在于执行已经设计好的任务的速度要比人类快上亿倍，人类语言与机器语言存在着天然的鸿沟，如何能让机器读懂人类的语言，或者如何能将人类语言更加高效地转化成机器语言也是目前所研究的热点之一。

第三节 医学大数据的分类

医学大数据的类别丰富，内容复杂，各类相关数据的产生来源与应用场景各有不同，对其进行分类有助于更加有条理地利用相关的数据内容。

一、电子病历数据

根据中华人民共和国卫生行业标准 WS 445.1—2014 的定义，电子病历是指医务人员在医疗活动过程中，使用医疗机构信息系统生成的文字、符号、图表、图形、数据、影像等数字化信息，并能实现存储、管理、传输和重现的医疗记录，是病历的一种记录形式。目前所提到的电子病历数据，其实不是传统意义上的"电子病历系统"中的数据，而是患者在院的全部数据。这里面涉及一项历史遗留问题，我国医院最早接纳信息系统时，是从医院管理系统与收费票据系统入手，也就是以所谓的 HIS 为主线，导致医院的数据是以医疗业务为中心而建设的，各种子系统通过应用程序接口（API）调用进行连接，数据路径经过多轮迭代可能会变得不再明确，电子病历曾经仅作为其中一个系统负责展示与生成"电子版的纸质病历"进行存储，并没有相对应的数据库进行存储。随着新时代的开始，医院正在慢慢转变信息建设与数据收集的思路，将系统的中心从"以医疗业务为中心"向"以患者为中心"转变，电子病历系统逐渐变为医院信息系统的核心主轴。

现代的电子病历系统会收录患者在医院内产生的全部数据，包含但不限于基本信息、就诊记录、生命体征、诊断信息、检验检查、治疗处置、随访信息、医学经济学数据等。这些数据的特点是均在医疗服务过程中产生，每个患者从踏入医院大门的那一刻开始就已经在产生数据，直到他结束了这一次诊疗行为为止，中间所产生的所有数据都可以算是他的医疗数据。每个人的数据汇集到医院，医院的数据又汇集成为一个总体。随着科技的进步与技术的更新，诊疗模式与方法也在不断变化，更多种类的医疗数据正在源源不断地产生并加入电子病历大数据的海洋之中。

1. **基本信息**　是患者的核心数据，用于描述一个人的客观情况，一般包含年龄、性别、血型，社会相关信息例如住址、民族、籍贯、职业等。这些数据大部分为数字构成的结构化数据（或可以经过简单处理转换为结构化数据），也是所有其他数据的必备参考信息，同时也是隐私监管中最为关注的信息。不包含这些参考信息通常会导致其他医疗数据失去意义。

2. **就诊信息**　包含患者与医院相关的记录，一般包含时间地点、就诊原因、既往就诊记录、就诊科室与出诊医疗人员信息等。

3. **生命体征**　一般包含患者本次记录中生理相关的测量数据，如身高、体重、体温、脉搏、呼吸频率等，有时根据相应需求，还会有很多与监护器械相关，比如心电监护仪、肌电监测仪、脑电监测机等随时产生数据的机器等。

4. **诊断信息**　一般包含医生的查体记录、诊断的相关信息如病理报告、国际疾病分类（international classification of diseases，ICD）编码、影像学相关的内容和报告等，这部分数据的种类复杂，既有数字与文字记录，又有图像视频等数据。

5. **检验检查**　一般来自实验室检查或样本采集得到的相关数据，大部分为实验仪器自动生成，是标准化程度较高的结构化数据。一般的检验数据最少需要数值、单位和参考值三项数据，如发生缺失会导致信息损耗甚至歧义。一般情况下，数据来自实验室信息管理系统（laboratory information management system，LIMS），包含标本等实体相关数据、实验室检查数据、测量仪器数据等，随着技术的进步与医疗行为的精细化，监测仪器与健康传感器也可以产生生理信号数据。这些数据大部分由机器直接生成，符合人为设定的数据格式与要求，是标准化程度较高的结构化数据。一般包括血液学、化学、免疫学、细胞计数、微生物学等，实验室的生理信号数据是由医生医嘱—护士采集标本—实验室检验三步组成，这中间除了有关受试者的信息外，还包含了参与全过程的人员信息，包括开具医嘱的医生信息、医嘱的时间、采集样本的时间、采集者、样本的存储信息、实验室检测操作员的信息、操作试剂的相关信息等，这些信息加在一起作为附加信息成为生理信号数据的一部分而保存在电子病历系统中。

6. **治疗处置**　一般用于记录有关医事服务行为的数据，在有手术的情况下也包含手术相关记录和麻醉相关记录，通常情况为数字记录与日志记录的混合形态，在某些特别的治疗过程中还有多媒体数据的出现。

7. **随访信息**　患者出院后的相关跟踪信息，常见于各种癌症或慢性病的患者中，一般为调查问卷的电子化记录版本,通常结构化程度较高。

8.医学经济学数据　医院的财务结算与医疗保险相关的数据,这类数据一般结构化程度较高,通常包含患者的费用情况与医院的相关开销与报销依据等,是较早进行信息化的医院数据之一。

二、医学影像数据

医学影像数据是由各种医学影像设备所产生的数据,一般为图像或视频。通过医院信息系统中的影像存储与传输系统(picture archiving and communication system,PACS)与其他信息系统进行联动。其内容主要包括各种大型影像设备如数字 X 射线成像机、数字减影血管造影机、计算机体层成像、磁共振成像与核医学成像等,小型影像设备包括 B 型超声波与各式内镜等。不同诊断仪器的应用场景不同,所产生的数据类型也不同,但这些多模态数据原本的目的是供医生使用,帮助医生进行诊断或者治疗。

随着科技的进步,医学影像所产生的数据越来越多,解析度越来越高,扫描的层级也越来越精密,单次使用的数据量与数据产生速度都在不断提升。人们开始寻找全新的数据处理方法来辅助医生进行处理。目前,图像处理技术与医学影像分析技术日渐成熟,人工智能辅助处理与辅助诊断成为医学影像数据的一个新的热点方向。医学影像的数据由图片组成,其信息隐藏在数个像素之中,或者只出现在视频的某一帧中。原本人们只有通过知识和经验的积累才能将这些信息从浩瀚的数据中提取出来,现在依靠深度学习等算法,人们将标注好的医学影像数据提供给机器进行学习与处理,通过计算能力的不断提升与算法的不断优化更新,人工智能完成既定影像处理工作的精准度越来越高,速度越来越快。目前还有三维重建等创新技术,可以颠覆性地突破原本影像的二维图像,配合增强现实(augmented reality,AR)、虚拟现实(virtual reality,VR)等技术可以实时进行展现。

通过机器学习训练模型对医学影像图像进行分割、配准、识别、分类和映射等操作后,人工智能所提供的成果可以辅助影像医生进行更加精准、更加便捷的服务。虽然人工智不能取代影像医生的工作,但也无法否认人工智能在医学影像中的作用,只有双方通力合作、相互配合,才能更加有效地挖掘出隐藏在医学影像数据背后的信息与知识。

三、生理信号数据

1872 年人类第一次采集到人体产生的电信号,1903 年荷兰医生威廉·埃因托芬发明了一种全新的仪器检测生物电信号,心电图迎来了史上的突破,现代意义上的心电图被绘制出来,埃因托芬创造性地将电信号绘制出的图形进行标注,PQRST 波的区分模式与解读也帮助他获得了 1924 年诺贝尔生理学或医学奖的荣誉。随着人类科学技术的进步,传感器与数据解析设备的不断发明,各种各样的生物电信号被发现。根据人体系统的区分,大致可以分为:循环系统生理信号、呼吸系统生理信号、神经系统生理信号与运动系统生理信号。

健康检测设备的数据是提供生理信号数据的主要来源之一,例如在 ICU 监测中或者涉及麻醉的手术中,这些生理监控设备会全程运转并不断地记录患者的相关生理信号,这些设备通常情况下是不会出现在常规的医事服务中的,所以并不是每个患者都拥有如此长时间、高密集度的数据采集行为。就像并不是所有人都需要 24 小时心电图监测一样,一般只在特定情况下才会记录这类数据,这些设备一般会消耗比较多的人力物力,并且需要长时间佩戴,从而导致患者的正常生活受到影响。这些数据的数据量巨大,但是其中有价值的部分却非常少,大部分的数据均为冗余数据或利用价值较低的数据。这些数据都与个人的健康与生活密切相关,可能是我们用于破解人类某些医学上未解之谜的隐藏宝库。

随着可穿戴设备的兴起,健康传感器也成为生理信号数据的一大产生者,个人的可穿戴设备与传感器信息,如睡眠信息、体重曲线、每天的运动数据等,都可以作为生理信号数据的一部分。而更加广泛的数据,如每日的饮食摄入、环境因素、心理状态等更为复杂的数据,也是强而有力的补充。健康传感器按照采集的信号种类可以区分为三类:运动传感器、环境传感器和生理传感器。这些传感器有的佩戴在身体上,有的可以植入体内,有些还以做成胶囊吞下并随着人的消化系统进行数据收集,最后再排出体外。这些传感器可以长时间获得某些生理信号数据,比如体温、脉搏、呼吸频率、血氧含量、血压等,也可以获得一些平时不容易长时间采集的数据,例如植入体内的传感器可以获得血糖数据、肠道温度数据或者某些局部区域的血流量数据等。这些传感器功能越来越强,体积越来越小,使用便捷同时功能强大,相互组网后形成了巨大的数据网络体系,显示出巨大的应用前景,但也需要配合更加专业的医学场景设计以获取更加符合诊疗需求的数据,从而使医院更早获得数据,更好地帮助患者也帮助医生进行决策。

四、生命组学数据

生命组学数据是通过测序方法所得到的、与人类相关的生物信息数据。目前的数据几乎全部使用机器获得,全部数据为高度定制化的、有固定格式的数据,其中包含各种 DNA 序列数据、蛋白质组学数据、转录组学数据、代谢组学数据等。目前对一个人进行全基因组测序所产生的数据量可以超过 100GB,再加上不同细胞组织、不同来源的全基因组学的数据,每名个体所能产生的数据均可以达到 TB 级别。

DNA 序列数据作为生命组学数据中最重要的组成部分,一直占据着不可动摇的核心地位。从人类基因组计划开始,人类的 DNA 序列数据首次被揭开,随之而来的技术进步拉低了测序的门槛。目前基因测序广泛应用于精准医疗、罕见病、家族史等遗传相关疾病的诊断治疗当中。通过对 DNA 序列数据的检测,人们可以得知其中是否存在某些基因缺陷,或者是否有某些基因产生了突变,从而对相应的基因表达产生了影响,进而导致疾病的发生。

蛋白质作为生理活动的主体之一,催生了蛋白质组学的发生。通过质谱可以测得蛋白质的氨基酸序列,通过某些更加强大的工具(如 AlphaFold)可以预测出蛋白质的三维空间结构等,进行更深层次研究。蛋白质组学的内容一般包括生物质谱图谱、蛋白质与多肽序列、翻译修饰信息、结构信息等。

转录组学和代谢组学等功能性组学数据是 DNA 序列数据和蛋白质组学数据之外的一个全新领域。人们在生物医学的领域中不断探索前行,并且开始关注那些曾经被忽略的细胞组成部分,如核糖核酸(ribonucleic acid, RNA)、细胞器、细胞代谢小分子等。随着单细胞测序等技术的不断进步,这些原本不容易获取的数据现在也都可以展现在人们面前。

随着生物医学的不断研究深入,相关生物信息技术的不断完善,相应的机器被研发出来,组学数据(omics data)正在向着更加广阔的空间进行拓展,出现了诸如糖组学、脂类组学、药物基因组学、营养基因组学、毒理基因组学、连接组学、相互作用组学、干细胞组学等。这些组学数据有各自的侧重点,产生的数据内容不同、数据格式不同,但相同点是数据都由机器产生,这些数据便于使用机器处理。

第四节 医学大数据处理主要环节

当今世界进入了大数据时代,从 20 世纪 80 年代开始,几乎每隔 3~4 年全球数据储量就会翻倍。进入 21 世纪,随着信息技术普及,尤其是物联网、智能终端、5G 技术的发展和应用,医学大数据的来源愈发丰富,近年来更是呈现出爆发式增长:医学大数据的积累为人工智能算法的搭建提供了基础,但数据体量迅速增长的同时,也伴随着大量低价值甚至垃圾数据的激增,数据的可用性问题愈发突出。现实中能够被算法进行有效分析利用的数据比例并不高,这既有数据本身的问题,也有数据流程管理、数据使用权限和数据标准等问题。因此,需要从源头梳理医学大数据处理的主要环节,确保每个环节数据的有效性。

图 1-2 显示了医学大数据处理的三个主要环节:采集、治理与应用。①数据采集:人体疾病、健康相关信息以各种方式记录后形成原始数据,这个阶段称为数据采集。②数据治理:各种采集数据会依据自身特点进行不同的数据存储,数据存储要考虑到数据一致性表述问题,需要进行规范性约束以利于将来数据应用,随后数据经过清洗加工,由原始数据形成清洗加工数据进入数据分析环节,通过信息挖掘进一步提取数据隐含的临床有益信息,形成医学知识,这个过程称为数据治理。③数据应用:有价值的医学知识被用于医疗决策支持和个体健康管理,形成数据应用,实现特定需求的获益。医学大数据从采集、治理到应用,反映了数据状态的变化,即从数据形成知识、再从知识指导行动的过程。

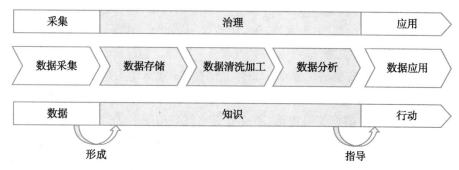

图 1-2　医学大数据处理的三个主要环节

一、数据采集

数据采集是首要环节,要获得有价值的诊疗信息,需要有明晰的数据来源和对应的采集设备,扩大数据的来源和覆盖范围。医学大数据主要包括以下四大类数据:①电子病历数据;②医学影像数据;③生理信号数据;④生命组学数据。

无论是哪类数据,数据采集过程中都需要关注数据完整性、准确性、标准性等问题,从源头上确保数据的科学价值和可用性,更好地发挥后续人工智能算法的效力。以一项研究特定治疗方案对心力衰竭(心衰)的影响为例进行说明,心衰作为各种心脏病的严重表现或晚期阶段,已成为威胁公众健康的重要问题,被称为"21 世纪心血管病的最后战场"。在此项研究中,需要构建心衰队列数据,入组条件为诊断患有心衰疾病的患者,控制变量为是否接受治疗,终点事件为 180 天再入院率。在数据采集阶段,需要重点关注如下几个问题:①数据完整性:心衰诊断需要有心脏彩超数据,是否有完整的心脏彩超数据记录;180 天节点患者死亡信息是否可知;是否有到其他医院就诊而无法统计再入院率的情况。②数据精准性:心力衰竭与心功能分级有关,是否有准确的心功能分级评估结果;是否有医嘱描述模糊导致无法知晓每个阶段的确切含义和具体取值范围的情况。③数据一致性:是否存在登记错误,或其他原因导致的患者基本信息通过不同系统存储进来。④数据标准性:不同医院、不同科室数据记录标准是否有差异,差异数据会导致数据融合困难。⑤数据规范性:以文本、波形、影像等非结构化方式存储的数据会增加数据管理和整合的难度。

二、数据治理

国际数据管理协会(Data Management Association,DAMA)将数据治理定义为:数据资产管理的权威性和控制性活动,是对数据管理的高层计划与控制,包括在数据管理和使用层面进行规划、监督和强制执行。中国电子工业标准化技术协会(China Electronics Standardization Association,CESA)把数据治理界定为:确保对信息利益相关者的需要评估,对信息资源的获取和管理实现,确保有效助力业务的决策机制和方向,确保对合规和绩效的监督。数据类型不同,数据采集方式不同,相应的数据治理会存在差异。针对医学大数据的数据治理,目前并没有统一的定义和界定,国际数据治理研究所(the Data Governance Institute,DGI)的观点在医学数据治理上有更贴合的含义:建立在数据存储、访问、验证、保护和使用之上的一系列程序、标准、角色和指标,以期通过持续的评估、指导和监督,确保实现数据的高效利用,扩大所有者的价值。

医学数据的激增面临两个突出难题:①数据质量问题:多种数据源的比较、整合和衔接,必然会带来"脏"数据,需要有效的数据治理手段确保数据质量的可靠性;②数据规范问题:不同医疗机构、不同采集设备提供的数据是多元化的,数据来源复杂,需要科学的数据规范方法确保数据的有效流通。医学大数据的治理通常可分为数据存储、数据清洗加工和数据分析三个部分。

(1)数据存储:主要是解决数据规范化问题,形式包括标准化处理、标准化存储、分类存储等。①标准化处理:典型的标准化处理对象是电子病历数据,约80%的电子病历数据是由文本构成的非结构化数据,包括大段的文字描述、非统一文字的表格字段等。通过自然语言处理技术,将非结构化数据转化为适合计算机分析的结构化数据。②标准化存储:通常采用规范化缓存技术,使医学大数据符合业务归档要求,规范化缓存技术所依赖的业务模板模型通常依据医疗业务的标准规范来创建,如国家标准、医院业务规范、数据编码规范、数据存储格式规范等。③分类存储:将不同类型的数据以分布式计算的方式分别存储在合适的数据库中,使数据分析和处理更为便捷。

(2)数据清洗加工:数据清洗加工是指利用一定的技术手段,设定一定的规则,过滤掉不符合要求的"脏"数据的过程,处理主要包括缺失数据、格式错误数据、逻辑错误数据、重复数据、不需要数据等,是数据治理的重要步骤,主要用于解决数据的质量问题。数据清洗加工通常分为六个阶段(图1-3),再经过脱敏、校验等步骤,结合医学应用需求,对数据的结构化、标准化进行数据质量的提升和优化。

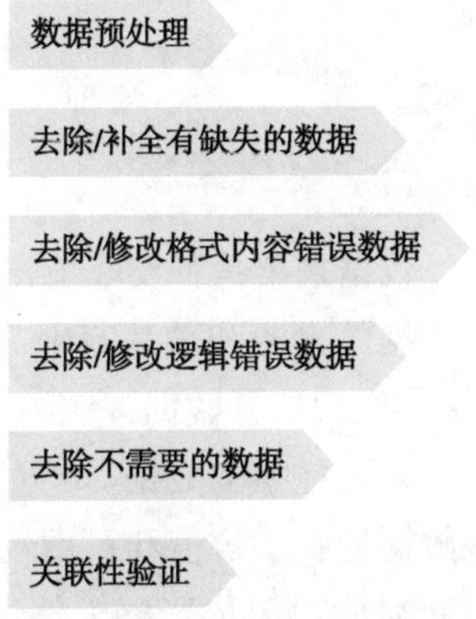

(3)数据分析:是指对经过数据清洗加工的医学大数据建立数据分析模型,从中提取高价值医学信息。数据分析方法根据不同应用场景可分为四类:①描述型分析(发生了什么):指采用一系列数据可视化工具,依靠图形化的方式,清楚合理地呈现数据所表达的信息内容;②诊断型分析(为什么会发生);③预测型分析(可能发生什么):指通过一系列特征提取和数据挖掘方法,或采用统计分析方法(方差分析、回归分析、因子分析、结构方程模型等),或基于机器学习和深度学习方法(聚类、分类等),给出明确的诊断和预测结果;④决策型分析(需要做什么):指随时间变化不断获取所描述的状态,根据不同状态作出相应的决策,如线性规划、决策树等。数据分析的结果在实际运用中需要经过反复求证,以检验其科学性。

数据预处理

去除/补全有缺失的数据

去除/修改格式内容错误数据

去除/修改逻辑错误数据

去除不需要的数据

关联性验证

图1-3 数据清洗加工的六个阶段

三、数据应用

医学大数据在治理之后,需要把有用的知识形成行动指南,服务于医疗健康。在医学大数据应用方面,无论是数据本身,还是人工智能算法,都需要与实际应用场景结合,以便搭建有效的模型,用以解决实际方案。随着信息化、物联网、云计算、人工智能等技术的发展,大数据的应用价值逐渐变大,应用范围扩大,从使用对象角度来看,其应用场景主要来自四个方面:①医生、医务人员:例如依据医学影像和/或生理信号数据,提高医生的诊疗行为,优化诊疗方案,及早发现并干预病情,实现个体化精准医疗;②医疗机构管理者:例如依据患者的大量电子病历数据,进行人员、物资管理,以及进行辅助管理决策;③个人:例如通过较长时间的个体健康数据积累,建立个体化的运动健康干预方案,降低慢性病发生率,减少医疗支出;④科研机构、医疗企业:例如基于医学大数据和人工智能技术,开发新型的穿戴式医疗设备、医疗机器人等。

第五节　医学大数据的价值

早期大部分医疗相关数据以纸质化等形式存储,而非电子数据,例如医院的医药记录、收费记录、医生或护士手写的病历记录、处方药记录、X 线光片记录等。随着数字医疗装备、物联网、数据存储、人工智能、移动互联网的发展,医学数据大量涌现形成医学大数据,并快速渗透到医疗、卫生、保健、康养、教育等多个领域,带来了巨大的医学和社会价值。

一、医学大数据的价值体现

医学大数据结合新兴技术、新服务模式快速渗透到临床诊疗、社会管理和医学研究中的各个环节,不仅为医学发展带来了新的机遇,更从根本上改变着传统医疗模式。下面从临床诊疗、社会管理和医学研究三个角度对医学大数据价值进行分析。

(一)临床诊疗

传统的临床诊疗受限于医生处理患者信息的质量与速度,有很大的局限性。医学大数据技术的应用则可以将患者的电子病历、影像信息、生物电信号、生化检验报告、药物治疗、手术规划等各类数据导入分析系统,通过专有分析和数据融合,对患者病情进行回溯性分析、诊断、预测,乃至治疗方案推荐。医学大数据在临床诊疗中的价值可以在时间、空间和信息量三个维度被量化:①减少了医生处理患者数据的时间;②通过数字化与远程诊疗扩展了服务患者的空间场景;③数据融合等技术应用增加了患者有益信息的挖掘,有利于实现针对特定患者的精准化医疗。

(二)社会管理

在社会管理方面,医学大数据丰富诊疗信息的同时,在一定程度上解放了医生的时间,减少了患者就诊的限制,促进了社会医疗管理模式、医疗保障体系的发展和进步。各级医疗单位之间也可以通过大数据技术实现信息共享,并协同进行数据存储、更新、管理等工作,实现不同医疗机构对患者检查结果的互认,有效节约医疗资源。医学大数据在社会管理方面也大有可为,比如网络预约挂号、异地就诊、医疗保险即时结算等,切实减轻医疗负担。

(三)医学研究

在医学研究方面,医学大数据的统计分析与人工智能分析可以为科研工作提供强有力的支撑。例如在疾病危险因子的研究中,研究人员可以以医学大数据为基础,科学使用各类统计学方法评估不同因素对疾病发病的影响;在医药研发方面,医学大数据不仅能够优化药物临床试验,避免小样本带来的结果偏差,还能借助人工智能技术挖掘出不易被发现的隐性关系,构建药物、疾病和基因之间的深层次关系;医学大数据技术还可以对候选化合物进行仿真建模筛选,更高效地获取活性高的化合物。当前大数据和人工智能技术结合,已被应用在科研的各个领域,*Nature* 期刊评价为:终结了人类对科学新发现的垄断。

二、医学大数据的价值实现

技术是医学大数据价值实现的媒介,医学大数据价值的实现通常被认为有三个核心环节,分别是数据采集与通信、大数据存储和大数据智能分析。如果考量最初的医学大数据概念，会发现其与一般大数据的技术概念不同，是在对人体生理和病理状态的不断深化探索中逐渐产生了医学大数据，这一特殊性使医学大数据分析需要深入剖析数据产生机制，剖析数据内在的因果关系，因而相比于一般大数据，医学大数据具有更高的技术壁垒。下面从数据采集与通信、大数据存储和大数据智能分析三个角度分析医学大数据的价值实现。

新的传感原理和物联网技术的发展扩展了医学大数据的来源，即从传统的院内诊疗信息收集迈向了院外实时连续监测。其中典型代表为穿戴式生命体征监测，近年来一直是研究热点，相关领域从业者一直致力于如何在不影响人们日常生活状态的前提下，准确获取各种场景下的人体生理数据，尤其是针对户外动态监测，而新型材料、低功耗传输和柔性传感器技术等是重点攻克的难点。与院内诊疗数据不同，院外监测的医学大数据有三个特点：长时性、稀疏性和随机性。即数据具有长程采集特性；诸如心电等信号以准周期重复的形式出现，具有稀疏性；心律失常等有价值的信息片段，连同噪声，均具有随机性出现的特点。院外监测数据中频繁的噪声干扰以及数据缺失往往给人低价值的印象，这一观点其实并不符合实际。院外监测数据最大的价值在于对个体异常状态的抓取，在慢性病管理和突发疾病报警等领域，具有院内诊疗不可比拟的优点。这种价值之所以在当下未被充分意识和利用，本质还是受限于当前院外获取有效数据的能力（数据采集层面）和针对监测的复杂数据的有效分析方法（数据分析层面）。应该注意的是，医学大数据从院内诊疗到整合院外的跨场景监测是一场正在发生的科技变迁，随着时间推移，一旦院外医学信息获取技术与医学大数据之间形成正向循环，量变产生质变，传统医疗模式将在不可估量的价值预期下迎来变革。

大数据存储技术是连接医学大数据采集和分析的桥梁。人体 1 天的动态心电图监测的心电数据大约为几百 MB，一组高分辨率的医学断层扫描影像大小为几十 GB，基因组学数据往往以 PB 级计数，由此可见医学数据积累是一个庞大的工程。针对存储难题，通常采用基于 PC 机的分布式架构，将数据分散在多个节点形成分布式数据库，重点解决大文件存储、存储设备的动态扩展、数据存储节点的容错等问题。然而，分布式数据库技术难以实现灵活、快速、复杂的统计分析功能，而这恰恰是传统关系型数据库所擅长的，因此，将这两种数据库技术结合，以解决不同应用场景下的问题。此外，如何对医学大数据进行有效数据压缩也是未来减轻存储压力的技术发展方向。

在获取医学大数据后，必须面对的问题是数据本身对目标任务的干扰，比如数据噪声问题、类别不平衡问题、缺失值问题等。针对不同任务、不同场景的医学数据，处理方法也需要与数据具体特性相结合。比如针对电子病历数据，需要重点区分离群点和异常点，缺失值可以用中位值或者前向值填充。比如针对生理信号数据，需要充分考虑不同信号的有效频带、统计特性以及噪声特征和类别，进而实施有效的信号去噪。抑制数据干扰等数据清洗工作后，接下来要处理的是如何从数据中挖掘有价值的信息，即通过统计分析、知识推理、机器学习（包括深度学习）等一系列人工智能技术建立分析模型。

与其他领域的大数据人工智能分析不同，医学大数据有自己的特殊性，即需要考虑模型结果的可解释性，这是循证医学所决定的不可规避的特殊价值。在此要求下，如深度学习一类的黑箱模型便遇到了挑战。另外，可以建立临床知识图谱对数据进行知识推理，但随之遇到的是临床知识碎片化问题和医学数据符号化挑战。例如根据多维临床数据自动化诊断一个患者的疾病并给出治疗方案，那么统一并匹配医疗文献中的文本知识语义和不同类别医学数据的语义便是未来人工智能应用于医学大数据时亟须解决的难题。

三、医学大数据的价值陷阱

当拥有可观的海量医学大数据，人们便可以从中挖掘出有价值的结论或激动人心的科学发现。但对于当前已有的很多大数据智能分析方法，尤其是以监督学习为主的人工智能算法，区分真大数据和伪大数据是极为重要的。伪大数据就是看起来客观、实则主观的数据。例如某科室积累了大量的门诊电子病历数据，但所有数据都是该科室医生在过去几年针对某一类疾病的积累，针对疾病的干预或治疗手段逐渐趋同。当第三方研究人员希望利用这批数据建模并挖掘新的诊疗方案时，数据分布的偏见会被引入最终的模型结论，并不能代表真实世界，这也是为什么多中心临床研究更被看重的原因。上述事例其实是医学大数据的有关抽样统计分析的误区之一，采用更客观的抽样方法设计可以在一定程度上规避这类价值陷阱。

医学大数据中的另一个价值陷阱是相关性和因果性的混淆。在医学统计分析中这类陷阱最出名的例子是辛普森悖论，该悖论 1951 年由 Edward H. Simpson 提出，1972 年被 Colin R. Blyth 命名后广为人知，反映的是统计学上非常常见但比较隐蔽的一个误区，即对数据的统计分析中，机械套用模型而忽略了各变量因子之间的因果关系。对于临床研究或者药物研发，当采用机器学习方法，尤其是类似黑箱的人工智能模型建模时，如果缺乏对所用数据的深入理解和合理假设，即使统计结果不错，也很可能和变量间的真实关系背道而驰，引起治疗不当甚至严重医疗事故。因此在医学大数据分析中，研究者要时刻提醒自己不能只满足于数字、数据，而必须关注数据的生成过程、因果依赖关系，做到对数据负责也对可能的决策负责。

四、医学大数据的未来

医学大数据作为一个新兴的领域，既体现了与传统医疗行业的拓展，也体现了与未来科技的结合。以目前可见的趋势预测，医学大数据将在精准医疗、辅助诊疗、远程医疗、临床研究、慢性病管理、传染病监控、大健康监测等方面发挥重要作用，甚至成为医学进步的重要根基。面向未来，价值与挑战并存，无论是数据的收集、传输、存储、共享、挖掘，还是数据的安全、伦理等，都需要上至政府、医疗机构，下至每一位医生、研究人员，在任何一个环节的协同合作。

随着信息技术的发展，特别是人工智能技术的普及应用，医疗乃至社会正在逐步迈向更高水准的数字化。在工业界，人们正在利用信息化技术、5G + 工业互联网、人工智能等实现产品生产链路的数字克隆，即使用数字孪生技术来帮助企业提高效率，降低成本。未来随着医学大数据的发展，每个人的健康信息、生理生化指标，甚至各个器官、血管乃至每一寸皮肤的数据都有可能在虚拟中完成功能重现。医学大数据终将演变成大数据医学，彻底改变人们的生活方式和社会的医疗模式。

本章小结

医学大数据与人工智能作为医学与前沿信息技术的结合，代表了医学全新的发展探索方向。医学作为与人类生存息息相关的学科，迫切希望能通过同其他科学理论发展与技术进步进行交叉融合从而推进医学知识与理论的扩展。本章介绍了医学大数据与人工智能技术的起源，医学大数据的特点、分类、处理方法与价值等相关内容，有助于理解这一领域的来龙去脉与基本组成，为后续相关知识与技术的进一步学习打好基础。

思 考 题

医学大数据与人工智能的出现与应用需要经过哪些基础与技术积累？其发展有哪些偶然性与必然性？

（刘　雷　李建清）

第二章

医学大数据的关键要素

随着人工智能技术的推进以及医疗信息水平的提升，医学大数据的应用范围逐渐扩宽并完善。本章详细解释各种医学大数据应用场景的关键要素，包括数据质量、数据标注、数据标准、数据安全和数据可视化等概念、方法、工具、法律法规等。了解这些医学大数据的关键要素能理解数据的特性，更好地应用数据，安全管理医疗数据和高效的可视化数据。

第一节 数 据 质 量

数据质量是指在某一特定业务环境下，数据符合数据消费者的使用目的，能满足业务场景具体的需求。数据质量是分析和利用医学大数据的前提，是保证数据应用价值的基础。数据的质量直接影响统计分析的最终结果。杂乱无章、缺失不全或错误频出的大数据不但无使用价值，反而会给研究和管理带来不利的影响，误导相关决定或决策，甚至造成难以估量的损失。因此需要通过一定的标准对原始数据进行评估。对于未通过评估的数据，将采取一系列的后续方法进行处理。评估医学大数据是否达到预期的质量要求，通常可以通过准确性、一致性、合规性、完整性、及时性五个方面来进行判断。

一、数据准确性

准确性是指数据中记录的信息和数据是否准确，用于描述一个值与它所描述的客观事物真实值之间的接近程度，也就是用来判断数据记录的信息是否存在异常或错误，或者数据是否超期的标准。字符型数据的乱码现象就存在准确性问题，还有就是异常的数值：异常大或者异常小的数值、不符合有效性要求的数值等。例如，在医学大数据中，慢性病病程与性别以及年龄的相关性非常高。这就要求慢性病临床数据中各样本的性别与年龄无异常，年龄不允许出现负数或者0值，同时也要保证性别与年龄记录准确。目前，大部分医疗信息系统的自动化程度较低，医务人员在医疗过程中手动填写，会导致原始数据存在数据错漏、数据不准确等问题。大量的医用自动化设备（如便携体征采集设备）缺乏统一的度量及验证，导致数据采集偏差。数据采集设备自身的局限性以及现场环境因素的干扰，也会出现数据冗余、数据缺失、数据错误等问题，不利于数据的后续利用。

准确性是保证数据质量的首要核心要求，也是数据工作中最基本的要求。数据不准或失真会导致后续分析出现偏差或者错误，折损数据的价值，进而影响重要决策甚至是最终结果。

二、数据一致性

一致性是指数据的值在信息含义上是否冲突，是否遵循了统一的规范或者分布，数据之间的逻辑关系是否正确和完整。同时，一致性还可指数据记录是否与计划一致。如手机号码一定是 13 位的数字。

现有医疗数据的标准尚未完全统一，且医疗信息领域市场庞大，厂商众多，导致一致性问题的原因可能是不同异构数据源产出的数据标准不一致，但不一定存在错误。例如在医学大数据里，单细胞测序通常要求不同时期或者不同测序平台的数据进行去批次效应的处理，为的就是使数据能够趋于一致以便后续分析。一致性可以确保数据的合理使用，提升数据价值，优化数据分析结果。

三、数据合规性

合规性是指数据从获取、处理到使用的各阶段都应符合行业的政策法规。随着大数据的飞速发展，其带来的伦理问题主要包括两个方面：①隐私泄露问题；②信息安全问题。在人类遗传资源中，考虑伦理问题也十分重要，人类遗传项目的立项需要经过伦理审查，即人类遗传资源申请项目在知情同意书中应写明受试者所提供的遗传资源样本及数据信息的全部用途。获得人类遗传资源管理受理通知书后，再交由中国人类遗传资源管理办公室批件递交机构备案。经过机构质控，即重点关注样本信息实际采集情况与中国人类遗传资源管理办公室获批信息是否一致，不一致则按人类遗传资源管理相关法律法规要求进行整改，一致方可进行结题。

合规性方面如果管理不善也可能会限制数据在分析中的使用。如果不能充分解决数据合规性问题，轻则项目进度延缓，重则违规违法甚至会危害社会稳定。数据合规性是任何数据及其分析结果合法有效的保障。

四、数据完整性

完整性是指数据信息是否存在缺失的情况，数据缺失可能是整个数据的缺失，也可能是数据中某个字段信息的缺失，用来度量哪些数据丢失了或者哪些数据不可用。在医学大数据领域，由于各个系统信息孤岛问题严重，区域卫生信息平台覆盖不足，而单独的医疗机构又缺乏获取自然环境、社会环境以及经济属性信息的途径，导致数据的完整性不够。例如患者的随访数据经常会因为与患者失联而缺失，需要经过统计方法进行补充。

数据质量的完整性比较容易评估，一般可以通过数据统计中的记录值和唯一值进行评估。例如，我国包括 23 个省、5 个自治区、4 个直辖市、2 个特别行政区，所有的值都是唯一的。数据完整性保证了数据质量的可追溯，是数据质量最为基础的一项评估标准。

五、数据及时性

及时性是指数据从产生到可以查看的时间间隔，也称数据的延时时长，是数据世界与客观世界的同步程度。数据的及时性主要与数据的同步和处理过程的效率相关。

对于突发公共卫生重大事件，数据及时采集上报和更新尤为重要。重大疫情期间，数据的及时采集和更新可以让民众更全面了解疫情，做好自我防护工作，政府也能更好作出应对疫情工作的决策部署。大数据是重大突发公共卫生事件治理的重要工具，其及时性可以保证数据有效时期内的价值，快速简化大数据的无序和复杂，提升应对重大突发公共卫生事件的能力。

第二节　数　据　标　注

人工智能是计算机根据所获取的信息，作出合理感知判断、获得最大收益的计算机程序。在实现人工智能过程中，首先需要把人类理解和判断事物的能力教给计算机，让计算机拥有类似人类的识别能力。人类在认识一个新事物时，首先要形成对该事物的初步印象，例如，要识别肿瘤，就需要看到肿瘤相应的影像或生化指标。数据标注是数据加工人员对人工智能学习数据进行加工的一种行为。具体操作时，需要数据加工人员为计算机识别和分辨的特征事先打上标签，然后让计算机不断地识别和学习这些特征，最终实现计算机自主识别。数据标注为人工智能提供了大量带标签的数据，供机器训练和学习，保证了算法模型的有效性。

一、数据标注定义及类型

数据标注（data annotation，DA）是对收集的初级数据，包括文本、语音、图片、视频等进行标记、注释，转换为机器可识别的数据结构的过程。原始数据一般通过数据采集获得，首先对数据进行质控、清洗，然后标注成符合算法训练的格式文件，在数据标注成所需格式后输送到人工智能算法模型里完成调用。数据标注为人工智能模型的训练奠定数据基础，使人工智能算法得以有效运行。数据标注产业主要是根据用户或企业的需求，对图像、声音、文字等对象进行不同方式的标注，从而为人工智能算法提供大量的训练数据以供机器学习使用。

数据标注人员通常手动或借助开源的数据标注工具及商业数据标注平台完成数据标注工作。通常数据标注依据数据类型分为文本标注、语音标注、图像标注、视频标注等种类；标注的基本形式有标注画框、三维画框、文本转录、图像打点、目标物体轮廓线、分类标注、区域标注等。

（一）文本标注

文本标注一般根据文本语义、实体、关系等自然语言处理等理论知识对文本数据进行标注，如患者、病症、药物等实体的标注，父母、母女、直系亲属等关系的标注。常用标注包括语义分析、场景文本标注、地址匹配、感情分析、实体提取、手写体标注等。

（二）语音标注

语音标注任务根据声学的概念、语音特征、使用场景等对语音数据进行标注，需要将语音内容转录为文本内容，常见标注有噪声、场景、角色的识别，常用应用标注一般包括客服语音标注、垃圾广告语音标注、庭审语音标注、小语种语音标注、英语语音标注等。

（三）图像标注

图像标注的本质是视觉到语言的问题，需要把图像信息转化为语言信息。标注任务一般包括图片内容的分类、检测、描述，图片物体的语义分割、全景分割。语义分割是对图片中每一个像素标注类别，如大脑、心脏、肠道等。全景分割是在语义分割的基础上再区分目标，如患者1、患者2等。具体应用包括肿瘤边缘标注、细胞形态标注、肿瘤细胞识别标注、大脑活动标注等。

（四）视频标注

视频标注一般根据视频记录进行关键信息标注，包括人物、事件和类别的标注等，或者分割视频中的每一帧图像然后进行图像标注，包括提到的语义分割、全景分割和实例分割等。视频标注的具体应用有肠镜影像标注、肿瘤区域标注、脑部MRI影像标注、视频目标物体标注等。

二、数据标注方法

数据标注一般包括标注标准和标注形式的确定，标注标准是保证数据标注质量的关键，要保证标注形式或参照标准的统一。一般可以设置标注样例或标注模板；对于模棱两可的数据设置统一处理方式，如可以弃用或者统一标注。标注形式的确定一般由算法人员制定，例如肠癌病理组织的标注，判断是否为癌症组织后进行代号的标注；图2-1为定义后的癌症组织标注样例，只需进行0、1、2

等序号标注，1 代表腺癌癌组织，2 代表腺瘤组织，0 表示正常组织。

数据标注方法目前主要有人工标注、人机辅助标注、机器标注三种方法。数据量较小时可以采用人工标注的方法，但处理大量数据集时，人工的工作量会很大，人工标注不能保证标注的效率和准确率，在这种情况下借助智能化辅助标注工具结合人工审核的方式标注数据，不仅可以提升标注的工作效率，而且可以实现低成本高精度的标注。机器标注的标注者通常是智能算法，标注速度快，成本相对较低，但是完全依赖机器标注的结果训练涉及高层语义的对象识别和提取时，算法效果并不理想。各标注方法的特点总结如表 2-1 所示。

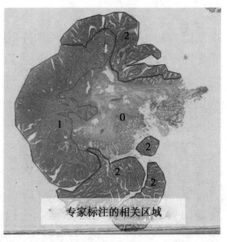

图 2-1   肠癌病理组织标注样例

表 2-1   标注方法的特点

标注方法	优点	缺点
人工标注	标注质量较高	标注成本高、时间长、效率低
人机辅助标注	标注速度快，成本较低	对标注者要求高，需要学习操作标注软件
机器标注	标注数据快，成本低	标注结果涉及高层语义的对象识别和提取时，算法效果不好

在数据标注具体流程中，管理员会根据不同的标注需求，将待标注的数据划分为不同的标注任务。每一个标注任务都有明确的标注规范和标准要求，并且一个标注任务将会分配给多个标注员完成。数据标注员完成标注工作后，将相关数据交给模型训练人员，后者利用这些标注好的数据来训练算法模型。标注数据的质量主要由审核员检验，审核员进行模型测试并将测试结果反馈给模型训练人员，而模型训练人员通过不断地调整参数，以获得性能更好的算法模型。如果经过参数调整后不能得到最优的算法模型，则说明已标注的数据不满足需求。这时，审核员就会向标注员反馈数据标注问题，标注员则需要重新标注数据，直到数据标注满足数据算法需求，数据标注的流程如图 2-2 所示。

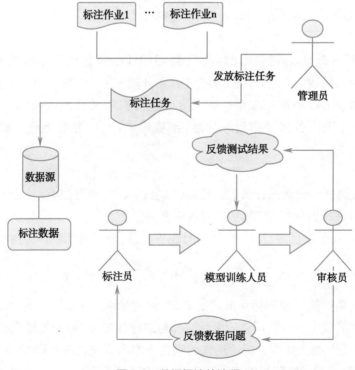

图 2-2   数据标注的流程

三、数据标注工具

随着数据标注任务的出现，越来越多的标注工具被开发出来辅助数据标注人员完成标注数据任务，标注工具主要根据是否开源分为付费服务工具和免费服务工具，本部分主要针对各种类型的数据介绍主流的开源工具及特点（表2-2）。

表2-2 标注工具的特点

名称	标注对象	简介	标注形式	标注格式
doccano	文本	开源的文本标注工具	文本分类、序列标注、文本翻译	JSON
Praat	语音	语音学专业软件	语音音高、音强、时长，噪声等标注	JSON
VIA	图像	VGG 的图像、视频、音频标注工具	多边形对象标注	JSON
LabelMe	视频	图形界面的图像、视频标注工具	对象检测、图像语义分析	XML
VoTT	图像 / 视频	基于 web 方式本地部署图像和视频标注工具	多边形目标标注	TFRecord，CSV，VoTT JSON
CVAT	图像 / 视频	计算机视觉算法标注视频和图像注释工具	图像多边形目标标注	XML

（一）文本标注工具

doccano 是一个开源的文本标注工具，可以用它为神经语言规划（neuro-linguistic programming，NLP）任务的语料库进行打标，包括文本分类、序列标注和文本翻译。该工具必须在类 Unix 系统下部署，开启 web server 服务即可使用，可为数据集创建标记项目，操作非常便捷，支持情感分析、命名实体识别、文本摘要等任务。doccano 总共支持 4 种格式的文本：Textfile 格式、Textline 格式、JSONL 格式和 CoNLL 格式。①Textfile 格式的整个文件在打标的时候显示为一页内容；②Textline 文件的一行文字会在打标的时候显示为一页内容；③JSONL 是 JSON Lines 的简写，每行是一个有效的 JSON 值；④CoNLL 指"中文依存语料库"，是根据句子的依存结构而建立的树库，其中依存结构描述的是句子中词与词之间直接的句法关系。

（二）语音标注工具

Praat 是一款跨平台的多功能语音学专业软件，主要用于自然语言语音信号的采集、分析和标注，并执行包括变换和滤波等在内的多种处理任务，还可用于合成语音或声音、统计分析语言学数据、辅助语音教学测试等；同时生成各种语图和报表，不但可以输出到个人计算机的磁盘和终端的显示器上，更能输出精致的矢量图或位图，供写作和印刷学术论文与专著使用。它能够在图形和命令行两种用户界面下运行，两种方式的启动文件各自独立，以 Windows 版为例，即分为 praat.exe 和 praatcon.exe 两个可执行文件，其中后者只能通过命令行方式从控制台调用。

（三）图像和视频标注工具

VGG 图像注释器（VGG image annotator，VIA）是一款基于网页方式的开源图像标注工具，可以在线和离线使用，可用矩形、圆、椭圆、多边形、点和线等标记方式对图像目标进行标注。标注完成后，可以导出 CSV 和 JSON 文件格式，图 2-3 为 VIA 进行图像标注的示例。

LabelMe 是一个图形界面的图像和视频标注软件，支持对象检测和图像语义分割数据标注，还可用于图像分类和清理任务。实现语言为 Python 与 QT，支持导出格式为 VOC 与 COCO 的数据实例分割，也可以用它进行实例分割标注。

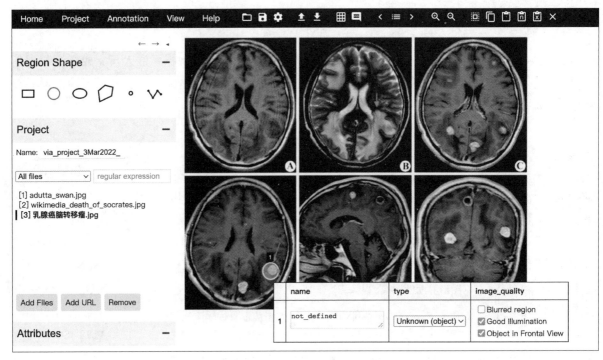

图 2-3　VIA 的图像标注示例

VoTT 是基于网页的可视化数据注释工具,用于本地部署,支持图像和视频数据注释;主要功能为:对图像或视频标定框、图像分割、同一个标定框的多类别标签,可手动设置输入视频的帧率,并内置模型来自动定位标定框,标注结果统计以及可视化,并导出为多种形式。

CVAT 是一款基于网页的视频标注和图像注释工具,支持图像分类、对象检测框、图像语义分割;可用于模型训练数据的标注,在关键帧之间插入边界框,使用深度学习模型自动标注,提高标注效率。表 2-2 展示了标注工具的特点。

四、常见的数据标注结果文件格式

数据的标注结果文件一般不同于输入文件,且不易可视化,它的主要目的是方便传输和交换,有着特定的格式,在不同的标注数据和标注平台上,标注结果文件格式呈多样性。本节主要介绍 JSON、XML、TFRecord、CSV、VOC 这五种常见的文件格式。

1. 对象表示法(Javascript object notation,JSON)　JSON 是一种轻量级的数据交换格式。它是基于 ECMAScript(欧洲计算机协会制定的 js 规范)的一个子集,采用完全独立于编程语言的文本格式存储和表示数据。因数据格式简洁、层次结构清晰,JSON 成为理想的数据交换语言,易于阅读和编写,同时也易于机器解析和生成,并有效提升网络传输效率,多见于文本标注结果文件。

2. 可扩展标记语言(extensible markup language,XML)　XML 是一种可扩展的标记语言,脱胎于 HTML 文件的数据存储语言,使用一系列简单的标记描述数据和使用自定义标记存储数据,可以在浏览器中直接查看,也可以通过其他程序或者软件直接调用一个文件。XML 不仅存储方便而且标记格式易于查看和理解。虽然可扩展标记语言比二进制数据要占用更多的空间,但可扩展标记语言极其简单且易于掌握和使用,如图 2-4 所示,使用浏览器查看 XML 文件。

3. 张量记录(TensorFlow record,TFR)　TFR 是 TensorFlow 中常用的数据打包格式,此文件存储形式能更合理地存储数据,其内部使用了"Protocol Buffer"二进制数据编码方案,它只占用一个内存块,只需要一次性加载一个二进制文件即可,简单又快速;通过将训练数据或测试数据打包成

TFRecord 文件，就可以配合 TF 中相关的 DataLoader/Transformer 等 API 实现数据的加载和处理，便于高效地训练模型。

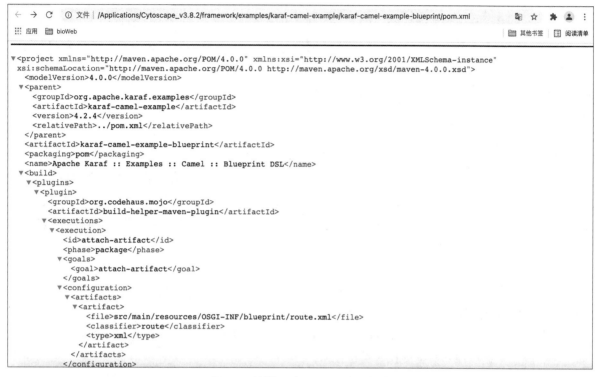

图 2-4　浏览器查看 XML 格式文件

4. 字符分隔值文件格式（comma-separated values，CSV）　CSV 文件以纯文本形式存储数字和文本，有字段 / 列分隔的逗号字符和记录行分隔的换行符。字段包含特殊字符（逗号、换行符或双引号），必须以双引号括住。它是一种通用的、相对简单的文件格式，在商业和科学领域中被广泛应用于程序之间转移数据。

5. 可视化对象类（visual object classes，VOC）　VOC 是一种音频和图片的标注规范，很多目标检测或者目标分割的算法都会遵循 VOC 标注标准规范标注数据集。每个 VOC 文件由文件头块（header block）和音频数据块（data block）组成，文件头包含一个标注版本号和一个指向数据块起始的指针，数据块分成各种类型的子块，如声音数据静音标注 ASCII 码文件、结果符、重复符以及终止标志、扩展块等。

第三节　数据标准化

数据标准化指为保障数据的内外部使用和交换的一致性与准确性而制定的规范性约束流程。数据标准管理则是一套由管理制度、管控流程、技术工具共同组成的体系，通过这套体系的推广，应用统一的数据定义、数据分类、记录格式和转换、编码等实现数据的标准化。

一、医学大数据标准化重要性

医学大数据是指与医学相关且满足大数据基本特征的数据集合。医学大数据的应用涉及组学研究及不同组学间的关联研究、临床医疗、标志物识别和药物研发、生物监测与公共卫生监测、健康管理、个性化医疗、精准医学等。医学大数据的产生来源多种多样,针对不同生物医学问题,通过多种技术产生的生物医学数据需要经过收集和整合才能成为大数据。对大数据进行挖掘才有价值。

医学大数据标准化需要建立统一的数据标准,不同数据库之间能够实现数据同步,实现医院诊所、制药公司、研究机构、仪器公司以及患者之间的信息互通,提高大数据利用率。医学大数据标准化工作是支撑大数据以及医疗产业发展和应用的重要基础,有利于开创未来医疗模式,加速新药研发,方便法律法规监管的统一管理,开展个性化医疗,实现精准医学。

二、医学大数据标准化体系

制定体现大数据技术特点的、完善的标准体系框架对制定高质量、体系化的大数据标准至关重要。基于这一认识,在中华人民共和国工业和信息化部与中国国家标准化管理委员会的领导下,我国在 2014 年成立了全国信息技术标准化技术委员会大数据标准工作组,统筹开展我国大数据标准化工作。2019 年,国家卫生健康委员会先后印发了《国家卫生健康标准委员会章程》和《卫生健康标准管理办法》等多项标准管理规程和工作办法。

医学大数据标准体系框架包含五个部分。

1. **基础标准**　为整个标准体系提供包括总则、术语、社会模型、技术模型等基础性标准。总则提供了大数据标准化指南。

2. **技术标准**　该类标准主要针对大数据相关技术进行规范,包括数据采集、数据处理、数据存储、数据分析、数据展现和数据交换等关键技术。

3. **管理标准**　该类标准主要针对大数据体系进行管理,包括数据利用、数据共享管理、产品管理、平台管理、项目管理和产业管理等标准。

4. **安全标准**　抛开传统的系统安全和网络安全,大数据时代下的数据安全标准还包括数据脱敏、交易安全和隐私保护等安全标准。数据安全和隐私保护作为数据安全标准体系的重要部分,贯穿于整个数据生命周期的各个阶段。

5. **应用标准**　针对大数据所能提供的应用服务,根据社会各领域特性而产生的专用标准。

三、医学大数据标准化方法

医学大数据主要分为电子病历数据、医学影像数据、生理信号数据和生命组学数据四类。四类数据能否在研究过程中充分发挥作用,取决于大数据的标准化过程。

(一)电子病历数据标准化

电子病历数据标准化大致可分为医学数据语义标准和医学信息模型标准。在医学数据语义标准方面,国际疾病分类(international classification of diseases,ICD)和医学术语系统 - 临床术语(systematized nomenclature of medicine clinical terms,SNOMED CT)等在世界范围内均得到广泛应用,同时我国也出台了《疾病分类与代码》(GB/T 14396—2016)等卫生信息标准。ICD 是由世界卫生组织(World Health Organization,WHO)制定的国际统一的疾病分类方法,该方法根据疾病的病因、病理、临床表现和解剖位置等特性将疾病进行分类,并用编码的方法来表示。SNOMED CT 则是综合性临床术语集,是目前世界上使用最广泛的临床医学术语与信息编码系统。

在医学信息模型标准方面,国内外多采用卫生信息交换标准临床文档结构(health level seven clinical document architecture,HL7 CDA)标准和开放电子健康档案(open electronic health records,openEHR)规范等。HL7 CDA 标准是一种以交换文档为目的,拥有特定结构、语义和通信协议的文档标记标准。openEHR 是由国际 openEHR 组织于 1999 年提出的医学信息模型,并于 2008 年被国际标准组织接受，其具有两层医学信息模型，即参考模型（reference model，RM）和原型模型（archetype model，AM），具有高度可扩展性。电子病历数据标准化的详细内容见第三章第二节。

（二）医学影像数据标准化

在医学影像数据方面，影像存储与传输系统（PACS）是广泛应用于国内外医院影像科室的系统，其任务在于将各种医学影像以数字化的方式保存、传输。而 PACS 国际规范的内部存储格式标准化普遍为 DICOM。

医学数字成像和通信（digital imaging and communication in medicine，DICOM）标准是国际上使用最广泛的医学影像存储与传输标准，是由美国放射学会（American College of Radiology，ACR）和美国电器制造商协会（National Electrical Manufacturers Association，NEMA）制定的医学图像存储和传输的专用标准。DICOM 标准主要涉及不同地点、不同设备制造商、不同国家之间的医学图像数据的存储和通信。随着我国 PACS 的应用愈加广泛，我国在 2017 年 7 月 25 日发布了《医学数字影像通信（DICOM）中文标准符合性测试规范》，并于 2017 年 12 月 1 日起正式实施。

（三）生理信号标准化

在生理信号方面，*Medical electrical equipment* 是被国际上广泛认同的生理数据标准。在国内也有相应的《医用电气设备》标准。两个标准都涵盖了心电、脑电、肌电、脉搏血氧和血压等各类生理信号。

心电设备是诊断遗传性原发性心脏疾病或者心脏结构异常的重要工具。美国心脏协会（American Heart Association，AHA）、美国心脏病学基金会（American College of Cardiology，ACC）和美国心律协会（Heart Rhythm Society，HRS）于 2009 年共同发表了新的心电图标准化及解析建议，并被国际自动化心电图协会（International Society for Computerized Electrocardiograph，ISCE）认可。中国心电学会和中国心律学会将该国际指南进行了全文翻译和解读，并出版了《心电图标准化和解析的建议与临床应用国际指南 2009》一书。国际上有 *Annotated ECG* 和多个 *Medical electrical equipment* 心电信号标准，国内也有《医用电气设备》《心电图纸》《心电监护仪》《心电诊断设备》《心电监护仪电缆和导联线》和《超声多普勒胎儿心率仪》等标准。

脑电图在诊断脑部疾病、检测脑功能等任务中有着不可或缺的作用。2016 年 8 月，美国临床神经生理学学会（American Clinical Neurophysiology Society，ACNS）发表了脑电图指南。中国抗癫痫协会（China Association Against Epilepsy，CAAE）脑电图与神经电生理分会在 2022 年发布了《临床脑电图技术操作指南》，旨在推动脑电图技术规范化、标准化进程。脑电信号在国内有《脑电生物反馈仪》和《医用电气设备　第 2-26 部分：脑电图机安全专用要求》等标准，同时国际上有 *Medical electrical equipment – Part 2-26: Particular requirements for the basic safety and essential performance of electroencephalographs* 等标准。除心电和脑电外，国内在肌电方面有《肌电生物反馈仪》等标准，脉搏血氧方面有《医用电气设备　医用脉搏血氧仪设备基本安全和主要性能专用要求》等标准，血压方面有《血压计和血压表》《血压传感器》《医用电气设备　第 2 部分：自动循环无创血压监护设备的安全和基本性能专用要求》和《有创血压监护设备用血压传输管路安全和性能专用要求》等标准。

（四）生命组学数据标准化

在生命组学数据方面，基因芯片与测序技术质量控制研究计划（the microarray and sequencing quality control，MAQC/SEQC）旨在建立基因芯片和 RNA 测序（RNA sequencing，RNA-seq）技术规范和数据分析标准。该计划自 2005 年启动，历时 5 年多，汇聚了来自全球 100 多个单位的 300 多位科学家的辛劳成果。迄今为止，该计划的基因表达谱数据质量控制（MAQC-Ⅰ）、生物标志物和预测模型挖掘的最佳实践（MAQC-Ⅱ）、转录组测序数据质量控制（MAQC-Ⅲ/SEQC1）以及基因组 DNA 测序数据质量控制（MAQC-Ⅳ/SEQC2）已分别于 2006 年、2010 年、2014 年和 2021 年完成，其研究成果均发表于 *Nature Biotechnology* 杂志上。

第四节　数 据 安 全

数据安全是以数据为中心，主要关注数据生命周期的安全与合规，尤其是敏感数据的安全与合规。数据安全对于各行各业都有非常重要的意义。在大数据发展过程中，往往会出现隐私泄露、恶意篡改、偷窃攻击和数据滥用等恶劣情况，给个人安全、医疗健康、社会秩序乃至国家安全造成损失和威胁。只有处理好数据安全问题，才能使大数据发展道路更广阔。

一、医学大数据安全概念

医学大数据安全主要指的是生物医学大数据不被泄露、窃取、篡改和滥用，以及确保医学大数据系统的平稳运行，保障社会医疗行业高效可靠。医学大数据安全主要依靠三方面保障：一是数据本身的安全；二是体系的安全；三是法律法规。数据本身的安全主要是指采用现代科技手段对数据进行主动保护，例如数据加密、数据备份等手段。体系安全是指保证数据在被通过接口访问、查看、整理、处理以及传输过程中的安全，尤其是敏感数据。随着网络数据信息安全问题日益严重，法律法规的重要性日益凸显。

2021 年 6 月 10 日，第十三届全国人民代表大会常务委员会第二十九次会议通过《中华人民共和国数据安全法》。该法第三条中指出，数据是指任何以电子或者其他方式对信息的记录。数据安全是指通过采取必要措施，确保数据处于有效保护和合法利用的状态，以及具备保障持续安全状态的能力。第四条中指出，维护数据安全，应当坚持总体国家安全观，建立健全数据安全治理体系，提高数据安全保障能力。第七条中指出，国家保护个人、组织与数据有关的权益，鼓励数据依法合理有效利用，保障数据依法有序自由流动，促进以数据为关键要素的数字经济发展。

《中华人民共和国人类遗传资源管理条例》中第二条指出，人类遗传资源材料是指含有人体基因组、基因等遗传物质的器官、组织、细胞等遗传材料。人类遗传资源信息是指利用人类遗传资源材料产生的数据信息。第六条指出，国家支持合理利用人类遗传资源开展科学研究、发展生物医药产业、提高诊疗技术，提高我国生物安全保障能力，提升人民健康保障水平。

近几年，生物医学大数据已经成为增速最快的大数据，除了基因组学、蛋白质组学、转录组学等产生的大量测序数据，还有很多人群队列研究数据、生物临床数据和健康档案数据也在急剧增加。随着现代医学进入个性化治疗时代，无论是用于健康跟踪、疾病治疗，还是科学研究，这些与个人生命信息密切相关的数据如何存放、共享、挖掘，以及不被非法获取和利用，都是亟须考虑的问题。

二、医学大数据隐私保护

隐私保护对于医学大数据处理利用和共享非常重要，隐私本质是一种信息，一种属于私人的排他性的不愿为他人知晓或干涉的信息。隐私应包括绝对个人隐私和相对个人隐私。所谓绝对个人隐私是指纯个人的、与他人无关的信息。相对个人隐私是指由于某种关系如合同关系等共同保护的隐私，隐私应当是一种合法的、不危害到公共利益或他人利益的事物或行为的信息。

《中华人民共和国数据安全法》第三十八条指出，国家机关为履行法定职责的需要而收集、使用数据，应当在其履行法定职责的范围内依照法律、行政法规规定的条件和程序进行；对在履行职责中知悉的个人隐私、个人信息、商业秘密、保密商务信息等数据应当依法予以保密，不得泄露或者非法向他人提供。

医学大数据隐私保护的核心防护技术为保密协议、数据分级存储、数据库加密和数据脱敏。

1. **保密协议** 保密协议是指在机构或者个人信息收集时签署的授权协议和隐私协议，具有法律效应。

2. **数据分级存储** 数据分级存储是指根据数据某一特征对数据进行等级划分，且采用不同的存储管理方式。可分为敏感、非敏感、核心数据等。在分级的基础上，可针对性地对各级数据进行不同的风险预估和异常行为评测，以及更精确的数据安全管理。分级的方式更是在一定程度上减少了传统数据整理中的安全隐患。

3. **数据库加密** 数据库加密是一种对数据的主动保护手段，也是一种数据库防泄露手段，该系统可以对数据库中的个人医疗数据进行存储加密、控制对该部分数据的访问。数据库加密系统可有效防止隐私数据泄露，外部原因（例如黑客攻击、恶意植入病毒）、人为因素（例如数据窃取、口令过简、随意共享）等造成的安全事件的发生。

4. **数据脱敏** 数据脱敏是指对某些敏感数据通过合法合规的脱敏技术进行变形，实现对敏感隐私数据的保护。在医学上，患者的一些敏感信息，例如身份证号、手机号、卡号、病情、用药、账户、监护和测序数据等信息都需要进行数据脱敏操作。

三、医学大数据安全管理

大数据技术对于医疗领域的影响是极为深远的，随着医学大数据应用范围的不断扩大，基因、转录、蛋白质、代谢等组学数据来源也趋于多样化，医疗数据价值得到了极为充分的利用，其价值愈发受到重视，而其涉及的个人信息、身体状况、测序数据、影像信息等敏感数据也需要高度保密，医学大数据的丰富意味着新的安全风险也将接踵而至，其安全关系到患者隐私、技术研发等重要、敏感领域，一旦发生数据泄露将对患者群体、社会稳定乃至国家安全造成严重影响。因此，做好医疗数据的安全防护与治理至关重要，建立适用于医学大数据的安全体系和责任管理制度将成为医学行业未来工作的重中之重。

医学大数据有其独特的行业数据特点。

1. **数据本身的安全风险** 数据本身的安全风险主要在于涉及个人隐私的电子病历、电子健康档案、测序数据、影像信息，需要存储方和使用方高度保密。这些数据本身需要分级存储，以便于设置严格的访问权限和风险评估，同时也需要数据库加强加密和动态监测功能来实现安全保护。在国家层面上推进医学领域大数据的立法工作，完善医学大数据应用规范和管理制度，建立大数据环境下的医疗数据隐私保护法律体系，明确数据共享过程中的相关责任，用科学的立法来填补医疗数据隐私黑洞，严禁个人隐私行为的租赁和倒卖。

2. **数据使用过程中的安全风险** 数据使用过程包括数据处理、传输、公开等方面。数据处理过程中的各种操作（例如项目申报、网站分析等）都需要符合法律法规以保障数据安全。数据传输，例如不同医疗机构之间、医疗机构与制药公司之间的电子病历、健康档案的传输，需要保证无信息泄露、恶意传播等事件发生。部分医学大数据的透明公开对医学行业来说是必要的，但敏感数据不能忽视其潜在的安全隐患而无条件向无关方开放。且在信息科学技术日益发达的当今社会，即使隐去敏感信息也存在被恶意挖掘的可能，因此授权与被授权方的隐私条款需符合法律法规。

医学大数据安全管理主要分为安全制度管理、平台安全管理、数据安全管理、运维安全管理和传输安全管理。

1. 安全制度管理　安全制度管理涵盖了管理制度、机构和人员管理等内容。需要上至国家颁布的法律，例如《中华人民共和国数据安全法》《中华人民共和国刑法》，到行业的特色管理，再到机构的安全管理制度和管理流程的通力协作来约束所有人的行为规范，保障数据在每个环节中的绝对安全。

2. 平台安全管理　平台安全管理指平台主机、电脑、系统、客户端以及对接端口等安全管理。

3. 数据安全管理　数据安全管理则是指数据在产生、采集、传输、存储、处理等任何阶段的安全管理。提高信息隐私保护技术是有效保护医学大数据隐私的有效措施。各医疗和医学研究机构可以通过技术层面解决信息泄露的问题。包括标识隐私匿名保护、数据加密技术、数据挖掘保护技术、分级保护制度，以及授权访问控制等技术手段。

4. 运维安全管理　运维安全管理是指需要在运行和维护人员对数据访问和处理权限相对较大的风险下，保证数据安全的管理。实现医学大数据的隐私保护，必须以尊重他人隐私为前提，提高从业人员隐私保护意识，加强自我约束能力，并在此基础上采取切实可行的对策，实现隐私防护。为此医护工作人员应当严守秘密，在尊重他人个人隐私的前提下，实现信息的应用，避免信息的外泄。

5. 传输安全管理　传输安全管理是指数据在传输过程中的安全管理，例如防止被黑客恶意拦截。

医疗机构在大数据环境下，受技术层面和相应法律法规的影响，对医疗数据的保护重视程度不够，依然在很大程度上潜藏着医疗隐私泄露的风险，对个人的隐私和医疗信息系统的安全情况造成了严重的干扰。因此，在国家层面上，应推进医学领域大数据的立法工作，完善医学大数据应用规范和管理制度。在医疗机构层面上，医院应以数据隐私保护为基础，利用技术手段建立相应的信息等级保护制度，对用户和患者的隐私进行全面防护，不断提高医疗机构的服务水平，确保医疗信息数据的安全。最后，在个人层面上，工作人员应严格遵守相关保密原则及规定。

只有将先进的核心防护技术和缜密的安全管理措施相结合，才能从根本上解决数据泄露和滥用等安全问题。医学大数据的数据安全才能在漫长的进攻和防守的对峙中胜出。

第五节　数据可视化

数据蕴含的信息量巨大，且原始数据通常也很难让人理解。但借助视觉的表达方式，可以将枯燥、专业、不直观的数据内容，有趣、浅显、直观、清晰地展示，即数据可视化可大大提升解释数据信息的能力，提高数据的利用效率。

一、数据可视化基础

数据可视化（data visualization，DV）可以帮助用户理解数据，"信息图形"是数据可视化后产生的结果，是工作汇报中、科研论文中，以及管理系统中经常见到的数据图表；"信息图形"由信息和图形组成，它的呈现方式分为六大类：图解、图表、表格、统计图、地图和图形符号。

1. 图解　指利用图形来对事物进行说明、分析或演算。文字有时候是一种缺乏生动解释说明的信息传递方式，而可视化的方式则是人类最本源的一种信息传递方式，它可以将很多无法准确或高效用语言传达的内容，以生动形象的图形客观表达自己所要阐述的意思。

2. 图表　指运用图形、线条及插图等，阐述事物的相互关系，或展示统计信息的属性，如时间、数量等属性。图表通常用于简化人们对于大量数据之间关系的理解。通常人们理解图表会比理解数据要快很多。图表和图解唯一的不同点在于，图解是用可视化的方式去传递信息，而图表则是用来阐述信息之间的逻辑关系,如大于、等于、小于等,对知识挖掘和信息进行直观、生动、形象的"可视化";条形图、柱状图、折线图和饼图是图表中常用的基本类型。

3.**表格**　表格是按照行和列或者采用更复杂结构排列的数据,表格广泛应用于通信交流、科学研究以及数据分析项目中。其实表格并没有一个确定的定义,会因为上下文和使用场景的不同而使用不同的表格描述术语。

4.**统计图**　指利用点、线、面、体等几何元素绘制成几何图形来表示各种数量间的变化趋势或比较各组间的差异。条形统计图、扇形统计图、折线统计图等是统计图表现统计资料的常用方法,具有直观、形象、生动、具体等特点。统计图可以使复杂的统计数字简单化、通俗化、形象化,使人一目了然,便于理解和比较。统计图在统计资料整理与分析中占有重要地位,并得到广泛应用。

5.**地图**　描述特点区域和空间里的位置关系。按照一定的法则,有选择地将真实世界转换为二维或多维形式,在平面或球面上表示位置关系和空间关系,它具有严格的数学基础、符号系统、文字注记,并能用地图科学地反映出自然和社会经济现象的分布特征及其相互关系。信息地图也可分为两大类:①将整个区域的布局或结构完整呈现的地图;②将特定对象突出显示的地图。

6.**图形符号**　指以图形为主要特征,不使用文字,直接用图画传递某种信息的视觉符号。所谓图形符号,就是通过易于理解、与人直觉相符的图形进行传达信息的一种形式。生活中处处存在图形符号,包括地铁站出入口上的地铁标志、路边的指示牌与限速标志。人们会约定俗成地运用一些符号来代表一些固定的意思,比如厕所门口的男女标志。图形符号的设计原则是尽可能不使用文字,其作用有两条:①避免语言不通造成的困扰;②更便捷、更清晰地传递信息。

二、复杂高维多元数据的可视化

大数据的特性之一是维度高,如一个细胞的基因表达信息就高达上万个维度,一幅图像的维度就是像素点的个数,高达上千上万。而人类最直观理解的是二维空间中的数据,这就需要将高维的数据进行降维、可视化,从直觉上去感受数据的分布情况等。

因此,需要将高维的数据降到二维,最简单的算法是主成分分析(principal components analysis,PCA),是一种线性算法,但它不能解释特征之间的复杂多项式关系,它是将多个变量指标通过线性变换浓缩为少数几个主成分指标的多元统计方法(第八章第二节详述)。这里介绍数据降维算法 t-分布邻域嵌入算法(t-distributed stochastic neighbor embedding,t-SNE)和统一流形近似与投影算法(uniform manifold approximation and projection,UMAP)。

t-SNE 算法基于随机邻域嵌入(stochastic neighbor embedding,SNE)将可视化进行改进,解决了 SNE 在可视化后样本分布拥挤、边界不明显的特点。它适用于挖掘高维数据的非线性降维算法;t-SNE 基于这样的假设:尽管现实世界中看到的数据都是分布在高维空间中的,但是都具有很低的内在维度。也就是说高维数据经过降维后,在低维状态下能显示出其本质特性。它能够将多维数据映射到二维或三维空间中,因此 t-SNE 非常适用于高维数据的可视化操作。与降维算法 PCA 相比,t-SNE 创建了一个缩小的特征空间,相似的样本由附近的点建模,不相似的样本由高概率的远点建模。

UMAP 是比较新的降维算法,它使用高维度上的指数概率分布,可以插入任何距离。与 t-SNE 相比,UMAP 的聚类速度更胜一筹,t-SNE 不适用于大样本量,如果使用加速计算,也会导致内存消耗增大,从而只能在计算机集群上进行分析。在数据量比较多时 UMAP 速度更快,而 t-SNE 的计算时间会呈指数上升,UMAP 跟 PCA 速度差不多。如图 2-5 所示,示例利用 UMAP 可视化 2 万个细胞(每个细胞表达上万基因)的降维聚类图。

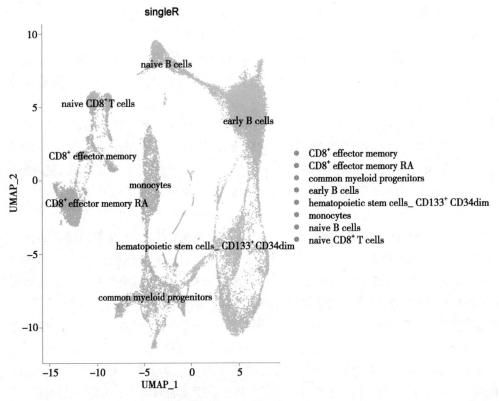

图 2-5   细胞降维后的 UMAP

三、基于网页的数据可视化

基于网页的数据可视化方式主要是在网页项目开发中,利用可视化工具,如 Plotly、Highcharts、Echarts 等可视化工具,把可视化功能集成到网页项目中,进而部署成数据库网站或分析平台,提供数据访问、数据分析、数据可视化等服务的过程。数据可视化如今成为很多网站的必备功能。常用的网页可视化工具介绍如下:

Plotly 是一款用来做数据分析和可视化的开源工具,功能非常强大,可以绘制很多图形比如条形图、散点图、饼图、直方图等。而且还支持在线编辑,以及提供支持多种语言 Python、Javascript、Matlab、R 等 API,其用户帮助文档提供了不同类型语言实现可视化图的示例(图 2-6)。

Highcharts 是一个用纯 JavaScript 编写的一个图表库,兼容当今大部分的浏览器,包括 Safari、IE 和火狐等;能够很简单便捷地在网站或是网页应用程序添加有交互性的图表,并且免费提供给个人学习、个人网站和非商业用途使用。Highcharts 支持的图表类型有曲线图、区域图、柱状图、饼状图、散点图和综合图表,可以在大多数的网页开发中使用,支持 ASP、PHP、JAVA、NET 等多种语言使用。

ECharts 是一个使用 JavaScript 实现的开源可视化库,涵盖各行业图表,满足各种需求。ECharts 遵循 Apache-2.0 开源协议,免费商用。ECharts 兼容当前绝大部分浏览器及多种设备,可随时随地任性展示。

D3.js 是一个 JavaScript 库,用于使用网页标准将数据可视化。D3 用 SVG、Canvas 和 HTML 现实数据可视化。D3 将强大的可视化和交互技术与数据驱动 DOM 操作相结合,实现与用户互动展示的功能,并且可以自由地为数据设计合适的可视化界面。

基于网页的方式来实现数据可视化有许多技术框架,在这里列举三种不同语言的网页应用框架进行说明。

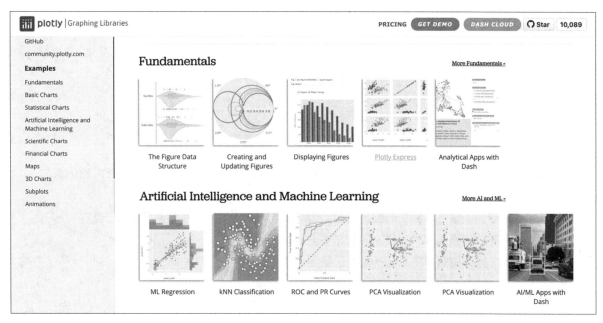

图 2-6　Plotly 用户帮助文档的可视化示例

1. **基于 Java 语言的 Spring Boot**　是一种全新的编程规范,其设计目的是简化 Spring 应用的初始搭建以及开发过程。

2. **基于 Python 语言的 Flask 和 Django**　Flask 小巧、灵活,非常适用于小型网站,基于 Werkzeug WSGI 工具箱和 Jinja2 模板引擎,使用 BSD 授权,Flask 被称为"微型工作框架"(micro-framework),因为它使用简单的核心,用 extension 增加其他功能,Flask 没有默认使用的数据库、验证工具等;Django 大而全,功能极其强大,是 Python 网页框架的先驱,用户多,第三方库极其丰富。

3. **基于 R 语言的 Shiny**　是一个为 R 模型提供网页交互界面的应用框架,非常容易编写应用,不要求有网页开发技能,Shiny 可通过 CRAN 下载安装,利用 R 语言轻松开发交互式网页应用。它们都是网页开发的常用应用框架,非常容易编写应用,同时可整合其他技术组件,如前所述的 Plotly、Highcharts、Echarts 等可视化工具来开发数据可视化功能。基于网页的大数据可视化系统,具有灵活的交互方式,使用户在丰富图表类型的基础上,快速实现数据可视化,本节举例说明的三个网页应用开发框架特点总结如表 2-3 所示。

表 2-3　常用的网页应用开发框架及特点

Web 框架	基于语言	特点
Spring Boot	Java	配置较为灵活:可使用 yml、conf,java 中相对轻量级框架,开发便捷快速
Flask	Python	轻量级,一切从简,配置很灵活,有多种方法配置
Django	Python	内置服务组件大而全,用户多,第三方库极其丰富
Shiny	R	易编写应用,不要求有网页开发技能即可构建应用

本章小结

　　医学大数据呈爆发式增长,但在医学数据质量、数据标注、数据标准化、数据安全及数据可视化上仍然面临着巨大的挑战,医学数据的质量和标准化是保证数据有效运用的基础;除此之外,保证数据的有效利用还必须保证数据的高效标注和有效可视化,并且在此过程中又必须严格遵从数据安全的原则。例如,在数据的标准化、标注、可视化过程中,随时都有可能发生数据安全性被破坏的危险,如数据被非法泄露或错误标准化、可视化等。因此在数据标准化、数据标注、数据可视化上均需遵从基本理论和方法来展开数据处理和分析,并保证数据安全。

思 考 题

1. 除课本上提及的数据标注工具,还有哪些标注工具? 简要概述其特点及常用的标注场景。

2. 如果想为医学主题相关的数据搭建一个可视化网站,可以使用哪些方法和工具?

3. 如何有效加强医学大数据的质量与安全?

4. 在为高维数据选择降维分析方法时需要考虑什么问题?

（方向东）

第三章

电子病历数据

电子病历是医疗机构医疗服务人员对患者临床诊疗和指导干预的医疗服务记录,由文字、符号、图像、数据、图标等电子化的数据组成,是患者在医疗机构历次就诊过程的完整临床信息资源。电子病历数据能够反映患者疾病诊断、治疗和发展演变的重要信息,是医学大数据的重要组成部分,可以为疾病预警预测、临床辅助诊疗、医学科研分析提供数据支撑。电子病历并不是传统纸质病历的电子化,它是以患者为中心的所有与临床诊疗和指导干预相关的电子化数据的合集。本章从电子病历数据来源、电子病历数据标准、电子病历数据集成和电子病历数据质量四个方面进行介绍。

第一节 电子病历数据来源

随着信息技术在医疗机构中的应用不断深入,越来越多的患者的相关信息被各类医疗信息系统记录和保存下来,电子病历的内涵越来越丰富,电子病历数据的来源也呈现出多样性和复杂性的特点。以下对常见的典型医疗信息系统及其包含的电子病历数据进行介绍。

一、医院管理信息系统

医院管理信息系统亦称医院信息系统(hospital information system,HIS),是指利用计算机软硬件技术、网络通信技术等现代化手段,对医院及其所属各部门的人流、物流、财流进行综合管理,对在医疗、诊断活动各阶段产生的数据进行采集、存储、处理、提取、传输、汇总、加工生成各种信息,从而为医院的整体运行提供全面、自动化的管理及各种服务的信息系统。系统子模块包括挂号、收费、药房、药库等相关科室系统。

HIS 是实现医院管理信息化、数字化的基石和必经之路,实现了医院工作的流程优化,涉及医院的医疗、药品、检查、检验、财务、物资、管理等部门,提高医务人员的工作效率和服务质量,对于实现医院的发展规划、成本控制、绩效考核、决策制定、教学科研、服务质量的优化与提高至关重要。

HIS 中很多与患者相关的信息是电子病历数据的重要组成部分,主要包括:

1. **患者基本信息** 记录能够保证患者身份信息在医院内部被统一识别的信息,涉及患者主索引标识号、住院号、姓名、性别、出生日期、出生地、身份号码、民族、通信地址、家庭电话等信息。

2. **患者就诊信息** 患者的就诊包括门诊就诊、急诊就诊和住院就诊。门急诊就诊信息包含门急诊就诊相关的信息,如就诊科室、就诊专科、症状等信息。住院就诊信息包含与住院相关的信息,如入院科室、入院日期、医疗保险类型、入院方式、入院病情、联系人姓名、联系人联系方式、血型、主任医师、主治医师、出院日期、出院方式等。

3. **费用数据** 记录患者在医院进行治疗的费用相关数据,包括总费用、实际收费、支付方式、收费项目、收费项目代码、收费项目数量和单位、结账日期、退费金额、收费项目类别、开单科室、执行科室、计价日期和时间、预交金金额、结算日期、记账日期等数据。费用数据是 HIS 的核心数据之一，与其他种类的数据关系密切。

4．保险数据　记录着患者的医疗保险信息，包括被保人姓名、被保人性别、被保人出生日期、被保人月薪、被保人所在单位、被保人类型、医疗保险类型、账户余额、备用金额、账户状态、续入金额、续入日期、账户医疗费用总额等数据。

二、电子病历系统

电子病历系统是基于信息技术和信息网络的电子病历采集、存储、展现、检索和处理系统。电子病历系统应该具备电子病历数据生成、存储和检索功能；具备利用医学知识库辅助医疗服务人员进行临床决策的能力；具有支持电子病历数据应用的功能。电子病历系统是电子病历数据的主要来源，包括病案首页、病程记录、影像检查、实验室检验、医嘱、手术记录、护理记录等数据，其中既有结构化信息，也有非结构的自由文本和图形图像数据。与纸质病历数据相比，电子病历数据在科学性、规范性、完整性、安全性和科研性等方面具有明显优势，具备信息完整、质量优良、共享快捷、方便科研、存储便捷等特点。

电子病历系统有效地促进电子病历数据的收集、传输和共享，为促进更大范围的临床信息交换与共享提供基础。电子病历系统中电子病历数据的采集方式多样，包括结构化的数据输入、自然语言数据输入、生物信号和医学影像输入等方式，其数据种类涵盖了患者在医院内部就诊的所有相关数据。

1．诊断信息　用于记录患者在医院就诊的诊断信息，包括诊断名称、诊断日期、诊断类别、诊断序号、诊断代码、诊断医生等数据。诊断信息一般都是采用标准和字典进行标识，如国际疾病分类第九次修订本（the international classification of diseases，ninth revision，ICD-9）、国际疾病分类第十次修订本（the international classification of diseases，tenth revision，ICD-10）、私有字典。

2．医嘱信息　记录患者在医院的医嘱相关信息，包括医嘱序号、医嘱子序号、长期医嘱标识、医嘱类别、医嘱内容、医嘱代码、药品使用剂量、给药途径和方法、医嘱执行频率、医嘱起始日期和时间、医嘱停止日期和时间、医嘱执行时间、医嘱执行结果、医嘱开立科室、医嘱开立医生、医嘱校对护士、医嘱状态、医嘱计价项目类别、医嘱计价项目名称、医嘱计价单位等数据。在以医嘱为核心的临床业务管理流程中，医嘱数据是核心，关系着临床业务的正常运转。医嘱类别涵盖了影像检查、实验室检验、病理检查、药品医嘱、手术申请、治疗、护理等内容。

3．医学影像数据和检查检验数据　记录着患者影像检查和实验室检验相关的申请、状态、结果数据，如申请科室、申请医生、检验科室、检验项目、检验申请时间、检查医生、检查科室、检查结果、检验数据等内容。

4．病案数据　记录患者就诊的病案数据，涉及病案首页、入院记录、日常病程记录、查房记录、交接班记录、专科记录、术前小结、出院记录、病历概要、治疗记录、护理记录、护理计划、首次病程记录、抢救记录、会诊记录等内容。这部分数据以自然语言和半结构化数据为主，是患者电子病历数据的主体。

三、检验信息系统

实验室信息管理系统（laboratory information management system，LIMS）又称检验信息系统，是指用计算机网络和信息技术实现临床实验室业务信息和管理信息的采集、存储、处理、传输、查询，并提供分析及诊断支持的信息管理系统。检验信息系统可以提高整个检验科的效率，缩短检验时间，减少检验人员被感染的危险,减轻检验人员的劳动强度。

检验信息系统可以由业务信息处理、实验室管理和分析决策支持 3 个功能模块组成。实验室业务信息处理功能模块是检验信息系统最基本、最核心的功能,其主要针对实验室或者检验科室的日常工作。实验室管理功能模块,主要针对实验室内部各方面的管理工作,通过各种原始数据的汇总和运算,为管理者提供实验室各方面运行情况的数据报表。实验室分析决策模块,能够为决策者提供决策信息和智能诊断功能等。

检验信息系统的数据贯穿以医嘱为核心的检验闭环全流程,从医生检验医嘱下达、开具申请单开始,到护士确认医嘱、标本采集送检到实验室接收、检验分析测定,到最终的报告发布全流程。数据可以按照流程分类:

1. 检验申请数据　记录患者基本信息,包括人口统计学信息、诊断信息、生理和心理指标。人口统计学信息包括描述患者人口统计学信息的众多属性,如患者姓名、出生日期、性别、婚姻状态、联系地址、职业、身份证号码等。生理和心理指标包括生活起居、饮食状况、生理状态、病理变化、治疗措施等情况。除患者基本信息外,还有记录针对患者检验项目的申请信息,如申请科室、申请医生、检验科室、检验项目、检验申请时间等。

2. 标本采集与流转数据　记录与检验项目对应的标本信息,涉及标本采集过程中人员、标本、设备和检验资料等数据,包括标本采集人员姓名、采集人员标识、采集科室、标本采集时间、标本转送时间、标本种类、标本容量、标本采集容器类型、样本采集容器数量、标本采集设备等。标本采集与流转数据对于实验室检验质量控制具有重要意义。

3. 检验分析数据　实验室在接受标本之后根据检验项目使用相应的仪器设备对标本进行检验检测过程中产生的数据。分析仪器设备得到的数据都是针对每个检验项目的对应指标数据值,如血常规检验的检验数据包括:红细胞计数、血细胞比容、平均红细胞体积、红细胞分布宽度、血红蛋白浓度、白细胞计数等指标和对应数值。检验分析数据可以直接从分析设备获取,是实验室检验结果的核心数据。

4. 检验报告数据　是最终呈现给临床的检验报告数据,是在检验分析设备获得的数据的基础上添加报告相关信息,包括报告生成时间、检验人员姓名、审核人员姓名、检验结果等。这部分数据最终以报告的形式呈现给医生和患者。

5. 实验室管理数据　与实验室检验相关的管理数据,包括标本管理、耗材管理、设备仪器管理、科室管理和财务管理。①标本管理数据:包括记录用于保证标本质量以及检验正确性的标本采集、接收、保存、仪器检验和最终销毁的数据;②耗材管理数据:记录着实验室的各种耗材的相关数据,涉及耗材入库、出库、报损、采购等内容;③设备仪器管理数据:涵盖设备仪器工作状态数据、检修数据和维护数据等;④科室管理数据:包括考勤数据、绩效数据和排班数据等;⑤财务管理数据:包括计费方式、计费项目、财务收益等数据。实验室管理数据是实现实验室全方位管理的基石和保证。

四、手术麻醉管理系统

手术麻醉管理系统(operation anesthesia management system,OAMS)能促进医院手术室的规范化管理,通过实现标准、实时、快捷的信息流、物流、资金流管理以及医疗经验的积累和有效归纳,促进手术室麻醉过程管理的信息化和数字化,为手术室提供医疗、科研、教学支持,既要满足科室工作需要,又要满足医院数字化需要。手术麻醉管理系统能够规范手术室的工作流程,实现麻醉、手术过程中的信息数字化和网络化,快速方便地对患者麻醉全过程实施动态跟踪,自动生成麻醉手术中的各种医疗文书,完整共享 HIS、LIMS 和 PACS 等手术患者信息,实现对麻醉过程的管理,从而提高整个麻醉、手术管理工作的水平。

手术麻醉管理系统遵循手术麻醉流程中涉及的各项信息记录，从术前准备到术中记录以及术后情况跟踪，医护人员均可通过填写对应的记录单完成工作记录。手术麻醉管理系统能够实时记录监护设备输出的患者生命体征数据，并可根据需要进行相应修改和添加。手术与麻醉临床系统能够根据患者生命体征数据变化情况，选择监护设备输出数据的采集间隔及显示间隔；能够设置显示参数，控制生命体征数据是否在麻醉记录单显示。同时，医护人员可在手术室外检索、查看任意手术室患者的生命体征信息和手术相关数据。

手术麻醉管理系统的数据包括：①来自 HIS 的手术预约申请单信息和患者基本信息：涉及患者姓名、性别、出生日期、手术申请时间、手术名称、术前诊断、申请科室、手术申请状态等数据，这些数据一般都是结构化数据，通过数据集成得到；②手术安排数据：数据涉及手术时间、手术间、手术台次、麻醉医生、麻醉助手、器械护士、巡台护士，这部分数据由医务人员通过手动输入结构化数据的方式进行采集；③术前访视和麻醉计划：该部分数据涉及患者入院的基本信息、既往病史、手术史、药物过敏史、疾病史、麻醉计划、术前访视记录等数据，这些数据大部分以自然文本的形式进行采集和显示；④术中监测数据：手术过程由手术麻醉管理系统通过与各类监护设备的集成，实时客观地获得、显示监测数据，数据展现形式包括数值型、趋势图和波形图等；⑤手术小结和护理小结数据：该部分数据是由医务人员（麻醉医生）对已经完成手术的患者进行生命体征和手术数据的记录。

五、临床专科信息系统

临床专科信息系统是指利用计算机软硬件技术、网络通信技术等现代化手段，对医院专科所涉及的专科数据进行综合管理，对在医疗、诊断活动各阶段产生的数据进行采集、存储、处理、提取、传输、汇总、加工生成各种信息，从而为专科诊疗提供全面、自动化的管理及各种服务的信息系统。

临床专科信息系统区别于通用的电子病历系统，其针对专科诊疗服务和科研信息需求，采集、存储、显示和利用专科数据，促进专科、专病诊疗，包括发现、验证新的治疗方法、新的治疗药物和临床路径等。专科临床信息中的专科数据是服务于专科需求，所以具有专科特点，体现在其数据组织形式、语义表达、标准化等方面。其数据涉及以下几个方面。

1. **患者基本信息** 标识患者的基本信息，包括患者主索引标识号、住院号、姓名、性别、出生日期、出生地、身份号码、民族、通信地址、家庭电话等信息。

2. **就诊信息** 记录患者在医院就诊的相关信息，包括门诊就诊、急诊就诊和住院就诊。包括就诊类型、就诊科室、就诊日期、医疗保险类型、病情、主诉、联系人姓名、联系人联系方式、血型、主任医师、主治医师等。

3. **诊断信息** 记录专科诊断相关信息，涉及诊断名称、诊断日期、诊断类别、诊断序号、诊断代码、诊断医生。诊断信息一般都是采用标准和字典进行标识，如 ICD-9、ICD-10、私有字典。除此之外，专科的诊断信息由于科研需求可以按照疾病、治疗方法等特定因素进行分类，如按照疾病分期、治疗方法、疾病类型等数据进行分类。

4. **检查检验信息** 记录专科相关的检查检验信息，这部分数据会按照特定的疾病或者治疗方法对检查检验数据进行整合和分类，其中可能要求具体显示某几种检验数据的具体数据项，或者是特定检查的检查图像和报告，体现了专科检查检验信息的定制化特点。

5. **用药数据** 针对专科的特定需求对药品进行采集和显示，其中会突出显示某种疾病或者治疗方法所对应的药物组合。

6. **手术信息** 记录患者手术相关信息，主要包括手术报告、手术小结信息。针对某种专科或者专病研究，其要求显示特定手术信息。

7. **病历信息** 记录患者在专科接受医疗服务的病历数据，显示内容包括病案首页、入院记录、日常病程记录、查房记录、交接班记录、专科记录、术前小结、出院记录、病历概要、治疗记录、护理记录、护理计划、首次病程记录、抢救记录、会诊记录等内容，其组织形式会因为专科的不同而存在一定的差异。

除此之外，还包括护理数据、费用数据、管理数据等。专科数据一方面涉及通用电子病历的数据范围，另一方面又在内容和组织方式上与通用电子病历数据存在差异，不同专科之间也可能存在一定的差异，体现了专科信息系统定制性较强的特点。

第二节　电子病历数据标准

数据标准（data standards）是保障数据使用和交换的一致性和准确性的规范，是进行数据标准化的主要依据，有利于提升数据的互通性、可用性和共享性。电子病历数据是医学大数据的重要组成部分，其标准是指在电子病历中得到广泛应用的标准，涉及信息表达、存储、交换、共享、系统工作协同等各类标准，广泛应用于对电子病历数据的构建、治理、分析、挖掘与再利用中。电子病历数据标准按它们的内涵和使用方式大致可分为两大类：医学数据语义标准和医学信息模型标准。医学数据语义标准主要是为了统一医学术语或概念，建立语义理解的一致性，对疾病、症状、解剖、药物等各类临床应用的术语、概念、词汇制定标准和编码。常用的语义标准有：ICD、SNOMED CT 等。医学信息模型标准主要是为了实现不同系统间信息交互和共享，建立统一的数据组织结构和表达方式，形成医学信息模型的标准，常见的医学信息模型标准有：HL7、openEHR 等。应当注意，所有标准都是不完美的，没有一个术语体系或信息模型能满足所有的需求。因此，了解这些标准的背景、组成结构、适用范围、使用目的是非常重要的。

一、医学数据语义标准

医学数据复杂且精准，来自不同医疗习惯、不同语言、不同医疗体系所产生的数据在有序沟通与信息交互的过程中也面临着内容互认的问题。为了满足数据之间的内容相互统一的问题，必须针对其语义进行标准化规定，因此针对不同需求的医学数据标准应运而生。医学数据标准化指的是根据标准化工作导则，运用相应的标准化的原理和方法，使在一定范围内的医学用语得到统一。其目的是为相应的医学数据提供标准化的内容与表达方法，为医疗信息的高效交互提供基础。

医学数据语义相关标准主要包括：①分类与编码标准（classification and coding standard）：如国际上通用的 ICD，我国有相应的卫生信息标准《GB/T 14396—2016 疾病分类与代码》《WS 364—2011 卫生信息数据元值域代码》等标准。②医学术语标准（terminology standard）：国际流行的标准包括 SNOMED CT、观测指标标识符逻辑命名与编码系统（logical observation identifiers names and codes，LOINC）、一体化医学语言系统（the unified medical language system，UMLS）等，我国有《中医临床诊疗术语》《中医基础理论术语》等术语标准。医学数据语义的相关标准适用于指导数据采集、存储、共享以及构建相应的医学数据系统，为对应的医学信息提供标准化的内容与格式。为不同来源的数据整合与互联互通提供基础，保证其语义的一致性。

（一）国际疾病分类

国际疾病分类（international classification of diseases，ICD）是由 WHO 创立并修订的国际性统一疾病分类标准，从 1900 年至今，已经更新至第 11 版。我国最早于 1981 年由卫生部批准，在北京协和医院成立了世界卫生组织疾病分类合作中心。1987 年发布文件要求各个医院采用 ICD 编码作为疾病统计分类报告的标准。目前我国比较流行的 ICD 编码版本依然为 1975 年发布的 ICD-9 和 1994 年发布的 ICD-10。最新的 ICD-11 编码标准于 2019 年 5 月发布，将于 2022 年 1 月开始部署与使用。

ICD-11 采用最新的相关临床分类系统，确定了各种健康情况和事故的代码，统计和识别最紧迫的健康问题。从 10 版开始，ICD 已经不局限于疾病分类编码，开始拓展其所表达的内容。最新的 11 版有系统记录、报告、分析、解释以及比较死亡率和发病率的新增功能。目前拥有 1.7 万个诊断类别、10 万多条医疗诊断索引术语以及按索引搜索算法解释了 160 多万条术语。

ICD-11 的编码仍然由字母和数字组成，但相对 ICD-10 版本增加了一个字符。ICD-11 的编码从 1A00.00 编码至 ZZ9Z.ZZ，由 X 开头的编码为扩展编码，用以标记更多的内容。编码方案与章节结构相一致。目前 ICD-11 由 28 个章节组成，每个章节代表某一大类疾病或者特殊用途的编码分类（例如 26 传统医学与 X 扩展码）；ICD-11 引入预组配和后组配概念（用多个编码描述同一状况），采用 1 个预组配编码或采用对 2 个或多个编码进行后组配形成的 1 个以上编码，从而以需要的详尽程度描述相关健康状况。如酒精性肝炎伴肝硬化，伴有急性消化道出血，在 ICD-11 中就可以实现编码表达，其编码为 DB94.10/ME24.90。

ICD 是死亡和发病统计的国际标准分类，广泛应用于临床医疗、医院管理、医疗保险管理、公共卫生、医学教育教学、国际交流合作、人口学调查和科学研究等不同场景，是目前使用最多的医学信息分类编码，可以作为疾病名称的信息化、标准化、规范化的基石。

（二）医学系统术语 – 临床术语

医学术语系统 - 临床术语（systematized nomenclature of medicine clinical terms，SNOMED CT）起源于 1965 年美国发布的病理学系统命名法，历经版本更迭，积累了涉及 12 个不同章节，以及超过 15 万条目的标准术语。2003 年，SNOMED 的拥有者美国病理学会（College of American Pathologists，CAP）与英国国民健康服务（National Health Service，NHS）合作，整合了英国的对应标准临床术语第 3 版（clinical terms version 3，CVT3）与 SNOMED 之前的诸多版本，联合开发出了 SNOMED CT 版本。为了使 SNOMED CT 发展成为国际性标准，由美国、英国、加拿大、澳大利亚、新西兰、丹麦、瑞典、荷兰、立陶宛等九国联合成立了名为国际卫生术语标准开发组织（International Health Terminology Standards Development Organization，IHTSDO）的机构，并由此组织收购了原本隶属于美国 CAP 的 SNOMED CT，从此转为由 IHTSDO 组织管理并运营这一标准。

SNOMED CT 的组成元素是概念，由概念组成了各种表，其中包含概念表、描述表、关系表、历史表、ICD 映射表和 LOINC 映射表等，其核心是概念表、描述表与关系表，每个 SNOMED CT 的概念都由 1 个唯一编码所表示。SNOMED CT 的设计思想贯彻了美国对于医学信息的概念构思，即使用数字编码对医疗过程采取全编码，以便计算机可以对以数字表示的医疗过程进行快速高效的处理。

作为核心的概念表，其中不仅包含有各种疾病的相关编码，还包括人体组成、观察描述、手术术式、医疗操作、检查手法等一系列医学概念的对应编码。描述表是对概念表中的概念进行表述的一种命名，针对不同的医学概念，可能会有几个甚至十几个相对应的医学术语，这也是为了充分照顾不同的医学表述习惯，也为使用者提供了一定的个性化选择空间。关系表作为连接概念表与描述表的桥梁，主要有四种类型的概念，包含定义、使具有资格、历史和附加，这些关系用于表述概念与概念之间或者概念与描述之间的关系。其中最常见的"IS_A"用于定义关系，也可以用来表述一个概念与其"父概念"的层级，例如图 3-1 所示：肺结核（疾病）Pulmonary tuberculosis（disorde）SCTID: 154283005 是"IS_A"肺炎（疾病）Pneumonitis（disorder）SCTID: 205237003。

SNOMED CT 的特点使其应用场景十分广泛，主要应用于电子病历、电子处方、实验室医嘱录入、问题列表、疾病模板、遗传数据、医学手册编制、科研编码、医疗保险统计与验证中。作为一个全流程的标准，不但可以表示术语，还可以表示术语的层级以及术语的关系，使其可以参与医学数据系统的构建，作为其他的术语标准的开发参考，或者成为其他医学本体构建的基础。

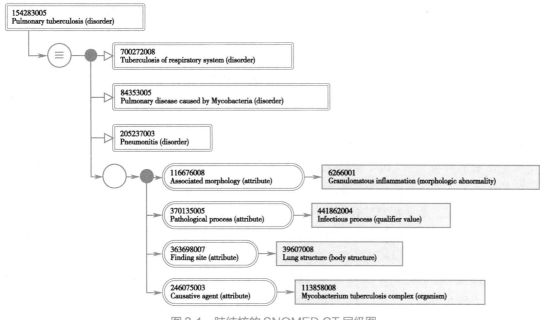

图 3-1　肺结核的 SNOMED CT 层级图

（三）观测指标标识符逻辑命名与编码

观测指标标识符逻辑命名与编码（logical observation identifiers names and codes，LOINC）的历史比较短，1994 年起源于美国印第安纳波利斯的非营利性组织 Regenstrief 研究所。此标准主要的内容是为检验检查结果和临床观测指标提供标准化内容，虽然是个相对较年轻的标准，但目前也已经得到了世界卫生组织（WHO）的推荐。Regenstrief 研究所目前是 LOINC 的版权拥有者和内容维护者，负责 LOINC 的版本更新，内容维护与管理运营，他们对公众承诺将保证 LOINC 的免费与开放，对公众进行授权并允许使用其编码与内容。目前 LOINC 的最新版本为 2.7 版本（2021 年 6 月 10 日发布），含 96 235 个词条。

LOINC 目前主要分为两大类，负责用于实验室检查相关标准的 Lab LOINC（目前拥有条目 58 100 条，2.7 版本），与临床观测指标相关标准的 Clinical LOINC（目前拥有条目 24 535 条，2.7 版本）。LOINC 目前提供包括中文在内的 18 个国家与地区的语言以及方言的翻译，但并不是所有的条目都有相关翻译，中文目前由志愿者于 2017 年翻译了最常用的前 2 000 条实验室检查条目。

LOINC 的组成由 1 条唯一数字编码与 6 个相关属性构成。数字编码有唯一性，并且拥有 1 位校验码，如：46701-9，横线前为编码，横线后的数字即为校验码。在赋予概念相关编码后就不会再对其内容进行更改，如果有更新则会获得全新的编码，如果废止则有专用的标识符进行标记。6 种概念则为相应内容的 6 个补充属性，分别是：成分、受检属性、时间特征、样本类型、标尺类型和方法。这 6 种属性可作为 1 条数据的补充信息，可以完善 1 条 LOINC 代码所能表达的内容。

目前 LOINC 的应用场景主要为各种实验室检查的相关数据标准中，因其涵盖范围广，几乎包含了所有实验室检查相关的条目，包含了化学、药物监测与毒理学、血液学、血清学、血库、微生物学、细胞学、手术病理学以及生殖医学等领域的专业内容。目前，根据 LOINC 的拓展方向，其编码也可以适用于临床观测的记录，如作为血氧浓度监测等数据的标准化依据。

二、医学信息模型标准

信息模型是一种用来定义信息常规表示方式的方法。使用信息模型可以对分散的数据进行整合，使其可以拥有完整的、符合标准化规范的数据结构，以便于数据进一步的利用与共享。信息模型广泛应用于数据库的构建中,通过参考信息模型可以构建出符合要求的标准数据库。信息模型根据美国国家标准学会(American National Standards Institute,ANSI)的分类标准,可分为三类:概念型、逻辑型与物理型。其抽象程度依次递减,物理型信息模型对应数据库的设计(database design),理论上等同于数据库的实体关系图(entity relational diagram,ERD)。

医学信息模型描述了在医疗信息系统或医学信息交换中,如何组织和表达医学信息,主要包括医学概念、数据元素、关联关系和相关的医学术语。医学信息模型是以标准和重用的方式来表达医学概念的独立的信息结构,它以属性集合的形式准确地表达了医学概念所具有的医学知识,包括一个医学概念所有的数据元素,每个数据元素的类型和可能取值,以及能够使医疗专家和技术专家理解它所处的医疗上下文环境的信息。医学信息模型同时定义了医学概念的结构和语义两个方面。医学信息模型详细描述了医学信息的存储结构,包括数据类型、数据结构、取值集合、实体、关系、约束等。医学信息模型可以通过将概念和属性绑定到医学术语来提供唯一的语义,如 SNOMED CT、ICD 和 LOINC 等,医学术语也可以用来指定医学信息模型的属性的取值集合。

医学信息模型用于表达对于医疗领域的理解,阐释观察到的结果,并且运用知识和信息系统等工具与外部世界进行交互,具有以下特性:①具有能够跨领域和学科应用的无歧义性;②具有适应多种应用功能和目标的标准化和可重用性;③易于在多种医疗信息系统和医学信息标准中实施等;④具有能够适应通用应用需求的最大化数据集。数据集是具有主题的、可标识的、能被计算机处理的数据集合,一般为由多个数据元素所组成的集合构成,用以表示相应的数据记录的集合。我国也有类似的医学数据集标准,例如《WS 445—2014 电子病历基本数据集》。

针对医学大数据应用,医学信息模型的主要目标有:①分析、排序、格式化、结构化和标准化医学信息;②对医学信息的结构和关系进行概念层次的建模,而不依赖于具体的技术实现;③将医学信息模型应用到不同的技术和环境中,如临床文档、数据仓库、医疗消息等;④确保医学信息模型的质量能够满足医学大数据的各种应用,如临床诊疗、医疗管理和患者监测。医学信息模型能够指导医学大数据各种应用的数据采集、存储、管理和利用。

医疗领域是一个相对复杂的应用领域,医学信息涉及巨量的领域知识。随着信息技术在医疗领域应用的不断深入,医学信息的种类和数量都在不断地增加,传统的信息建模方法很难构建出能表达所有信息的模型。为此,不同的研究机构和标准组织多采用分层建模的方法来解决该问题,目前在领域内比较有影响力的医学信息模型有 HL7 第三版(Health Level 7 version 3,HL7 V3)、openEHR 以及观察性医疗结果合作组织通用数据模型(observational medical outcomes partnership common data model,OMOP CDM)。这些模型都采用不同的分层建模方法,以一个参考模型为基础,参考模型由能够表达医学数据基本属性和特征的通用数据结构组成,通过对参考模型添加约束来表达具体的医学数据内容。

(一)卫生信息交换标准参考信息模型

卫生信息交换标准(health level seven,HL7)组织于 1987 年成立,是 ANSI 承认的标准开发组织。HL7 V2.x 标准是世界上应用非常广泛的医学数据交换标准,它定义了用于数据交换的消息格式,涉及 ADT(入/住/转院)系统、检验系统、药房系统、放射系统、财务系统等各个方面。但由于 HL7 V2.x 消息中包含大量的可选项,定义非常灵活,使系统集成时需要进行大量的定制和修改、测试工作。为解决这个问题,HL7 组织在 2000 年推出了 HL7 第三版(HL7 V3)。HL7 V3 的核心是一个标准的参考信息模型(reference information model,RIM),并使用了一套基于参考信息模型的方法体系进行消息或文档构建,使消息或文档中的各字段具有更清晰的语义和词义连接,因而更容易实现"即插即用"的数据交换目标。

HL7 V3 的参考信息模型通过 6 个核心类将所有的医学信息进行高度的抽象:事件、实体、角色、参与、事件关系以及角色关系。再由这 6 个核心类进行继承派生,不断细化精炼,构成表达各个领域的医学信息模型。

　　HL7 V3 消息或文档的建模过程以参考信息模型为基础,采用模型驱动的 HL7 开发框架(HL7 development framework,HDF),如图 3-2 所示。步骤如下:①对医学信息需求进行分析,建立领域分析模型(domain analysis model,DAM),包括业务上下文环境、业务流程、业务对象信息、业务规则、用例等;②从 HL7 V3 参考信息模型派生出只包含表达目标领域概念所需的类、属性和关系的领域消息信息模型(domain message information model,D-MIM);③通过添加约束得到精炼消息信息模型(refined message information model,R-MIM);④通过添加标注来表达领域分析模型中的约束得到层次消息描述(hierarchical message descriptions,HMD);⑤构造出各种所需的医学信息载体,如消息和文档等。

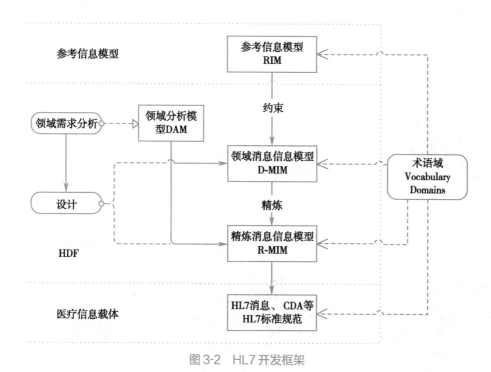

图 3-2　HL7 开发框架

　　HL7 V3 临床文档结构(clinical document architecture,CDA)就是基于 HL7 V3 RIM 制定的、以交换为目的的医疗文档标准,它采用 HL7 V3 数据类型和数据结构,以模板的形式来指定每类文档中医学信息的组织方式用于医学信息交换。HL7 CDA 能够表达医疗文档的 6 个方面的特性,即持久化、可管理、认证、上下文环境、完整性和可读性,可以表达在各种临床事件中产生的文档,如出院小结、影像报告、入院记录、病理报告等(图 3-3)。

　　(二)开放电子健康档案

　　开放电子健康档案(open electronic health records,openEHR)基金会是一个开放的国际标准组织,openEHR 医学信息模型由 openEHR 基金会于 1999 年提出并持续发展,其目的是通过制定标准的医学信息模型来促进医学信息的共享和有效利用。

　　openEHR 将医学信息模型分为 2 个层次:参考模型(reference model,RM)和原型模型(archetype model,AM)。参考模型抽象了医学信息表达所需要的通用属性,定义了一个稳定的医学信息基本结构,是构建医学信息系统和表达医学信息的基础。具体来说,参考模型包括一组表达医学信息概念的通用基础数据类型和数据结构,如 ENTRY 类用于表达所有的医学信息,从 ENTRY 类派生的两个子类 ADMIN_ENTRY 和 CARE_ENTRY 分别用于表达医疗管理信息和临床诊疗信息。原型模型包括原型和模板,通过对参考模型添加约束来表达具体的信息内容,原型和模板都可以由领域专家进

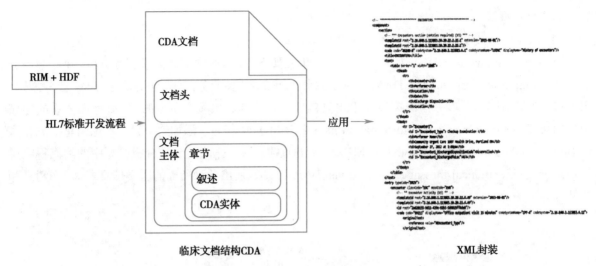

图 3-3　HL7 V3 临床文档结构

行定义。原型是领域知识的表达,是临床内容的形式定义,是对应临床概念的最大数据集,是通用的、可重用的、可组合的。原型的种类包括:Composition、Section、Observation、Instruction、Action、Evaluation 和 Admin_entry。模板是面向具体应用实现的,其往往对应着系统的显示界面、打印报告、数据交互过程的数据块和消息模块等。模板的定义可以由领域专家通过对一系列原型的组装和约束而完成(图 3-4)。

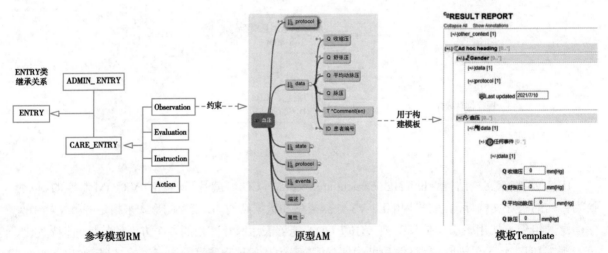

图 3-4　openEHR 分层医学信息模型示例

openEHR 基金会运营和维护了一个原型和模板的知识平台——临床知识管理(clinical knowledge manager,CKM),该平台通过协作开发与审核的方式来管理领域内得到标准的原型与模板,截至 2021 年,CKM 上已经共享了 590 个原型、36 个模板,包含 6 500 多个数据元素,管理着丰富的领域模型资源。基于 CKM 中标准的领域模型资源进行医学信息建模有利于提升原型定义质量,促进数据共享和重用,以此为基础的 openEHR 建模方法包括以下 5 个步骤(图 3-5),分别是需求收集、概念表达、原型映射、原型定义、原型管理。①将众多来源的需求整理成为一个语义清晰的数据元素集合。数据元素的元数据包括:数据元素名称、数据类型、数据元描述、术语绑定、数据元素来源。②对收集的数据元素进行分类并归纳成一个个领域概念,数据元素对应着概念中的属性。③原型映射是重用 CKM 原型的重要环节,需要依据领域概念表达对现有原型进行检索,并基于检索结果决定对应的原型映射操作。④当领域概念没有被现有原型表达或者需要进行不兼容修改时,需要进行原型定义,构建新的原型。⑤通过协同建模平台实现原型管理以促进原型的构建、审查、共享和重用，获得更好的语义互操作能力。

基于 openEHR 的分层建模方法，可以实现系统开发与信息建模工作的分离，从而使技术人员与医疗人员的协作更为容易。技术人员基于稳定的参考模型构建医疗信息系统，医疗人员根据灵活的医学信息需求制订原型和模板。通过模型驱动的方法，可以让医疗人员制定的原型和模板直接作用于医疗信息系统，从而实现对医疗信息系统所存储、管理、利用的医学信息的直接控制。openEHR 实现了医疗信息系统与医疗领域知识的相互分离，有效地降低了医疗信息系统对具体医疗需求的依赖，即使医学信息需求发生动态变化，医疗信息系统中使用的参考模型中的数据类型和数据结构仍旧可以非常稳定，使医疗信息系统能够适应医疗信息需求的发展和变化。

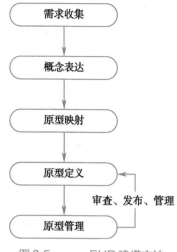

图 3-5 openEHR 建模方法

（三）观察性医疗结果合作组织通用数据模型

观察性医疗结果合作组织（Observational Medical Outcomes Partnership，OMOP）是一种公私合作的关系，由美国食品药品管理局（U. S. Food and Drug Administration，FDA）主持，美国国立卫生研究院（National Institutes of Health，NIH）管理，制药公司联合资助。最初是这些公司与学术研究人员和健康数据合作伙伴合作建立了一项研究计划，旨在利用观察性医学数据，推动主动医疗产品安全监察科学的发展（研究上市药物有效性）。于是针对所要进行的观察性研究，使用了通用数据模型（common data model，CDM）的方法，制定了一系列的数据采集标准，最终演化为了 OMOP CDM。

目前 OMOP CDM 的主要使用者，是一个名为"观察性健康医疗数据科学与信息学"（Observational Health Data Sciences and Informatics，OHDSI）的组织。这个组织是一个多"利益相关者"关联的、开源的、跨学科的国际性医学数据研究组织，作为一个非营利性的团体，由美国哥伦比亚大学参与协调。他们的目的是通过对标准化的大数据进行分析，以期获得有价值的医学数据，并从中获得有效的医疗证据或者真实世界支持。OHDSI 的目标是通过通用的医疗健康数据模型，以及使用该模型的一些高级分析方法，提供数据可视化与探索的工具、软件，来展现观察性数据的价值。

OMOP CDM 的模型（图 3-6）旨在以最有利于分析的方式组织并提供数据，而不是为了满足医疗服务提供者或支付者的运营需求。其设计思路是建立以"人"为中心的关系数据模型，其中每条记录至少要获取人的身份和日期。关系数据模型是将数据表示为由主键和外键相链接的表集合的模型。以人为单位，将其所有的与医疗相关的内容进行链接，通过规定各个医疗行为与事件的表示方法与可表述内容，对整体的医疗行为进行标准化。所有的临床事件表都与 Person 表相链接，其中最重要的医疗记录为药品、诊断、手术处置、检验检查和观测。

OMOP CDM 采用标准化术语表来标准化这些记录中的内容，术语表涵盖了所有必要和适当的健康医疗相关概念标准。这意味着所有存储在 OMOP CDM 中的信息，全部使用标准化词表所规定的编码。概念及对应的概念 ID 值共同存储在事件表中，概念 ID 是概念表的外键，其功能是用作通用参照表。所有 CDM 实例使用相同的 Concept（概念表）作为概念的参考，Concept 与 OMOP CDM 同为互操作性的关键机制及 OHDSI 研究网络的基础。当一个标准概念不存在或无法识别时，则概念 ID 的值设置为 0，表示不存在的概念、未知的概念或无法映射至概念的值。这意味着想使用 OMOP CDM，就必须配套使用标准化词表，但 OMOP CDM 同时保留了源代码，保留了实现完全可溯源源数据的功能。

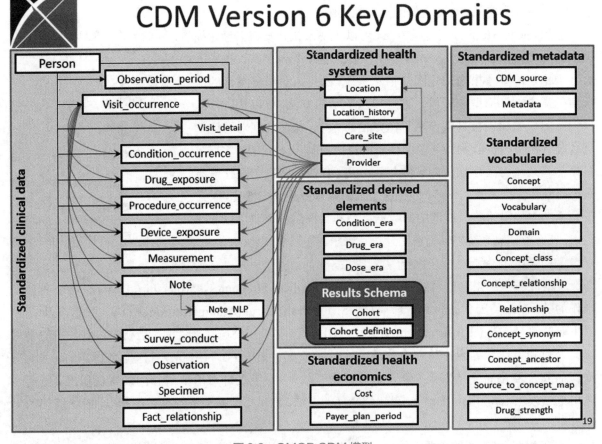

图 3-6　OMOP CDM 模型

　　OMOP CDM 同时在结构与语义上对医学数据进行了规定，以保证物理储存在不同地点的数据是以一种完全相同的格式与内容模式进行交互，后续进行有需求的分析或利用的过程时，可以运用相同的工具进行处理。避免了因数据模型不同、内容不同而导致的工具二次开发。OMOP CDM 作为一种同时规定数据格式标准和数据内容标准的标准化数据模型，目前已被全球超过 200 家单位或医疗机构采纳。其主要应用于支持各种观察性科学研究中。其在科研应用中主要有 3 种类型，分别是：①用于临床特征描述：描述疾病的自然史，治疗利用率和治疗质量的改善；②用于人群水平效果评估：将因果推理方法应用于医疗产品安全性监视和有效性比较；③用于患者水平预测：将机器学习算法应用于精准医学和疾病干预。

第三节　电子病历数据集成

　　现代医疗是典型的信息密集型行为，疾病的预防、预测、临床诊疗、预后、康复，在很大程度上依赖于对患者各类信息的综合利用。这些信息的产生和管理依赖于医疗信息系统的应用。由于医疗活动的多样性、复杂性和专业性，医疗机构中涌现了大量信息系统，如支持医院基本管理职能的医院管理信息系统、支持费用和保险业务逻辑的计费系统、支持门诊住院诊疗业务的临床系统、支持医疗检查部门业务的检验信息系统与放射信息系统等。这些信息系统支持医疗过程中不同环节的医疗活动，记录在这些医疗活动中产生的数据，这些数据的汇集可构建患者完整的电子病历，从而能够有效地促进个性化医疗、临床决策支持的发展。但是从数据集成的角度来看,这部分数据结构全部掌握在不同的系统厂商手上,而且各个厂商收集的数据项并不完全一致,并且收集方式也各不相同,导致数据不准确,在行业内部也没有统一的标准和规范,导致数据无法互联互通。实现这些系统的有效集成,是电子病历数据共享的基础。

集成是指"把多个部分或元素整合在一起而形成一个整体"。在信息系统领域,系统集成指将多个信息系统连接起来,使它们能够像一个整体的系统一样工作,满足业务需求。集成可以使信息跨越系统边界,在医疗业务范围内自由流动。对于医疗信息系统来说,系统之间信息共享的需求包括数据同步和共享整合(图3-7)。由于医疗活动在时间和空间上的分布性,医疗信息产生于支持不同医疗业务环节的信息系统中,而不同系统处理的信息之间存在重叠性和差异性。对于重叠的信息来说,当一个系统处理的业务数据在另一个系统中发生变化时,需要在两个系统间进行数据同步,以保证信息的一致性。而对于差异的信息来说,由于医疗活动依赖于对信息的综合利用,需要在特定的决策点对分散于各个系统中的、不同角度的医疗信息进行共享整合。

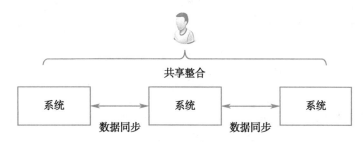

图 3-7　医疗信息系统间的信息共享需求

要实现信息共享的集成目标,需要各个系统之间能够进行正确、有效的数据交换,而影响数据交换的正确性和有效性的一个关键因素是系统之间的互操作能力。根据电气电子工程师学会(Institute of Electrical and Electronics Engineers,IEEE)在 1990 年发布的标准计算机字典中的定义,互操作能力指"两个或两个以上系统之间交换信息并对所交换的信息进行应用的能力"。这个定义中包含两层意思:①信息交换的能力:意味着系统之间可以建立连接并传输数据,称为技术互操作;②接收者对交换的信息进行应用的能力:意味着交换的数据的含义能够被系统正确理解,并能够进行正确处理,称为语义互操作。

语义互操作能力是医疗信息集成的核心目标,但是医疗信息系统存在的异构性成为系统集成的最主要障碍。异构性指系统之间在集成方式上的差异,它们使用不同的硬件、平台和编程模型实现,使用不同的信息模型、术语体系和格式来传输数据。由于信息系统使用接口与外部集成,异构性体现为系统提供的集成接口之间在技术、数据上的差异。

1. **技术异构**　指系统的接口在硬件平台、操作系统、编程语言、通信协议等技术实现上的差异。比如,一个系统采用 TCP/IP 协议传输二进制数据,而另一个系统采用超文本传输协议(hyper text transfer protocol,HTTP)传输文本,它们之间存在技术异构性。技术异构阻隔了两个接口间直接进行数据传输的能力。

2. **数据异构**　指系统接口在传输数据的格式和含义解释上的差异。数据表达格式的差异称为句法异构。当存在句法异构时,尽管一个系统可以接收到来自另一个系统的数据,但无法正确解析,比如使用 EDI 格式传输数据的系统无法解析 XML 数据格式。数据含义的差异,也称语义异构,包括数据模型(数据结构)和术语系统(数据取值编码方式)的不同。当存在语义差异时,一个系统即使能够对来自另一个系统的数据进行正确解析,也无法保证作出正确理解,比如一个系统发出的患者信息中包含药物过敏史数据,其代表"无读数"的"NA"数值可能被另一个系统理解为感染阴性,若该患者实际上存在过敏史,则会导致非常严重的医疗错误。

由于医疗信息系统的多样性和复杂性,它们之间在技术和数据方面存在大量的异构情况。其中,技术异构阻碍了系统间的技术互操作,数据异构阻碍了语义互操作。

要解决异构性问题带来的互操作障碍,满足信息系统的集成需求,主要有三种途径:①通过在特定领域制定集成标准,并要求被集成系统遵循标准,避免异构性的出现;②当异构性无法避免时,在不同系统的数据库之间进行数据同步或汇集;③由一个中间系统在不同系统的数据接口间进行转换。

一、基于标准的集成

数据交换标准是一种公开的约定,明确规定了在特定领域内的特定场景下针对特定互操作能力要求的交互方式,从而避免不同方式数据交换带来的异构性。在技术互操作级别,TCP/IP 协议已经成为企业级 IT 环境进行数据交换的基本协议,而随着互联网的广泛应用,HTTP 也逐渐被应用于企业内部或企业之间的数据交换。在语义互操作级别,各种标准制定组织(standard development organization,SDO)制定了多个领域特定的数据交换标准,比如,HL7、DICOM 等约定了医疗信息系统间进行消息交换的数据格式,而诸如 ICD、SNOMED 和 LOINC 等数据语义标准则对医疗领域的特定概念的编码方式进行约定。这些针对不同互操作级别的标准在一定范围内提升了系统间的互操作能力。本章第二节已经对医学数据语义标准进行了介绍,HL7 和 DICOM 是最通用的两个数据交换标准。

医学数字成像和通信(digital imaging and communication in medicine,DICOM)标准由美国放射学会(American College of Radiology,ACR)和美国电气制造商协会(National Electrical Manufacturers Association,NEMA)联合制定,详细规定了医学图像及其相关信息的交换方法和交换格式,它是极少数既涉及数据通信又涉及数据表达的标准。该标准从 1983 年开始发展,当时主要用于解决影像设备的数据输出问题。自 1992 年 3.0 版本推出以来,伴随着 PACS 的发展获得了巨大的成功,目前已成为医学影像数据交换的标准,并随着技术和需求的发展逐年更新。

但是,随着集成范围的扩大,基于标准的集成也开始显现出问题。首先,针对同一个领域可能存在多个标准(如术语体系之间的重复概念),甚至同一个标准也可能存在不同的版本[如 HL7 的 2.x 版本(HL7 V2)和 3.0 版本(HL7 V3)],而这些不同的标准或版本之间缺乏互操作约定。在一个系统实现接口时,只能从最适合其业务特征的角度选用一个特定的标准。这使采用不同标准的系统之间仍然无法直接集成。其次,由于标准制定的滞后性,一些针对新兴领域的系统集成仍然缺乏标准。另外,对已有系统的接口进行标准化改造需要大量的投入,导致实际上在医院 IT 环境中采用标准消息进行集成的信息系统非常有限。因此,单纯依赖标准无法满足实际集成的需要,仍然需要更灵活有效的技术手段解决异构系统间的集成问题。

二、基于数据库的集成

通过将数据从一个系统的数据库转移到另一个系统的数据库完成数据集成,这是现有集成解决方案中最普遍的一个形式,但是最大的问题是业务逻辑通常存在于应用系统中,无法在数据库层次上响应业务流程的处理,因此这种特点限制了对数据进行实时集成的能力。

数据库集成可以进一步分为三种方式(图 3-8)。

1. **单一共享数据库** 该集成方式意图让所有被集成的系统运行于一个公共的数据库中。在这种情况下,每个系统对数据进行操作的结果都可以直接被其他系统读取。但是,该集成方式要求所有系统采用统一的数据存储模型,实质上是形成一个更大型的信息系统,而这对于自治、异构的信息系统环境显然是不现实的。

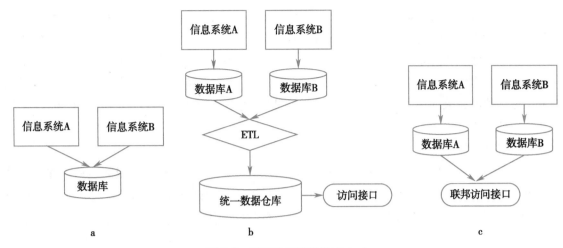

图 3-8 基于数据库的集成方式
a. 单一共享数据库；b. 统一数据仓库；c. 联邦式数据库。

2. 统一数据仓库 该集成方式将异构系统的数据库中的数据汇聚到一个统一规划的数据仓库中，以提供统一的数据访问方式。这种数据集成方式的挑战在于针对医疗这样一个复杂的领域设计出统一的数据存储模型。同时，统一数据仓库机制通常只支持单向数据上传和只读访问。

3. 联邦式数据库 该集成方式由各个系统管理自己的数据库，并通过抽象的数据访问层来将统一的查询分解为针对各个联邦数据库的查询，使这些数据库的信息可以整合。这种集成方式支持双向的数据读写，但在医疗领域尚缺乏通用的解决方案。

其中，统一数据仓库和联邦式数据库均体现了针对分布、异构的数据源中的信息进行集成的方法，因此也称为企业级信息集成（enterprise information integration，EII）。统一数据仓库是最常用的方式，而抽取 - 转换 - 装载（extract-transform-load，ETL）技术是其核心。ETL 技术由于其能够面向多种类型的数据源，以及能够对集成的数据进行特定处理的强大能力而在数据集成中扮演重要的角色。ETL 是数据抽取（extract）、转换（transform）、加载（load）的简写，它的功能是从数据源抽取所需的数据，经过数据清洗和转换，最终按照预先定义好的数据模型，将数据加载到数据库中。从 ELT 进行数据集成的方式来看，这个过程分为全量加载和增量加载。

1. 全量加载 每次集成时都会将数据库中的数据全部删除，然后加载全新数据。从技术角度来说，这种方式比增量加载要简单很多，一般在加载数据之前清空数据仓库中的所有数据，然后导入数据源的所有数据即可。但是这种方式的缺点也很明显，在数据源较多、数据量较大的情况下，且要求数据集成的实时性时，这种方式是无法满足需求的；但是对于数据量较小，而且数据加载的频率较低的场景，这种方式是适用的。

2. 增量加载 这种方式只会更新数据源中产生变化的数据，而不会每次删除，因此这种方式能够较好地解决全量加载的问题。但是技术实现上较全量加载更为复杂，它的难度在于必须设计出一个好的方案来有效识别数据源中变化的数据，以及虽然自身没有变化但是会受到变化数据影响的源数据，同时要将这些数据经过相应的业务处理和逻辑转换更新到数据仓库中。在数据量不断增大的前提下，全量加载是无法进行的，因此增量加载就是较理想的选择。

三、基于中间件的集成

中间件是指位于应用程序和操作系统之间的一种软件，用于对分布在软件系统间的通信进行管理和协调。通过中间件协调解决异构性问题，为集成提供了更经济、更灵活的途径，它是由系统在应用层提供集成接口，在不同系统的集成接口之间实现信息交换和工作协同，又称为企业级应用集成

（enterprise application integration，EAI）。EAI 中间件是一种独立于已有系统部署的集成系统解决方案，可以采用多种方式连接到已有系统的各种接口上，以软件黏合剂的方式控制数据在系统接口间的流动方式，从而根据业务需求把机构范围内的各种信息系统黏合起来，并针对系统接口的异构性提供数据转换能力和路由能力。EAI 中间件避免了系统之间以点对点方式连接，降低了集成复杂度，也避免了接口修改带来的成本问题。EAI 中间件可以分为消息代理（broker）、消息总线（bus）和企业服务总线三种架构。

（一）消息代理

消息代理通常采用星形网络拓扑的 hub-spoke 架构。在这种架构中，被集成的信息系统通过适配器将边缘节点（spoke）连接到中心节点（hub）上，由消息代理对消息的路由和转换进行管理（图 3-9）。在核心的 MOM 基础之上，消息代理提供的集成能力包括以下几个方面。

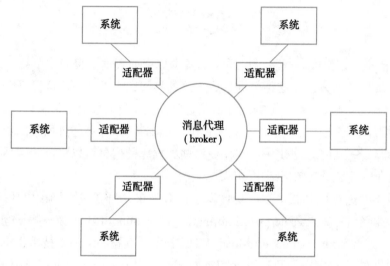

图 3-9　消息代理（hub-spoke 架构）

1. **传输协议转换**　通过适配器，采用不同传输协议的遗留接口可以连接到消息代理上发送和接收消息，这在避免大量接口修改的前提下实现了数据在异构系统间的流动。

2. **数据转换**　消息代理可以在消息传递过程中将消息的内容和格式根据目标系统的需要进行转换。一些消息代理采用一种公共的数据格式，通过适配器将各个系统的数据与公共数据格式之间进行转换。这种集成方式称为规范数据模型（canonical data model，CDM）。无论是直接在消息发送者和接收者之间转换，还是采用统一数据模型，都进一步解除了消息发送者和接收者在消息数据上的耦合。

3. **消息路由**　作为一个独立的系统，消息代理中的路由不仅限于点对点和 pub-sub，还可以在内部定义更为复杂的路由逻辑。每个系统把消息发送到消息代理时无须指定消息接收者，确定接收者的消息路由功能由消息代理集中管理，这解除了消息发送者和接收者在连接逻辑上的耦合。

可见，消息代理具有松耦合、集中管理的优势，但仍然存在若干问题。

1. **维护和扩展性问题**　在消息代理中，为了对集成连接和协调逻辑进行集中管理，消息转换、路由、异常处理等集成逻辑被硬编码在一个中央的单一模块中，使这个模块的复杂逻辑成为集成维护的难点。而当集成需求发生变化时，需要对消息代理的代码进行修改。

2. **单点故障和性能瓶颈**　作为一个单独的担负着企业集成任务的系统，EAI 中间件的可靠性非常关键。由于集成任务的复杂性和关键性，中央式的消息代理带来了单点故障的风险，而在消息负载量增大时，这个中央节点会成为企业级 IT 环境中的性能瓶颈。

3. **整体部署问题** 消息代理的单一模块特性使集成部署缺乏灵活性,对于消息代理提供的各种集成能力,难以按需进行配置部署,当出现已有消息代理无法支持的集成需求时,面临着整体更换集成供应商的风险。

(二)消息总线

总线式架构为 EAI 中间件提供了另一种架构选择。bus 来自拉丁文的 omnibus,意思是"for all"。总线架构就是用一个总线来承担所有组件之间的通信。在消息总线中,被集成的系统通过适配器连接到一个公共的总线,由总线负责消息的传输(图 3-10)。这种架构把消息转换、消息路由、异常处理等集成逻辑从单一的消息代理模块中分离,作为分布式部署的功能单元,由总线负责在各个被集成系统和集成功能组件之间传递消息。通常,总线会定义一种公共的接口形式(包括传输协议和数据格式),只要符合这个接口规范,任何系统都可以插入到总线上与其他系统或组件进行消息交换。

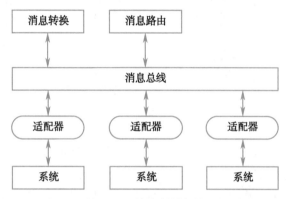

图 3-10 消息总线架构

消息总线相对于消息代理的优势包括以下几个方面。

1. **可靠性和性能优势** 由于消息总线中不存在逻辑上的中央节点,集成逻辑由分布式的集成组件执行,这大大降低了单点故障的风险。而针对负载大的集成逻辑,通过有针对性地进行性能调优或增加计算能力,可以有效解决性能瓶颈问题。

2. **灵活性和延展性** 由于集成逻辑被分解为分布式的功能单元,这将消息代理中单一模块的开发转变为基于已有功能单元的组合。一个消息的处理过程体现为包含若干个处理节点的顺序和数据流关系。而且,消息总线提供了轻量级的部署配置选择。根据一个集成项目的特定需求,这些分布式的集成组件可以通过配置的方式灵活地组合。当需要新的集成功能时,可以按照相应的接口方式插入到总线上,使消息总线具备良好的灵活性和延展性。

尽管消息总线提供了更优的架构特性,但标准化不足带来的互操作问题仍然存在。无论消息代理还是消息总线,提供的集成服务(适配器、数据转换、路由等)之间的连接方式往往是私有的,包括私有的通信协议和私有的公共数据格式,这造成了对集成供应商的依赖。

(三)企业服务总线

面向服务架构(service-oriented architecture,SOA)理念的提出和 Web service 技术的成熟带来了集成技术的再一次发展。SOA 是一种架构风格,将软件的功能单元封装为定义良好的服务,强调服务复用和标准化。服务的概念给信息系统中的功能提供了一种与具体技术实现无关的抽象方式,使这些功能可以从业务需求角度进行组合,提升了 IT 架构适应新需求的灵活性,也提升了已有业务功能的复用程度。面向服务的集成(service-oriented integration,SOI)方法在消息级别的 EAI 基础上,进一步从业务流程角度整合分布在不同信息系统中的应用功能。

面向服务的集成同样需要一个中间件作为基础架构。可以看出，SOA 中的服务封装和复用理念与消息总线中的集成逻辑分解是一致的。使用标准 HTTP 协议进行 XML 数据交换的 Web service 技术使消息总线接口具备了标准化的实现方式，从而发展出了企业服务总线（enterprise service bus，ESB）。ESB 中接口的标准化解决了来自不同供应商的集成产品之间的互操作问题，使企业架构中的业务单元可以扩展到任何地理位置。

基于 ESB 的集成架构可以分为应用系统层、服务层和业务流程层（图 3-11）。

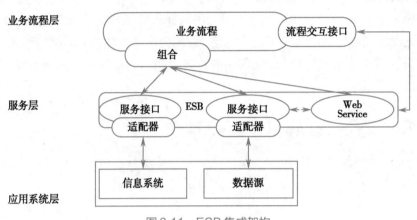

图 3-11 ESB 集成架构

1. **应用系统层** 由 IT 环境中的信息系统组成，这些系统来自不同的厂商、基于不同的技术平台、采用不同的接口方式与外部交互。

2. **服务层** 信息系统提供的功能通过适配器封装为服务接口，通过万维网服务描述语言（Web service description language，WSDL）定义，并挂载到 ESB 上。事实上，SOA 理念模糊了数据集成与应用集成的概念，不管是以数据库形式开放的数据源，还是以应用层接口形式集成的系统，都统一提供标准服务接口。这为系统集成提供了一个统一、标准的架构。

3. **业务流程层** 根据业务需求，可以将业务流程实现为服务层的服务的组合，也称为编排，构成新的复杂服务。一些复杂的服务流程之间往往需要通过 ESB 进行多次相互关联的交互，这些由交互组成的会话称为编舞。

ESB 的核心要素包括以下几方面。

1. **面向消息中间件** 基于面向消息中间件（message oriented middleware，MOM）的消息总线可以提供可靠的消息传输能力，部署到 ESB 上的所有服务均通过消息总线进行通信。

2. **网络服务** 将信息系统中的功能暴露为标准化的服务接口。ESB 通常提供轻量级的服务容器，这种服务容器机制用于支持适配器的部署，可以在无须额外应用服务器的情况下为已有的信息系统接口提供标准化服务封装。

3. **路由和编排** 在基于消息内容和业务逻辑的路由能力基础之上，ESB 还具备基于业务流程的服务编排能力。通过模型化明确定义整合多个系统功能的业务流程，并由流程引擎执行，带来业务级别的灵活性。当业务流程需要变更时，可以通过调整流程模型实现服务组合方式的调整。

4. **XML 数据转换** 由于挂载到 ESB 上的服务采用标准的 XML 格式进行消息通信，需要基于 XML 的数据转换方法（如 XSL 转换）来协调使用不同服务间的数据差异。

可以看出，ESB 沿袭了消息总线的架构优势，而服务组合形式的流程集成能力提供了业务级别的灵活性。目前，ESB 已经成为 EAI 中间件的主流技术形态。

在医疗信息领域，HL7 组织将用于转换、路由、复制和翻译 HL7 消息的 EAI 中间件称为 HL7 接口引擎。针对非标准系统接口进行接口改造通常面临成本问题，而一些遗留系统甚至往往无法修改，HL7 接口引擎在不修改已有接口的条件下提供了与遵循 HL7 标准的消息接口进行交互的能力，促进了医疗信息系统之间的集成。

随着医疗信息系统的多样化发展，接口间不再仅限于通过 HL7 消息机制实现集成，因此，接口引擎逐渐发展为具备更广泛连接能力的医疗信息集成引擎。集成引擎在通用 EAI 中间件的基础上，提供了一系列医疗领域特定的连接适配器来连接到多样的医疗信息系统接口上，并在系统接口之间建立消息通道，实现数据的传递，通过消息路由协调异构流程的消息交换行为，以及通过消息转换在异构数据之间进行翻译。由于在灵活性、扩展性上的优势，集成引擎已经被普遍应用于研究和实际集成项目中。集成引擎已经成为实现医疗信息系统集成的主流技术手段。

第四节　电子病历数据质量

在日常生活中，"质量"一词往往用来表示产品或工作的好坏程度，数据工作者也会用"数据质量"一词来表示数据的好坏程度。1988 年，Juran 在自己的著作 *Juran's Quality Control Handbook* 中提出数据质量即"数据适于应用的程度"的观点。在临床医疗领域中，WHO 定义数据质量为"数据满足患者和卫生服务人员的需求和期望的程度"。哥伦比亚大学研究者 Nicole Gray Weiskopf 认为电子病历数据质量是"当数据能满足特定用户的明确目标时，则具有足够的质量"。

通过电子病历数据获得准确、可靠的临床信息，是使用电子病历数据时的基本诉求。在日常的临床诊疗工作中，临床医生通过分析患者的疾病史、用药史等数据，对患者的疾病进行诊断与治疗；药剂师和护士通过医生下达的相关医嘱对患者执行相关操作。作为临床研究的重要资源，高质量电子病历数据是支撑可靠临床证据的基础。国际医药法规协会、美国食品药品管理局以及我国国家药品监督管理局，都颁布了相应的规范来明确强调临床试验中数据质量的重要性。因此，高质量电子病历数据是临床人员提供高质量医疗服务的重要基础，也是保障各类临床研究顺利开展的基本前提。

当电子病历数据难以准确描述所记录的临床事件或不符合相应的使用预期时，通常会被称为"数据质量问题"，也称为"脏数据"。数据质量问题的类型有很多，数据缺失、数据错误、数据冗余、临床术语不规范等。这些数据质量问题都可能导致电子病历数据的质量达不到相应的数据使用要求，阻碍临床数据应用的开展。基于"低质量"临床数据开展研究分析，也会影响分析结果的准确性，无法保障可靠的临床研究结论。同样的，"低质量"也会影响临床决策支持，导致结论出现偏倚或误差。严重的数据质量问题甚至会导致临床研究所收集的数据无法用于后续相应的数据分析，导致整个研究数据收集工作所付出的努力付诸东流，造成巨大损失。评估并改善数据中存在的数据质量问题已成为当前临床数据工作者的急迫需求。

一、电子病历数据质量评估

数据质量评估是指通过科学的方法和统计学手段对数据进行分析，判断数据是否满足项目或业务所需的数据质量，并且能够支撑其预期用途的过程。对电子病历数据进行质量评估，是发现并减少数据质量问题、提升数据质量工作中的重要步骤。

在临床研究中，数据质量评估是确保研究结果可靠性的重要环节。在各种版本的《临床试验操作指南》中，尽管已经对数据的生产、管理、传输都提出数据质控的相关要求，但是在最终使用数据之前,仍然需要对所有数据进行系统的质量评估,以确保数据研究结果的可靠性。另外,质量评估也是改善数据质量、解决数据质量问题的重要前提。电子病历数据从产生到使用分为数据产生、数据传输、数据使用三个阶段(图3-12),在这些阶段中都有可能产生数据质量问题,导致数据质量降低。通过对数据质量进行评估,能够发现不同环节所产生的数据质量问题,进而分析问题的产生原因,改善各个环节中存在的质量漏洞,最终实现数据质量的良性循环。随着对临床数据质量的逐渐重视,国家卫生健康委员会已经开始定期对各级医院所积累的临床数据进行质量评估,以便发现数据质量问题,督促医院进行数据整改工作。由此可见,临床数据质量评估是改善临床数据质量的必要环节。

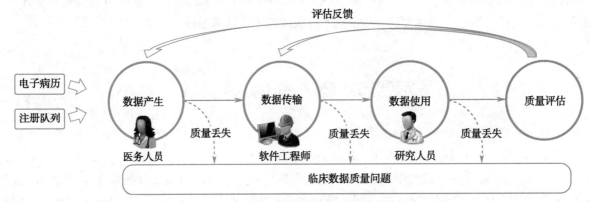

图3-12　电子病历数据质量生命周期

电子病历数据质量评估的目的是通过各种技术方法和手段,判断数据的质量是否达到相应的使用要求。因此,通常情况下,电子病历数据质量评估可以总结为以下两个步骤(图3-13):

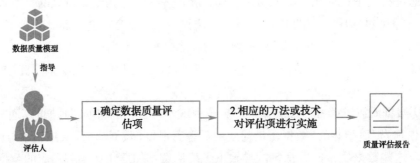

图3-13　电子病历数据质量评估流程

(1)由评估人依据数据的使用目的,确定每项具体数据相应的数据质量评估项,即每项具体数据的数据质量约束。

(2)通过相应的方法和技术(人工或计算机),判断数据集包含的数据是否符合所定义的每项数据质量评估项,并得到数据质量评估报告。

确保上述两个关键步骤的客观准确,是反映数据真实质量水平的前提。由于电子病历数据质量是一个包含多方面特性的复杂的概念,在定义数据质量评估项时,往往需要考虑临床逻辑、数据知识、实际应用需求等各方面因素对数据的质量约束。临床数据质量评估框架,或称数据质量评估模型,可用来帮助和指导评估人开展相应的质量评估,降低评估人定义数据质量评估项的难度。

临床数据质量评估框架是对临床数据质量相关的知识进行汇总,对临床数据质量的不同特性进行总结和归纳,以描述临床数据质量特性以及之间的结构关系。评估人根据框架的描述,在理解临床数据质量的各种特性之后，根据自身实际的数据应用目标，定义数据质量评估项，然后选择相应的方法与技术确认数据是否符合这些数据质量评估项，从而了解数据的质量水平。随着对临床数据质量重视程度的逐渐提高，很多国际医疗健康信息组织纷纷提出了各自的临床数据评估框架，例如WHO、加拿大健康信息研究所（Canadian Institute for Health Information，CIHI）等，以便在评估数据质量时为临床研究者提供指导。

通常数据质量评估框架的核心组成包括数据质量维度和维度所对应的评估指标，它们的基本结构如图3-14所示：

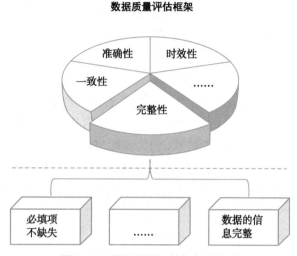

图3-14　数据质量评估框架的构成

数据质量维度通常表示数据某一类相同的性质，是对一种数据质量特性进行解释的概括性描述。在临床实际中，数据质量的一类特性往往包含多种不同类型的临床数据质量问题，这些不同类型的数据质量问题难以用一段描述进行清晰表达。因此，在质量维度的基础上，通过构建数据质量评估指标，更清晰地描述维度中所涵盖的数据质量问题，从而对数据质量进行更详细、细致的描述。其中，数据质量评估指标是对质量维度中一类数据质量问题的总结和描述。通常情况下是质量评估框架中描述数据质量最小粒度的结构，也用度量或测度表示。

不同研究者对数据质量评估框架的维度划分各有不同，但是数据质量的某些特性，例如数据完整程度，往往都会出现。综合主流的多个电子病历数据质量评估框架，可以对这些框架中常见的几个数据维度进行如下解释。

1. **完整性**　数据的完整性一般是指数据是否存在，存在的数据是否完整统一，其他的表述方式还有完成度、整体性等，在很多环境中以"缺失数据"的形式被提及和讨论。在实际应用中，数据的缺失情况也是最常遇见的数据质量问题之一。因此，数据完整性的评估也成为数据质量评估中最常见的一个环节。关于数据完整性的评估方式，最常见的方式则是以数据来源或纸质文档作为"金标准"，通过对比的方式对目标数据的完整性进行评估。M. Pringle通过将电子健康档案中的数据与人工记录或者影像视频信息进行对比，评估电子健康档案数据的完整性；F. G. Whitelaw通过与患者纸质病历档案或调查问卷进行对比，评估目标数据集中患者死亡率的完整性。Judith R. Logan在研究中也通过与其原始数据进行对比的方式，对电子健康档案中患者的就诊数据进行完整性评估，这种与原始数据进行核对的数据审核方式也叫作源数据核查，是美国《临床试验手册》中所提出的一种数据质量审核方式。除了上述一些研究，N. G. Weiskopf在自己的研究中还对电子健康档案的完整性进行了更深层次的研究与分析，将数据的完整性细分为四个方面：①记录完整性：即一份记录中包含了一个患者所有的观察数据,可以理解为档案中包含了某个患者在医院产生的所有数据;②宽度完整性:即电子病历中应该包含所有所需类型的数据,例如患者的诊断数据、实验室检验数据、药品医嘱等信息;③密度完整性:指一份记录中部分信息的出现频率应该固定,例如高血压患者需要每天监测的清晨血压,所以清晨血压出现的频率应该是每天一次;④预测完整性:指记录应该包含足够的信息以对研究者感兴趣的事件或结果进行预测。

2. **准确性**   除了数据完整性,另一个备受关注的数据质量维度是数据的准确性。与数据完整性相同,数据的准确性也有非常多的表达方式,例如精确性、精准性、正确性等。不过一般而言这些表达的意思都十分相似,即数据的准确性是指数据与其所表达的临床事实的准确程度。在真实场景中,数据不准确的问题有很多种表现形式,例如患者所记录的数据与数据来源不符合;或者患者记录的数据不符合临床背景常识,例如患者的身高记录为400cm。在其他研究中,一些研究者也把这种错误归纳成似真性或可信度。而对于数据准确性的评估,常见的方式包括与原始数据核对,通过与纸质数据或影像记录进行对比,从而找到数据集中记录有误的数据。另外也可以结合临床背景知识来对所收集的数据进行验证,找出数据中不符合临床常识的地方,例如一种叫作数据探针的方式检测数据中的不准确数据。数据探针的原理就是利用临床背景知识结合逻辑判断对目标数据集进行检索,根据检索结果反映目标数据的准确性,例如女性患者的病史记录中不可能存在睾丸癌的疾病记录,因此如果检索到含有睾丸癌记录的女性患者病史则说明数据不准确。当然这样的检查方式也受到很多制约,因为很难保证运用在数据评估中的数据探针可以检测出数据集中的所有数据质量问题。

3. **一致性**   一致性的定义则比较广泛,有研究者将它定义为"数据与原始记录的符合程度",也有研究者定义一致性为"同一数据在不同地方的表达一致",还可定义为"不同记录对同一临床事实描述的一致性"。例如,患者某次测量的血压值在系统的不同页面显示的结果是一致的。在数据库层面,数据的一致性也包括不同数据库同样事务的表述,例如患者每有一次就诊记录,就至少应该有一条对应的诊断记录。由于缺乏统一的表述标准,数据一致性的表述也因为各研究的分类标准或数据集的使用目的不同而存在差异,因此一致性的具体评估方式也需要根据分类依据进行。

4. **时效性**   时效性一般是指数据的记录或提交时间是在该数据产生后的一定时间窗内。比如患者的出院小结,必须在患者出院之后24h内进行采集;在长期随访观察的队列研究中,患者的随访数据也必须在患者随访完成后的一定时间内进行提交。

5. **可获取性**   在很多研究中,基于"适于目标"的定义,很多研究者把数据是否能获取也作为一个评估维度,类似的定义有可获取性、可使用性或者可及性等。在实际情况中,可使用性的例子大概可分为两种:①用户是否可以接触到数据:即用户是否有权限操作数据;②数据是否是用户可理解的:例如数据如果是加密的,而使用对象又没有对应的解密方式,那么这样的数据对于用户来说也是缺乏实用性的。同样的情况还可以延伸到数据的语言,数据是否是用户可以理解的范畴,假如数据是使用非用户本国语言进行的描述,那同样是缺乏可获取性。可获取性的评估方式是相对主观的,需要根据数据集特定的使用情况进行评估。

如果想充分发挥医学大数据中存在的巨大潜能,推动临床医学研究的不断创新,在利用医学大数据时就必须时刻保证数据的数据质量。目前用于对医学大数据进行质量保证和提升的方法主要有两种:①在数据采集过程中对数据的质量进行控制;②在采集结束后对数据进行数据清洗和预处理。

二、电子病历数据清洗和处理

高质量的电子病历数据是开展科研分析、数据挖掘、决策支持等临床应用的基本支持。然而由于数据采集工作复杂且持续时间较长,质量控制工作很难在各个环节都做到滴水不漏。对于质量无法达到使用要求的数据集,在使用前必须对数据进行清洗和处理,减少其中存在的数据问题,提升数据质量。

数据清洗又叫作数据清理或数据净化,目的是检测数据中存在的错误和不一致,剔除或者改正错误数据,提高数据的质量。清洗的目标主要是针对数据中存在的各种问题,例如数据缺失、重复数据的监测、异常数据监测、数据中的逻辑错误和不一致数据等。下面列举当前常用的一些数据清洗的方法。

（一）直接删除

直接删除数据集中的缺失、重复或异常数据记录是最简单的一种数据清洗方法,该方法的优点是实施简单,在定位引起质量问题的数据之后,直接将记录删除抹去,或踢出研究小组,从而减少问题数据的比例,提升数据质量。直接删除的方法基本可以用于解决所有的数据质量问题,尤其是数据重复问题的解决,比较适用于数据集质量问题较少的情况。

对于数据质量问题较多,或者引起质量问题的数据在后续的应用分析中有重要临床意义的情况,直接删除问题数据会引起样本量减少,关键数据缺失,从而导致分析结果出现偏差或无法开展后续研究。因此,对于上述的研究情况,需要对问题数据采用其他处理方法,从而保证后续的应用分析。

（二）数据填补

数据填补技术是指采用合适的值对数据中缺失的部分进行填充,主要针对数据集中数据缺失的问题。由于数据缺失是引起数据质量问题的主要原因之一,因此数据填补也是数据清洗步骤中的重要手段。目前常用的数据填补方法主要分为两种。

1. **单一填补**　是指对缺失值仅按照某个填补方法结转一次。常见的单一填补方法有末次访视结转、基线访视结转、最差病例结转、最好病例结转等。单一填补的优势是比较简单地解决了数据缺失的问题,也不会导致样本量的减少,但不足之处在于该方法通常会低估数据的变异性。例如病例填补时的代替规则是将对照组的缺失值结转为"失败",将实验组的缺失值结转为"成功",最后的分析结果会产生偏倚性且有利于试验药。

2. **多重填补**　指通过随机生成的值去代替缺失值得到多个原始数据集拷贝,然后再对这些衍生的数据集进行分析。缺失数据多重填补的过程涉及贝叶斯理论、马尔可夫链蒙特卡罗方法和数据增广法,其中数据增广法是期望值最大化法则算法的扩展算法。常见的方法有多重热层填补法、趋势得分法、多重回归填补法、数据扩增法等。

相较于单一填补的方法,多重填补方法的主要优点在于:①沿袭了一些简单填补的优点,摒弃了其主要缺陷,使填补的数据能够接近"真实";②对于同一资料,更换一个新的分析过程不需要重新填写数据的缺失值;③因其考虑了缺失数据的不确定性,对于标准误差的估计以及统计推论通常比较准确;④填补效率较高。缺点是比单一填补要复杂,运行程序需要更大的空间,且对数据集的要求比较严格,一定程度上限制了多重填补的使用。

对于数据填补方法的选取,有研究表明,当数据缺失率小于10%时,单一填补和多重填补所得到的结果并无多大差异,而当数据缺失率大于等于10%,但不超过60%的情况时,多重填补是更合适的选择;而对于数据缺失率大于60%的数据集,即使是多重填补方法,也无法得到满意的结果。因此,即使能够通过数据填补技术提升一定的数据质量,在数据采集过程中仍然需要做好数据质量控制工作。

（三）重复记录检测

重复记录检测主要是查找数据集中是否有重复记录或者相似记录。重复记录的出现主要分为两种情况:一种可能是同一对象的某一记录完全重复,即出现两次或两次以上,产生的原因则可能是数据录入时的疏忽或者数据库多次写入;另一种情况则可能是多条病例记录并不完全重复,他们的某些字段还是存在差异，但是却描述同一对象，这种情况则可能出现在多源数据集成的过程中。重复数据会造成数据的冗余，占用存储空间，同时也会对数据集的分析结果造成偏差。

人工检测重复数据十分困难，因此使用计算机自动化的方式对数据集进行重复数据检测成为重复数据检测的主要手段。目前对于重复记录检测的算法研究也有许多，其中邻近排序算法是重复记录检测的常用方法，基于排序比较的思想，目前已经得到广泛应用。其他基于排序思想的算法还有多趟排序和优先权队列等。

（四）异常数据检测

异常数据指采集到的数据中不符合一般规律的数据对象，又可称作孤立点。形成的原因可能是操作失误，系统异常或设备出现故障导致。在数据清洗中，异常数据的检测主要是基于统计学、基于距离和基于偏离 3 类方法。在 Hipp 的研究中，采用数据审计实现异常数据的自动化检测，该方法也被称为数据质量挖掘；在 Daus 的研究中则是将数据按照距离划分成为不同的层，统计每一层的数据特征，再根据各层与数据集中心距离的远近来判断是否有异常数据的存在。但是并非所有异常数据都是需要修改或删除的，对于异常数据的操作，还应结合领域知识与实际情况进一步分析。

（五）错误数据检测

错误数据的检测指的是检测数据集中不符合逻辑常识、数据前后矛盾或者是与源数据不一致的数据。由于数据类型的复杂多样，错误数据检测中使用到的技术也比较多样，可以是人工与源数据进行比较，也可以通过计算机方式设定简单的规则或查询语句进行错误数据的筛选，例如数据探针。在非结构化数据中，患者的临床信息常常使用长文本的方式进行描述，对于这样的情况，还需要用到自然语言处理等技术。

有研究表明，目前在数据挖掘研究中，研究者需要花费 60% 的时间与精力在数据清洗过程中。这极大地增加了研究者的工作负担，增加了研究成本。虽然数据清洗技术能够解决数据集中存在的一些质量问题，提升数据质量，但是数据清洗的过程也会消耗一定的时间和精力，并且数据清洗技术也不能适用于所有的数据质量问题，只能针对数据集进行一些数据质量提升。因此，对于研究者而言，比起在数据收集完毕之后通过数据清洗技术提升数据质量，在数据采集过程中就对数据质量进行严苛的控制才是更合适的选择。

本章小结

电子病历数据是医学大数据的重要组成部分，它主要来源于各类医疗信息系统。标准化的电子病历数据是数据互通、可用和共享的基础，目前的电子病历数据标准主要包括 ICD、SNOMED CT 等医学数据语义标准和 HL7 V3 RIM、openEHR 等医学信息模型标准。电子病历数据集成可把分散存储在不同系统上的数据进行集成，针对医疗信息系统的异构性，目前主要包括基于标准、基于数据库和基于中间件的三种集成技术。电子病历数据中的质量问题会阻碍临床数据应用的开展，因而开展数据质量评估，并在此基础上进行数据的清洗和处理非常必要，是电子病历数据有效利用的前提。

思考题

1. 电子病历数据的来源都有哪些？从这些数据源中集成整合电子病历数据都有哪些方法？

2. 电子病历数据标准的目的是什么？医学数据语义标准和信息模型标准的区别是什么,分别有什么作用?

3. 为什么要进行医学数据质量评估？医学数据质量评估框架常见的维度有哪几个方面,分别代表什么含义?

（吕旭东　刘　雷）

第四章

医学影像数据

医学影像数据是医学数据的重要组成部分,有超过 90% 的医疗数据来自医学影像设备。医学影像的成像模式丰富,呈现方式和数据结构多种多样(包含图片、结构化表格、半结构化文本、非结构化影像)。医学影像是医生进行疾病诊治的重要依据,影像诊断是目前医学影像数据应用的主要场景。

将来源于医学影像设备且满足大数据特征的数据统称为医学影像大数据,简称影像大数据。2020 年发表的《中国医学影像人工智能发展报告(2020)》将医学影像大数据的特点概括为:①多模态、高精度;②非标准、高分散;③长尾分布、突发;④标注稀疏、存在噪声;⑤样本差异大、比例不均衡;⑥任务复杂多样。近年来,跨学科交叉融合研究促进了医学影像大数据的发展,但目前在医学影像数据应用中,还存在影像数据利用率低、跨学科人才缺乏的问题。

本章将全面介绍医学影像数据的采集、类型、标准和要素分析。

第一节 医学影像数据采集

医学影像数据的采集有多种形式,常见的主要有以下几种:直接 DICOM 采集、间接 DICOM 采集、视频采集、胶片采集、病理图像采集等。

一、直接 DICOM 采集

直接 DICOM 采集从 CT、MRI、DR 等医学影像设备的 DICOM 接口获得数字影像,这种方式实时性好、效率高,不会引起各种形式的误差,是医学影像设备接入 PACS 的主要方式,是现在医学影像大数据最主要的数据来源。

DICOM 是国际上重要的医学影像标准,将在本章第三节重点介绍 DICOM 标准及影像数据格式。DICOM 影像采集示意图如图 4-1 所示。

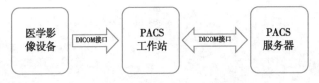

图 4-1 DICOM 影像采集示意图

PACS 主要用 DICOM 接口进行医学影像数据采集,通过 DICOM 标准的影像存储 C-Store 服务类完成。C-Store 服务类由客户端(service class user, SCU)和服务端(service class provider, SCP)两

部分组成,DICOM 医学影像数据采集的通信流程如图 4-2 所示。

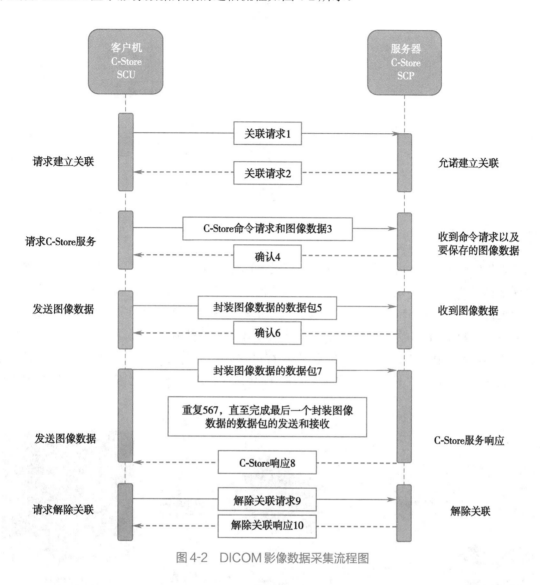

图 4-2 DICOM 影像数据采集流程图

C-Store 服务类是为影像检查设备提供 DICOM 的存储服务。符合 DICOM 标准的影像可以通过 C-Store 服务类向 PACS 服务器发起传送影像的请求。当 PACS 接收到请求信息并确认后,SCU 和 SCP 建立连接并开始发送影像。影像传送完成后,SCU 和 SCP 交互会话释放请求,结束通信。

二、间接 DICOM 采集

一些影像设备如计算机 X 射线摄影(computed radiography,CR)采用间接 DICOM 采集方式。CR 是一种数字化 X 射线摄影设备,通过一个可以反复读取影像的成像板(imaging plate,IP)来替代 X 射线摄影的胶片和增感屏。X 射线摄影设备曝光后,IP 上生成潜影,将 IP 放入 CR 扫描仪中,用激光束对 IP 进行扫描,读取信息,经过模拟 / 数字转换器(A/D 转换器)将模拟信号转换为数字信号,最终生成数字影像文件。CR 登记工作站接收检查登记的患者姓名、年龄等信息,与 IP 序列号相对应。将 IP 生成的影像与相应的患者信息对应,封装成最终的 DICOM 数字影像,再结合计算机技术处理图像,提高影像质量,并传送到 PACS。CR 设备影像采集示意图如图 4-3 所示。近些年来,CR 已经逐步被数字 X 射线摄影设备所取代。

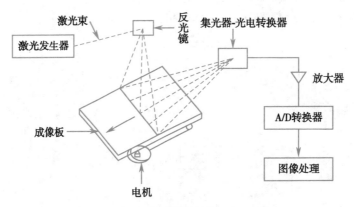

图 4-3　CR 影像采集示意图

三、视频采集

视频采集常用于超声、内镜等动态视频影像设备影像数据的采集工作。这种类型的影像检查设备需要观察动态的影像，早期的影像设备本身不具备 DICOM 接口功能，但配置有视频输出接口，如视频图形阵列（video graphics array，VGA）接口、超级端子（S- 端子）等。为了将这类影像设备的模拟信号采集转换成数字信号，医学影像采集工作站一般需要配置视频采集卡。视频采集卡将影像设备输出的视频图像数字化，并把采集的影像数据保存到电脑中，再通过影像工作站软件，将存储下来的静态图片文件或动态视频文件与患者的检查信息一起封装成 DICOM 格式，发送到 PACS 中进行归档（图 4-4）。

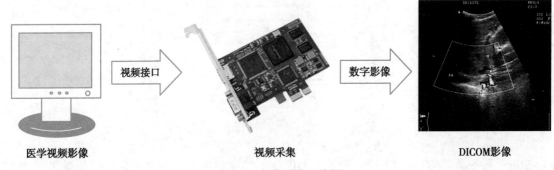

医学视频影像　　　　　　　　　视频采集　　　　　　　　DICOM影像

图 4-4　视频采集示意图

四、胶片采集

数字医学影像设备及 PACS 的快速发展，可以使医院实现无胶片化。然而，传统上放射类医学影像一直采用医用胶片记录影像，许多医院保存了数十年的医学影像存档胶片，这些胶片需要数字化才能存入 PACS。医学影像胶片的数字化采集需要使用高分辨率的医用胶片扫描仪（图 4-5），将影像设备产生的各种影像胶片通过胶片扫描仪扫描成 DICOM 数字格式，保存到 PACS 中，通过 DICOM 浏览器还可以将影像进行放大、缩小，调整窗宽 / 窗位，方便浏览、存储、打印等。

通用的胶片扫描仪可通过预览扫描快速获取影像，

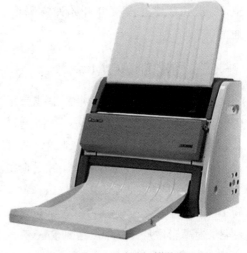

图 4-5　胶片扫描仪

而专用的胶片扫描仪的控制界面具有直观显示和交互功能，可根据预览的扫描影像任意调整扫描区域。

医用胶片扫描仪具有如下特点：①为医院 X 射线胶片设计，最大支持尺寸"14in × 17in"（1in = 2.54cm）；②扫描影像暗部细节清晰，亮度真实，动态密度范围增强；③采用滚筒式设备，入片、取片方便快捷；④扫描光源采用封闭设计，避免灯光直接照射。

但胶片扫描仪采集的医学影像有其局限性：扫描仪输出的 DICOM 图像只能呈现胶片格式，无法像原始图像数据一样进行影像后处理；胶片格式中，每个影像的尺寸较小，需要将整个影像放大后，不断地调节影像在屏幕上的位置，进行整张胶片/整个检查的浏览。

五、病理图像采集

近年来，病理人工智能研究快速发展，病理图像的采集主要由数字化病理切片扫描系统完成。数字化病理切片扫描系统主要由数字病理切片扫描装置和数据处理软件构成，利用数字显微镜或光学放大系统组成的显微扫描平台在低倍物镜下对传统的玻璃病理切片进行逐幅高分辨数字扫描采集成像，再应用计算机对得到的影像自动进行高精度、多视野、无缝隙拼接和处理，从而获得优质的数字化病理切片影像数据，以应用于病理学的各个领域。数字化病理切片影像数据的格式遵从 DICOM 145 数字病理影像标准。

数字化病理切片扫描系统的工作原理是：显微扫描平台自动按照切片 XY 轴方向扫描移动，并在 Z 轴方向自动聚焦；然后由扫描控制软件在光学放大装置有效放大的基础上，利用软件程序控制扫描方式采集高分辨数字影像；数据处理软件将影像自动进行无缝拼接处理和无损压缩；制作生成整张全视野的数字化切片（whole slide image，WSI）；再将这些数字化切片影像数据存储在存储系统中，从而建立数字病理切片库；随后使用者就可以利用相应的数字病理切片浏览系统，可随时随地对数字化切片影像数据的任何区域进行任意比例放大或缩小（无极变倍连续缩放浏览），以及任意方向移动的浏览，就好像在操作一台真实的光学显微镜。还能够实现数字化切片影像数据的定量分析和标注等后期处理；实现荧光切片的扫描，只需要外加相应的荧光光源和更换滤光镜就能扫描荧光切片，克服了玻璃荧光切片易褪色不易长久保存的缺点。

第二节 医学影像数据类型

医学影像数据类型有很多种，如放射影像、核医学影像、超声影像、病理影像、内镜影像及生物电信号图像等，本节按照类型对常见的医学影像数据分别进行介绍。

一、放射影像

放射类影像根据成像源不同，可以分为两大类型：①依靠人体不同组织对 X 射线吸收程度区分进行成像，例如 DR、乳腺机、CT、数字减影血管造影（digital subtraction angiography，DSA）等；②依靠人体不同组织内水分子（氢原子核）在高强度磁场内受激发振荡产生的信号差异进行成像，称为磁共振成像（magnetic resonance imaging，MRI）。下面就几类成像原理、图像性质及特点分别进行简单介绍。

（一）数字 X 射线摄影

数字 X 射线摄影（digital radiography，DR）即数字化的 X 射线机，是采用数字化 X 射线摄影技术的新型成像设备。X 射线机自诞生之日起即被广泛应用于全身各部位影像学检查，成为各级医院使用频繁、不可或缺的重要影像检查设备之一。DR 成像以全新的数字化成像技术取代了传统的 X 射线摄影设备，具有提升图像对比度与分辨率，促进影像动态范围扩展的优势，其强大的数字化后处理功能有助于工作人员快速采集数字图像，极大地提升医疗工作者的工作效率，降低疾病误诊率，进而提高医疗水平。另外，DR 成像技术的辐射剂量较低，在影像检查时可降低对人体造成的辐射损害。

DR 产生数字化灰阶图像（图 4-6），模拟 / 数字转换的位数决定图像灰度动态范围，目前主流产品模拟 / 数字转换为 12～16 位，实际 DR 应用过程中，需要依靠窗宽、窗位的调整，获取符合诊断需要的图像。

除普通 DR 外，数字乳腺机、数字胃肠机、数字减影血管造影（DSA）等专用数字化 X 射线影像设备同样发展迅速，这些放射类影像设备与 DR 成像过程及影像数据类似。目前大多数数字化 X 射线影像设备均依照 DICOM 标准包装图像数据，即生成 DICOM 文件输出，具有较好的跨平台读取能力。

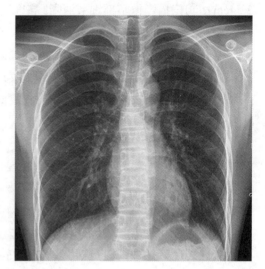

图 4-6　DR 影像

（二）计算机体层成像

计算机体层成像（computed tomography，CT）是继 1895 年伦琴发现 X 射线以来医学影像学发展史上的一次革命。

X 射线摄影利用 X 射线直接进行成像，有成像组织重叠的问题，在精确诊断上存在一定缺陷。而 CT 通过扫描，利用计算机重建算法对 CT 扫描原始数据进行计算，形成断层解剖图像，解决了普通 X 射线成像组织重叠的问题。

CT 设备中 X 射线产生部分和数据采集探测器部分通常分布于扫描机架上相对的两侧，且能够在扫描机架上旋转，探测器采集数据后直接传送至 CT 重建处理工作站，重建成二维数字断层图像。

CT 图像与数字 X 射线摄影成像不同，CT 图像中每个体素都是通过计算得到的相对密度数值，称为 CT 值，计量单位 HU。人为规定空气的 CT 值是 −1 000HU，水的 CT 值 0HU。CT 值不具备明确的物理含义，只是能够表明该体素的相对密度。在重建出来的各个体素的 CT 值矩阵中，利用灰阶映射完成最终的成像显示。

CT 影像（图 4-7）具有密度分辨率高、对病灶定位准确、直观可靠等优势，CT 检查已成为临床医学不可缺少的诊断手段，已经在我国各级医疗机构普及。

（三）磁共振成像

MRI 原理是将人体放置在强磁场环境中，人体内的水分子（主要是氢原子）呈现出有序排列，此时氢原子状态称为基态，利用外加射频信号对基态氢原子激励，使其处于激发态，射频信号停止后，氢原子从激发态回归基态（弛豫过程）释放出电磁波，依据不同组织所释放的电磁波能量衰减差异，再加上外加梯度磁场检测所发射出的电磁波位置，即可得知组织内氢原

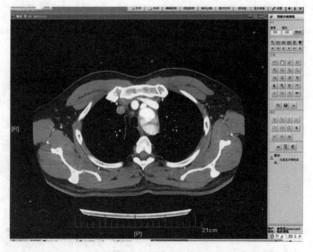

图 4-7　CT 影像

子的位置和种类,从而得到人体结构或功能图像。

从形式来看,MRI 图像与 CT 图像非常相似,都是通过计算机重建得到的数字图像,并且以不同灰度显示不同结构的断面图像,但两者图像的物理意义不同。MRI 可随意直接做多方向(横断、冠状、矢状或任何角度)的断层成像(图4-8)。MRI 有高于 CT 数倍的软组织分辨能力,它能敏感地检出组织成分中水含量的变化,对人体内软组织、神经组织成像优于 CT 成像。另外,MRI 没有电离辐射,甚至可以检查孕妇体内胎儿。

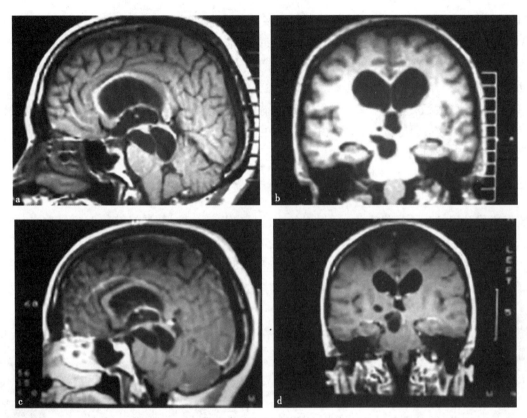

图 4-8　MRI 影像

二、核医学影像

放射影像主要提供的是人体结构性图像,核医学影像反映出特定组织的代谢功能。核医学影像是利用放射性核素标记在人体所需的某种代谢产物上制成探针,将这种探针注入人体后观察一定时间内放射性核素在体内的分布、代谢、排泄情况,以了解人体内某种特定的功能。例如甲状腺会聚集碘元素,就可以利用碘元素的放射性核素进行标记。放射性核素衰变后,利用光电探测器捕捉人体内聚集的放射性核素衰变产生的特定频率光子,显示出不同组织放射性核素的聚集浓度差异,反映人体生理及病理变化。

核医学影像设备主要有 γ 照相机、单光子发射计算机断层成像(single-photon emission computed tomography,SPECT)和正电子发射体层成像(positron emission tomography,PET)等。

γ 照相机是核医学常用的成像设备,主要由探测器、电子读出系统和图像显示记录装置等几部分组成。所记录的影像是二维平面图像,利用探测器上不同规格准直器进行放大或缩小,从而在图像显示上呈现内脏器官投影面的图像。γ 照相机能做连续的动态成像,可以观察脏器内药物随时间的吸收、代谢情况,判断脏器的功能及进行脏器动态研究。γ 照相机的缺点主要是空间分辨率较低,形态学诊断上不及 CT、MRI,并且图像受脏器的厚度影响比较大。

伴随技术的发展,SPECT 逐步取代了 γ 照相机。简单而言,SPECT 就是在一台高性能 γ 照相机的基础上增加了探头旋转装置和图像重建计算机软件系统的成像设备。SPECT 与 CT 类似,采用横向断层扫描,将一个或两个 γ 照相机探头围绕人体轴连续或分度旋转一周,将探头从多角度得到的连续的二维投影数据重建后即可得到横断面的图像。SPECT 可提供任意方位的二维断层图像及三维立体图的成像数据。SPECT 受衰减及散射影响很大。重建图像的空间分辨率远低于 CT、MRI。

PET 是一种新型的核医学成像设备,通过对注入活体的可以产生正电子的放射性示踪剂进行成像,提供活体的新陈代谢等功能信息。正电子湮灭产生能量相同但方向相反的两个 γ 光子,利用设备的成对探测器环测定特征信号,采用光子飞跃时间差方法计算重建之后,显示出活体组织分子图像以及功能代谢图像。但是由于原理限制,PET 图像分辨率仍然无法与 CT 设备相比。

单一的核医学成像均有分辨率限制,因此目前核医学设备常与放射影像设备进行融合成像,即核医学设备同时搭载放射影像设备,如 PET-CT、PET-MRI 等,此时既能显示高分辨率的结构影像,又能提供代谢功能影像,成为检查诊断的重要设备。

三、超声影像

超声成像利用超声波扫描人体,通过对超声波反射信号的接收时间间隔、强度等信息加以处理并显示出来,以获得体内器官的图像。

从成像原理上,常用的超声设备可以分为 A 型、B 型、M 型、多普勒成像(D 型)等。随着计算机的发展,超声影像学迅速发展,包括三维超声、声学造影、弹性成像、介入治疗超声及高强度聚焦超声等。

超声检查部位广、实时、无创、操作灵活、价格低廉、无电离辐射,因此在临床中获得广泛应用,如肝脏、脾脏、胆囊、胰腺、泌尿系统、妇科、血管、胎儿检查等。超声有很多腔内探头,比如阴道超声探头、胃肠道超声探头等,介入性超声还可以进行微创治疗,所以超声已经成为临床不可缺少的检查及治疗手段。

从成像原理上可以看出,超声图像为灰阶图像,超声影像本质上是声阻抗强度的二维分布图,彩色超声实际是为区分运动组织或血流人为规定的伪彩色图像(图 4-9)。主流超声设备均支持 DICOM 标准进行数据传输。

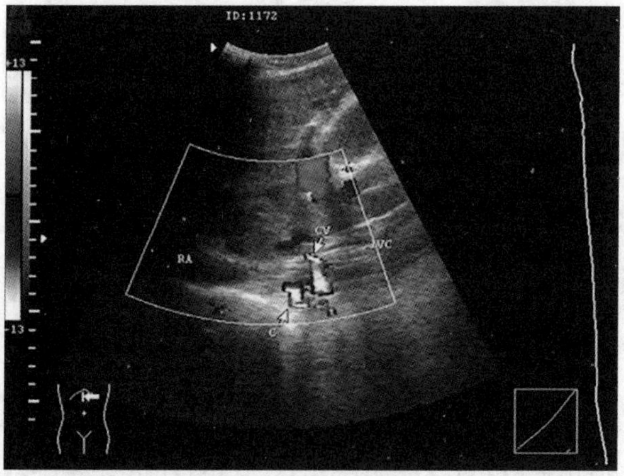

图 4-9   超声影像

四、其他影像

(一)细胞病理影像

病理诊断是临床医学诊断的"金标准",病理诊断使用显微镜观察寻找病变细胞或组织。为了提升诊断准确度,受检材料前期需经过染色处理。因此,与前面各类影像设备成像不同,病理图像是彩色图像。

细胞病理影像的数字化过程在彩色电荷耦合器件(charge coupled device,CCD)技术发展之后才有大幅进步,因此病理数字影像的核心就是显微镜光学成像能力以及 CCD 数字化处理能力。根据需要观察组织标本类型不同,生物显微镜主要有明场观察模式、暗场观察模式(暗视野显微镜)、相差观察模式、荧光观察模式等几种观察模式,对应的 CCD 也有多个成像模式。

目前数字化病理影像设备主要有两种:一种是直接在生物显微镜光路中加装 CCD,经过处理后将图像显示在显示器上,方便医师进行判读诊断,成像过程还是由医师操作;另外一种则是将已经制作好的病理切片进行扫描,由内部电机控制玻片进行运动,自动将玻片上全部样本进行连续拍照并无缝拼接,最终得到整张切片的数字化图像(图 4-10),而且图像分辨率极高,图像文件较大,通常超过 500MB,可以长期存储。此外,利用网络技术,可以随时调用,方便浏览、测量、标注,甚至能够利用人工智能技术进行自动分析,节约人工判读时间。目前,病理图像设备厂商通常设置病理图像为一般文件格式,如 JPG,不依照 DICOM 标准进行封装,跨平台传输受到一定限制。

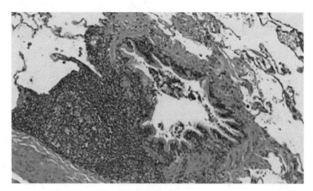

图 4-10 病理影像

(二)内镜影像

内镜按照镜体类型分为软式内镜和硬式内镜,按照 CCD 部位又可分为电子内镜和光学内镜(含光纤)。内镜设备基本原理相似,主要包括图像处理主机、光源主机和内镜镜体三个部分。内镜进入人体腔体后,依靠镜体内外光纤传递光源主机产生的强光,照亮腔体,从腔内反射的光进入内镜上的光学系统,在高分辨率彩色 CCD 上成像,经图像处理主机处理后形成彩色视频信号。电子内镜是将光学系统进行压缩,把微型 CCD 放置在镜体前端,镜体内以数字信号形式进行传输,相较光学内镜,畸变和干扰更小,但是成本更高。

内镜成像通常为动态彩色影像,目前设备厂商的产品多数未依照 DICOM 标准进行封装,通常仅在报告系统中采用若干张静态图像。内镜系统图像输出端口较多,格式复杂,且各设备厂商无统一的文件格式,虽能够直接存储,但管理难度较大。目前有专业厂商采用自定义图像输出端口采集图像,进而利用封装软件制作成为 DICOM 格式文件进行归档管理。

(三)眼科影像

由于眼球结构精细复杂,伴随检查及治疗技术的需要,成像设备种类越来越多。例如眼底照相机、光学相干断层成像(optical coherence tomography, OCT)等。由于早期眼科治疗过程相对独立,眼科设备也相对封闭,许多并未遵循 DICOM 等国际标准,互通性较差。

1. **数字眼底照相机** 主要检查部位是视网膜表层,主要设备结构包括红外照明光源、瞳孔精密对中装置、高分辨率单反相机、操作台、工作站。

眼底照相机是对人眼后表面(包括视网膜、黄斑等)进行观察、拍摄及记录、处理眼底状况的医用仪器。眼底相机采用红外光源瞄准和调焦,患者的舒适度大大提高。利用闪光灯提供适宜的曝光量,照相机拍摄记录得到患者的眼底图像(图 4-11)。眼底相机与普通相机相比,屈光补偿范围很大($-25 \sim +25D$, $1D = 1m^{-1}$),工作距离很近($\leqslant 41mm$)。

2. **光学相干断层成像** 利用眼中不同组织对光反射不同,当从散射介质中返回的弹道光子

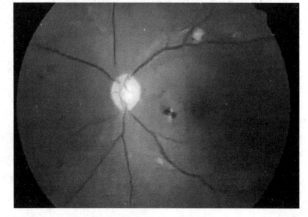

图 4-11 眼底影像

和蛇行光子与参考光的光程差在光源的相干长度范围内，发生干涉，而漫射光子与参考光的光程差大于光源的相干长度，不能发生干涉，从而把带有被测样品信息的弹道光子和蛇行光子提取出来，进行成像。OCT轴向分辨率可达10μm，极大提升了眼科眼底病变的诊断能力。

OCT为断层成像，且是两个切面进行断层成像，实际检查数据量较大。目前主流设备厂商均并未按照DICOM标准进行数据封装，导致数据文件不易跨平台读取，存档信息通常仅保留有明确诊断价值的断层图像，造成大量图像数据浪费。

（四）生物电信号图像

生物电信号是各种生物细胞内外电位变化在体表的宏观表现，将这些电信号进行测量并按照时间（频率）顺序进行描绘，即成为生物电信号图像，常见生物信号图像包括心电图（electrocardiogram，ECG）、脑电图（electroencephalogram，EEG）、肌电图（electromyogram，EMG）、眼电图（electro-oculogram，EOG）和视网膜电图（electroretinogram，ERG）等。与前面的各类医学影像相比，严格来讲生物电信号图像并非图像，是信号随时间变化产生的波形曲线，在医疗机构中，通常将其作为图像文件进行统一管理。

电生理信号图像本质是波形，但是由于原始数据极少能够有效存储和跨平台解析，成为计算机自动判读的难点。更详细的内容请见本书第五章部分。

（五）皮肤镜图像

皮肤检查技术发展迅速，由最常见的外观检查，逐步向深部结构甚至显微结构迈进。皮肤图像最常用的检查设备是皮肤镜，皮肤镜又称皮表透光显微镜。其本质是一种可以放大数十倍的皮肤显微镜，其功能和眼科检眼镜、耳鼻咽喉科用的耳镜一样，主要是用来观察皮肤色素性疾病。皮肤科具有一套诊断标准，是基于皮肤肿瘤表面颜色变化和其病理变化的关联性。通常皮肤镜只是简单的便携式显微镜，没有数字化成像设备，目前部分厂商的产品已经具备数字化照相设备，但未依照DICOM标准进行处理。

第三节　医学影像数据标准

20世纪80年代，除了CT或MRI设备制造商之外，其他人都很难对设备生成的图像进行解码或打印，其他影像设备更是无法有效地进行影像数据的跨平台传输，造成诸多不便甚至混乱。1983年，美国放射学会和美国电气制造商协会联合成立了一个标准委员会，以满足放射学家、医学物理师和设备供应商的综合需求。1985年，标准委员会发布了第一个涉及点对点图像通信的标准ACR-NEMA300，指定图像传输使用专用的并行接口。随后发布了第二个版本，并且1990年在北美放射学会年会上进行了演示，获得普遍认可。该标准的第三个版本在通用网络协议（TCP/IP）的基础上将医学图像协议分层，演变为使用局域网（如以太网），正式名称改为DICOM，并作为NEMA标准出版。这是医疗成像信息相关的国际标准，它定义了医学影像数据的格式，确保了临床过程中数据传递以及传递质量。

一、DICOM标准的发展

DICOM标准自1993年首次出版以来，彻底改变了医学影像学的实践过程，允许用全数字工作流程替换X射线胶片，从而改变了临床医学面貌。DICOM成为被国际普遍接受的医学成像工作的标准，并被国际标准化组织认可为ISO 12052标准。

1995年，超声、X射线血管造影和核医学协议增加到DICOM标准中，并且支持心脏成像的需求,通过允许图像研究的离线传输进行基于 CD 的图像交换。同年 DICOM 标准委员会经过重组,正式成为代表所有使用影像学的医学专业标准,而不仅仅是放射学。20 世纪 90 年代末,逐步增加成像设备工作列表服务,让成像部门的工作流程管理标准化。随后增加放射治疗信息,可见光成像(即内镜检查和皮肤科影像)成为标准组成部分。

2000 年后,随着计算机技术的发展,DICOM 标准进一步完善,增加了如 Internet 安全机制、Web 服务、结构化报告等功能,同时引入如多帧增强图像格式、MPEG2 视频编码等内容,支持口腔科、眼科项目,将 DICOM 标准扩展到图像之外整个医疗诊断流程。在 X 射线成像(包括血管造影、乳腺摄影、CR 和 DR)系统标准中,更为重视患者安全,增加辐射剂量结构化报告(RDSR),以支持患者安全相关数据的收集。

2010 年起,增加支持解剖病理成像及手术计划信息。定义用于检索、存储和查询 DICOM 图像的第二代 RESTful Web 服务。Web 服务套件重新命名为 DICOM web,并与 HL7 FHIR Web 服务保持一致。

目前,DICOM 标准不仅仅是放射影像标准,已成为涵盖整个医疗作业流程各个方面的全方位标准。

二、DICOM 标准内容概述

DICOM 标准由美国电气制造商协会下属的医学成像与技术联盟(MITA)管理。标准文件主要包括 19 个部分。

1. PS3.1 **概述**　简要介绍概念及其组成,对标准设计的原则进行描述。

2. PS3.2 **兼容性(一致性)**　说明兼容性定义和方法。兼容性是指遵循 DICOM 标准的设备能够互相连接和操作的能力,这部分定义了声明的结构和必须提供的信息,包括三个主要部分:可识别的设备对象、支持的消息服务、支持的通信协议。不仅为系统集成商提供重要信息,以确定应用程序是否进行互操作,同时当问题发生时,提供信息源,以便解决问题。最后,为潜在的开发者提供一个一致的模板来生成这些文档。

3. PS3.3 **信息对象定义**　DICOM 把每个图像包装成为一个信息对象定义(IOD),每个 IOD 由其用途和属性构成。信息对象定义有普通和复合型两种。信息对象与特定的图像种类对应,普通信息对象定义只包括应用实体中固有的属性;复合信息对象可以附加不是应用实体所固有的属性,例如 CT 图像的信息对象既包括图像固有的图像日期、图像数据等图像实体属性,又包括了如患者姓名等不属于图像本身的属性。复合对象类提供了表达图像通信所需的结构性框架,使其在网络环境下更方便应用。

4. PS3.4 **服务类规范**　服务类规范是将信息对象与作用在该对象上的命令联系在一起,并说明命令元素的要求以及作用在信息上的结果。典型的 DICOM 服务类规范又分查询/检索服务类、存储服务类、打印管理服务类等。服务类可以理解为 DICOM 提供的命令或者提供给应用程序使用的内部调用函数,说明了 DICOM 内部的消息命令数据流。

5. PS3.5 **数据结构和编码**　重点说明有关 DICOM 消息中数据流,阐释了 DICOM 应用实体如何构造从信息对象与服务类用途中导出的数据集信息,给出了构成消息中的数据编码结构规则、表示方法以及传输语法等。数据流是由数据集的数据元素产生的,几个数据集可以被一个复数数据集引用或者包容。一个复数数据集可以在一个"数据包"中传递信息对象的内容。此外,定义了许多信息对象共同的基本函数编码规则,要求的条件、完成的结果、实现的功能等。

6. PS3.6 **数据字典**　字典是 DICOM 中所有信息数据元素的定义的集合,包含 DICOM 标准中定义的所有 DICOM 数据元素和所有 DICOM 唯一标识符的注册表。这样在符合 DICOM 标准的医疗设备之间传递数据、交换信息时,数据的内容具有明确的、无歧义的编号和解释,是数据交换的基础。

7. PS3.7 **信息交换**　规定 DICOM 消息服务元素(DIMSE)的数据组成。DIMSE 定义为对等 DICOM 应用实体用于交换医疗图像和相关信息的应用服务元素(服务和协议)。DIMSE 协议定义了构造消息所需的编码规则。消息由一个命令集(在 DICOM 标准的这一部分中定义)和一个条件数据集(在 PS3.5 中定义)组成,是 DICOM 应用实体之间进行通信的基本单元。

8. PS3.8 **信息交换的网络支持**　该部分主要说明了 DICOM 实体之间在网络环境下通信服务和必要的上层协议的支持,通信协议与 ISO 开放系统互连基本参考模型(ISO 7498-1)一致,更具通用性。

9. PS3.10 **介质交换的介质存储和文件格式**　这一部分规定在可移动介质上存储医学成像信息的通用模型。本部分旨在提供一个框架,允许在各种物理存储介质上交换各种类型的医疗图像和相关信息。用于存储医学图像和存储介质上相关信息的分层模型,该模型引入了媒体存储应用程序配置文件的概念。本部分不包括具体的应用概况,而是在 PS3.11 规定。

10. PS3.11 **介质存储应用**　规定 DICOM 标准的特定应用的子集,实现可以对这些子集提出一致性要求。这种一致性声明适用于医疗图像和特定临床用途存储介质上相关信息的互操作交换。它遵循 PS3.10 中定义的框架,用于在存储媒体上交换各种类型的信息。例如规定了 DSA、超声、CT、MRI 等图像的应用说明和存储文件格式说明。

11. PS3.12 **介质交换的介质格式和物理介质**　这一部分目的在于推动医疗环境中数字成像计算机系统之间的信息交换,这种互换将增强诊断成像和潜在的其他临床应用。本部分描述了存储模型(见 PS3.10)与特定物理媒体和媒体格式之间关系的结构,以及特定物理介质特性和相关介质格式。

12. PS3.14 **灰度图像的标准显示功能**　规定用于显示灰度图像的标准化显示功能。它提供了测量特定显示系统特征曲线的方法的示例,目的是改变显示系统以匹配灰度标准显示功能,或测量显示系统与灰度标准显示功能的一致性。显示系统包括显示器及其相关的电子设备和胶片打印机。

PS3.14 既不是性能标准,也不是图像显示标准。PS3.14 未规定图像显示设备必须提供的亮度和 / 或亮度范围或光密度范围。PS3.14 未定义如何显示特定成像形式中的特定图像元素值。PS3.14 不指定彩色图像的显示功能,因为指定的功能仅限于灰度图像的显示。为了显示灰度图像,可以将彩色显示系统校准为灰度标准显示功能。

13. PS3.15 **安全和系统管理配置文件**　规定通过引用外部开发的标准协议定义,特别强调它们在使用 DICOM 标准协议进行信息交换的系统中的使用。

14. PS3.16 **内容映射源**　DICOM 标准中内容映射资源(DCMR),DCMR 定义标准中其他地方使用的模板和上下文组。

15. PS3.17 **解释性信息**　以标准化附录形式提供解释性信息。

16. PS3.18 **Web 服务**　用于管理和分发 DICOM 信息对象的 Web 服务(使用 HTTP 协议系列),如医疗图像、注释、报告等,以供医疗机构、提供者和患者使用。不包括访问控制、授权和审计在内的安全考虑,该部分仍需参考 PS3.15。

17. PS3.19 **应用托管**　定义两个软件应用程序之间的接口。一个应用程序,即宿主系统,为第二个应用程序提供如一组图像和相关数据等信息。第二个应用程序是宿主应用程序,它分析数据,可能会将分析结果(例如以另一组图像和 / 或结构化报告的形式)返回给第一个应用程序。搜索应用程序接口(API)的范围不同于 DICOM 标准的其他部分,因为它标准化了同一系统上软件组件之间的数据交换,而不是不同系统之间的数据交换。编写到该标准化接口的托管应用程序可以"插入"托管系统。软件附加组件或"插件"的概念在计算机世界中很常见,并且已成功地用于扩展 Web 浏览器、媒体播放器、图形编辑器、发布程序等功能。

18. **PS3.20 使用 HL7 临床文档结构的图像报告** 这一部分规定了使用 HL7 临床文档体系结构版本 2(CDAR2,或简称 CDA)标准编码成像报告的模板。在这一范围内,是针对使用影像学进行筛选、诊断或治疗的专业的临床程序报告。本部分构成了 CDA 的实施指南,并与 HL7 开发的 CDA 实施指南的标准化模板方法相协调。作为成像报告的实施指南,特别注意使用和参考成像程序中收集的数据作为报告中的明确证据。这些数据包括图像、波形、测量、注释和作为 DICOM 服务对象类实例管理的其他分析结果。具体来说,本部分包括一个规范,用于将表示成像报告的 DICOM 结构化报告实例转换为 CDA 文档。

19. **PS3.21 DICOM 标准与其他模型转换** 这一部分规定了 DICOM 与同一信息的其他表示之间的转换标准。

三、DICOM 医学应用

DICOM 医学应用极为广泛,从 DICOM 的发展过程可以看出,它已经从最初的放射影像发展到几乎覆盖医学影像检查的全部范畴。下面结合 PACS 发展介绍 DICOM 在医学中的具体应用。

(一) DICOM 的应用发展

PACS 最初建立时主要是在放射影像诊断领域,主要任务就是把各类设备产生的各种医学影像(如 CR、DR、CT、MRI 等)通过设备网络接口,以数字化的方式海量保存起来,内部数据传输就是基于 DICOM 标准建立的。

同时医学影像诊断报告、患者登记等需求同样在放射诊断科室产生,此项需求产生的系统就是针对放射科信息管理的放射信息系统(radiology information system,RIS)。开始时 PACS 与 RIS 二者独立发展,但是迫切需要兼容,最终通过 DICOM 标准中的工作列表和一系列信息对象,传输描述患者检查过程和报告产生过程中需要的信息,使 RIS 与 PACS 融合在一起。因此现阶段的 PACS 软件都不再是单纯的放射图像管理,实际上包括了大量患者登记、报告存储等多种信息。

后来,PACS 逐步由放射诊断类扩展到各类影像诊断信息,形成覆盖全院范围的 PACS,此时面临的不再是影像资料及报告存储的问题,而是如何合理、高效管理与调用资料的问题。全院性 PACS 网络面临的必然问题就是与 HIS 的融合,融合方式多种多样,但是基本原则就是符合信息传递主线,即患者就诊流程,每个局部必须依照信息主线要求建立接口,接口必须遵循共同的标准,因此 DICOM 标准和 HL7 标准成为融合中的重要支撑。对于不支持 DICOM 标准的影像,需要利用专用图像封装软件,使其符合 DICOM 标准,例如内镜影像,可以利用数据采集方式从内镜系统中取得影像资料,再利用 DICOM 网关方式进行影像二次加工及封装,使其符合 DICOM 标准,并加入全院性的 PACS。

随着网络技术发展,远程诊断成为新的医疗发展热点,也成为 PACS 在院外的延伸。有别于一般的内部网络架构的 PACS,远程诊断系统需要通过卫星线路、公共网络等各种通信手段作为信息载体,将医学信息传递。例如,远程放射诊断就是将放射影像传输至诊断中心,经过影像判读后形成报告回传至检查点或患者手中,节约大量的医疗资源。而且可以依托网络进行远程教学,仍然是基于 DICOM 标准进行的信息传递。随着移动互联网络的兴起,部分地区甚至建立起云端存储,将患者影像资料及诊断报告上传至云服务器,患者可随时调用所需资料。

(二) DICOM 影像存储

影像存储是 DICOM 最主要的应用之一,DICOM 影像存储由 C-Store 服务类提供。C-Store 服务类由 SCU 和 SCP 两部分组成。符合 DICOM 标准的影像通过 C-Store 服务类向 PACS 服务器发起传送影像的请求，当 PACS 接收到请求信息并确认后，SCU 和 SCP 建立连接并开始发送影像。影像传送到 PACS 服务器完成存储工作后，SCU 和 SCP 交互会话释放请求，影像存储结束。

（三）DICOM 影像查询

DICOM 影像查询功能由 DICOM 标准的 Query/Receive 接口完成。在影像科室里，不同受检者的资料是放在不同的文件夹里的。在一个文件夹里，可能包括该受检者多次检查（study）的数据，并具有不同模式（modality）的成像设备所形成的影像记录，而各种成像设备在一次检查时又会产生一幅或多幅影像。所以，文件夹里往往是以检查为单位排列资料的，而对每次检查的资料又按照模式进行区分。这样的层次结构对于确定影像与受检者、影像与影像之间的关系是必要的。DICOM 标准基于这种工作场景，定义了受检者（patient）、检查（study）、序列（series）和影像（image）这四个层次的信息模型（图 4-12）。由此可见，DICOM 信息模型是对影像科室实际工作活动的一种抽象。

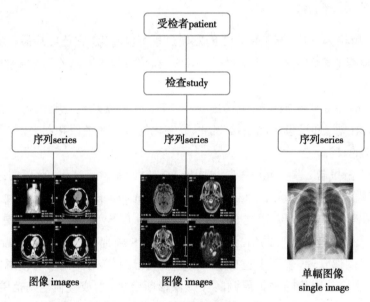

图 4-12　DICOM 影像数据层次

DICOM PS3.4 定义了"标准的 Query/Receive 信息模型"。每个 Query/Receive 信息模型都与许多 SOP 类相关联，并定义了以下三种层次：①Patient Root；②Study Root；③Patient/Study Only。而 Patient Root 的 Query/Receive 信息模型基于四级层次：①Patient；②Study；③Series；④Composite Object Instance。

Patient Root 的 Query/Receive 信息模型是以"患者"条件，描述了患者级别的查询；Study Root 的 Query/Receive 信息模型是以"检查"条件，描述了检查级别的查询；Series Root 的 Query/Receive 信息模型是以"序列"条件，描述了检查序列的查询。

通常可以在影像检查设备上，从 PACS 中查询某一个患者或某一个检查。可以在设备或工作站界面上选择"从 PACS 查询"，并输入了查询的 Patient ID 或 Accession Number，Patient ID 的值对应 Patient Root 下的 Patient，而 Accession Number 则对应 Patient Root 下的 Study。

（四）DICOM 影像打印

影像打印输出由 DICOM 标准的 Print 接口完成。影像检查设备向胶片打印机发起胶片打印请求。此时影像检查设备是 Print SCU，胶片打印机是 Print SCP。DICOM 标准定义了 Print SCU 和 Print SCP 的主要流程。

第四节 医学影像数据要素分析

医学大数据关键要素包括数据质量(数据准确性、一致性、合规性、完备性、及时性、安全性)、数据标注、数据可视化、数据标准、数据安全等方面,医学影像大数据的关键要素亦包括上述内容。

了解医学影像大数据的关键要素,可以更好地理解医学影像数据的特性,更好地应用医学影像大数据。上一节介绍了医学影像数据标准,本节重点介绍医学影像的数据质量和数据标注。

医学影像数据质量追求的最重要目标是医学影像同质化。随着人工智能技术的快速发展,医学影像大数据的应用范围日益拓宽,医学影像同质化成为医学影像诊断、影像技术、影像工程及影像大数据及人工智能领域共同的迫切需求。

一、影像数据同质化需求

导致医学影像数据差异的来源多种多样,医学影像设备的软硬件、扫描采集参数、操作人员等多种因素均可导致系统性差异。

医学影像设备属于由计算机控制及处理、相对比较昂贵复杂的系统,设备使用年限长,发展升级换代快,不同厂家不同年代生产的同类设备性能不同,获得的医学影像数据必然有较大差异。即使同一厂家相同型号设备,在不同的应用环境、不同质控管理、不同设备维护校准条件下,由不同水平和资质的操作使用人员,采用不同扫描成像参数,获得的医学影像数据也必然有差异。以 MRI 为例,主要影响因素包括 MRI 设备、磁场强度、线圈、扫描协议等。医学影像设备的周期性质控检测校准非常重要,以 CT 为例,空气校准需要每天进行,CT 值等性能指标需要每月或每季度进行质控检测和校准。然而,不同地区、不同级别医院此方面的实际执行情况差别很大,为医学影像同质化造成很大困难。

我国人口数量庞大,随着 PACS 的普及,具有丰富的医学影像数据资源。但是,如果在医学影像数据采集过程中,没有标准化的质量控制,将导致大量影像数据无法进行大数据分析及人工智能应用。无法进行有效利用,形成事实上的数据垃圾,这也是目前医学影像大数据及人工智能应用面临的重要问题。

目前 MRI 已经普遍应用于县级医院,并作为不可或缺的医学影像检查技术之一,其不但可以提供形态学结构信息,又可以提供生物化学及灌注等功能信息,其高级应用可为临床提供更精准的诊断,从而达到精准治疗的目的。

与 CT、MRI 相比,DR 在医疗上应用更加广泛,许多乡镇卫生院和社区卫生服务中心安装使用了 DR 设备。

为了得到科学准确且可靠的数据和优质的图像,必须对医学影像成像系统进行周期性质量控制管理,防止影像的空间分辨力、对比度等受到影响,导致影像质量变差,不能有效区分病灶与正常组织,出现误诊,从而影响临床诊断及治疗。

医疗机构医学影像检查结果互认是社会的迫切需求,但是,由于缺少体系化、全流程的医学影像质量控制标准规范及落实措施,无法保证不同地区、不同级别医院、由不同水平人员按照不同操作方法操作获得的医学影像同质化,所以真正意义的影像互认无法实质性实施。因此,医学影像同质化成为医学影像政产学研医各界的普遍共识。

二、医学影像全流程质控

为了确保医学影像同质化,需要对医学影像成像的全流程进行质量控制,即需要对影像设备、成像操作、影像信息、影像诊断等各个关键环节进行全流程质量控制管理,确保医学影像数据同质化。按照国家卫生健康委员会在 2022 年最新发布的《医疗机构检查检验结果互认管理办法》要求,医学影像检查互认涉及 CT、MRI、DR、超声、核医学、心电等多种医学影像,医学影像检查互认不包括影像诊断报告。本节重点介绍医学影像设备质控、操作质控和信息质控。

（一）设备质控

定期进行医学影像设备质量控制检测及校准,确保这些影像设备的性能参数,对于确保医学影像数据质量有着重要的意义。下面以 CT 为例介绍 CT 设备质量控制检测要求。

国家卫生健康委员会于 2019 年 1 月 25 日发布了《X 射线计算机体层摄影装置质量控制检测规范》（WS 519—2019）,其中有 CT 质量控制检测项目与技术要求（表 4-1）。

表 4-1　CT 检测项目与要求

检测项目	检测要求	验收检测		状态检测		稳定性检测	
		判定标准		判定标准		判定标准	周期
诊断床定位精度	定位	±2mm 内		±2mm 内		±2mm 内	1 个月
	归位	±2mm 内		±2mm 内		±2mm 内	
定位光精度	内定位光	±2mm 内		±3mm 内		—	—
扫描架倾角精度	长方体模体或倾角仪	±2° 内		—		—	—
重建层厚偏差	$s>2mm$	±1mm 内		±1mm 内		与基线值相差 ±20% 或者 ±1mm 内,以较大者控制	1 年
	$2mm \geqslant s \geqslant 1mm$	±50% 内		—		—	
	$s<1mm$	±0.5mm 内		—		—	
$CTDI_w$	头部模体	与厂家说明书指标相差 ±15% 内		与厂家说明书指标相差 ±20% 内,若无说明书技术指标参考,应 ≤50mGy		与基线值相差 ±15% 内	1 年
	体部模体	与厂家说明书指标相差 ±15% 内					
CT 值（水）	水模体内径 18～22cm,$CTDI_w$ 不大于 50mGy,噪声检测层厚 10mm	±4HU 内		±6HU 内		与基线值相差 ±4HU 内	1 个月
均匀性		±5HU 内		±6HU 内		与基线值相差 ±2HU 内	1 个月
噪声		<0.35%		<0.45%		与基线值相差 ±10% 内	1 个月
高对比分辨力	常规算法 $CTDI_w$ <50mGy	线对数 MTF$_{10}$	>6.0 1p/cm	线对数 MTF$_{10}$	>5.0 1p/cm	—	6 个月
	高分辨力算法 $CTDI_w$ <50mGy	线对数 MTF$_{10}$	>11 1p/cm	—			
低对比可探测能力	—	<2.5mm		<3.0mm		—	
CT 值线性	—	±50HU 内		—		—	

注:"—"表示不检测此项;s 为层厚。

各级医疗机构应当合理配备专业人员,采用专业的医学影像质量控制检测设备,利用充足的时间,进行医学影像设备质量控制检测及校准工作,确保原始记录和程序、质量控制、安全和防护的记录正确保存,并在质量保证程序手册中体现。

（二）操作质控

为了获得同质化的医学影像数据,需要采用规范的医学影像检查技术,为临床提供优质的、标准的数字图像,这一点至关重要。为了规范 CT、MRI、DR 等检查技术,近年来,国内相关专家结合临床实际,起草了 CT 检查技术、MRI 检查技术和 DR 检查技术等一系列专家共识。

医学影像操作者需要获得充分的 CT、MRI、DR 操作方面的培训,严格执行操作规范。以 CT 检查为例,检查前去除受检部位的可移除金属异物,减少硬化伪影。对于胸腹部检查患者,检查前进行呼吸训练,避免呼吸移动伪影的产生。根据检查目的选择仰卧或俯卧,头先进或者足先进,升高检查床到合理高度后送入扫描孔中。根据申请单上的检查目的选择合适的扫描程序,选择扫描参数包括层厚、层间距、螺距、扫描野、显示野、窗宽、窗位、重建算法、重建模式、管电压、管电流等。整个扫描过程中操作者要密切观察每次扫描的图像,观察患者在扫描中是否运动。在扫描完成后,选择适当的重建算法,如发现选择的重建算法不合适,则需要通过对原始数据的重建算法进行修改,重新选择最佳的重建模式以满足诊断的需要。

（三）影像信息流程标准化

医学影像数据信息内容很多,基本资料必须完整,例如患者姓名、性别、年龄、住院号/门诊号/病床/科室、影像号、检查项目、检查日期、报告日期、书写和审核医师签名完整(电子签名)等相关信息资料。为了获得完整、准确的医学影像数据,医学影像信息流程标准化非常重要。

1. **影像数据采集标准化**　需要对医学影像成像方案进行标准化,例如在 CT 中,有 CT 扫描标准、CT 重建标准和增强 CT 标准。使用标准化成像协议消除不必要的混杂变异十分重要。然而,目前使用非标准化的成像协议在实际应用中也十分常见。

2. **图像处理标准化**　图像处理标准化主要在于图像分割的标准化和器官运动或目标体积的扩张或收缩。在医学影像大数据研究中,图像分割环节可由人工或半自动方法完成,其变异性可能在后续研究中引入偏倚,可采用多重分割的方法解决:多个临床医生的分割评估综合,带噪声扰动的分割,多个不同的分割算法组合,或使用呼吸循环的不同阶段。

3. **特征提取标准化**　对图像特征(毛刺、胸膜凹陷征等)而言,需要对其定义进行标准化以减少人工检测或机器算法检测的差异。对影像组学参数而言,主要包括图像预处理(例如滤波或强度离散化)、图像重建(例如滤波反投影或迭代重建)和软件使用的标准化。对于特定软件中影像组学参数的特征命名、数学定义、方法和软件实现若存在差异,必须阐明命名法、算法、软件实现以及其他方法学方面的具体内容。

4. **建模分析标准化**　影像学建模涉及三个主要方面:特征选择、建模方法和验证。由于人类可能具有海量的放射学特征,特征选择应该是数据驱动的,以稳健和透明的方式进行。为了实现整体模型,应该包括多来源的信息,放射组学的特征、临床特征(包括在治疗期间获得的数据)、生物学特征、遗传信息等。关于建模方法的选择,确定放射学研究应用的最佳机器学习方法是实现稳定和临床可行的临床决策支持系统的关键步骤。因此,在理想情况下,应采用多种机器学习方法,并应全面记录实施情况。此外,未经验证的模型价值有限,验证是完整的放射学分析中不可或缺的组成部分。模型必须经过内部验证,理想情况下应进行外部验证。

（四）全流程质控的意义

按照国家最新要求,在各地医疗机构间,实现 CT、MRI、DR、超声、核医学、心电等多种医学影像检查互认。因此需要对上述医学影像成像进行全流程的质量控制,确保不同地区、不同级别医疗机构的医学影像数据同质化,从而实现医学影像检查的互认及医学影像数据的互通和共享。

医学影像检查的互认共享可以提高影像设备有效利用率,减少患者重复检查率,充分合理利用医疗资源,减轻患者就医负担,满足人民的健康服务需求,更好地为城乡居民提供安全、有效、方便、价廉的医疗卫生服务。

三、影像数据的规范化标注

数据标注从难易程度方面可划分为常识性标注与专业性标注。常识性标注常见于自然图像处理中；医疗诊断领域标注多为专业性标注，因为病种、症状的分类与标注需要有医学专业知识。数据标注从标注目的方面可划分为评估型标注与样本型标注，前者一般是为了评估模型的准确率，后者即为人工智能模型训练提供样本，作为模型的输入。数据标注从标注对象方面可划分为文本标注、图像标注、语言标注、视频标注；从标注方式方面可划分为分类标注、标框标注、描点标注，这些标注分类基本都属于标注形式的差异。

医学影像数据标注的质量是影响医学影像人工智能应用性能的主要因素之一。在本节中，将重点介绍医学图像标注的一些核心要素。

（一）标注类型

根据自动化程度，图像的标注按照自动化程度可分为人工标注、半自动标注与全自动标注三种方式。人工标注是指专业人员按照解剖结构将特定的器官、组织或病灶的边缘手工勾勒。半自动的分割方式是一种结合手工和计算机处理的交互方式，它允许人工交互式操作提供一些有用的信息，然后由计算机进行分割处理。全自动方式是指完全依赖计算机对图像进行分割。手工描绘虽然精确度高，但是费力费时，需要不断修改，一张二维的切片通常就需要数星期或数月的工作。此外，人工描绘的结果很大程度上取决于操作者的经验，同一个人在不同时间内，不同的人在相同的时间内对同一幅图像进行分割的结果都不可能完全相同，一致性和可重复性不能得到保证。而利用计算机进行分割不仅速度快，而且能够保证结果的一致性和可重复性。

根据标注的精细度，又可将医学图像标注分为粗略标注和精细标注。粗略标注常被用于目标检测等对病灶边界标注要求较低的任务，无须精细分割病灶，仅需在病灶周围用矩形框标记病灶范围，病灶被包含在框内即可。总体而言，矩形框的边沿应尽可能贴近病灶边缘。精细标注常适用于影像自动分割提取模型训练、智能化影像特征分析、影像组学特征提取等精确研究目的。根据不同临床研究设计可以勾画病变感兴趣区域（region of interest，ROI）或感兴趣容积（volume of interest，VOI），采取手动或半自动分割工具进行标注。

目前，在医学研究领域，能够用于图像标注的软件较多，如涵盖标注功能的人工智能平台或图像后处理工作站，以及常用的开源标注软件如 3D Slicer 和 ITK-SNAP 等。

（二）标注原则

为保证数据标注的有效性和准确性，确保标注数据能够用于人工智能模型应用中，需满足以下几点原则。

1. **数据合规性**　数据标注前，研究流程需要通过伦理委员会批准，对数据安全性进行评估，保证数据脱敏以及患者隐私安全。影像数据集使用的数据必须是获得医院伦理委员会批准或者豁免的临床脱敏数据，患者的隐私保护应当满足法规的要求。志愿者、体检中心、社区筛查项目、科研项目等其他数据收集行为同样应当由伦理委员会进行审查和批准。对原始 DICOM 格式数据进行脱敏，脱敏信息包括但不限于姓名、年龄、性别、医院信息等，保证患者隐私安全和患者利益。

2. **数据完整性**　每个病例的图像应当保持连续完整，保证原始数据不出现缺层、错层等情况，不得对其进行任何修改、编辑和处理。数据集应当使用标准 DICOM 格式的原始数据，图像矩阵不低于 512×512，有条件的医院可使用 1 024×1 024。以 DICOM 格式保存，不可进行有损压缩。

3. **数据多样性**　为保证数据集具有充分的临床代表性，控制偏倚，数据应当尽可能覆盖更多具有通用性的统计维度并给出统计描述，才能更科学地对模型效果进行评估。这些维度包括：①患者维度：从产品可能的预期使用人群出发，建议考虑个体差异，尽量覆盖不同地理区域，患者年龄、性别、适应证等具体分布应参考流行病学和统计学要求；②场景维度：从产品可能的部署环境出发，建议考虑场景差异，如体检、筛查、门诊等不同场所；③设备与配置维度：从成像与原始数据采集角度出发，建议考虑影像设备硬件差异，如厂家、硬件配置等因素，这些因素影响图像的对比度、分辨率、细节丰富程度和诊断结果。

4. 标注图像质控 要对图像的质量进行评估，图像的采集需符合临床规范、扫描规范和规范化扫描专家共识要求，成像使用的扫描设备应当是处于产品有效期内、符合质控检测要求的合格设备。成像过程应当符合其他临床规范，避免运动伪影、误操作等。根据研究方案建立纳入标准和排除标准，纳入符合要求的患者数据，详细记录参数，包括图像数据来源、设备型号、图像层厚、扫描视野、重建算法、重建矩阵、对比剂种类及流量、流速等。

（三）标注流程

针对不同部位的图像标注，有不同的流程，其中，共识性内容总结如下。

1. 熟练掌握解剖学知识及影像诊断要点是准确标注的基础。

2. 要严格规范对影像征象的定义和理解，标注人员要与审核人员达成一致，才能输出统一质量的标注数据。

3. 勾画前将图像调整至最佳观察窗宽、窗位，确定病灶位置及范围；勾画过程中，病灶边界难以判断时可通过调整窗宽、窗位或多层面、多维度观察以确定其边界。

4. 针对病灶与正常组织差异不大或者靶区边界模糊可能不易分辨靶区边界时，应结合多方位、多期相和多扫描序列进行综合评估，尽量做到专业的边界划分，再进行标注。

5. 病灶与周围血管、淋巴结或邻近解剖结构的关系需要通过勾勒的边缘准确体现。

6. 始末两层病灶不要遗漏，边界同整体病灶一起综合判断，建议利用三维视图整体把握病灶位置及边缘信息，检查是否有标注遗漏。

7. 针对肿瘤的标注，弥散加权成像（diffusion-weighted imaging，DWI）对肿瘤评价有其独特的优势，可提供 T_1WI 及 T_2WI 之外新的组织特征对比。有研究表明，高 B 值 DWI 可以很好地显示病变，在对比显示能力方面优于常规 MRI 序列，基于此序列提取高维信息进行疗效评价等具有潜在的应用价值，因此也是标注的关键序列，亦有文献建议在表观扩散系数图（apparent diffusion coefficient，ADC）图上进行 ROI 勾画。

《结直肠癌 CT 和 MRI 标注专家共识（2020）》提供了结直肠癌病灶 CT 和 MRI 具体标注流程（图4-13），其流程步骤清晰，可供参考。

（四）其他标注要求

为保证标注的准确性和一致性，标注人员、环境、设备及平台应当符合相关要求。标注环境背景亮度、温度、湿度等环境因素应当进行设计和控制；标注软件应当记录供应商、型号、版本号，软件功能满足标注需求并经过确认。标注软件应满足网络安全和数据保护要求。

1. 标注人员要求 医学图像判别所需的专业性较强，标注人员对标注质量起着决定性作用，建议由标注医师、审核医师和仲裁医师组成标注团队，根据研究目的和实际情况，亦可建立仅包含标注医师和审核医师的标注团队，仲裁医师仲裁工作可由审核医师代替完成。设立标注团队时推荐优先考虑有影像诊断经验的医师。对参与标注的医师的统一要求为接受培训及考核后知晓标注规范的要求，熟练掌握标注工具的操作。建议标注医师是具有 3 年以上临床或影像医学工作经验的高年资住院或主治医师，且审核医师具有 15 年及以上工作经验的放射专业副主任医师及以上职称。标注医师需接受审核医师培训，减少个体差异或主观经验对数据标注的影响，经审核医师详细审阅标注结果并认可后方可进行标注，对于不符合要求的图像标注进行修改或重新标注。条件允许的情况，针对

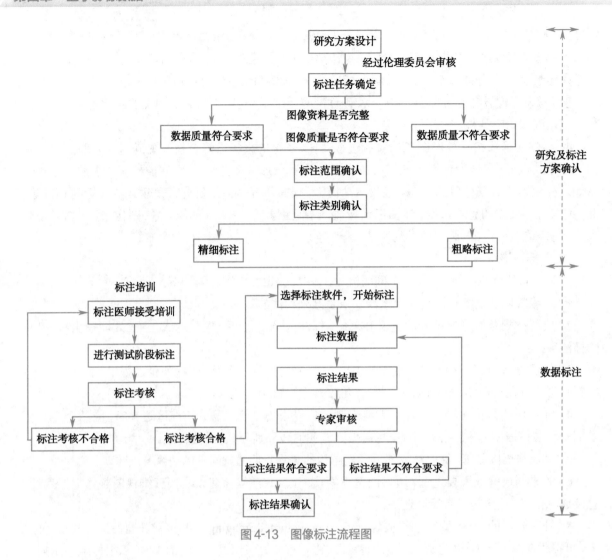

图 4-13　图像标注流程图

同一个标注任务,应由两名标注医师分别进行数据标注,以便于进行一致性评估,评估达到优秀及以上则可进行后续标注工作,最后取两次标注的平均结果作为数据的标识。

2.标注平台要求　建议采用在医学图像分析研究领域公认的平台进行标注,也可以采用由专业机构提供的涵盖标注功能的人工智能平台进行。标注平台要求如下:①满足基本的阅片功能,如放大、缩小、测量、调整窗宽及窗位、多平面重建(multiplanar reformation,MPR)等;②能满足标注任务类型的要求,如检测任务需要的矩形框、分割任务需要的病灶轮廓等;③能实现不同的标注流程需求,比如两次初标一次审核等;④标注导出格式优先选择一些公开格式,比如 NIFITY、JSON、XML,是为了便于数据交换。建议采用与原始数据相匹配的命名方式。

3.标注显示器要求　标注显示器应为满足 DICOM 标准、符合质控要求的医用专业灰度显示器,分辨率不低于 2M 像素;医用显示器应当具备调整 DICOM 标准曲线的能力,使其和 DICOM 标准相吻合,从而保证影像的显示质量。灰阶是指显示器显示从最亮值到最黑值之间所能够显示的层次。灰阶即黑白图像之间的层次,即亮度的明暗程度,灰阶数越多,灰阶的过渡越平滑,越有可能分辨类似囊肿和水这样密度十分接近的不同物质,对早期病灶的诊断有很大帮助。亮度是以坎德拉每平方米(cd/m²)为测量单位,它表示背灯管光源所能产生的最大亮度。医用显示器在 600～700cd/m²,经过校正设定的亮度在 400～500cd/m² 之间;要求 30 000h 甚至 100 000h 亮度值保持不变。医用显示器要求高分辨率,分辨率都在 1 280×1 024 以上。

（五）医学影像公开数据集

目前有许多公开的数据集、样本库，已经成为科研和学习不可缺少的重要资源。下面对一些常用的医学影像公开数据集进行介绍。

1. **LUNA16 数据集**　LUNA16 全称 lung nodule analysis 16，是 2016 年推出的一个肺部结节检测数据集，旨在作为评估各种计算机辅助检测系统的诊断效能，包括 888 张低剂量肺部 CT 影像（mhd格式）数据，每个影像包含一系列胸腔的多个轴向切片。每个影像包含的切片数量会随着扫描机器、扫描层厚和患者的不同而有差异。原始图像为三维图像，每个图像包含一系列胸腔的多个轴向切片由不同数量的二维图像组成。在 LUNA16 中，只有直径≥3mm 的结节作为样本，直径<3mm 的结节和非结节都不纳入。

2. **MURA 数据库**　科研团队于 2018 年 2 月发布的开源数据库，是目前最大的 X 线片数据库之一。该数据库中包含了源自 14 982 项病例的 40 895 张肌肉骨骼 X 线片。1 万多项病例里有 9 067 例正常上肢肌肉骨骼和 5 915 例上肢异常肌肉骨骼的 X 线片，部位包括肩部、肱骨、手肘、前臂、手腕、手掌和手指。每个病例包含 1 个或多个图像，均由放射科医师手动标记。全球有超过 17 亿人都有肌肉骨骼性的疾病，因此训练这个数据集，并基于深度学习检测骨骼疾病，进行自动异常定位，通过组织器官的 X 线片来确定机体的健康状况，进而对患者的病情进行诊断，可以帮助缓解放射科医生的疲劳。

3. **ADNI 数据库**　阿尔茨海默病神经影像计划（the Alzheimer's disease neuroimaging initiative，ADNI）主要是为了从临床、影像、基因、生物标记等方面提前发现阿尔茨海默病（AD）而开展的研究，目前已经进行了 4 期（ADNI-1、ADNI-GO、ADNI-2 和 ADNI-3）。这是一个庞大的公开数据集，收集了最终被诊断出患有阿尔茨海默病、轻度认知障碍或没有任何障碍的患者的多模态影像数据。

4. **OASIS 数据库**　全称为 open access series of imaging studies，已经发布了第 3 代版本，第一次发布于 2007 年，是一项旨在使科学界免费提供大脑磁共振成像数据集的项目。它有两个数据集可用，第一版的横截面数据集包括年轻、中老年、非痴呆和痴呆老年人的横断面 MRI 数据。该组由 416 名年龄在 18～96 岁的受试者组成的横截面数据库组成。对于每位受试者，获得 3 或 4 个单独的 T_1 加权 MRI 扫描包括扫描会话。受试者都是右撇子，包括男性和女性。100 名 60 岁以上的受试者已经被临床诊断为轻度至中度阿尔茨海默病。第一版的纵向集数据集包括非痴呆和痴呆老年人的纵向磁振成像数据。该集合包括 150 名年龄在 60～96 岁的受试者的纵向集合。每位受试者在 2 次或多次访视中进行扫描，间隔至少 1 年，总共进行 373 次成像。对于每个受试者，包括在单次扫描期间获得的 3 或 4 次单独的 T_1 加权 MRI 扫描。受试者都是右撇子，包括男性和女性。在整个研究中，72 名受试者被描述为未被证实。包括的受试者中有 64 人在初次就诊时表现为痴呆症，并在随后的扫描中仍然如此，其中包括 51 名轻度至中度阿尔茨海默病患者。另外 14 名受试者在初次就诊时表现为未衰退，在随后的访视中表现为痴呆症。

5. **DDSM 数据库**　发布于 2000 年，这是一个用于筛选乳腺摄影的数字数据库，是乳腺摄影图像分析研究社区使用的资源。DDSM 项目是由马萨诸塞州综合医院（D. Kopans、R. Moore）、南佛罗里达大学（K. Bowyer）和桑迪亚国家实验室（P. Kegelmeyer）共同参与的合作项目。数据库的主要目的是促进计算机算法开发方面的良好研究。数据库的次要目的可能包括开发算法以帮助诊断和开发教学或培训辅助工具。该数据库包含约 2 500 项研究。每项研究包括每个乳房的两幅图像，以及一些相关的患者信息（研究时间、ACR 乳房密度评分、异常微妙评级、异常 ACR 关键字描述）和图像信息（扫描仪、空间分辨率等）。

6. **OCTA 图像数据集 OCTA-500**　是目前全球最大的 OCTA 图像数据集。光学相干断层成像血管造影（OCTA）是一种新兴的非侵入式成像技术，通过该技术可以获得视网膜血流系统的三维结构，帮助医生观察不同视网膜层的血流信息,已经逐渐成为眼底相关疾病观测的重要工具。OCTA 是建立在光学相干断层成像(OCT)技术上的一种崭新的成像模态,它以微米级的分辨率显示视网膜血管的三维结构,弥补了 OCT 无法提供血流信息的不足。该数据集包含 500 只眼睛的 OCT 和 OCTA 两种模态的三维数据、六种投影图像、四种文本标签(年龄、性别、左右眼、疾病类型)以及两种分割标签(视网膜大血管、无血管区),数据库总大约 80GB。

7. **MRNet 数据库** MRNet 数据集包括了 2001 年 1 月 1 日—2012 年 12 月 31 日期间在斯坦福大学医学中心进行的 1 370 次膝关节 MRI 检查[平均年龄 38.0 岁;569 例(41.5%)女性患者]。该数据集包含 1 104(80.6%)次异常检查,其中 319(23.3%)次前交叉韧带(anterior cruciate ligament,ACL)撕裂和 508(37.1%)次半月板撕裂,且从每次检查中提取矢状面 T_2、冠状面 T_1 以及轴面 PD 三种模态,为了对病例作出正确的决定,放射科医生通常会从不同的平面查看 MRI 扫描,以便有一个全局的视野。

本章小结

　　本章主要介绍了医学影像数据采集、医学影像数据类型、医学影像数据标准和医学影像数据要素分析。目前医学影像数据虽然规模较大,但是质量还较低。做好医学影像成像过程的全流程质量控制,开展规范化的医学影像数据标注,是提高医学影像大数据质量和应用水平的关键。

思考题

1. 医学影像大数据的特点是什么?目前医学影像人工智能应用难点是什么?
2. 医学影像全流程质量控制有哪些关键环节?
3. 医疗机构医学影像检查结果互认的难点是什么?如何解决?

(刘景鑫)

第五章

生理信号数据

生理信号反映了生命体生理功能相关参数。在基础研究方面，对生理信号的深入理解能描述不同生理状态时生理信号间的功能协作机制。在临床研究方面，对生理信号的分析可以应用在生命体疾病的监控、诊断和治疗。在不同的尺度上分析生理信号，研究和理解其与生理特征的关系。发展生理信号的同步分析新方法，描述产生不同生理信号的器官或系统之间的功能表征。这些科学问题的研究基础是人的生理信号"大数据"。本章将从生理信号数据来源、数据类型及要素分析三个方面进行阐述。

第一节　生理信号数据来源

人体的系统是由若干个具有共同功能的器官构成，主要包括运动系统、神经系统、内分泌系统、循环系统、呼吸系统、消化系统、泌尿系统、生殖系统等。这些系统协调配合，使人体内各种复杂的生命活动能够正常进行。记录在不同生理过程中自发产生的生理信号，分析其与标准范围（体内平衡）的一致性和持续偏差，可以及时发现潜在病理引起的异常，对于疾病的预防具有重要的意义。

人体有众多生理信号，根据其反映的生理功能不同，本书将按照其所属的系统分别进行简要的介绍。

一、循环系统生理信号获取

循环系统也称心血管系统或血管系统，是负责血液循环，在细胞间传送养分、氧气、二氧化碳、激素及血细胞的生物系统。循环系统在抵抗疾病、维持体温和体内 pH 动态平衡中有所作用。反映循环系统生理功能的生理信号主要包括心电信号、脉搏信号、心音信号、血压信号等。

（一）心电信号数据

1. 定义　心电是一种生物电信号，反映了心脏在心动周期中，心脏兴奋从窦房结通过结间束传递到房室结，继而通过心室束到左右束支，再传导到浦肯野纤维网，使整个心脏发生激动的过程。

心电信号是一种时间序列信号，其频率范围在 0.1～200Hz，电压范围在 0.1～2mV，是一种具有强烈的非线性、非平稳性和随机性的微弱信号。在心电采集的过程中，极易受体内和体外环境的影响，如人体四肢的运动、呼吸、周边环境中的电磁干扰等，因此直接采集的心电信号伴随大量噪声，常见的噪声有基线漂移、工频干扰、肌电干扰和运动伪迹。

（1）基线漂移：由测量电极接触不良、呼吸引起的低频干扰信号，基线漂移的频率小于 5Hz（也有参考资料称在 0.05～2Hz），表现为心电信号偏离正常基线位置。

（2）工频干扰：工频干扰主要是在供电设备上产生的，不同国家使用的供电设备和供电频率是不同的,例如我国的供电设备大多使用 50Hz 的交流电,其对心电信号的影响较大,表现为波形整体图形模糊。

（3）肌电干扰:一般来源于肌肉的收缩和颤动,这样的干扰幅值较小,但频率较高,其频率在 5～2 000Hz,表现为不规则快速变化的波形。

（4）运动伪迹:由人体的轻微运动引起,主要特点是突变性,频率范围一般在 3～14Hz,持续时间也很短。

临床上,一般以时间为单位记录心脏的电生理活动,并通过接触皮肤的电极捕捉且记录电信号,也就是心电图(electrocardiogram,ECG)(图 5-1)。

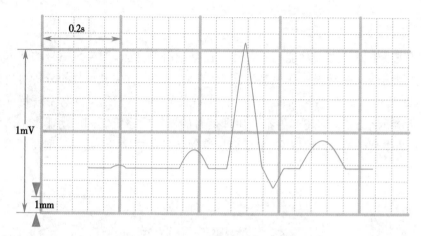

图 5-1　心电信号

心电图是一种无创性的记录方式,对于心律失常、传导障碍、缺血性心脏病等疾病具有重要的诊断价值。

2. **采集方法**　心电采集系统包括单导联、3 导联、5 导联、12 导联、18 导联等,其中临床上最常用的为 12 导联心电信号,包括双极肢体导联Ⅰ、Ⅱ、Ⅲ;加压单极肢体导联 aVR、aVL、aVF;单极胸导联 V_1、V_2、V_3、V_4、V_5 和 V_6,各个导联的分布如图 5-2 所示。其中:①双极导联:是由两个电极组成的,一个电极为正极,一个电极为负极;②加压单极肢体导联:由于 aVR、aVL、aVF 远离心脏,以中央端为负极时记录的电位差太小,因此负极为除探查电极以外的其他两个肢体导联的电位之和的均值,这样记录增加了 aVR、aVL、aVF 导联的电位,提高了此导联的电压幅值;③单极导联:由一个电极和中央电势端之间构成,此时探测电极为正极,中央电势端为负极。因此,两两电极之间或电极与中央电势端之间组成不同的导联,通过导线与心电图机电流计的正负极相连,记录心脏的电活动。

（1）心电信号的数据格式:临床上 ECG 完成采集后,除了产生标准心电图纸打印的纸质 ECG 报告之外,通常还需要接入医院的 HIS、PACS 等信息系统,ECG 数据需要按一定的格式进行存储,但长期以来均没有出现统一的格式标准,各心电厂家一般采用自己的数据格式来存储 ECG。下面介绍一些常见的心电数据格式,其中 SCP-ECG、HL7 aECG、DICOM3.0、MFER 因获得标准开发组织(standard development organization,SDO)的支持,应用比较广泛。

1) SCP-ECG:由欧洲标准委员会制定,为二进制格式存储,由于存储时可以采用 Huffman 编码,生成的 SCP 文件相对较小。SCP-ECG 的数据可以利用一些心电图显示工具(如 ECG Viewer、ECG Toolkit 等)查看心电图,也可以测试生成的 SCP 文件是否正确。SCP-ECG 只能用于静态心电图,动态和运动等其他心电图无法使用。另外由于采用二进制格式,导致文件的可读性较差。

2) HL7 aECG:也叫 FDA-XML,由 FDA 和 HL7 合作推出的一种心电数据存储格式,采用基于 XML 的形式,将相应的内容填写到对应的标签里。HL7 aECG 的实现没有专门的工具,但在一些网

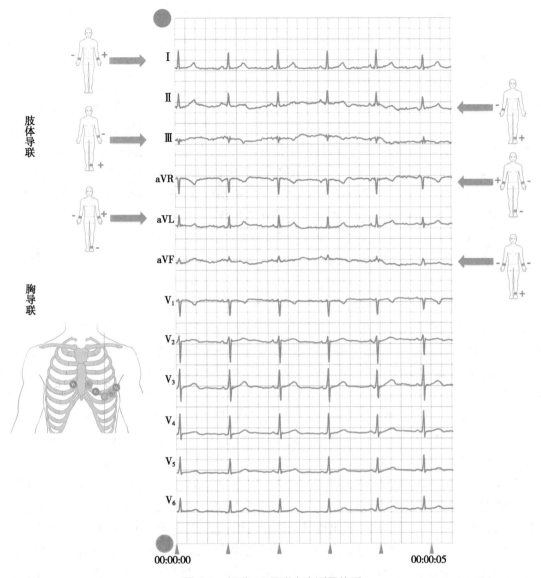

肢体导联

胸导联

I

II

III

aVR

aVL

aVF

V₁

V₂

V₃

V₄

V₅

V₆

00:00:00　　　　　　　　　　　　　　00:00:05

图 5-2　标准 12 导联心电测量体系

站可以查找到专业的校验格式工具,可以检验生成的文件是否正确。HL7 aECG 采用了 XML 形式,可读性较强,而且相应内容的查找也比较方便,但缺点是文件比较大。

3)DICOM-ECG:由美国 ACR 和 NEMA 联合制定,在 1993 年的 3.0 版本上,支持心电数据的写入。DICOM 格式可以通过工具 DCMTK 实现,查看生成的文件是否正确。DICOM 的心电数据格式同 SCP 一样,是二进制形式,因而导致可读性差,而且由于 DICOM 标准涵盖内容多,导致格式较为复杂,实现相对较难。但由于标准成熟,且得益于 DICOM 相对较为庞大的社区,在与医院信息系统对接中较为方便。

4)MFER:由日本 IS&C 委员会于 1997 年提出的医学波形编码规则,2001 年发布第一版,在 2007 年正式成为 ISO 标准。MFER 格式可以从其官网下载相应的示例及查看器,参照示例和标准文档进行实现。由于采用二进制格式,且仅用于医学波形的编码,支持的厂商并不是很多,导致实际中没有上述其他三种数据格式应用广泛。

(2)心电数据库:目前国际上重要的具有权威性的心电数据库有四个:①由美国麻省理工学院与贝斯以色列医院联合建立的 MIT-BIH 心电数据库;②美国心脏协会的 AHA(American Heart Association)心律失常心电数据库;③欧盟的 CSE(common standards for electrocardiography)心电数

据库；④欧盟 ST-T（European ST-T database）心电数据库。此外，国际上被广泛认可的还有 Sudden Cardiac Death Holter Database、PTB Diagnostic ECG Database，PAF Prediction Challenge Database 等心电数据库，这些数据在 PhysioNet 网站上有很详细的整理。

1）MIT-BIH 心电数据库：目前在国际上应用最多的数据库，由很多子数据库组成，每个子数据库包含某类特定类型的心电记录。①心律失常数据库：包含 48 组心律失常数据，在心电的研究领域应用最为广泛。在算法的验证上，无论是滤波效果、QRS 波检测、心拍分类或是心电数据压缩等，所用的数据大部分是该数据库内的数据。该数据库包含详细的、人工确认过的心拍标记和节律类型，已成为心电算法验证的"金标准"。②心房颤动数据库：包含 25 组心房颤动数据，大多数为阵发性心房颤动，这些数据通过人工标记完成不同的节律类型，如心房颤动、心房扑动、交界性节律和正常节律等，是心电算法心房颤动自动分析检测准确率的首选数据库。

2）AHA 数据库：由美国心脏协会建立，主要用于室性心律不齐的验证，包含了 80 个数据集，涵盖了室性期前收缩单发、室性期前收缩成对、室性心动过速、室性期前收缩二联律及三联律、R-on-T 型室性期前收缩及心室颤动、心室扑动等各类室性心律不齐的数据。

3）欧盟 CSE 数据库：由欧盟建立，包含了五个数据集。数据集 1 和 2 是三通道同时采集得到，数据集 3、4 和 5 是多通道采集得到（12 导联 ECG＋3 导联 VCG）。数据集 3 和 4 一般用于波形测量的验证，即 P 波、QRS 波和 T 波特征点的测量，包含 125 组 10s 的静态心电数据。在心电图机性能要求 YY 0782—2010 中，数据集 3 中的 100 个数据用于验证算法在模拟真实人体采集情况下的波形测量准确性。数据集 5（也称诊断数据库）一般用于软件算法诊断结论的验证，包含 1 220 个数据，类型包含正常、心室肥大、心肌梗死等。该数据集由人工结合临床得出诊断结论，但不对外公开，如果需要验证算法，需要将自己算法的结论按 CSE 规定的方法映射为相应的编码，由 CSE 进行比对最后返回算法诊断的准确率等信息。

4）欧盟 ST-T 数据库：欧洲心脏病学会开发的，用于评价 ST 段和 T 波检测算法性能的数据库。包含 90 个数据记录，记录的每个心拍 ST 段和 T 波形态改变均由医生人工标注。

3．采集设备　临床上所指代的心电数据为通过心电诊断设备，从人体表面获得心电信号，放大该信号和以一个适合于诊断心脏电活动的方式显示的信号。临床上常用的静态心电采集设备为心电图机，由主机、记录器、导联线 3 部分组成，可以进行心肌、心包疾病、心律失常等心脏疾病的辅助诊断。

24 小时动态心电图（又称 Holter）可以采集较长时间的动态心电，典型时间是 24h 或 72h，使用过程中，将电极（小型导电贴片）粘在被测者的胸部，同时电极自身连接了一个小型记录监测仪。Holter 可以采集患者日常活动中偶发的心律失常信号，一定程度上弥补了常规心电图机的不足。

上述两种设备应符合相关的国家标准和医药行业标准，具体参见本章第三节中的内容。另外，现在公开售卖的穿戴式心电采集设备包括心电手环、心电手表、心电背心等，大部分都是采集单导联信号，尤其是心电手环和心电手表等所采用的光电容积脉搏波描记法，其原理是利用 LED 光源和探测器，测量经过人体血管和组织反射、吸收后的衰减光，记录血管的搏动状态并测量脉搏波，间接地获取心率信息。心电背心则是提取皮肤表面的心电信号，跟医院采用的心电图机等设备的采集原理相同，可以更准确地反映心脏信息。

（二）脉搏信号

1．定义　脉搏是体表可触摸到的动脉搏动。人体循环系统由心脏、血管、血液组成，负责人体氧气、二氧化碳、养分及废物的运送。血液经由心脏的左心室收缩而挤压流入主动脉，随即传递到全身动脉。动脉为富有弹性的结缔组织与肌肉所形成的管路。当大量血液进入动脉将使动脉压力变大而使管径扩张，在体表较浅处动脉即可感受到此扩张，即所谓的脉搏（图 5-3）。

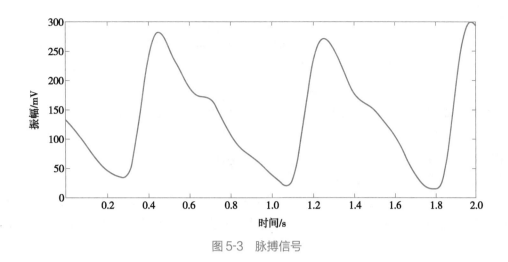

图 5-3 脉搏信号

脉搏通常与心跳的速率一致,因动脉收缩和舒张所产生,可触摸腕部的桡动脉测量脉搏速率,亦可在喉头两侧触摸颈动脉脉搏。各年龄层(不包括规律运动锻炼的人)脉搏次数的正常值:新生儿期130～150 次 /min;婴儿期125～135 次 /min;幼儿儿童期65～105 次 /min;青少年期65～100 次 /min;成年期60～100 次 /min;老年期60～100 次 /min。

2. **采集方法** 中医脉诊是对人手腕桡动脉处脉搏信息的获取(从人手腕桡动脉的横向、径向及垂直方向的信息进行获取)。目前脉搏波检测系统有以下几种检测方法:光电容积脉搏波法、液体耦合腔脉搏传感器、电阻式压力脉搏传感器以及压电式脉搏传感器。压力传感器是目前中医脉象研究领域中应用最广泛的脉象传感器,属于接触型传感器,它是通过在人手腕寸口软组织施加压力来获取脉搏信号,这种方式与中医指压切脉的手法最接近。

根据测量原理的不同,压力传感器可分为电阻式压力传感器和压电式传感器。近年来光电检测技术在临床医学应用中发展很快,这主要是由于光能避开强烈的电磁干扰,具有很高的绝缘性,且可非侵入地检测患者各种症状信息。当前通过光电容积法集成脉搏波检测和脉搏波分析的芯片已经广泛应用于手表、手环中采集脉搏信号,并且可以转换成心电信号。

3. **采集设备** 目前,临床上采用基于光电容积法的脉搏血氧计来实现脉搏波的无创测量。其操作简单,只需将指尖夹在仪器上即可测定。然而仍有一些可能影响脉搏血氧仪读数准确性的因素,包括循环不良、皮肤色素沉着、皮肤厚度、皮肤温度、当前使用烟草和使用指甲油等。

(三)心音信号

1. **定义** 在生理学中,心音即心脏的声音,是心脏在运作时,血液流经心脏时产生的振动。具体来说,是瓣膜开启与关闭时产生的湍流造成的振动,或由心肌收缩、心脏瓣膜关闭和血液撞击心室壁、大动脉壁等引起的振动。一般来说,这种振动能量较低,不易传递至空气形成声波,但仍可用听诊器在胸壁一定部位将该波转成声音,由于该声音可反映心脏瓣膜的运作情形,因此在心脏听诊时,医师可以使用听诊器听这些独特而鲜明的声音获得有关心脏情况的重要信息。

在健康的成人中,可以听到两个明显的心音,那两个心音常常被描述为"lub"或"啦",而第二个为"dub""dup"或"答",这两个声音依序发生在每次的心跳,第一个叫第一心音,第二个叫第二心音。分别由房室瓣与半月瓣的关闭所产生。

心脏杂音是由心脏内或附近的血液湍流引起的声音,杂音可能是生理性(良性)或病理性(异常)的。异常杂音可能是因动脉狭窄在主动脉瓣开口处导致血液流过它时发生湍流而引起的。也有可能是因为瓣膜功能不全或无法完全关闭,导致血液回流,可能发生杂音或心音不明显。不同的杂音会根据杂音的原因在心动周期中的不同部分出现。将心音振动的振幅或振动能量记录下来,则该图称为心音图。

2. **采集方法** 在聆听和将心音转换成电信号时，医生通常使用五个位置。这五个位置是根据最能清晰听到阀门声音的位置所命名：①主动脉瓣区（A）：以胸骨右缘第2肋间为中心；②肺动脉瓣区（P）：沿胸骨左缘的第2肋间；③三尖瓣区（T）：沿胸骨左缘的第4、5肋间；④二尖瓣区（M）：在心尖区，多在锁骨中线上的第5肋间；⑤主动脉瓣的第二听诊区（E）：在胸骨左缘的第3肋间。不同听诊部位采集到的心音时域波形不同，对疾病的检测有不同的影响。

常用的心音数据库有2016PhysioNet/CinC Challenge Database，包含8个独立的心音数据库，共存储来自764名受试者/患者的3 153个心音记录，持续时间5～120s。

3. **采集设备** 目前，临床上采用心音图仪来测量和记录心音。其工作原理是通过微音器将拾音的声波转变为电能，经频率滤波器的作用，使所需频率输出后再经放大器将振幅放大，最后用记录装置描记成心音图。

（四）血压信号

1. **定义** 血压是指血管内的血液在单位面积上的侧压力，即压强。习惯以毫米汞柱（mmHg）为单位。心脏有收缩期及舒张期，当心脏收缩，左心室将血液泵出到主动脉，主动脉压产生血液高压，又称收缩压。接着，心脏舒张，血液流入右心房，这个时候压力最低，称为血液低压或舒张压。

2. **采集方法** 在检查血压的时候，医生会使用血压计测量血压，原理是通过施加压力使动脉血管血流暂停，逐渐降压，当施加压力比心脏泵血的收缩压力稍低一点时，血液开始流动，记下此时压力为收缩压。然后继续降压，当完全听不到血流流动的声音，即最低血压都比外加压力大时，记录下当时的压力，为舒张压。

正常人的血压，在休息状态下是：收缩压90～139mmHg；舒张压60～89mmHg。

3. **采集设备** 目前临床上主要采用听诊法血压计和示波法血压计来测量血压信号。听诊法血压计主要是水银血压计。示波法又叫振荡法，它的原理是获取在放气过程中产生的振荡波，通过一定的算法换算得出血压值。绝大多数的电子血压计采用示波原理设计，采集位置通常是手腕。

有些手环也可以测出血压值，按照原理可以分为三大类：光电法、光电+心电和示波法。光电法是手环向皮肤发射光电信号，传感器采集手腕部脉搏波，通过特定计算公式，估算血压数值。第二种方法在光电信号基础上，增加采集心电信号的导片，综合两种信号估算血压值。这三种方法中，前两种可以给出连续血压值，但第三种由于需要挤压血管，佩戴者操作之后才会得到血压值。

二、呼吸系统生理信号获取

呼吸是指人体与外界环境进行气体交换的总过程。人在呼吸过程中，气体交换是通过有节奏的吸气和呼气交替实现的。吸气是人体将吸入外界环境中的新鲜氧气，通过血液运输到各个器官和组织，保证正常的生理代谢和能量消耗的过程。呼气是将多余的二氧化碳和杂质呼出体外，减少这些气体对身体的影响，平衡新陈代谢的过程。

吸气和呼气时的气体运动，是由胸腔的扩大和缩小的节律性交替所致。在呼吸过程中，人体内外会产生许多物理变化，首先是气体交换，外界气体进入人体，通过呼吸性细支气管、肺泡管和肺泡囊等气体交换场所进行气体交换，然后将废气排出体外，这些吸入和排出的气体存在温度差；其次，当人们呼吸时，由于空气的流动，口腔或鼻腔周围会有静态和动态压力变化，如在瞬间封闭式腔内，不仅有静态和动态的压力变化，还有气体瞬间增减时产生的压力变化，通常呼气时压力为正压，吸气时为负压。此外，外界空气在吸入和排出时都有一定的气体流动，胸腔扩张和收缩有节奏的交替也会引起胸部、背部和腹部的起伏。这些变化与呼吸有关，利用一些方法将这些变化转化为可用的信号或信息，这就是呼吸信号的获取。

（一）呼吸频率

1. 定义　呼吸频率是呼吸行为的一项重要参数，通过对呼吸频率的研究分析，可以获得许多隐藏在其背后的内在生理信息，且对呼吸频率的检测也较易实现，现有的呼吸监护设备主要监测的就是呼吸频率。

2. 采集方法　以下介绍几种检测呼吸频率的方法。

（1）阻抗式传感器检测：阻抗法是通过人体胸部阻抗的变化来测量和监测呼吸信号。呼吸过程中，胸部肌肉不断张弛，导致胸廓有规律的形变，其电阻抗也有一定的波动，呼吸阻抗和肺容积呈正相关。根据这一特性，可以采用阻抗传感器检测呼吸频率。常用的呼吸阻抗测量方法有电桥法、恒压及恒流源法等。这些方法都是在检测呼吸阻抗，电桥法对皮肤处理要求较高，且电桥平衡调节困难，实际操作中很少用到。

以最为常用的恒流源法为例：在测量电极的两端加一个恒流电源，通过测量其电压来计算要测量的呼吸阻抗。恒流源输出的高频电流通过测量电极直接作用于被测者胸壁，由于呼吸阻抗的周期性变化，测量电极两端的电压幅值发生变化。利用高频调谐放大变化的电压信号，由检波器检测直流信号，再通过直流放大和低通滤波，直接输出反映呼吸阻抗变化的直流信号。经功率放大后，由记录仪记录呼吸曲线，进而得到呼吸频率。呼吸阻抗测量是呼吸监测设备中最常用的技术之一。

（2）温度传感器检测：当呼吸气流流过人体的鼻腔或口腔时，会引起其内部温度变化。温度式传感检测的原理是利用温度传感器感知温度的变化来表征呼吸信号，利用部分材料物理特性中与温度相关这一性质，将热能转化为电能的过程。

人呼吸的过程是将储存于体内的气体通过鼻腔与外界大气交换的过程，从口鼻呼出的气体带有温度，使鼻腔内外的呼吸产生温度差，这样就会使气流在鼻腔内部发生温度变化，通过温度传感器采集鼻腔内外的呼吸温度差信号，再将其转化为电信号，进一步处理计算得到人体的呼吸频率数据。尽管这样的变化通常非常微弱，但仍可以利用敏感的介质精确捕捉。温度传感器里最常见的有热电偶、PN结、热敏电阻、石英晶体、液晶测温膜和红外热探测器等。

（3）应变式传感器检测：应变式传感器是一种压电式传感器，它的工作原理是由于某些电介质物质在沿一定方向上受到外力的作用导致变形，内部会产生极化现象，同时在表面产生电荷，当外力消除后，又重新回到不带电的状态。这种将机械能转变为电能的现象叫作压电效应。相反，在电介质的极化方向上施加电场，它会产生机械变形，当去掉外加电场时，电介质的变形随之消失，这种将电能转换为机械能的现象，称为逆压电效应。

人体在呼吸时，会引起胸部和腹部的周期性变化，通过应变传感器可检测到这种周期性变化，实现对呼吸过程的检测。但由于应变传感器输出的检测信号非常微弱，所以在采集电路中需要设计前置放大器，经过放大电路、滤波电路和数模转换处理后，计算出呼吸频率数据。

3. 采集设备　监护仪是一种精密检测人体生命体征的仪器。因此，又称多参数生命体征监测仪，在ICU是最基本的检测项目。它的优点是可以实时监护患者，对患者进行连续的监测，及时发现医务人员不能实时察觉或来不及察觉的危急情况，便于医生及时掌握病情和进行治疗，评估治疗方案和药物，使患者得到及时抢救。在降低死亡率、减少并发症、提高医疗护理质量上发挥了确切的功效。集中使用监护仪器组成监护病房，还可以在提高护理质量的同时，减少护士的工作量，降低护士与病员的比例。

呼吸监护仪是一种以测量和控制患者呼吸的生理参数，与已知设定值进行比较，如果出现超标，便可发出警报的装置或系统。呼吸监护仪必须24小时连续监护患者的生理参数，检出变化趋势，指出临危情况，是供医生应急处理和进行治疗的依据，使并发症减到最少，达到缓解并消除病情的目的。平静呼吸时，新生儿的呼吸频率为 40～44 次 /min，成人为 12～18 次 /min。监护测量中，呼吸阻抗电极与心电电极合用，即用心电电极同时检测心电信号和呼吸阻抗。

（二）血氧信号

1. 定义 血氧饱和度（血氧）是指血液中被氧结合的氧合血红蛋白的容量占全部可结合的血红蛋白容量的百分比，即血液中血氧的浓度，人体正常的血氧饱和度约为 95%。人在呼吸的过程中，氧气从肺吸入后，氧就通过毛细血管进入血液，由血液传送到身体各处器官。血液中的氧含量越高，人体的新陈代谢就越好，氧含量过低会造成机体供氧不足。缺氧是许多疾病的根源，严重时直接威胁人类的生命安全。生命的基本过程是身体细胞吸收氧气和排出二氧化碳以产生能量的过程。

血氧饱和度是反映人体呼吸和循环功能的重要生理指标。由于人体所有细胞都需要氧气，血氧含量异常会影响人体大部分功能，因此，血氧饱和度的测量在内科、外科、重症监护病房的临床应用中非常常见。通过持续动态观察机体血氧含量和氧合情况，尽早发现早期低氧血症，为临床抢救和护理提供依据，避免低氧血症进一步发展。通过测量血氧，还可以发现许多其他疾病的发病特征。

血氧饱和度的测量原理为朗伯 - 比尔定律，又被称为光吸收基本定律。其物理意义为：当一束平行单色光垂直通过某一均匀非散射的吸光物质时，其吸光程度与吸光物质的浓度（c）以及吸收层厚度（b）成正比，而与透光度（T）成负相关。

2. 采集方法 血氧饱和度的测量方法有电化学法和光学法两种。电化学法的测量结果精确，但是有创的，且操作复杂，实时性差，仅在血氧饱和度需要十分精确的场合才使用电化学法。光学法是随着科学技术的进步而发展起来的无创测量技术，其测量结果越来越精确，被广泛应用于临床各个领域。光学法是无创的，使用血氧探头获取信息不需要刺穿动脉获取血液；同时，它可以连续测量，操作方便，实时性好，但测量结果的精确度稍逊于电化学法。

3. 采集设备 脉搏血氧仪能测量去氧血红蛋白和氧合血红蛋白的比率，使用时，将其套在人的手指上，将手指视作盛装血红蛋白的透明容器，血氧仪一侧设有两个 LED 灯，分别发出波长为 660nm 的红光和 940nm 的红外光，另一侧设有小型光探测器，当 LED 发出的红光射进手指时，血管中的去氧血红蛋白比氧合血红蛋白吸收更多的红光，能够穿透手指的光的数量取决于两种血红蛋白的吸光比例。但任意两个患者手指的血管大小都不尽相同，95% 的饱和指数对某个患者来说是一个健康的含氧水平，但对动脉小的患者来说，同样的指数可能会危险地曲解真实含氧水平。这一现象可以用另一个红外波（波长 940nm）的 LED 弥补。红外光在可见光之外，所有分子，包括血红蛋白，对光谱中不同光线的吸收程度不尽相同。所以对比红色光和红外线光的吸收程度，就可以排除血管大小差异带来的影响。

三、神经系统生理信号获取

1. 定义 关于脑电信号产生的原理，现在还没有一个统一的定论，但通常以下面的三个学说理论为主。

（1）神经网络回路学说：产生脑电信号的区域为大脑皮质和丘脑。大脑皮质和丘脑在振动模式上基本一致，它们依次轮流产生不同频率的脑电信号。

（2）皮质锥体神经元突触后膜电位学说：通过神经生物学理论可知，在神经元信号的传递过程中，突触发挥着重要的作用。它连接着两个神经元，完成脉冲的传输。以此为依据，在该学说中，兴奋性突触后膜电位和表层锥体神经元抑制性突触后膜电位的总和构成了头皮表层记录的脑电信号，数万个神经元的同步活动决定了脑电信号的频率大小。

（3）局部规模和大规模同步学说：不同频率的脑电信号的产生原因是由皮质锥体神经元的同步

导致的。该学说研究发现高频率的脑电信号（如 γ 频段信号，为 31～45Hz）的产生是由局部规模的同步引起的，而低频率的脑电信号（如 θ 频段信号，为 4～7Hz）的产生是由大规模的同步引起的。

脑电图（electroencephalogram，EEG）依靠电极记录大脑头皮电生理活动的电信号，采集的电极按 10-20 国际标准导联系统，放置电极通常嵌入电极帽中。脑电头皮信号的采集往往是非侵入性的，快速且廉价。

皮层脑电图（electrocorticography，ECoG）涉及通过外科手术将电极植入大脑表面来记录电活动。相对于 EEG 传感器，ECoG 传感器具有更好的空间分辨率，能够准确检测脑电图电极不可见的高频脑活动。

深度电极（depth electrode）是通过外科手术植入大脑的电极。这种方法具有类似于 ECoG 的特性，但记录的是来自一小群神经元的活动。因此，这两种方法提供了大脑活动的不同图景。

功能磁共振成像（functional magnetic resonance imaging，fMRI）不能测量电活动，而是测量与脑活动相关的大脑血流变化。

fMRI 系统需要非常强大的磁场，造价昂贵且不便于携带。皮层脑电图和深度电极这两个过程需要神经外科手术植入电极，有创且昂贵。因此，近年来，无创且廉价的脑电图成了研究脑电信号的热点。

2. **采集方法**　对于配备有双极通道可额外采集 EMG、EOG、EKG 信号的 EEG 设备，在采集脑电时同步采集这些信号，采样率一般设置为高于 2 000Hz。一些对采样率有更高需求的实验，采样率通常设置为 5 000Hz 以上。头皮电极脑电图中电极的放置，常规使用的是国际 10-20 系统，包括 19 个记录电极和 2 个参考电极。先在头部确定 4 个解剖点，鼻根、枕外隆凸、双侧耳前点（耳前切迹处），由这 4 个点确定矢状线与冠状线，并以 10%～20% 的距离作为电极之间的间距。左边为奇数，右边为偶数。两者在头顶的交点为 Cz（中央中线）电极的位置（图 5-4）。

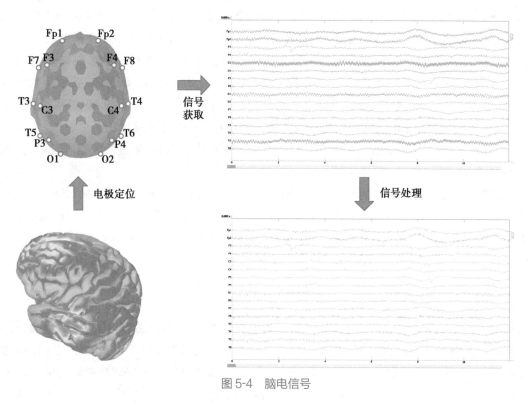

图 5-4　脑电信号

目前主要的情感脑电公开数据库包括 SEED 数据库、CAS-THU 数据库等。

（1）SEED 数据库：由上海交通大学发布，用时长 4min 左右的华语电影片段诱发正性、中性和负性效价的 3 种情绪。使用 62 导的 ESI NeuroScan 系统采集 15 名被试（7 名男性、8 名女性，年龄平均值为 23.27 岁，标准差为 2.37 岁）的脑电数据，采样率为 1 000Hz。每名被试在不同时间做 3 次试验，每次观看 15 段电影片段，即共 45 个试次。对 EEG 信号的预处理包括：去除眼电和肌电噪声，使用 0.3～50Hz 的带通滤波器。计算时频域特征时，使用长度为 1s 互不重叠的汉明窗进行短时傅里叶变换，并划分为 5 个频段：δ（1～<4Hz）、θ（4～<8Hz）、α（8～<13Hz）、β（13～30Hz）和 γ（>30Hz）。

（2）DREAMER 数据库：由英国西苏格兰大学发布，提供被试对影片在效价、唤醒度和控制度上的评分，并据此得到相应情绪的正负性或唤醒度、控制度的高低。影片共 18 段，长度在 65～393s 之间。实验使用 14 导的 Emotiv EPOC 系统，采集 23 名被试（14 名男性、9 名女性，年龄平均值为 26.6 岁，标准差为 2.7 岁）观看电影时的脑电和心电数据，采样率为 128Hz。截取每段信号最后的 60s，并用 MATLAB 环境下的 EEGLAB 工具包做预处理。用长度为 2s、相邻窗重叠 1s 的时间窗进行短时傅里叶变换，并将信号分为 θ（4～<8Hz）、α（8～<13Hz）和 β（13～30Hz）3 个频段。

（3）CAS-THU 数据库：由中国科学院心理研究所与清华大学共同提出，使用 16 段华语影片诱发 8 种离散情绪，包括搞笑、高兴和温馨 3 种正性情绪，厌恶、恐惧、愤怒和悲伤 4 种负性情绪以及中性状态。使用 14 导 Emotiv EPOC 系统采集 30 名男性被试（年龄平均值为 23 岁，标准差为 1.73 岁）的脑电数据。预处理时先通过 1～45Hz 的带通滤波器，再用独立成分分析和 MATLAB 环境下的 EEGLAB 工具包除去眼电干扰。与 DREAMER 相同，采用长度 2s 且相邻重叠 1s 的时间窗做 STFT，将信号划分为 5 个频段：δ（1～<4Hz）、θ（4～<8Hz）、α（8～<13Hz）、β（13～30Hz）和 γ（>30Hz）。

3. 采集设备　目前临床上脑电采集系统所采用的原理大同小异，最大的区别在于电极以及抗干扰能力，常见的电极有干电极和湿电极。干电极在实验的准备阶段比较方便，但是信号质量稍差于湿电极信号。湿电极是通过导电膏或盐水减少电极与皮肤之间的阻抗，虽然它在准备方面花费时间比较长，但是信号质量比干电极好。湿电极还分为金属电极和非金属电极，金属电极的导电性要高于非金属电极，但是对于一些特殊场景，比如磁共振就不适用，这就需要使用非金属电极。

脑电数据的采集过程中应满足：尽可能采集患者不同意识水平（清醒、困倦、睡眠、昏迷）下的脑电信号及其变化；最低以 256 个样本 /s 的采样率进行；最少同时记录 16 个通道；共模抑制比各通道不低于 80dB；灵敏度应设置在迹线偏转 5～10μV/mm 范围内；噪声不大于 5μV；其幅频特性在 1～60Hz 时，相对于 10Hz 的幅值，偏差不超过 +5%～-10%；信号的滤波发生在两个级别，低频滤波器应不高于 1Hz（-3dB），高频滤波器应不低于 70Hz（-3dB）；应有 50Hz 陷波滤波器，衰减后的幅值应不大于 5μV。

在记录媒介上显示时，标准的水平比例，即 1s 占 25～35mm，在屏幕上 10s 的页面，最低采样率为 128 个数据点 /s，要求水平分辨率至少为 1 280 像素，常规记录中应该使用 10～20s/ 页的速度，基线记录应包含至少 20min 的记录。国标：环境温度为 23℃±2℃，湿度为 60%±15%，大气压为 860～1 060hPa。

四、运动系统生理信号获取

运动被认为是一种感知过程，是肌肉骨骼系统对感觉和运动神经系统作用的协调反应。神经系统和肌肉骨骼系统共同构成神经肌肉骨骼系统，也称神经 - 肌肉骨骼系统。具有控制人体运动和感觉运动的功能，决定机体的运动模式和运动强度。神经系统是机体内对生理功能活动调节起主导作用的系统，主要分为中枢神经系统和周围神经系统两大部分。

肌肉骨骼系统主要包括肌肉、骨骼、肌腱（连接肌肉和骨骼）和韧带（连接骨骼和骨骼）等组织。肌肉一般由肌纤维构成，按照结构和功能特性可以划分为骨骼肌、平滑肌和心肌三种，其中，骨骼肌是人体含量最多的肌肉组织,与人体的各项运动紧密相关,骨骼肌的收缩能使人走路、劳动和进行各种生命活动,在人类运动系统中起着重要的作用。

1. 定义 在运动过程中,伴随骨骼肌的收缩会产生微弱的电流,在适当位置附着电极可以测定身体肌肉的电流,电流强度随时间变化的曲线叫肌电图(electromyogram,EMG)。肌电电位范围在50μV 至 30mV 之间,具体取决于所观察的肌肉。

肌电图测量正是基于以上生物电现象,采用细胞外记录电极将体内肌肉兴奋活动的复合动作电位引导到肌电图仪上,经过适当的滤波和放大,电位变化的振幅、频率和波形便可在记录仪上显示,也可在示波器上显示(图5-5)。

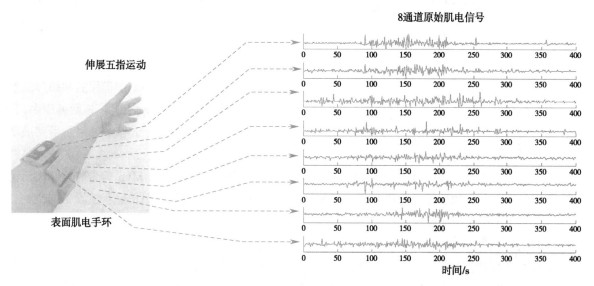

图5-5 肌电信号

肌电图是一种评估和记录肌肉产生的电活动的技术。肌电图应用电子仪器记录肌肉在静止或收缩时的生物电信号,具有多种临床和生物医学应用。

根据采集方式的不同,肌电信号可分侵入式肌电信号(invasive electromyography,iEMG)和表面肌电信号(surface electromyography,sEMG)。前者使用微创针型电极直接插入目标肌肉组织采集肌纤维产生的肌电信号,后者采用无创电极从皮肤表面采集由肌纤维产生,经滤波、叠加和混噪形成的综合信号。

(1)侵入式肌电:采集电极包括细线电极和针电极,其检测原理为通过侵入人体肌肉组织引导出针尖附近记录到的电生理活动。侵入式肌电是临床检测各类神经肌肉疾病的发生位置、严重程度和病理变化的常用方法,在前角细胞病变、肌肉病变、周围神经病和神经肌肉接头病变等周围神经系统疾病的鉴别和诊断中有广泛的应用。

(2)表面肌电:一般由少量的分立式电极采集得到,一般将若干个电极贴放在肌肉的肌腹处,对采集电极和额外的参考电极进行差分得到最终的表面肌电信号。表面肌电信号的变化能够定量反映肌肉活动的激活模式、运动单位兴奋传导速度等中枢控制特征的变化规律。

目前,基于 sEMG 的主要研究和应用集中于以下几个领域。

1)肌电控制领域:通过模式识别等技术将 sEMG 中的运动意图解析为机器命令,控制外界的智能体,如假肢、外骨骼、轮椅等。

2)运动医学领域:利用 sEMG 对运动员进行肌肉力量预测或肌肉疲劳程度分析。

3)康复医学领域:sEMG 携带的生理或病理信息是神经肌肉损伤及运动障碍临床康复评估的重要依据。

4）临床诊断领域：sEMG 可辅助临床外科医生诊断肌无力、肌萎缩、肌强直等多种神经肌肉疾病。

2. 采集方法 临床上的肌电数据是指将单个 / 多个肌细胞或者部分肌肉组织活动时产生的生物电变化，经电极传感、放大、记录和显示所获得的电压变化为一维的时间序列信号。

肌电数据的采集过程中应满足：测量范围：1～999μV；最高分辨率：小于 0.2μV；输入噪声：小于 1μV；通频带：120～1 000Hz（-3dB）；差模输入阻抗：大于 5MΩ；共模抑制比：大于 100dB。

信号处理流程中包含整流，将原始肌电信号转换为具有单极性（通常为正）的信号。使用两种类型的整流：全波整流和半波整流。全波整流将基线以下的肌电信号添加到基线以上的信号中，以形成一个全为正值的信号，如果基线为零，这相当于取信号的绝对值。半波整流会丢弃低于基线的肌电信号部分。

常用的肌电信号数据集，主要包含：

（1）Cometa + Dormo dataset（NinaPro DB4）：NinaPro DB4 通过 Cometa 的 12 个有源单差分无线电极收集肌肉活动的信号，8 个电极在前臂周围均匀间隔，与肱桡关节相对应；在指屈肌和指伸肌的主要活动点放置 2 个电极；2 个电极被放置在肱二头肌和肱三头肌的主要活动点上。该数据库中，表面肌电信号的采样频率为 2kHz。共包含 10 个完整受试者的 52 个动作，受试者均采用右手完成动作，每个动作重复 6 次。

（2）Double Myo dataset（NinaPro DB5）：NinaPro DB5 通过两个 Thalmic Myo 臂带收集肌肉活动的信号，包括 16 个有源单差分无线电极。顶部的 Myo 臂带靠近肘部，第一个传感器放置在肱桡关节上，第二个 Myo 臂带放在第一个之后，更靠近手，倾斜 22.5°。该数据库中，表面肌电信号的采样频率为 200Hz。共包含 10 个完整受试者的 52 个动作，每个动作重复 6 次。

（3）CSL-HDEMG 高密度肌电数据集：使用整片 8×24 电极整列从 5 名受试者采集 27 个手指动作的高密度肌电信号。电极阵列的电极间距为 10mm，有效通道数为 168 个。该数据集的肌电信号采集过程包括 5 次会话，每名被试者在每次会话中将每个动作重复做 10 次，肌电信号的采样率为 2 048Hz。

（4）CapgMyo 数据库：分为 3 个子数据库（分别表示为 DB-a、DB-b 和 DB-c）。DB-a 包含从 23 名受试者中 18 人获得的 8 个等距和等张手势。DB-a 中的手势对应 NinaPro 数据库中的编号 13～20，DB-a 中的每个手势都要保持 3～10s。

DB-b 包含与 DB-a 相同的手势设置，但来自 23 名受试者中的 10 人，在 DB-b 中，每个受试者在不同的时间进行了 2 次录音，录音间隔大于 1 周。因此，阵列的电极每次都连接在略有不同的位置。

DB-c 包含从 23 名受试者中 10 人获得的 12 个手指基本动作。DB-c 中的手势对应 NinaPro 数据库中的编号 1～12。在 DB-b 和 DB-c 中，每个手势保持约 3s。

采集设备由 8 个采集模块组成。每个采集模块包含一个矩阵型（8×2）差动电极阵列，其中每个电极直径为 3mm，水平布置电极间距 7.5mm，垂直布置电极间距 10.05mm。银 / 氯化银湿式电极为一次性电极，表面覆盖导电凝胶，接触阻抗小于 3kΩ。8 个采集模块用粘连带固定在右前臂周围。第一个采集模块放置在桡肱关节高度的指伸肌上；其他的则从受试者的角度顺时针等距排列，形成一个 8×16 的电极阵列。表面肌电信号在 20～380Hz 时进行带通滤波，在 1 000Hz 时进行采样，采用 16 位模数转换。得到的值归一化到［-1, 1］范围，对应于电压［-2.5mV, 2.5mV］。8 个采集模块的表面肌电信号数据封装在 ARM 控制器中，通过 WiFi 传输到 PC 上。整个设备由可充电锂电池供电。

3. 采集设备 临床上，肌电信号的获取常采用表面肌电采集仪获取。根据肌电传感器与主机之间的连接方式，表面肌电采集仪可分为有线和无线两类，由于有线表面肌电采集仪对受试者的运动范围有一定的限制,逐渐被无线表面肌电采集仪所代替。

肌电图仪通常由放大器、示波器、记录仪、监听器、刺激器和平均器等组成。平均器是现代肌电图机不可缺少的部分,其主要功能是从噪声中提取所需的电信号。另外,肌电图仪还有多种附件,如各式电极、示波器和照相机等,有的还配有专用计算机以及电子记忆系统。利用计算机技术,可作肌电图的自动分析。

第二节 生理信号数据类型

在本章第一节中,分别介绍了来自循环系统、呼吸系统、神经系统和运动系统的多种生理信号的定义、数据采集方法及采集设备。本节主要分析临床上常用的这几种生理信号数据及其典型的信号特征,以有助于利用大数据进行相关的人工智能分析。

一、心电信号数据

在一个正常心动周期中,一个典型的 ECG 波形是由 1 个 P 波、1 个 QRS 波群、1 个 T 波,以及在 50%～75% 的 ECG 中可能见到的 U 波(图 5-6)组成。心电图的基线被称为等电位线。一般情况下,等电位线在心电图中是指 T 波后和 P 波前的那一段波形。具体特征如表 5-1 所示。

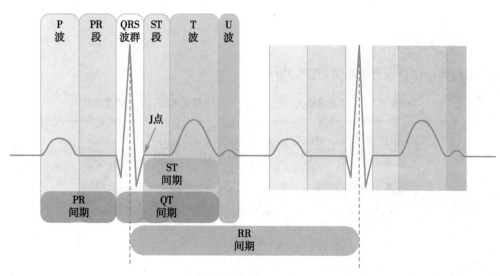

图 5-6 心电信号的主要特征

表 5-1 心电信号特征

特征	描述	量纲
RR 间期	相邻两个 R 波相隔的时间,可以反映心率。静息状态下心率一般在 60～100 次 /min	0.6～1.2s
P 波	在正常的心房除极过程中,心电向量从窦房结指向房室结。除极由右心房至左心房。这个过程在心电图上形成了 P 波。P 波的幅值不超过 0.25mV	80ms
PR 间期	PR 间期指从 P 波开始到 QRS 波群开始的时间。PR 间期反映了电冲动由窦房结发出,经房室结传入心室引起心室除极所需的时间。所以 PR 间期可以很好地评估房室结的功能	120～200ms
PR 段	PR 段连接了 P 波和 QRS 波群,代表心电冲动由房室结传到希氏束、左右束支及浦肯野纤维的过程。这个过程中心电冲动并不直接引起心肌收缩,而只是其向心室传导的一个过程,所以在心电图上显示一个平直段。PR 段对于临床诊断非常重要	50～120ms

续表

特征	描述	量纲
QRS 波群	QRS 波群反映了左右心室的快速去极化的过程。由于左右心室的肌肉组织比心房发达，所以 QRS 波群比 P 波的振幅高出很多。幅度一般为 10μV 至 4mV	80～120ms
J 点	J 点是 QRS 波群结束和 ST 段开始的位置。J 点用于 ST 段抬高或者压低的参照点	N/A
ST 段	ST 段连接 QRS 波群与 T 波，代表心室缓慢复极化的过程。它位于等电位线上	80～120ms
T 波	T 波代表心室快速复极化的过程，从 QRS 波群起始处到 T 波最高点这段时间称为心脏的绝对不应期，而 T 波的后半段则称为相对不应期。幅度不应低于同导联 R 波的 1/10	160ms
ST 间期	J 点到 T 波结束的时间	320ms
QT 间期	QT 间期是 QRS 波群开始到 T 波结束的时间。QT 间期过长是室性心动过速的危险因子之一，可能引起猝死。QT 间期受心率变化影响较大	300～430ms，QTc<440ms
U 波	并不能经常看到，振幅很低，跟随 T 波后出现。产生机制不清楚	

异常心电分类需要从心电信号中提取特征，如心率变异性、RR 间期、PR 间期等。心率变异性是指逐次心跳周期差异的变化情况，是由两个相邻的 RR 间期时间长短决定的，即从第一次心动周期至下一次心动周期间的微小差异。比较简单的计算方式是 NN50，即心电图中所有每对相邻正常心跳的时间间隔，差距超过 50ms 的数目。RR 间期就是统计相邻 R 之间的间隔时间，并将 1min 内的间隔时间绘制成曲线，观察变化趋势，例如正常心电与心房颤动信号之间的 RR 间隔就有非常明显的差别。正常心电与异常心电之间的节律存在差异，如心动过速，从频域上看高频成分相对较多。

二、脑电信号数据

脑电信号按频率可分为五个频带（图 5-7）。

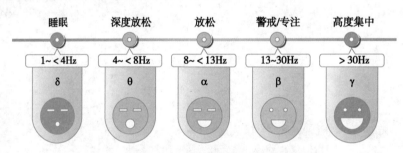

图 5-7　脑电信号的五种频率

1. **阿尔法波（α 波）**　清醒状态下在后头部出现的 8～<13Hz 的节律，大多数人为 9～10Hz，波幅为 10～100μV，正常人的基本节律，一般在枕区波幅最高。闭眼且精神放松状态下容易出现，双侧大致对称，是分析脑电图背景活动最重要的指标，与脑功能状态及发育水平有密切关系。比 α 波快的波称为快波；比 α 波慢的波称为慢波。

2. **贝塔波（β 波）**　频率范围在 13～30Hz 的快波活动，是正常成人清醒脑电图的主要成分，分布广泛，波幅为 5～20μV，不超过 50μV。不受睁眼、闭眼影响。额、颞、中央区 β 活动最明显。β 波是大脑皮质处在紧张和激动状态时电活动的主要表现。许多镇静催眠药物（例如巴比妥类、苯二氮草类、水合氯醛等）可以使 β 活动波幅增高，因而使 β 活动数量明显。

3. **伽马波（γ 波）**　频率为 30～50Hz（通常在 40Hz）。当人主观集中精神注意某项事物，或是受到集中而强烈的感官刺激时，其脑电信号在 γ 频段就会有明显的波动。γ 波对学习、记忆和处理非常重要，它被用作感官处理新信息的结合工具。据发现，精神障碍和学习障碍的个体的 γ 波活性往往低于平均水平。另外，冥想和 γ 波之间也有很强的联系。

4. 德尔塔波（δ波）　频率为 4Hz 以下，波幅为 10～200μV，正常成人在清醒状态下几乎不会出现 δ 波，但在睡眠状态下可出现 δ 波，婴儿时期的脑电图频率比幼儿更慢，常可见到 δ 波。经常存在的局灶性 δ 波或双侧暴发性 δ 节律，无论任何年龄均为异常，反映了潜在的皮质下病变。一般认为，高波幅的慢波（θ 波或 δ 波）可能是大脑皮质处于抑制状态时电活动的主要表现。θ 波或 δ 波属于慢波，见于正常婴儿、儿童及成人睡眠期。局限性慢波见于局限性癫痫、脑肿瘤、脑脓肿、脑外伤性血肿和伴有软化灶的脑血管病等。弥漫性慢波见于感染、中毒、低血糖、颅内高压病以及各种昏迷。

5. 西塔波（θ波）　频率为 4～<8Hz，波幅为 20～40μV，见于顶区、额颞区，正常人不超过 10%～15%。一般不成节律。浅睡时 α 波消失，θ 波先出现在两侧额部。两侧暴发性 θ 节律常反映潜在的皮质下病变。经常存在的局灶性 θ 节律属不正常表现。在幼儿时期脑电图频率比成人慢，一般会常常见到 θ 波。

脑电信号的特征用于表征一段时间内信号所含的信息，常用于后续其他领域的应用。EEG 传统特征主要分为时域特征、频域特征、时频域特征 3 类，下面将从这三个角度介绍特征的定义。其余的最新研究探索的特征将不介绍，若有兴趣可自行查阅最新的文献进行了解。

（一）时域特征

大多数脑电设备以时域形式采集 EEG 信号，故时域特征是最直观易得的特征，主要包括事件相关电位、信号统计量、能量、功率、高阶过零分析、Hjorth 参数特征、不稳定指数和分形维数。

（1）事件相关电位（event related potential，ERP）：由离散刺激事件引发的脑电电压波动，可反映认知加工的过程。与不间断的脑电电压波动幅度相比，大多数 ERP 幅度小，因此通常取多段由相同刺激引发的 EEG 的平均值分析 ERP。

（2）信号统计量：电信号通用的时域统计特征，简单易计算，且可以得到较好的效果。包括平均值、标准差、中位数等。

（3）能量：大脑皮质的活跃程度影响 EEG 的振幅，进而反映为能量的波动。信号的能量在时域上表示为幅度的平方。

（4）功率：平均功率可用能量除以采样数得到，在频域上也有能量和功率的计算方法。

（5）Hjorth 参数特征：信号在时域上的 Hjorth 参数特征。其中活动性衡量信号波幅的偏离程度；移动性衡量坡度的变化；复杂性衡量一个振幅上有多少个标准的坡。

（6）高阶过零分析（higher order crossings，HOC）：用信号通过零点的次数来反映信号的振荡程度。与谱功率相比，HOC 可以鲁棒地表征信号的振荡特点。

（7）不稳定指数（non-stationary index，NSI）：衡量局部平均值随时间的变化。NSI 越大表示局部平均值振荡越大。

（8）分形维数（fractal dimension，FD）：可用来表示时域信号的复杂程度。Sevcik 方法、分形布朗运动、计盒法、Higuchi 算法都可计算 FD，而 Higuchi 算法的效果更好。

（二）频域特征

由于时域特征无法展示信号的频率信息，研究者加入了频域分析。首先将原始的时域信号转换至频域获得频谱，之后将频段分解到与人的心理活动联系密切的 5 个子频段 α、β、γ、θ 和 δ。分解频段后，再分别提取功率、功率谱密度、事件相关同步化、事件相关去同步化、高阶谱、微分熵等特征。

（1）功率：频域上，可通过功率谱密度的积分运算得到。β 波段和 α 波段的平均功率之比可以表征脑部的活跃状态。

（2）功率谱密度（power spectral density，PSD）：描述信号的功率随频率的变化情况，可由直接法或间接法得到。

（3）事件相关同步化（event related synchronization，ERS）：在一个刺激事件之后的若干毫秒内，

EEG 信号在某一频段上功率的快速升高。

（4）事件相关去同步化（event related desynchronization，ERD）：在一个刺激事件之后的若干毫秒内，EEG 信号在某一频段上功率的快速降低；它们在时域中不明显，需要在频域上经过带通滤波和平滑后才能观察到。一般认为 ERS 和 ERD 与大脑神经元放电的同步性有关，当同步性增加时能量叠加变高，产生 ERS，同步性下降时能量降低，产生 ERD。

（5）高阶谱（higher order spectrum，HOS）：特征通常需要计算双谱（bispectrum）和双相干谱（bicoherence）。双谱是信号三阶矩的傅里叶变换，可用来量化信号分量之间的二次相位耦合，即原信号与谐波发生耦合作用，产生的新频率成分的和频与差频。双相干谱是双谱的归一化形式。

（6）微分熵（differential entropy，DE）：描述连续随机变量的熵，等于在特定频段上的能量谱的对数。

（三）时频域特征

傅里叶变换的作用范围是整个时域，缺乏局部化能力，且无法确认非平稳信号各频域成分对应的时刻，所以引入了时域与频域结合的时频域。通常做法是划分出若干时间窗，各窗内的子信号近似平稳，将其变换至频域得到一组频域特征，滑动时间窗可处理不同时段，从而同时获取信号的时域和频域信息，提高对不稳定信号的处理能力。通常使用短时傅里叶变换（short-time fourier transform，STFT）、小波变换（wavelet transform，WT）和小波包变换（wavelet packet transform，WPT）或希尔伯特 - 黄变换（Hilbert-Huang transform）进行时频域信号变换。

（1）短时傅里叶变换：可提高对噪声干扰的鲁棒性。通常默认使用高斯函数，此时 STFT 也称 Gabor 转换。

（2）小波变换：同时在时域和频域获得高分辨率。将信号分成低频和高频两个部分，只分解低频部分，会导致忽略表征信号细节的高频部分，使高频分辨率差，丢失细节信息。

（3）小波包变换：将信号分解为低频和高频部分，两部分都会继续分解，低频上丢失的信息可以在高频中补充。小波包变换可以提供更丰富的信号分析，提高分辨率。

（4）希尔伯特 - 黄变换：是一种非线性的时频域特征提取方法，抵抗噪声干扰的能力强。

三、肌电信号数据

侵入式肌电检测具备高选择性、高信噪比和检测直接的优点，这些特点使侵入式肌电成为临床检测神经肌肉疾病的标准方法。侵入式肌电获取的运动单位动作电位（motor unit action potential，MUAP）波形经过特征提取得到幅值、相位数、持续时间等形态学参数。

幅值一般由 MUAP 的峰值表示，正常范围在 0.25～5mV，其大小直接反映了该运动单元（motor unit，MU）所支配肌纤维的数目。一般而言，神经源性疾病导致 MUAP 幅值异常增大；相反，肌源性疾病则造成较小的幅值。

MUAP 波形的相位数反映了运动终板处动作电位在不同肌纤维生理或病理状态下传播产生的变异程度。正常情况下 MUAP 的相位在 4 相位及以下，神经源性疾病和肌源性疾病可能引起部分 MU 的 MUAP 相位数异常，即多相波占比出现异常。由神经源性疾病引起的多相波比例增加通常由传导速度下降引起，而肌源性疾病中常见的多相波比例下降由肌纤维尺寸变化引起。

MUAP 的持续时间是指动作电位起止点之间的时间间隔。它的大小与 MU 所支配的肌纤维总数有关，不易受电极位置微小变化的影响。正常受试者的 MUAP 持续时间在 5～15ms，具体数值与年龄和受检肌肉有关。

非侵入式的表面肌电检测，记录得到的肌电信号是当前被检肌肉所有激活 MU 产生的 MUAP 与噪声的叠加，因此呈现出复杂的干扰相状态。表面肌电信号具备无创性且能反映肌肉全局状态的性质,受到广大研究工作者的青睐,引发了广泛的研究兴趣,在临床和日常生活中逐渐得到运用和推广。表面肌电信号的能量比较微弱,幅值比较小,需要高灵敏度的设备才能采集。表面肌电信号的幅值范围为0~500μV,带宽为0~1 000Hz,有效带宽是0~500Hz。健康人的表面肌电信号幅值范围一般是1~3mV,对于肢体功能障碍的患者,其肌电信号的幅值通常小于350μV,有的甚至不足1μV。

当肌肉用力发生改变,表面肌电的时域波形变化较大,而频域特征变化不是很大,因此通常采用频域参数反映表面肌电信号的肌电特征。同一块肌肉在做不同动作时,肌肉表面肌电信号的幅值特性曲线形状变化不大,非常类似,说明不同肌肉的表面肌电信号也不同,存在着一定的规律性。综上所述,表面肌电信号会受到各种内在因素的影响,比如不同个体、同一个体不同的肌肉,所采集到的表面肌电信号都会有所不同,而且除了内在因素,还有外部因素对表面肌电信号参数产生影响,比如噪声、信号串扰等。但是,表面肌电信号仍有一定的规律性可循,总结肌电信号具有以下几种特点。

(1)微弱性:肌肉动作电位将产生-90~30mV的电势差,由于人体是电的不良导体(1MΩ数量级内阻),故所采集的肌电信号一般在微伏级或毫伏级。

(2)低频特性:生物电信号的频率普遍很低,肌电信号一般在零点几赫兹到几千赫兹,有用信号频率位于0~500Hz,主要能量集中在20~150Hz。

(3)交变性:肌电信号是乱序的交流电压,其幅值与产生的张力基本成正比。

(4)对称性:肌电信号由正弦波叠加形成。

(5)不稳定性:肌电信号是一非稳态随机过程,它的幅值、方差、能量及频率因收缩等级的不同而不同。

肌电信号的特征主要包含三大类型:时域特征、频域特征和时频域特征。

(1)时域特征:是直接从原始表面肌电信号计算出来的,它是时间的函数。与表面肌电信号的其他特性相比,计算复杂度低,得到了广泛的应用。经常使用的表面肌电信号的时域特征包括波形长度(WL)、平均绝对值(MAV)、综合肌电图(iEMG)、直方图(HIST)、均方根(RMS)、零交叉(ZC)、标准差(SD)、斜率符号变化(SSC)、Willison幅值(WAMP)、方差(VAR)、V阶(V)、简单平方积分(SSI)等,它们通常是组合使用的。

(2)频域特征:是通过表面肌电信号的自相关函数的傅里叶变换计算得到的,并用周期图或参数法估计。表面肌电信号的频域特征主要包括频比(FR)、总功率(TP)、平均功率(MP)、中值频率(MDF)、平均频率(MNF)、功率谱(PS)等。

(3)时频域特征:是在时间和频率上定位表面肌电信号的能量,通常是特征提取的重要方法。时频分析的典型代表是小波变换。不同的小波系数构成不同的频带,提取统计指标作为时频域特征。

四、多导生理信号数据

多导生理信号是兼容多种生理信号数据记录和同步,包含脑电、心电、肌电、眼动、皮肤电导、呼吸、温度等。

临床典型应用包括多导睡眠图(polysomnography,PSG),它通过夜间连续的呼吸、动脉血氧饱和度、脑电图、心电图、心率等指标的监测,了解打鼾者有无呼吸暂停、暂停的次数、暂停的时间、发生暂停时最低动脉血氧值及对身体健康影响的程度,是国际公认的诊断睡眠呼吸暂停低通气综合征的"金标准"。

PSG测量的参数包括以下几方面。

(一)脑电图

脑电波是一种使用电生理指标,记录大脑活动时的电波变化,是脑神经细胞的电生理活动在大脑皮质或头皮表面的总体反应。脑电是评价睡眠状态的"金标准",也是专业睡眠 PSG 监测设备中最重要的参数,用于睡眠分期。

R-K 睡眠分期标准中,清醒期状态下 EEG 信号表现为 α 波,伴随眼部转动。非快眼动睡眠 I 期(NREM-I)是由清醒期进入睡眠期的过渡状态,持续时间为 1～5min,主要表现为心率和呼吸频率降低,α 波活动降低,出现少量的 β 波和 θ 波活动,该阶段占总睡眠时间的 5%～9%。睡眠健康者从 NREM-I 期会直接进入非快眼动睡眠 II 期(NREM-II),每个周期中 NREM-II 期持续时间为 15～30min,在整夜的睡眠中,NREM-II 占总睡眠时间的 45%～55%。非快眼动睡眠 III 期(NREM-III)和非快眼动睡眠 IV 期(NREM-IV)也称为慢波睡眠期。NREM-III 期占总睡眠时间的 4%～6%,该阶段属于中度睡眠,EEG 中的纺锤波幅度增加,频率下降,出现 δ 波活动。NREM-IV 期为深度睡眠阶段,纺锤波消失,主要以 δ 波活动为主,占总睡眠时间的 12%～15%。健康睡眠者从 NREM-IV 期过渡到 NREM-II 期后,会进入快速眼动期(rapid eye movement,REM),占睡眠总时间的 20%～25%。

近年来随着穿戴式监测技术的进步,也有学者研究了基于少通道、单通道脑电监测分析睡眠状态的方法,出现了更多利用人工智能分析脑电进行自动睡眠分析的方法,最近邻算法(k-nearest neighbor,kNN)、线性判别式分析(linear discriminant analysis,LDA)、隐马尔可夫模型(hidden Markov model,HMM)等方法均被用于 EEG 睡眠分期。支持向量机(support vector machine,SVM)在解决小样本、高纬度、局部最小等问题上具有较好的效果,因此被广泛应用于 EEG 睡眠分期。同时,人工神经网络(artificial neural network,ANN)也被应用于自动 EEG 睡眠分期领域,如递归神经网络(recurrent neural network,RNN)的节点间存在不定向环,因此具有记忆功能,适合处理 EEG 信号等时间序列信号。

(二)眼电图

眼电图是一种检测眼静电位,随明暗适应改变而产生缓慢变化的一种客观定量的视网膜功能检查方法,它反映视网膜色素上皮 - 光感受器复合体的功能。在多导睡眠图中,使用 1 个中央头皮电极、2 个眼电电极、1 个肌电电极对和参考电极、接地电极采集信号,而眼电图常配合其他电生理信号(脑电、肌电)对睡眠质量进行评定,睡眠情况被划分为 30s 的清醒时期、运动时间、睡眠阶段快眼动睡眠(REM sleep)、NREM-I、NREM-II、NREM-III 和 NREM-IV。近年来也有研究提出仅基于单通道、双通道的眼电信号特征分析的睡眠分期监测方法,利用改进阈值的双树复小波变换对信号进行去噪处理,提取小波包子频带信号的自回归模型系数和小波包能量,采用支持向量机对不同 30s 睡眠单位进行分类并利用平滑规则进行连续性处理,得到了 91.19% 的准确度。

(三)下颌表面肌电图

下颌表面肌电信号是由多块肌肉运动的动作电位在皮肤表面叠加形成。有相关研究证明下颌 sEMG 基本能代表颏舌肌(genioglos-sus,GG)活性的变化,且具有很好的稳定性,现已用于睡眠阶段、睡眠呼吸等睡眠相关行为的研究。下颌肌电主要用于夜间睡眠期间磨牙情况的监测,有研究发现有磨牙习惯的睡眠障碍患者相较于常人,其 NREM-II 睡眠期缩短,患者有正常的非快速和快速眼动期的周期,但 REM 的出现频率增加,这些是快速眼动期睡眠异常中的表现,因此下颌肌电异常多发生在 NREM-II 期和 REM 睡眠期。人在非快速动眼睡眠时,遵循交互循环模式,每隔 20～40s 发生一次短暂的觉醒循环,而磨牙是和觉醒有关的现象,夜磨牙症患者的短暂觉醒次数较对照组明显提高。

(四)心电图

心电图(ECG)是利用心电图机从体表记录心脏每一心动周期所产生的电活动变化图形的技术,用途广泛,在睡眠监测中也是一项重要参数。睡眠呼吸暂停能引起心率的周期性变化,发生呼吸暂停时心动过缓,呼吸暂停结束时,心动过速且血压升高。呼吸暂停发作时,由于缺氧及高碳酸血症,交感神经活动逐渐增加,在呼吸暂停结束时,交感神经活动最为明显,昼夜心率变异性明显减弱。动态心电图不但能实时记录心电信号,还可以直接记录呼吸波或推导呼吸曲线,价格低廉、使用方便,因此也有研究基于动态心电图联合血氧监测仪,依据呼吸信号、心电图与血氧仪联合诊断呼吸睡眠情况,以方便普通人群就诊,做到早发现、早治疗,提高生活质量。

(五)口鼻气流

在 PSG 监测中,通过热敏式口鼻气流管监测呼吸。一旦发生睡眠呼吸暂停,口鼻气流量低于正常水平的 90%,且持续时间超过 10s,在情况较严重时气流量低于正常的 30% 且血氧饱和度下降 4%。口鼻气流量监测最适合用于判断患者是否有阻塞性睡眠呼吸暂停,通过对气流量的长期监测可以在一定程度上判断患者是否有上气道解剖狭窄、舌后坠等呼吸道结构异常,后者可以导致阻塞性睡眠呼吸暂停和低氧血症,迫使患者经常出现觉醒,不能入眠。

(六)胸腹运动

呼吸信号不仅包括鼻呼吸,还有胸呼吸和腹部呼吸,胸腹运动监测用于监视呼吸肌运动情况。呼吸肌包括肋间肌、膈肌、腹壁肌、胸锁乳突肌、背部肌群、胸部肌群等,在正常情况下,呼吸肌能很好地协调呼吸运动,吸气时胸廓和腹部均向外运动,呼气时向内运动。而中枢性睡眠呼吸暂停发生时呼吸驱动能力暂时丧失,气流及胸腹呼吸运动全部消失。阻塞性睡眠呼吸暂停发生时,上气道气流消失,但胸腹部的呼吸运动依然存在且运动的方向相反,气流量明显减少。呼吸消失 10s 以上为发生 1 次呼吸暂停。长期的睡眠胸腹运动监测能够及时发现患者的呼吸暂停,减少患者睡眠过程中发生低氧血症的情况。

(七)血氧饱和度

血氧饱和度(oxygen saturation,SO_2)是血液中被氧结合的氧合血红蛋白的容量占全部可结合的血红蛋白容量的百分比,即血液中血氧的浓度,它是呼吸循环的重要生理参数。睡眠中出现任何形式的呼吸暂停,都会影响机体的氧气摄入及代谢循环,使血氧值降低,严重时会诱发低氧血症(SO_2 <90%)。首先出现的是代偿性心率加速,心搏及心排血量增加,循环系统以高动力状态代偿氧含量的不足。同时产生血流再分配,脑及冠状血管选择性扩张以保障足够的血供。但在严重的低氧状况时,由于心内膜下乳酸堆积,腺苷三磷酸(adenosine triphosphate,ATP)合成降低,产生心肌抑制,导致心动过缓、期前收缩、血压下降与心排血量降低,以及出现心室颤动等心律失常乃至停搏。因此血氧饱和度的监测对于睡眠障碍患者十分重要。结合其他生理指标或单独以低氧血症发作的时间占总睡眠时间的百分比作为监测、诊断标准,是多导睡眠图必要的一环。

第三节　生理信号数据要素分析

一、数据标准

同一种生理信号的采集往往涉及多种方法,如果没有一个统一的标准,这些数据将很难进行下一步的研究。在大数据时代下,数据的标准化对于提高数据质量具有很大的帮助,以保证应用系统或项目之间上传下达、信息共享、集成整合和协同工作等。目前存在各区域及各行业间标准不统一的问题,甚至出现矛盾或混淆的情况,导致数据的交换与共享比较困难。建立统一的数据标准有助于对数据进行统一规范的管理,进一步消除各区域各行业间的数据壁垒,方便数据共享。主要生理信号标准如表 5-2 所示。

表5-2 主要生理信号标准

项目		标准编号	标准名称	批准日期	实施日期
心电	国际	ISO/IEEE 11073-10102：2014	Annotated ECG	2014-02-13	—
		IEC 60601-1：2005＋AMD1：2012 CSV Consolidated version	Medical electrical equipment - Part 1: General requirements for basic safety and essential performance	2012-08-20	—
		ANSI/AAMI/IEC 60601-2-47：2012	Medical electrical equipment - Part 2-47: Particular requirements for the basic safety and essential performance of ambulatory electrocardiographic systems	2012-02-16	—
		ANSI/AAMI/IEC 60601-2-25：2011	Medical electrical equipment - Part 2-25: Particular requirements for the basic safety and essential performance of electrocardiographs	2011-10-19	—
		ANSI/AAMI/IEC 60601-2-27：2011	Medical electrical equipment - Part 2-27: Particular requirements for the basic safety and essential performance of electrocardiographic monitoring equipment（includes erratum）	2011-03-30	—
	国内	GB 9706.25—2005	医用电气设备 第2部分：心电监护设备安全专用要求	2005-10-10	2006-08-01
		GB 9706.227—2021（替代GB 9706.25—2005）	医用电气设备 第2-27部分：心电监护设备的基本安全和基本性能专用要求	2021-10-11	2023-05-01
		GB 10793—2000	医用电气设备 第2部分：心电图机安全专用要求	2000-07-12	2000-12-01
		GB/T 27733—2011	心电图纸	2011-12-30	2012-07-01
		YY 0782—2010	医用电气设备 第2-51部分：记录和分析型单道和多道心电图机安全和基本性能专用要求	2010-12-27	2012-06-01
		YY 1079—2008	心电监护仪	2008-04-25	2009-12-01
		YY/T 0195—1994	心电图机可靠性试验方法	1994-12-19	1995-05-01
		YY/T 0196—2005	一次性使用心电电极	2005-12-07	2006-12-01
		YY 1139—2013（替代 YY 1139—2000）	心电诊断设备	2013-10-21	2014-10-01
		YY 0828—2011	心电监护仪电缆和导联线	2011-12-31	2013-06-01
		YY 0885—2013	医用电气设备 第2部分：动态心电图系统安全和基本性能专用要求	2013-10-21	2014-10-01
		YY 9706.247—2021（替代YY 0885—2013）	医用电气设备 第2-47部分：动态心电图系统的基本安全和基本性能专用要求	2021-09-06	2024-05-01
		YY 0448—2009	超声多普勒胎儿心率仪	2009-11-25	2010-12-01
脑电		IEC 80601-2-26：2019	Medical electrical equipment – Part 2-26: Particular requirements for the basic safety and essential performance of electroencephalographs	2019-05-22	—
	国内	GB 9706.26—2005	医用电气设备 第2部分：脑电图机安全专用要求	2005-10-10	2006-08-01
		YY/T 0909—2013	脑电生物反馈仪	2013-10-21	2014-10-01

续表

项目		标准编号	标准名称	批准日期	实施日期
肌电		YY/T 1095—2015（替代 YY/T 1095—2007）	肌电生物反馈仪	2015-03-02	2016-01-01
脉搏 血氧		YY 0784—2010	医用电气设备 医用脉搏血氧仪设备基本安全和主要性能专用要求	2010-12-27	2012-06-01
血压	国内	GB 3053—1993	血压计和血压表	1993-10-16	1994-06-01
		YY 0781—2010	血压传感器	2010-12-27	2012-06-01
		YY 0783—2010	医用电气设备 第2-34部分：有创血压监测设备的安全和基本性能专用要求	2010-12-27	2012-06-01
		YY 0667—2008	医用电气设备 第2部分：自动循环无创血压监护设备的安全和基本性能专用要求	2008-10-17	2010-06-01
		YY 0670—2008	无创自动测量血压计	2008-10-17	2010-06-01
		YY/T 0754—2009	有创血压监护设备用血压传输管路安全和性能专用要求	2009-11-25	2010-12-01

二、数据隐私

生理信号数据可应用于患者的临床诊治和科学研究，是具有重大价值的科学数据。根据 2018 年《国务院办公厅关于印发科学数据管理办法的通知》，涉及国家秘密、国家安全、社会公共利益、商业秘密和个人隐私的科学数据，不得对外开放共享；确需对外开放的，要对利用目的、用户资质、保密条件等进行审查，并严格控制知悉范围。

涉及国家秘密的科学数据的采集生产、加工整理、管理和使用，按照国家有关保密规定执行。主管部门和法人单位应建立健全涉及国家秘密的科学数据管理与使用制度，对制作、审核、登记、拷贝、传输、销毁等环节进行严格管理。对外交往与合作中需要提供涉及国家秘密的科学数据的，法人单位应明确提出利用数据的类别、范围及用途，按照保密管理规定程序报主管部门批准。经主管部门批准后，法人单位按规定办理相关手续并与用户签订保密协议。主管部门和法人单位应加强科学数据全生命周期安全管理，制定科学数据安全保护措施，加强数据下载的认证、授权等防护管理，防止数据被恶意使用。

对于需对外公布的科学数据开放目录或需对外提供的科学数据，主管部门和法人单位应建立相应的安全保密审查制度。法人单位和科学数据中心应按照国家网络安全管理规定，建立网络安全保障体系，采用安全可靠的产品和服务，完善数据管控、属性管理、身份识别、行为追溯、黑名单等管理措施，健全防篡改、防泄露、防攻击、防病毒等安全防护体系。科学数据中心应建立应急管理和容灾备份机制，按照要求建立应急管理系统，对重要的科学数据进行异地备份。对于伪造数据、侵犯知识产权、不按规定汇交数据等行为，主管部门可视情节轻重对相关单位和责任人给予责令整改、通报批评、处分等处理或依法给予行政处罚。对违反国家有关法律法规的单位和个人，依法追究相应责任。

2020 年，第十三届全国人民代表大会第三次会议表决通过了《中华人民共和国民法典》，对于数据隐私也做了进一步说明。如第一千零三十四条，自然人的个人信息受法律保护，个人信息是以电子或者其他方式记录的能够单独或者与其他信息结合识别特定自然人的各种信息，其中就包括了个人的生理信号数据。第一千零三十五条进一步规定：信息处理者在进行个人信息的收集、存储、使用、加工、传输等行为时，必须征得权利人同意，并明示处理信息的目的、方式和范围，不违反法律、行政法规的规定和双方的约定。

三、数据标注

数据标注用于识别原始数据（图片、文本文件、视频等）并添加一个或多个有意义的信息标签，从而提高数据的可用性以及使机器学习模型能够进行学习。例如，标签可指示相片是否包含鸟或汽车，录音中有哪些词发音，或者 X 线影像是否包含肿瘤等。各种实用案例都需要用到数据标注，包括计算机视觉、自然语言处理和语音识别。如果说数据是人工智能赖以发展的基石，属于劳动密集型的数字资源，算法体现的是人工智能的"智能"部分，那么数据标注就体现了"人工"部分。随着人工智能在科研和商业中价值的日渐上升，科研机构和相关企业对数据标注也有更高的要求，数据服务供应商也在力求提高标注数据集的质量与个性化。

成功的机器学习模型建立在大量高质量训练数据的基础之上。在机器学习中，用作客观标准训练和评估指定模型的正确标注的数据集通常称为"标准答案"。训练模型的准确度将取决于标准答案的准确度，付出足够的资源确保高准确度的数据标注至关重要。但是，有时标注数据的获取成本远高于未标注的原始数据，构建这些模型所需的标注数据的过程通常十分昂贵、复杂和耗时。当前创建的大多数模型都需要人工以手动方式标注数据，从而使模型学习如何作出正确决策。为了应对这种挑战，可以利用机器学习模型自动标注数据，以使标注更加高效。

在此流程中，先在由人类标注的原始数据子集上训练用于标注数据的机器学习模型。如果标注模型基于其迄今所学的内容认为其结果的置信度较高，它会自动将标签应用于原始数据。如果标注模型认为其结果置信度较低，它会将数据传递给人工标识器进行标注。然后，将人类生成的标签反馈给标注模型供其从中学习，并提高其自动标注下一组原始数据的能力。随着时间的推移，该模型可以自动标注越来越多的数据，并大大加快创建训练数据集的速度。

机器模型学习中最有效的方法仍然属于监督学习的范畴，需要大量标注好的数据作为训练样本，以便从中学习有效的模型，从而对未知的样本进行推理预测。数据标注是深度学习过程中一个不可或缺的重要环节。但由于数据量太大，直接人工数据标注一方面需要花费大量的人力和时间成本，另一方面由于长时间工作，疲劳现象不可避免，数据标注的准确度会大大下降，从而导致机器在错误的数据标签中无法学习到有效的信息，最终影响深度学习模型的泛化能力。

数据标注行业相关企业按参与模式主要分为自建工厂和众包标注两种模式。自建工厂模式主要是一个公司或机构组织专业的团队进行人工标注的工作任务。从数据标注代表企业业务布局来看，大部分数据标注服务商提供文本、语音、图像、视频等各类型数据标注，服务应用领域涵盖安防、智能驾驶、医疗、教育、金融等多个领域，主要客户包括科技公司、人工智能企业、传统企业、政府部门、科研机构等。

众包标注是一种新式服务，"众包"一词最早由 Howe 和 Mark Robingson 在 2006 年美国《连线》发表的文章中提出，它的描述正是一种基于网络的商业模式：公司或组织把自己遇到的问题公开发布到一个分布式公共网络中，使来自网络的各个个体可以协作解决问题。众包数据标注，这其实是非常必要的，尤其是对于大量数据的标注，单靠研究人员是很难标注完成的。

一般众包数据标记包含以下三个流程。

（1）任务分配：一般数据分配由后台自动分发，根据用户选择标注类型每次分发几条内容，标注完成后再次分发。

（2）复核入库：一般一条任务会分配给大于 3 个人的基数人员完成，根据少数服从多数原则确定该条数据的最终标签。

（3）质量验收：一般会根据用户标注总数量和入库数量计算该用户的标注质量和计算有效标注数量，质量高的和质量低的薪酬计算方法会有差别，以此淘汰不能完成高质量标注的人员。

本 章 小 结

　　生理信号数据种类繁多,且与人体的生理状态息息相关,临床上对于疾病的发病机制、疾病进展情况及诊断具有重要的意义。另外,随着心电手环等智能穿戴式设备的普及,生理信号在人体健康监测方面也变得越来越重要。因此,如何从海量的数据中提取反映人体健康状态和生理状态相关的有用信息,并对这些信息进行智能分析,从而发现潜在的健康问题和疾病,需要进一步学习大数据处理技术和人工智能技术。

思 考 题

　　1. 心电信号跟人类的情绪是否有关系?

　　2. 穿戴式心电设备能否代替临床上的 12 导联心电图设备?

　　3. 脑电信号跟哪些脑部疾病有关联?

　　4. 除了本章介绍的实例,多导生理信号还可以应用在哪些方面?

（刘　宾　李建清）

第六章

生命组学数据

生命组学数据是医学研究中各类组学数据的总称。组学技术广泛应用于生命组学数据的研究，组学是对一组分子进行全面或全局的评估。单一类型的组学研究仅能在单一水平上揭示生命组学数据相关分子信息，而多组学整合分析的策略可以很好地解读生命组学数据分子图谱，了解人的生命或者疾病起始、变化和进展的机制。本章将介绍生命组学数据的产生来源、类型及基本分析要素。

第一节　生命组学数据的来源

科学家通过生命组学数据研究疾病发生发展，依赖于日新月异的生物技术，目前生命组学数据主要来源于芯片、测序、质谱和磁共振等。

一、芯片来源

早期的生物信息学数据都是由芯片产生，虽然现在逐渐被测序等技术替代，但低成本仍然是芯片不可替代的原因之一，仍然会有不少科研项目选择芯片进行样本检测。

（一）芯片简介

芯片又称为微阵列，几平方厘米的面积中可以包含几万个不同序列的点阵，允许在固体基质上同时分析数千个样品。具体来说，微阵列是由基于固体基质（通常是载玻片或硅薄膜）上的大量序列已知的 DNA 或寡核苷酸探针密集排列而成，待测定的生物分子（如 DNA、RNA、蛋白质等）与微阵列通过碱基互补配对方式杂交进行核酸序列的测定。当溶液中带有荧光标记的序列与微阵列中对应位置上的探针产生互补配对时，通过确定荧光强度最强的探针位置，检测到一组序列互补的探针，据此重组出靶核酸的序列（图 6-1）。最终检测到的是信号值和探针在芯片上的定位信息，通过后续的背景处理、归一化处理、差异分析等步骤进行芯片数据的分析。

由于成本低以及一张芯片可检测多种样本的优势，芯片制备技术极大地推进了生物芯片的发展，从实验室手工或机械点制芯片到工业化原位合成制备，从几百个点的芯片到几百万点的高密度芯片。但由于只能检测设计好的核酸序列（DNA 和 RNA）或蛋白质，又限制了生物芯片的发展。

（二）芯片检测的组学数据类型

按照芯片上的探针种类对芯片进行分类，可分为核酸芯片（DNA 和 RNA）和蛋白质芯片，目前应用最广泛的是核酸芯片。

核酸芯片是传统的核酸杂交技术与微加工技术以及化学中的合成技术相结合而产生的一个复合体，其原理仍然是基于碱基互补配对。核酸芯片根据待检测的核酸类型分为 DNA 芯片和 RNA 芯片。

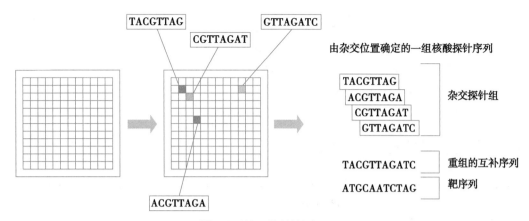

图 6-1　基因芯片检测原理

DNA 芯片检测 DNA 序列的变化，包括单核苷酸多态性（SNP）分型、拷贝数变异（copy number variation，CNV）和 DNA 甲基化等。SNP 芯片基于已知的 SNP 位点设计探针，然后将探针与检测样本的基因组 DNA 进行杂交，杂交之后 SNP 探针遇到不同的基因型会产生不同的颜色，从而实现基因分型。目前有众多型号的商业 SNP 芯片，可覆盖检测的 SNP 位点数从几十万到几百万不等，满足各种不同的研究需求。SNP 芯片除了可以获得基因分型之外，还可以根据基因分型结果推断样本发生的 CNV。此外 CNV 还可以通过基于芯片的比较基因组杂交（array-based comparative genomic hybridization，aCGH）技术获得，该技术是一种双色芯片，通过红绿两种荧光的比值，来反映测试样本相对对照样本的 DNA 拷贝数变化。aCGH 芯片在检测 CNV 方面具有高灵敏度、高分辨率，已成为检测 CNV 的"金标准"之一。

DNA 甲基化芯片是探索 DNA 甲基化状态的重要工具，其在通量、覆盖度、性价比方面都优于第二代测序技术。DNA 样品通过亚硫酸盐处理后，非甲基化的胞嘧啶（cytosine，C）变成了尿嘧啶（uracil，U），而甲基化的 C 保持不变，亚硫酸盐处理后的 DNA 序列与探针杂交，通过不同的探针的信号值区分甲基化的 CpG 位点和非甲基化的 CpG 位点的比例。其产品进化路线是从最开始的 27K 发展到 450K，目前已经发展到 850K。850K 甲基化芯片属于高通量的定量检测，可同时检测超过 850 000 个位点，可覆盖超过 95% 的 CpG 岛，99% 的 RefSeq 基因，保留了超过 90% 的 450K 甲基化位点。同时覆盖了增强子区域，在增强子区域新增了 350 000 个甲基化位点，具有优异的表现。

RNA 芯片即基因表达谱芯片，采用互补脱氧核糖核酸（complementary deoxyribonucleic acid，cDNA）或寡核苷酸片段作探针，固化在芯片上；将待测样品（处理组）与对照样品的信使核糖核酸（messenger RNA，mRNA）以两种不同的荧光分子进行标记，然后同时与芯片进行杂交，通过分析两种样品与探针杂交的荧光强度的比值，检测基因表达水平的变化。针对不同类型的 RNA，目前有长链非编码核糖核酸（long non-coding RNAs，lncRNA）芯片、小分子核糖核酸（microRNA，miRNA）芯片、环状核糖核酸（circular RNAs，circRNA）芯片等，这些芯片针对不同类型 RNA 的特点，设计不同特点的探针，靶向杂交不同的目的片段，从而从不同角度研究 RNA 对基因表达水平的影响。

蛋白质芯片是一种体外检测蛋白质相互作用的方法，基本原理是蛋白质分子作为配基（探针蛋白），将其有序地固定在固相载体（滴定板、滤膜、玻璃片等）的表面形成微阵列，根据这些蛋白质分子的特性，捕获能与之特异性结合的待测蛋白质，后续再进行洗涤、纯化和生化分析等步骤。主要优势在于利用平面上有序排列的管、腔（孔）或各自独立的点进行样本检测，实现大量样本的平行分析。

（三）芯片数据的应用

DNA 芯片主要用于病理学研究，筛选突变信息，例如体细胞突变、单核苷酸多态性、拷贝数变异和结构改变等。DNA 甲基化芯片常用于判断是否发生了表观遗传学修饰,用于确定表观遗传修饰位点和修饰的强度。RNA 芯片用于检测不同类型 RNA 的表达,执行表达分析,找出关键差异基因。蛋白质芯片可用于检测蛋白 - 蛋白、蛋白 - 小分子、蛋白 -DNA、蛋白 - 抗体、蛋白 - 脂类之间的相互作用。表 6-1 是不同芯片间的比较。

表 6-1　不同芯片间的比较

类型	检测物质	应用
DNA 芯片	DNA	检测体细胞突变、单核苷酸多态性、拷贝数变异和结构改变
DNA 甲基化芯片	DNA 甲基化	检测 DNA 甲基化修饰,寻找 DNA 甲基化特异性差异位点、差异区域
mRNA 芯片	mRNA	检测 mRNA 的表达,找出关键差异基因
microRNA 芯片	microRNA	检测 microRNA 的表达,找出关键差异 microRNA
lncRNA 芯片	lncRNA	检测 lncRNA 的表达,研究 lncRNA 的功能
circRNA 芯片	circRNA	检测 circRNA 的表达,研究 circRNA 的功能
蛋白质芯片	蛋白质	分析蛋白质与蛋白质间、蛋白质与 DNA 间、蛋白质与 RNA 间,以及蛋白质与配体间的相互作用

二、测序来源

测序是确定生物聚合物的一级结构,在核酸序列中确定碱基顺序。测序技术可以对人类、动物、植物和微生物等多种生命类型和物种的完整 DNA、RNA 进行测序,产生物种的基因组、转录组、表观组数据。

(一)测序技术的发展

DNA 测序技术经历了多个技术革命和增长。1975 年 Sanger 和 Coulson 建立了"加减法"测序技术。1977 年两位科学家加入 4 种双脱氧核苷三磷酸(dideoxyribonucleoside triphosphate,ddNTP)随机终止测序反应,形成了双脱氧链终止法,大大提高了 DNA 序列测定的效率和准确性。传统的化学降解法、双脱氧链终止法以及在这两种基础上发展起来的各种 DNA 测序技术统称为第一代 DNA 测序技术。人类基因组计划(human genome project,HGP)主要基于第一代测序技术完成。人类基因组计划完成之后,科学家将重点转向基因功能的研究,要求对人类基因组进行大规模的重复测序与深度测序,进而产生了新一代 DNA 测序技术,即第二代测序技术。第二代测序技术的显著特征是高通量、低成本,目前仍是主流测序技术,可用于从头测序、重测序、转录组和表观组等研究。然而二代测序读长短、依赖于模板的扩增易引入扩增错误,在基因组组装、全长转录本鉴定等数据分析方面存在局限。因此基于单分子测序技术的第三代测序技术应运而生。三代测序具有超长读长、运行时间短、无须模板扩增、直接检测表观修饰位点和直接测转录本等优点,但也有原始数据准确率低,有效反应孔不足导致通量低等缺点。目前,三代测序应用于基因组组装、转录组测序甲基化分析和基因组重测序等方面。表 6-2 介绍了一、二、三代测序的特点。

表 6-2　一、二、三代测序特点

测序方法	优点	缺点
一代测序	高读长、高准确	高成本、低通量
二代测序	高通量、低成本	短读长
三代测序	高读长	高错误率

(二)测序来源的数据类型

基因组、转录组、表观组数据均可通过测序方法得到,但测序前对待测物质的处理不同。

DNA 测序是确定给定 DNA 片段的核苷酸顺序的过程，可以产生基因组数据。通常的方法是从样品中提取 DNA，制备基因组 DNA 测序文库后进行全基因组测序，也可以利用序列捕获技术将外显子区域 DNA 捕捉并富集后进行全外显子组测序或通过特异性探针捕获多个相关基因目标区域 DNA 片段，进行目标序列捕获测序，分别对应全基因组、全外显子组和捕获区域内的 DNA 序列。

转录组测序（transcriptome sequencing）是通过测序平台快速全面地获得某一物种的特定细胞或组织在某一状态下的几乎所有的转录本及基因序列，可以用于研究基因表达量、基因功能、基因结构、可变剪接和新转录本预测等方面。对 RNA 进行测序，通常的方法是先对从样品中提取的 RNA 进行逆转录，生成 cDNA 片段，构建文库后进行测序。单细胞转录组测序是近年来的研究热点，可以提供单个细胞的表达谱。早期的方法是将单个细胞分离到不同的孔中。最近的方法是将单个细胞封装在微流体装置的液滴中，发生逆转录反应生成 cDNA。与基因芯片相比，RNA-seq 在无须预先设计探针的条件下便可以对特定组织或细胞进行检测，以便提供更广泛的检测范围，并且通量高、分辨率高、灵敏度高，因此成为目前研究转录组数据最具优越性的技术手段。

亚硫酸氢盐测序（bisulfite sequencing，BS-seq）是经典的甲基化测序方式。该方法可以从单个碱基水平分析基因组中甲基化的胞嘧啶。其原理是用亚硫酸氢盐处理 DNA 可将胞嘧啶残基（C）转化为尿嘧啶（U），进行 PCR 扩增后变成胸腺嘧啶（T）。但 5- 甲基胞嘧啶残基（5mC）对其有抗性，并不会发生转变，与原本具有甲基化修饰的 C 碱基区分开来，再结合二代测序技术，与参考序列比对，从而确定甲基化位点。

（三）测序数据格式

一代测序下机数据以".AB1"格式储存，AB1 文件包含有关 DNA 序列电泳图的信息，包括一些原始数据和一些附加信息。来自 DNA 测序仪的原始数据被发送给碱基识别的专用算法进行分析，使得生成的电泳图数据存储在 AB1 文件中。

高通量测序下机数据为 FASTQ 格式（图 6-2），是一种保存生物序列（通常为核酸序列）及其测序质量得分信息的文本格式。序列与质量得分皆由单个 ASCII 字符表示。目前，FASTQ 格式已经成为保存高通量测序结果的标准。FASTQ 文件中，一个序列通常由四行组成。

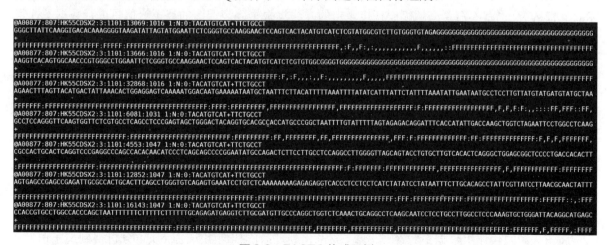

图 6-2　FASTQ 格式示例

1. **第一行**　以"@"开头，之后为序列的标识符以及描述信息，为了保证后续分析软件能够区分每条序列，单个序列的标识必须具有唯一性。

2. **第二行**　序列信息。

3. **第三行**　以"＋"开头，之后可以再次加上序列的标识及描述信息（可选）。

4. **第四行**　质量得分信息，与第二行的序列相对应，长度必须与第二行相同。

三、质谱来源

质谱（mass spectrometry，MS）是通过将原子或分子离子化并按质量 - 电荷比（质荷比）的大小将其分离并测量的一种分析方法。生物质谱分析是使用质谱分析技术精确测量生物大分子，如蛋白质、核苷酸和糖类等的分子量，并提供分子结构信息。对存在于生命复杂体系中的微量或痕量小分子生物活性物质进行定性或定量分析。它亦与色谱和其他分离技术联用来解析如蛋白质和代谢物的组成。后基因组时代组学数据如蛋白质组数据、代谢组数据主要由质谱技术产生。

（一）质谱仪原理

用高能电子流等轰击样品分子，使该分子失去电子变为带正电荷的分子离子和碎片离子。这些不同离子具有不同的质量，质量不同的离子在磁场的作用下到达检测器的时间不同，其结果为质谱图，这是质谱仪工作原理。质谱技术是建立在原子、分子电离以及离子光学理论基础之上的技术，通过质谱分析可以获得无机、有机和生物分子的分子量和分子结构，能对多种复杂混合物的各种成分进行定量或者定性分析。

（二）质谱仪种类

质谱仪是利用样品离子的质荷比测定进行分离和检测的仪器。质谱仪至少包括三个组成部分：电离源、质量分析器和离子检测器。电离源负责从样本中产生气相离子，然后使用电场和 / 或磁场操纵这些离子。被分析的样品首先经过离子化，利用离子在电场或磁场中的运动行为不同，把离子按质荷比分开从而得到质量谱图，再通过样品的质量谱图和相关信息，对其进行定性定量。同时，质谱仪可根据质量分析器的不同，将质谱分为离子阱质谱、四极杆质谱、轨道阱质谱、飞行时间质谱（time of flight mass spectrometer，TOF）和傅里叶变换离子回旋共振质谱（Fourier transform ion cyclotron resonance，FTICR）等。目前常见的质谱多为串联质谱，如四极杆串联飞行时间、四极杆串联轨道阱、三重四极杆和三重四极杆复合线性离子阱，如果按分辨率划分，前两者属于高分辨质谱，后两者属于低分辨质谱。

（三）质谱来源的组学数据种类

质谱来源的蛋白质组数据是先将蛋白酶解成肽段，然后通过色谱分离肽段混合物，再用质谱技术将肽段碎裂（也有不需要酶解碎裂直接鉴定的方法），根据碎裂谱图的离子峰信息进行数据库搜索以鉴定肽段，最后将鉴定的肽段进行组装鉴定蛋白质分类。蛋白质组数据是对特定蛋白质组的全面研究数据，包括蛋白质的丰度和定量、蛋白质的变异和修饰、相互作用的伙伴和网络数据。蛋白质组是在特定时间、特定条件下，在特定类型的细胞、组织或生物体中表达的一整套蛋白质。在蛋白质组研究中，基于液相色谱和串联质谱联用的高通量、高深度蛋白质组学研究可以获得蛋白质表达谱、蛋白质翻译后修饰、定量差异蛋白表达谱、多肽谱、定量差异多肽谱，以及蛋白质相互作用信息，可应用于基因表达研究、辅助基因注释和修正、蛋白标志物和多肽标志物的发现、功能蛋白和多肽的挖掘、信号通路和分子机制等研究。蛋白质组研究初期主要是双向荧光差异凝胶电泳（2-DIGE）及聚丙烯酰胺凝胶电泳方法，但是这个方法通量较低，灵敏度较弱。随着质谱技术的发展，基于液相色谱 + 质谱的3D 蛋白质组学研究方法逐渐代替低通量的方法，成为产生蛋白质组数据、研究蛋白质的主要方法。

质谱来源的代谢组数据是对经过分离、离子化处理后的代谢组分进行质谱分析得到离子谱，然后对得到的离子谱信息在已构建的代谢数据库进行定性和定量。代谢组数据代表生物细胞、组织、器官或有机体中所有代谢物的集合，这些代谢物是细胞过程的（最终）产物，例如循环小分子[氨基酸、脂质（脂肪）、核苷酸和碳水化合物]。在代谢组学研究中，目前常用的分析手段是磁共振技术和质谱技术。虽然磁共振被认为是化合物鉴定的"金标准"并且能够定量，但质谱技术具有高选择性和高灵敏度，能够同时检测多种代谢物，应用范围广，通过质谱技术采集到的谱图能够提供代谢物的结构信息，有利于代谢物的结构鉴定。同时质谱技术较易与分离技术相结合，进一步提高分析复杂样品代谢组的能力。分离技术包括毛细管电泳（capillary electrophoresis，CE）、气相色谱（gas chromatography，GC）和液相色谱（liquid chromatography，LC）等。

四、磁共振来源

在生物大分子结构确定方面，X 射线晶体学和磁共振波谱学是两种主要的方法。磁共振具有其独特的能力，可以得到多个时间尺度范围内蛋白质内部运动的动力学信息，以及其与配体结合的性质。人们越来越清楚地认识到，蛋白质的运动与其功能有着密不可分的关系，有的运动只是对结构的微小修正，而有的则至关重要。

（一）磁共振数据简介

磁共振（magnetic resonance，MR）指的是具有磁矩的原子核在高强度磁场作用下，可吸收适宜频率的电磁辐射，由低能态跃迁到高能态的现象。将样品管放置在磁铁的两极中，以一定的速度旋转使样品受到均匀磁场作用，射频振荡器发生固定频率电磁波，射频接收器探测磁共振时吸收信号，改变磁场强度，由低场扫至高场，从而记录磁共振图谱。如 ^1H、^3H、^{13}C、^{15}N、^{19}F、^{31}P 等原子核，这些都具有非零自旋且具有磁矩，能显示此现象。由磁共振提供的信息，可以分析各种有机物和无机物的分子结构。有机化合物、高分子材料主要由碳氢组成，所以在材料结构与性能研究中，以 ^1H 谱和 ^{13}C 谱的应用最为广泛。

（二）磁共振检测的组学数据类型

代谢组学数据可以通过磁共振获取，磁共振技术应用于代谢组学的研究主要有以下优点：①生物样品只需要简单的预处理；②无损伤性，不破坏样品的结构和性质；③可在接近生理条件下进行实验。作为一种对多种人类疾病的强有力的诊断方法，磁共振波谱已被认为是代谢组学应用中最相关的方法之一，但低灵敏度是磁共振技术在生物医学研究中的固有缺点和首要挑战。在不断的发展下，更高的磁场强度、低温冷却探针和微探针，都显著提高了磁共振技术的灵敏度。动态核极化（dynamical nuclear polarization，DNP）方法是近年来发展起来的一种有效提高磁共振成像和光谱灵敏度的方法。

（三）磁共振数据应用

以磁共振为主要分析手段的代谢组学通常称为 NMR 代谢组学。NMR 代谢组学的数据以波谱形式存在，具有非线性、高维性、小样本性等特点，开发符合这些特性且具有一定普适性的数据分析方法是代谢组学发展的关键。一般通过数据预处理和差异分析等进行代谢组学分析。

关于磁共振技术和质谱在代谢物制备过程中的比较如表 6-3 所示。

表 6-3　磁共振技术和质谱技术在代谢物的制备过程中的比较

	质谱	磁共振技术
样本制备	要求高，需要不同色谱柱和优化电离条件	样本量需求少
样本回收率	不可回收	可回收
样本测量	不同代谢物需要不同的色谱技术测量	不同代谢物可实现同时测量
灵敏度	高	低

第二节　生命组学数据的类型

自从人类基因组图谱和测序技术发展开始以来，新技术使在组织或细胞内获得大量分子测量结果成为可能。这些技术可以应用于感兴趣的生物系统，以前所未有的分辨率获取基础生物学的信息。

从广义上讲，以高通量方式测量生物分子信息的科学领域称为"组学"。许多研究领域都可以归类为组学，包括基因组学、转录组学、表观组学、蛋白质组学、代谢组学、微生物组学，它们分别对应于基因、RNA、甲基化 DNA 和染色体中修饰的组蛋白、蛋白质、代谢物、微生物的全局分析。

一、基因组数据

（一）基因组概念

基因组是细胞或生物体中 DNA 的完整序列。这种遗传物质可能存在于细胞核或其他细胞器中，例如线粒体。除了突变和染色体重排之外，生物体的基因组随着时间的推移基本上保持不变。基因组学是对生物体的所有基因（基因组）的研究，包括结构、功能、进化、映射、编辑、基因与基因间相互作用以及生物体与环境的影响。基因组学数据主要包含功能基因组学数据、结构基因组学数据、表观基因组学数据、宏基因组学数据等。

人体中的每个细胞都包含构成人类基因组的大约 30 亿个 DNA 碱基对的完整副本。DNA 的四种碱基包含构建整个人体所需的信息。基因是遗传的基本物理和功能单位，人类基因组中估计有 20 000～25 000 个基因，位于人类细胞核中的 23 对染色体上。由于选择性剪切，一个基因可以编码一种或多种蛋白质，然而有些基因不编码蛋白质，它们的产物是功能性非编码 RNA（non-coding RNA，ncRNA）。

（二）基因组变异类型

基因组变异描述了基因组之间的差异，主要包括单核苷酸多态性（single-nucleotide polymorphism，SNP）、插入或缺失（insertion-deletion，Indel）以及结构变异（structure variation，SV）。

SNP 描述了基因组中特定位置的单个核苷酸的变化，在人群中的频率大于 1%，是人类可遗传变异中最常见的一种，占所有已知多态性的 90% 以上。

Indel 是生物体基因组中某个位置上发生的小片段序列的插入或缺失，其长度通常在 50bp 以下。在包括人类在内的大多数已知基因组中，Indel 频率往往明显低于 SNP。

SV 通常是大小约为 1kb 或更大的 DNA 区域，主要包括插入、缺失、复制、倒位、易位等染色体重排以及拷贝数变异。

（三）基因组数据的发展

生命科学成为继天文、地理之后的第三大数据科学，已进入大数据时代。大型基因组项目的完成，积累了大量的基因组数据，如人类基因组计划、千人基因组计划、癌症基因组图谱计划等，促进了人类对疾病发生发展的认知。

HGP 是一项国际合作研究计划，其目标是完整绘制和了解人类所有基因即基因组。从 1990 年 10 月 1 日开始到 2003 年 4 月完成，人类基因组计划第一次让研究人员有能力解读人类的完整基因蓝图，最终序列覆盖了人类基因组约 99% 的含基因区域，其测序准确率达到了 99.99%。人类基因组计划的序列不是一个人的序列，而是由多个个体衍生而来的组合。因此，它是一个"代表性"或通用序列。

国际人类基因组单体型图计划（International HapMap project，HapMap）通过对涵盖欧、亚、非、北美、南美等地区人群的样本进行全基因组遗传分析，绘制供全球生命科学家使用的人类基因组在群体水平上的高密度单体型图谱。HapMap 第一阶段是针对非、亚、欧裔的 270 个 DNA 样品在全基因组范围以平均每 5 000 个核苷酸一个 SNP 的密度进行大规模 SNP 分型鉴定，构建 5kb 单体型图。第二阶段是将 HapMap 的分型密度增至 2kb 左右。第三阶段旨在大量扩充人群样本和发现低频率 SNPs。共 160 万的常见 SNPs 在来自全球 11 个人群的 1 184 个体中进行了分型反应，使 HapMap 具有更广泛的代表性。同时，还在其中 692 个样品中进行了 1Mb 区域的重测序，以发现新的低频率 SNPs。

千人基因组计划绘制了人类基因组的更多详细信息以及其在个体之间的变化方式,构建了一个公共的 DNA 多态性参考数据库。该数据库最终将包含来自全球 27 个族群的 2 500 个人的全部基因组信息,产生的数据量已达到 50TB(5 万 GB),包含 8 万亿个 DNA 碱基对。这一数据资源是一个开放的公共资源,为各种疾病的关联分析提供详细的基础数据,并为解释人类重大疾病发病机制、开展个性化预测、预防和治疗打下基础。

外显子集成联合(exome aggregation consortium,ExAC)汇总了来自 60 706 个个体的完整外显子序列,目前已经整合到基因组聚合数据库(genome aggregation database,gnomAD),其旨在聚合和协调来自各种大规模测序项目的外显子组和基因组测序数据,并为更广泛的科学界提供汇总数据。

癌症基因组图谱(the cancer genome atlas,TCGA)是一个具有里程碑意义的癌症基因组学计划,对超过 20 000 种原发性癌症和跨越 33 种癌症类型的配对正常样本进行了分子表征。TCGA 生成了超过 2.5PB 的基因组、表观基因组、转录组和蛋白质组数据。

随着精准医学时代的到来,各国更是进行大人群队列的基因组分析,如英国十万基因组计划、美国精准医疗、韩国万人基因组计划、澳大利亚十万人基因组计划、法国基因组医疗 2025、中国十万人基因组计划等。这些研究计划的实施必将在未来几年加剧数据的积累,为精准医学研究提供充足的数据资源。

二、转录组数据

转录组是连接基因组遗传信息与蛋白质组功能的纽带,转录水平的调控是最重要也是目前研究最广泛的生物体调控方式。

（一）转录组的概念

转录是指 DNA 的遗传信息被拷贝成 RNA 遗传信息的过程。转录组是指在某一生理条件下,细胞内所有转录产物的集合,包括信使 RNA、核糖体 RNA、转运 RNA 及非编码 RNA 等,可以揭示基因组序列中哪些序列能够表达、在何时何处表达,以及转录活跃程度。转录组学是指在整体水平上研究细胞中基因转录的情况及转录调控规律。众所周知,蛋白质是行使细胞功能的主要承担者,蛋白质组也是细胞功能和状态的最直接描述,转录组是连接基因组遗传信息与生物功能的蛋白质组的必然纽带,使转录组成为探究生物学功能的主要手段。

细胞中只有一部分基因是能够转录的,此时的染色质呈现开放状态,其余染色质则呈现紧密状态。呈现一类基因关闭而另一类基因开启的状态则被称为基因表达调控,基因表达调控是动态变化的,在生物体发育中具有重要意义。基因表达调控包含转录前调控、转录后调控、翻译和翻译后调控。其中,转录前调控包括染色质构象和表观调控等,转录后调控包括剪切、编辑、转运等。转录过程中,基因会被读取、复制为 mRNA;这个过程由 RNA 聚合酶和转录因子共同完成。

（二）转录组数据分类与特征

基因占人类基因组的很少一部分,剩余大部分都属于非编码序列。非编码序列也是可以表达的,其表达产物为非编码 RNA。编码 RNA 指的是可以编码蛋白质的 mRNA。非编码 RNA(ncRNA)又可以分为调控 RNA 和管家 RNA 两种。非编码 RNA 的简介总结如表 6-4 所示。

表 6-4　非编码 RNA 简介

种类	英文名称	长度	单双链	介绍
微小 RNA	microRNA/miRNA	18～25 个核苷酸	单链	miRNA 是一个巨大的非编码小分子 RNA 家族,在人类细胞中已鉴定了千余种 miRNA,调控超过 30% 的基因表达

续表

种类	英文名称	长度	单双链	介绍
小干扰 RNA	small interfering RNA, siRNA	21～23 个核苷酸	双链	主要参与 RNA 干扰现象,以带有专一性的方式调节基因的表达
Piwi 相互作用 RNA	Piwi-interacting RNA, piRNA	26～35 个核苷酸	单链	是动物生殖细胞所特有的小 RNA
环状 RNA	circular RNA, circRNA	—	—	分子呈封闭环状结构,不受 RNA 外切酶影响,表达更稳定,不易降解
长非编码 RNA	long non-coding RNA, lncRNA	大于 200 个核苷酸	—	细胞中存在大量的长度大于 200 个核苷酸的非编码 lncRNA,它们是成千上万功能转录本的表达
核糖体 RNA	ribosome RNA, rRNA	26～35 个核苷酸	单链	构成核糖体的组成成分,有多种不同的大小,如 28S、18S、5S 等
转运 RNA	transfer RNA, tRNA	70～80 个核苷酸	单链	三叶草构型,在蛋白质合成过程中起到转运氨基酸的作用
核仁小 RNA	small nucleolar RNA, snoRNA	60～300 个核苷酸	—	由内含子编码,分布于真核生物细胞核仁的小分子非编码 RNA,具有保守的结构元件
端粒酶 RNA	telomerase RNA component, TERC	—	—	它是端粒酶的一部分,在端粒延伸过程中,作为端粒继续延伸的模板,由端粒酶催化实现端粒的延长

调控 RNA 包括微小 RNA、小干扰 RNA、Piwi 相互作用 RNA、长非编码 RNA 和环状 RNA 等。microRNA/miRNA 长度为 18～25 个核苷酸(nucleotide, nt),单链;siRNA 长度为 21～23nt,双链;piRNA 长度为 26～35nt,单链,这是动物生殖细胞所特有的小 RNA;lncRNA>200nt;circRNA 是一类具有闭合环状结构的非编码 RNA 分子,没有 5′ 帽子结构和 3′poly(A)结构。

管家 RNA 包括核糖体 RNA、转运 RNA、核仁小 RNA、端粒酶 RNA 等。rRNA 长度为 26～35nt,单链,它是构成核糖体的组成成分,有多种不同的大小,如 28S、18S、5S 等;tRNA 长度为 70～80nt,单链,三叶草构型,在蛋白质合成过程中起到转运氨基酸的作用;snoRNA 是长度为 60～300 个核苷酸的非编码 RNA,主要指导核糖体 RNA 的甲基化和假尿苷化,参与核糖体的成熟和转录后修饰;端粒酶 RNA(telomerase RNA)是端粒酶的一部分,在端粒延伸过程中,作为端粒继续延伸的模板,由端粒酶催化实现端粒的延长。

目前研究最热门的非编码 RNA 主要集中在 lncRNA 和 miRNA 两种。lncRNA 可通过折叠形成一定的空间结构与多种蛋白相互作用,也可通过碱基互补配对与其他核酸进行识别,作为 RNA 诱饵,结合转录因子,干扰其与基因启动子区域的结合,从而调控转录,这种识别又可将蛋白引导至特定序列位点,这些特点使 lncRNA 的功能在发育和癌症中更加多样。miRNA 是一类由内源基因编码的非编码 RNA,其在肿瘤发生发展、生物发育、器官形成、病毒防御、表观调控以及代谢等方面起着极其重要的调控作用。具体的 RNA 简单分类如图 6-3 所示。

(三)转录组相关研究

在进行全转录组测序后,可以获取 4 类主要 RNA(miRNA、mRNA、lncRNA、circRNA)的序列信息,后续对 4 类 RNA 进行标准分析和整合分析。针对每类 RNA 讨论序列鉴定、序列特征分析、差异表达分析和功能富集分析等。整合分析是全转录组测序的重点内容,重点讨论非编码 RNA 与编码 RNA 间的调控关系,主要包括两者间互作关系:miRNA 与 mRNA、miRNA 与 lncRNA、miRNA 与 circRNA。再进一步讨论三者间互作关系:mRNA、miRNA 以及 lncRNA,mRNA、miRNA 以及 circRNA 等。三者间的互作关系被称为竞争性内源 RNA(competing endogenous RNA,ceRNA)调控网络。

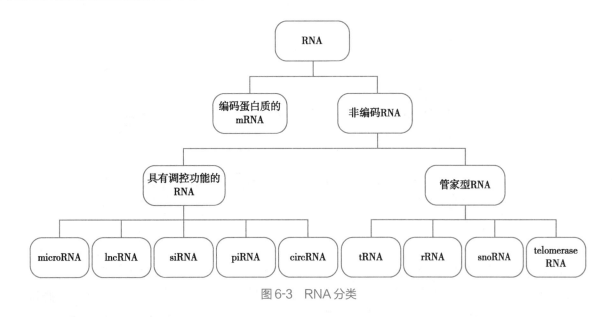

图6-3　RNA分类

对于转录组数据，可以执行融合基因分析，基因融合现象发生在很多致命疾病中。另外还有可变剪接（alternative splicing，AS），它是指同一前体 mRNA 分子可以在不同的剪接位点发生剪接反应，生成不同的 mRNA 分子，最终产生不同的蛋白质分子的一种 RNA 剪接方式。可变剪接通过两种方式参与基因表达调控，分别是：①导致一个基因形成多个剪接异构体，从而编码不同的蛋白质；②通过无义介导的 mRNA 降解和 miRNA 调节来调整 mRNA 的稳定性及翻译。可变剪接是转录本和蛋白质多样性的主要来源，对可变剪接进行精准的鉴定分析，能够更深入地研究基因表达模型和调控机制。

另外，随着单细胞分离技术的发展，实现了单个细胞的分离、研究和比较，传统的批量转录组测序难以获取细胞群体的异质性，而单细胞转录组测序是在细胞水平对 mRNA 进行高通量测序的一项技术飞跃，成为组织样本量少时研究细胞异质性的有力工具。

三、表观组数据

表观遗传调控能影响基因从转录到翻译的不同阶段，进而对基因的功能产生重要影响。通过表观遗传研究，不仅加深人类对细胞功能调控的理解，更能应用于人类疾病的治疗，促进临床对疾病的治疗效果。

（一）表观组数据概念

表观组学又称为表观遗传学，表观遗传学的定义是强调不改变 DNA 序列，对可变化的染色质状态的遗传，可简单理解为环境决定基因表达模式。表观组数据指来源于表观遗传学研究产生的相关高通量测序数据。表观遗传学可以分为表观基因组学（DNA 甲基化、染色体印记、染色体的组蛋白修饰）、表观转录学（RNA 上的表观修饰）、表观代谢组学等。可以表现为位置效应、副突变、基因组印记、剂量效应。

（二）表观组数据分类

根据表观遗传学研究内容可以将表观组数据分为表观基因组学数据、表观转录组学数据和表观代谢组学数据（图6-4）。表观基因组学数据包括 DNA 甲基化数据、染色体组蛋白修饰数据和染色体印记数据。

DNA 甲基化是最早被发现的修饰类型。能够在不影响 DNA 序列的前提下调控基因的表达，也是目前研究较为深入的表观调控类型之一。DNA 甲基化是通过 DNA 甲基转移酶催化，从腺苷氨酸

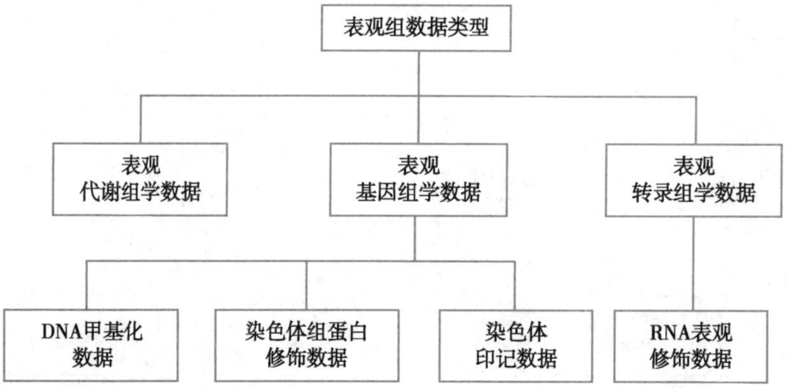

图6-4　不同类型的表观组数据

获得甲基基团的化学修饰。哺乳动物中,DNA 甲基化通常在 CpG 二核苷酸序列的胞嘧啶上。通常基因启动子区的高甲基化会抑制基因的表达。而且 DNA 甲基化也是动态可逆的修饰类型,在哺乳动物中,DNA 甲基化能通过 TET 蛋白介导去甲基化过程,最后经过 DNA 复制或依靠胸腺嘧啶 DNA 糖基化酶(TDG)介导碱基切除修复实现对甲基化的去除。DNA 修饰也被证明具有遗传性,父本的甲基化修饰可以被子代的胚胎所继承。

真核生物中,DNA 缠绕在组蛋白上形成核小体,再折叠形成染色质。组蛋白主要由 H2A、H2B、H3 和 H4 组成。组蛋白存在大量的修饰,包括甲基化、乙酰化、磷酸化和泛素化等修饰。这些组蛋白的修饰能影响染色质的开放状态,从而影响基因的表达活性。目前发现,组蛋白的甲基化可以发生在赖氨酸和精氨酸残基上,不同的修饰类型对基因的转录影响也不一样。如 H3K27me3 与基因表达抑制相关,而 H3K4me3 则与转率活跃相关。有些修饰也能表征基因组上的功能元件,如 H3K4me1 通常富集在增强子区域。组蛋白的乙酰化修饰主要发生在 H3 和 H4 的赖氨酸上。乙酰化修饰通常能促进染色体的开放,提高基因的转录活性。此外,组蛋白上的其他修饰也在基因组上发挥重要的调控作用。不同的修饰之间存在相互作用,能协调发挥功能,影响染色质的开放性和基因的转录等。

为了改变基因表达和细胞编程,染色质处于不断被重塑的动态中,例如在不同的发育阶段或响应特定的刺激时,基因组区域可能被沉默,可能被激活,或者核小体被打开,以便特定的基因和 DNA 序列与之结合。对于染色质结构和核小体定位的探索揭示了与特定细胞进程和疾病状态相关的表观遗传程序和机制。染色质接触图谱可用来评估染色质三维结构,揭示远距离基因组区域之间的物理相互作用。染色体构象捕获(chromosome conformation capture,3C)技术的出现与以此为基础发展的技术方法如 3C、4C、5C、ChIA-PET 和 Hi-C 等使此成为可能。每种方法对于特定应用都具有特殊的优势,获得不同的染色质构象数据。

目前已经发现了上百种的 RNA 修饰类型,多种 RNA 类型均发现修饰的存在。包括信使 RNA、转运 RNA 和核糖体 RNA 等。m^6A 是真核生物信使 RNA 中含量最高的修饰类型,也是研究最为深入的 RNA 修饰类型之一。m^6A 修饰通过甲基转移酶复合物进行修饰。目前发现 m^6A 修饰能通过去甲基化 FTO 和 ALKBH5 擦除。已知 m^6A 能调控 RNA 的多种功能,包括翻译、降解和剪接等。而 m^6A 参与这些功能主要通过其结合蛋白,如包含 YTH 结构域的蛋白等。此外,RNA 上其他的修饰也被证明具有调控功能,如 RNA 的胞嘧啶也能被甲基化修饰,有研究显示 mRNA 上胞嘧啶的甲基化能影响 mRNA 的出核。

（三）表观修饰数据相关研究

针对不同的表观修饰,相应的建库方法结合目前的高通量测序技术,能准确定位各种修饰的分布。根据修饰的类型,测序技术可以简单区分为 DNA 测序和 RNA 测序。组蛋白和 DNA 甲基化修饰都是围绕 DNA 测序技术展开。而 RNA 上的修饰则是基于转录组测序的拓展。

DNA 甲基化测序主要是通过亚硫酸氢盐测序进行检测。基本原理是通过亚硫酸盐处理 DNA 后，没有修饰的胞嘧啶会转换成尿嘧啶，但是带有甲基化修饰的胞嘧啶不会发生转化，之后通过测序就能准确获得 DNA 上发生甲基化修饰的具体位点。对于组蛋白修饰或者一些 RNA 的修饰，如 m⁶A 等，主要通过一些特异性的抗体，将修饰附近的 DNA 或者 RNA 片段特异性捕获，通过测序后鉴定其在基因组上富集的区域从而获得相应修饰的分布。除了针对修饰本身的测序，联合其他测序技术可以促进对相应修饰的功能研究。例如通过 RNA 转录组测序，比较基因的表达水平，研究不同修饰的分布和变化对基因表达造成的影响，进而可以探究表达变化的基因的功能，从而将修饰与生物功能建立联系。类似的研究方法也能通过 ATAC-seq 数据，检测染色质的开放性，关联修饰对染色体的调控。也可以利用染色质的开放性推测基因表达的强弱和相应开放区域的潜在调控因子，如转录因子的结合等。

除了对基因功能的研究，也有通过表观修饰开展对基因可变剪接的影响和 RNA 出核的调控研究。通过对细胞进行 RNA 转录组测序不仅能定量基因的表达水平，也能鉴定基因不同的剪接形式。例如 m⁶A 修饰能通过对 mRNA 的修饰影响其可变剪接。对细胞不同组分（如细胞核和细胞质）分别进行转录组测序，则可以研究表观修饰对 mRNA 出核的影响。对于 RNA 上的修饰，除了通过特异抗体获得修饰位点外，利用抗体捕获修饰相关蛋白的技术，如 CLIP-seq 等，能进一步研究不同的修饰相关的调控蛋白主要结合的基因。为了探究不同蛋白对 RNA 代谢的影响，利用核糖体印迹测序技术（Ribo-seq）和 RNA 降解测序可以探讨这些结合蛋白对 RNA 的翻译效率和稳定性的影响。

通过相应的修饰组学技术，不仅对多种生物学问题的研究有了新的思路和研究途径，也对很多疾病（包括肿瘤）的治疗提供了新的治疗方法和手段。随着研究的逐渐深入，对表观修饰的研究也从组织水平向单细胞研究发展。更多新技术的产生能为今后更加准确和高分辨率的检测与定量修饰提供更高效的方法。

四、蛋白质组数据

蛋白质组学是一个跨学科的领域，它极大地受益于各种基因组计划的遗传信息，涵盖了从蛋白质组成、结构和活性的整体层面对蛋白质组的探索，是功能基因组学的重要组成部分。

（一）蛋白质组概念

蛋白质组是在生物体、系统或生物环境中产生的一组蛋白质。例如一个物种（例如智人）或一个器官（例如肝脏）的蛋白质组。蛋白质组不是恒定的，它因细胞而异，并随时间变化。在某种程度上，蛋白质组反映了潜在的转录组。然而，除了相关基因的表达水平外，蛋白质活性也受许多因素的调节。蛋白质组学本质上指的是在大规模水平上研究蛋白质的特征，包括蛋白的表达水平、结构、生产、降解和稳态丰度的速率、翻译后的修饰、蛋白质在亚细胞区室之间的运动、参与代谢途径、蛋白与蛋白相互作用。

（二）蛋白质组数据的实验技术方法

二维凝胶电泳（two-dimensional electrophoresis, 2D-Gel）、质谱、蛋白质芯片是蛋白质组数据的主要实验方法。2D-Gel 是蛋白质组研究中最有效的分离技术，根据蛋白的等电点和分子质量的差异，通过等点聚焦和聚丙烯酰胺凝胶电泳分离，通过染色和成像把不同电性和大小的蛋白质显示在凝胶上。主要用于分离细胞或组织蛋白质提取物，构建特定细胞或组织蛋白质的二维电泳图谱，分析特定条件下蛋白质的表达状况，以获得细胞内的全部基因产物。这种方法常用于使用质谱技术进行蛋白质鉴定前的分离预处理。但该方法通量较低，灵敏度较弱。

质谱是蛋白质组学研究的主要实验方法，样本制备后分离进入质谱仪中，产出具有质荷比信息的实际谱图，再和数据库产生的理论谱图进行匹配打分，从而推断出蛋白信息。它能快速、准确、高通量地测定生物大分子的分子量，使蛋白质组研究从蛋白质鉴定深入到高级结构研究以及各种蛋白质之间的相互作用研究。

正如上文提到的蛋白质芯片是一种高通量的蛋白功能分析技术，可用于蛋白质表达谱分析，研究蛋白质与 DNA、RNA、蛋白质的相互作用，筛选药物作用的蛋白靶点等。主要优点是可以并行检测大量蛋白质。

（三）蛋白质组相关研究

蛋白质研究主要包括蛋白质结构预测、翻译后修饰、功能预测等。

蛋白质结构预测是从蛋白质的氨基酸序列推测其三维结构，即从一级结构预测其二级和三级结构，在医药学（例如药物设计）和生物技术研究（例如新型酶的设计）中很重要。蛋白质是由肽键连接在一起的氨基酸链，由于该链围绕每个 α- 碳原子旋转，该链的许多构象是可能的，正是这些构象变化导致了蛋白质三维结构的差异。二级结构预测主要是根据蛋白质的氨基酸序列预测其二级结构，预测氨基酸序列是否为可能的 α 螺旋、β 链（通常标记为"扩展的"构象），通过将预测结果与应用于蛋白质晶体结构的 DSSP 算法（或类似算法，如 STRIDE）的结果进行比较，确定预测是否成功。此外针对跨膜螺旋和卷曲螺旋等具有明确定义的结构模式，人们已经开发了专门的检测算法。

蛋白质翻译后修饰（protein translational modifications，PTM）是指蛋白质在翻译后的化学修饰。蛋白质是通过核糖体将 mRNA 翻译成多肽链而合成的，然后可以进行 PTM 以形成成熟的蛋白质产物。PTM 是细胞信号传导中的重要组成部分。前体蛋白没有活性，经过一系列的翻译后加工，才能成为具有功能的成熟蛋白。翻译后修饰可发生在氨基酸侧链或蛋白质的 C 或 N 末端。它们可以通过修饰现有的官能团或引入新的官能团（如磷酸盐）扩展 20 种标准氨基酸的化学库。磷酸化是一种非常常见的酶活性调节机制，也是最常见的翻译后修饰。许多真核和原核蛋白质也有碳水化合物分子附着在一个叫作糖基化的过程中，它可以促进蛋白质折叠和提高稳定性以及提供调节功能。脂质分子的附着，称为脂化，通常靶向附着在细胞膜上的蛋白质或蛋白质的一部分。其他形式的翻译后修饰包括切割肽键，如将前肽加工成成熟形式或去除起始蛋氨酸残基。从半胱氨酸残基形成二硫键也可称为翻译后修饰。蛋白质的翻译后修饰可以通过多种技术进行实验检测，包括质谱、Eastern 印迹、Western 印迹。

蛋白质功能预测方法是生物信息学研究人员用来为蛋白质预测生物学或生化作用的技术。这些蛋白质通常是基于基因组序列数据研究不足的蛋白质。这些预测通常由数据密集型计算程序驱动。信息可能来自核酸序列同源性、基因表达谱、蛋白质结构域结构、文献的文本挖掘、系统发育谱、表型谱和蛋白质 - 蛋白质相互作用。蛋白质功能是一个广义的术语：蛋白质的作用范围从生化反应的催化到运输到信号转导，单个蛋白质可能在多个过程或细胞通路中发挥作用。虽然微阵列分析、RNA 干扰和酵母双杂交系统等技术可用于实验证明蛋白质的功能，但蛋白质的实验表征速度远低于由于测序技术进步发现的新序列的速度。因此，新序列的注释主要是通过计算方法进行预测，因为这些类型的注释通常可以快速完成，并且可以同时用于许多基因或蛋白质。预测的方法主要包括基于同源性、序列基序、结构、基因组区域、溶剂映射以及网络的方法。

五、代谢组数据

代谢组学是继基因组学和蛋白质组学之后发展起来的一门重要学科，是系统生物学的关键组成部分。代谢组学主要研究的是各种代谢路径的底物和产物的小分子代谢物。

（一）概念

代谢（metabolism）是指生物体从环境摄取营养物转变为自身物质，同时将自身原有组成转变为废物排出到环境中的不断更新的过程。代谢组（metabolome）指的是细胞在某一特定生理和发育阶段的所有小分子量的代谢物质（分子量<1 000Da），是生物体内源性代谢物质的动态整体。代谢组学（metabonomics）指的是通过组群指标分析，进行高通量检测和数据处理，研究生物体整体或组织细胞系统的动态代谢变化，特别是对内源代谢、遗传变异、环境变化乃至各种物质进入代谢系统的特征和影响的学科，是对生物体内所有代谢物进行定量分析，寻找代谢物与生理病理变化的相对关系的研究方式，是系统生物学的组成部分。

代谢组学样本的类型多种多样，常见的有以下几大类：血清、血浆、尿液、粪便、细胞、细菌、组织、培养液等。代谢组学研究的样本采集后应立即置于液氮、干冰或者−80℃冰箱中，阻止样本离体后的进一步代谢活动，并保证样本在实验前一直处于−80℃以下。

（二）代谢组数据检测手段

代谢组数据常用检测技术为联用质谱和磁共振。一个质子磁共振谱可以量化人类尿液样本中大约100种代谢物，而使用不同的质谱技术可检测尿液中大约500种代谢物。

来自气相色谱质谱联用（gas chromatography coupled to mass spectrometry，GC-MS）和液相色谱质谱联用（liquid chromatography coupled to mass spectrometry，LC-MS）的原始数据因检测方法不同而存在差异。易挥发的小分子物质在进行GC-MS检测时，由于电子碰撞作用会发生电离，容易被解离成碎片离子，因此每个代谢物以碎片离子色谱形式呈现。另外，LC-MS中的代谢物发生简单的化学电离，以正负电荷的离子形式进行分离和检测，多数代谢物为完整的分子离子色谱，少数会以加合物、同位素或二聚体形式出现。因而，两平台的数据在提峰过程会有一定差异。另外，LC/GC-MS原始数据由质荷比（mass-to-charge ratios，m/z）、保留时间（retention time，RT）和峰强度（peak intensity）的三维数据组成。GC-MS和LC-MS技术的结合获得了色谱良好的分离能力与质谱的普适性和专一性，是目前做代谢组学常用的技术平台。关于二者的适应范围如图6-5所示，其中左侧是LC-MS，右侧是GC-MS。

代谢物鉴定是代谢组学的必要步骤，通常代谢物的鉴定主要是基于串联质谱（tandem mass spectrometry，MS/MS）的二级质谱信息。同时MS数据中还包含了大量多聚物、加合物、多电荷离子和代谢物碎片离子信息，这些衍生物同样有助于代谢物的鉴定。对于非靶向一维质谱数据的物质鉴定，常通过LC-MS的m/z和/或RT信息与数据库中的代谢物进行匹配鉴定，或通过GC-MS的质谱信息与已知代谢物的质谱数据库进行比对鉴定。

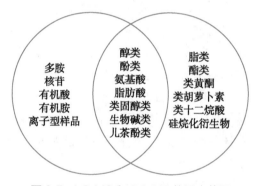

图6-5　LC-MS和GC-MS的适应范围

（三）代谢组学研究

近年来，代谢组学的应用领域非常广泛，包括生物系统的环境干扰、毒理学、疾病的诊断分型、药物研发、解析基因功能和生物标志物鉴定。代谢组学利用仪器结合模式识别技术监测与疾病状态相关的样本的代谢变化或由于外部干预对样本引起的反应，代谢组学的变化反映了由于环境因素、遗传变异或调控、肠道菌群变化以及酶的运动活性或水平的改变所造成的变化。因此，代谢组学的改变代表了表型和分子生理的变化。代谢组学与其他组学技术一样，是目前正被用于识别在癌症中改变的生物标志物和代谢途径。因为它能够快速分析组织或生物液体样品，而无须制备样品，代谢组学在临床领域具有巨大潜力，如癌症诊断等。代谢组学提供了补充患者基因组和蛋白质组特征的信息。

六、微生物组数据

宿主相关的微生物群落在动植物生物学和人类健康等方面都发挥着作用。因此，微生物组数据研究在临床、农业和生物技术应用的发展十分重要。对微生物以及微生物数据的理解可以为这些领域的研究提供理论基础。

（一）概念

微生物组是指特定环境下所有微生物的遗传信息，包括细菌、真菌、原生动物和病毒。在人体内，含有超 100 万亿的微生物，是人类细胞的 10 倍。其中大多数微生物生活在人类的肠道，尤其是大肠。

一个人的微生物群可能会影响他们对传染病的易感性，也会导致一些慢性疾病的发生。微生物的组成可以影响药物治疗的反应，母本的微生物结构可能也会对后代的健康造成影响。因此更全面地理解人类微生物群中的微生物能促进研发新的治疗措施，例如通过培养更多的有益细菌来抑制病原菌。

（二）研究方法

微生物组测序主要包括标记基因、宏基因组或宏转录组等测序方法。标记基因测序是指通过对感兴趣的片段设计特定的引物，从而确定微生物的组成和演化关系。例如用于细菌和古生菌鉴定的 16S rRNA 基因和用于真菌鉴定的转录间隔区（ITS），是一种高效低成本的获取微生物群落结构的方法。宏基因组测序是指对样本内的全部基因组进行测序，将宿主的基因组通过分析方法去除后，剩余的测序片段用于组装微生物基因组。相比标记基因测序，宏基因组测序能更好地获取基因水平微生物群落的功能。但从技术和方法学的比较上，标记基因测序方法更加成熟，宏基因组测序可能会由于建库、组装和注释数据库的不同而产生偏好性。宏转录组测序是指检测样本中微生物组的转录序列的方法，不仅可以定性微生物的基因功能，还能定量基因的表达水平。但由于 RNA 稳定性不如 DNA，所以在提取过程中需要避免 RNA 的降解，且由于宿主 RNA 的影响，特别是有大量核糖体 RNA 的存在，也是宏转录组测序分析时需要考虑的重要干扰因素。

测序获得微生物的组成和基因信息后，可以通过不同的下游分析进行深入的研究。如进行 α、β 多样性评估（α 多样性是用来量化样品内的特征多样性，也可以进行样品组间比较。β 多样性比较每对样品间的差异，产生所有样品间的距离信息）或者通过机器学习的方法探索微生物组变异的样式等。

（三）研究内容

目前，临床宏基因组学的应用包括对各种综合征和样本类型的感染性疾病诊断、鉴定人类宿主对感染反应的转录组学分析和识别肿瘤相关病毒及其基因组整合位点等。

1. 感染性疾病的诊断　自 20 世纪以来，用于诊断患者感染的病原体的传统临床范式是医生进行一系列检测以试图确定病原体，这种方法通常是一次检测一种病毒。而微生物组的分析提供了一种相当经济有效和快速（通常 <2h）的方法诊断最常见的感染。然而使用微生物组检测的方法在临床样本中检测病原体核酸的感染情况并不能证明某一微生物是感染性疾病的致病原因，必须结合临床表现综合确定，特别是在非典型或新的传染病发生时，更应该跟进确认调查。随着微生物组测序技术的应用，液体活检样本（如血浆）中细胞游离 DNA 的检测可能会被用于感染诊断。

2. 人类宿主反应分析　微生物组除了单纯识别病原体外，还可以分析疾病状态下的微生物组特征和人类宿主反应。临床微生物组测序通常关注微生物组成。然而，基因表达分析在研究人类宿主对感染的反应中有一个互补的作用。临床样本中用于检测病原体（如 RNA 病毒）的转录组测序能产生用于分析宿主反应的基因表达数据。利用表达谱对基因进行分类已用于几种感染病原体的鉴定，包括葡萄球菌和念珠菌等。虽然目前还没有 RNA-seq 分析被临床用于检测患者感染的病原体，但 RNA-seq 分析的潜在临床影响是很高的。随着大规模测序数据的不断生成，可能是在常规临床测序检测的驱动下，通过合并微生物和宿主基因表达数据对人类基因序列的二次挖掘可能会提高临床诊断的准确性。

3. **肿瘤的应用**　在肿瘤学中，通过全基因组或靶向测序的方法识别突变基因，可以同时发现与癌症相关的病毒（如疱疹病毒、人乳头瘤病毒和多瘤病毒），也能用于收集病毒 - 宿主相互作用的数据。鉴定癌症基因组中整合的病毒 DNA，通过对其下游信号转导途径的进一步分析，可以为靶向抗病毒和 / 或化疗药物的预防和治疗干预提供信息。例如，通过直接作用于抗病毒药物治疗后，可以降低丙型肝炎病毒导致肝细胞癌的风险。

第三节　生命组学数据的要素分析

随着测序、质谱等技术的发展，包括基因组学、转录组学、表观组学、蛋白质组学、代谢组学、微生物组学等生命组学数据呈现爆发式增长，如何处理分析这些数据成了关键。本节重点介绍生命组学的数据工具、资源、分析方法。

一、生命组学数据工具

对于芯片、测序、质谱以及磁共振来源的大量生命组学数据处理主要包括质量控制、序列比对、变异分析、个性化分析等数据处理工具。

（一）质量控制工具

质量控制是原始测序下机数据分析的第一步，通过评估测序质量，去掉低质量序列，这也是后续分析的重要基础。

FastQC 是高通量序列数据的质量控制软件，该软件提供了一组模块化的分析，可以快速了解数据是否存在质量问题。FastQC 从 BAM、SAM 或 FASTQ 文件导入数据后，提供一个快速的质量评估概述，得到总结图表和表格，还可以形成一份 HTML 报告，命令行操作允许在不运行交互式应用程序的情况下自动生成报表。

Trimmomatic 是二代测序数据质量修整工具，支持多线程，处理数据速度快，主要用来去除 FASTQ 序列中的接头，并根据碱基质量值对 FASTQ 进行修剪。

Cutadapt 是一款去接头并且也能去低质量碱基的软件，从高通量测序数据中以容错方式查找并移除接头序列、引物、poly-A 和其他类型的不需要的序列，可以实现过滤单端和双端测序数据。

（二）序列比对工具

序列比对工具可以将测序的片段与大型参考基因组（例如人类基因组）进行映射，比对到参考基因组上。

基于局部比对算法的搜索工具（basic local alignment search tool，BLAST）可查找序列之间具有局部相似性的区域。该程序将核苷酸或蛋白质序列与序列数据库进行同源性比较，并计算匹配的统计显著性以确定同源性的高低。BLAST 的运行方式是先建立目标序列（subject）数据库（database），然后用待查序列（query）在 database 中搜索，每一条 query 与 database 中的每一条 subject 都要进行双序列比对，从而得出全部比对结果。BLAST 提供了核苷酸和蛋白质序列间所有可能性的比对，同时因其快速、高精度，在序列比对中广泛应用。

伯罗斯 - 惠勒对准（Burrows-Wheeler alignment，BWA）用于将测序的片段与大型参考基因组（例如人类基因组）进行映射，比对到参考基因组上。特点是快速、准确、省内存。它由三种算法组成：BWA-backtrack、BWA-SW 和 BWA-MEM。BWA-backtrack 适合长度小于 100bp 的序列，而其余两个算法适合长度为 70bp 至 1Mbp 的序列。BWA-MEM 和 BWA-SW 具有类似的功能，例如支持长读取和拆分对齐，但最新的 BWA-MEM 通常推荐用于高质量查询，因为它更快、更准确。对于 70～100bp 的序列，BWA-MEM 比 BWA-backtrack 具有更好的性能。

类 BLAST 比对工具（the BLAST-like alignment tool，BLAT）是成对序列比对算法，旨在快速找到相似度≥95% 的长度超过 25 个碱基的 DNA 序列以及相似度≥80% 的长度超过 20 个氨基酸的蛋白质序列。实际上，DNA BLAT 对灵长类动物的对比效果很好，而蛋白质 BLAT 对陆地脊椎动物的对比效果很好。

Bowtie2 是一种超快且内存高效的工具，用于将测序读数与长参考序列对齐。它特别擅长比对大约 50～100 或 50～1 000 个字符的序列，特别擅长比对相对较长的基因组（例如哺乳动物）。Bowtie2 支持间隙、局部和双端对齐模式。

（三）变异分析工具

变异分析工具可以识别测序数据中的变异包括 SNP、Indel 以及结构变异。

基因组分析工具包（the genome analysis toolkit，GATK）是用于识别种系 DNA 和 RNA 数据中的 SNP 和插入缺失的行业标准。它的分析范围现在正在扩展到体细胞变异鉴定、拷贝数变异和结构变异检测。GATK 主要包括原始数据处理、变异检测、初步分析等步骤。通过对下机得到符合质量值的数据，经过 BWA 比对到参考基因组上、去除 PCR 重复、碱基质量矫正、变异检测、变异质量控制、过滤后得到变异位点，可以对变异位点进行功能注释、驱动突变、SNPs 和 Indels 变异统计等初步分析，之后还可以根据研究目的进行后续分析。

尽管基因组数据在检测结构变异方面取得了显著进步，但仍然缺乏统一的、高准确性、高灵敏性的计算方法检测结构变异。目前有两种类型用于检测结构变异。一种为基于阵列的检测，可以实现高通量分析但是只能检测某些类型的结构变异，且对小的结构变异的灵敏度比较低。另一种是利用测序方法检测结构变异，主要可利用读段对（read-pair，RP）、拆分读段（split read，SR）、读段深度（read depth，RD）以及序列组装（assembly，AS）四种方式。①RP 方法利用双端测序插入片段长度分布检测结构变异，主要包括 PEMer、Hydra、Ulysses 和 BreakDancer 软件。②SR 方法使用来自配对末端测序的读取，其中只有一个读取具有可靠的映射，而另一个完全或部分无法映射到基因组。未映射的序列是单碱基对水平断点的潜在来源。跨越 SV 断点的序列映射提供了发生 Indel 的片段序列的精确起始位置。基于 SR 的方法软件包括 Pindel、Gustaf、SVseq2 和 Prism。③RD 方法利用基因组区域的覆盖深度与该区域的拷贝数之间存在相关性进行分析，基本模型是缺失区域的测序深度相对低，而插入区域的测序深度相对高。该算法采用滑动窗口的方式，统计每个窗口内的测序深度分布，然后根据不同窗口测序深度的分布预测结构变异区域。主要包括 CNV-seq、BIC-seq、cm.MOPS、CNVnator、ERDS、RDXplorer、ReadDepth、SegSeq、CNVrd2 等软件。④AS 方法利用测序得到的短序列进行组装，将组装的片段重叠群（contig）与参考基因组进行比较，从而确定发生结构变异的区域。组装的精确性依赖测序读长和算法的准确度，而且组装对硬件资源的消耗特别大，并不是一个理想的 CNV 检测的算法。

（四）基因表达工具

基因表达工具通过定量基因表达计算得到差异表达基因。

StringTie 用于表达定量，利用最优化算法中的网络流算法，兼顾从头组装方法，将数据组装成为转录本。

HTSeq 是一个基于比对到参考转录组基因上的测序片段数量值进行基因表达量分析的软件，根据 SAM/BAM 比对结果文件和基因结构注释 GTF 文件得到基因水平的表达量。

DESeq2 是一种对计数数据进行差异分析的方法。DESeq2 提供了利用负二项式广义线性模型检验微分表达式的方法，并使用沃尔德检验（Wald's 检验）或似然比检验进行假设检验，对离散度和对数倍数变化的估计包含了数据驱动的先验分布。可适用于多种不同的高通量测序数据的差异分析。

limma 是分析微阵列和 RNA-seq 数据的常用软件包。limma 代表"微阵列数据的线性模型"，limma 包含适合广泛类别的统计模型，包括线性回归和方差分析。

Trinity 是 Broad 研究所和 Hebrew University of Jerusalem 开发的 RNA-seq 数据高效、稳健地从头组装转录组的新方法，包括三个模块 Inchworm、Chrysalis 和 Butterfly，依次应用于处理大量 RNA-seq 片段。Trinity 将序列数据划分为许多单独的德布鲁因（de Bruijn）图，每个图代表给定基因或基因座的转录复杂性，然后独立处理每个图以提取全长剪接异构体并梳理源自旁系同源基因的转录本。

Preseq 软件包旨在预测和估计基因组测序文库的复杂性，相当于预测和估计给定测序深度的冗余片段数量，以及在初始测序实验条件下达到复杂度的要求还需要进行的额外测序量。然后可以使用估计值检查进一步测序的效用、优化测序深度或筛选多个文库以避免低复杂性样本。

（五）基因功能分析工具

基因功能分析工具可以将基因信息注释到数据库，并进行基因通路富集分析。

ANNOVAR 是变异注释工具，可利用最新信息对从不同基因组中检测到的遗传变异进行功能注释，实现基于基因、区域、过滤信息等注释。基于基因的注释确定 SNP 或 CNV 影响的氨基酸以及其是否会导致蛋白质编码变化；基于区域的注释识别特定基因组区域的变异，例如，44 个物种中的保守区域、预测的转录因子结合位点、片段重复区域等区域；基于过滤信息的注释识别特定数据库中已记录的变异，例如，dbSNP 中是否报告了变异，千人基因组项目、ExAc、gnomAD 等数据库中的等位基因频率等。

京都基因与基因组数据库（Kyoto Encyclopedia of Genes and Genomes，KEGG）是一个整合了基因组、化学和系统功能信息的综合性数据库，它的主要特色是把从已经完整测序的基因组中得到的基因目录与更高级别的细胞、物种和生态系统水平的系统功能关联起来。与其他数据库相比，KEGG 具有强大的可视化功能，使研究者能够对其关注的代谢途径有直观全面的了解。最核心的是 KEGG pathway 和 KEGG orthology 数据库，在 KEGG orthology 数据库中，将行使相同功能的基因聚在一起，称为直系同源群（ortholog groups；KO entries），每个 KO 包含多个基因信息，并在一至多条通路中发挥作用。在 KEGG pathway 数据库中，将生物代谢通路划分为 7 类，分别为：细胞过程（cellular processes）、环境信息处理（environmental information processing）、遗传信息处理（genetic information processing）、人类疾病（human diseases）、新陈代谢（metabolism）、生物体系统（organismal systems）和药物开发（drug development）。

（六）微生物组学数据特异分析工具

超快序列分析软件（ultra-fast sequence analysis，USEARCH）在序列比对、聚类、操作等多领域广泛应用。在扩增子分析领域的运算分类单元（operational taxonomic unit，OTU）聚类表现优异，目前已经集成了全部扩增子分析流程。

Kraken 是物种分类工具，它使用精确 k-mer 方法匹配到美国国家生物技术信息中心（National Center for Biotechnology Information，NCBI）数据库，按最低共同祖先原则分类，具有高精确和超高速分析的特点，输出结果为计数型数据。

MEGAN 用于宏基因组物种和功能分析，提供多种可视化方案，如散点图、Voronoi 树图、聚类图、网络图等。

metaSPAdes 是高质量的宏基因组组装软件，可实现株水平组装，但对内存和计算资源消耗极大。

STAMP 是一个用于分析分类或代谢特征的软件包，支持对样本对或样本组之间的统计假设检验。STAMP 鼓励在评估生物学重要性时使用效应大小和置信区间。用户友好的图形界面允许轻松探索统计结果和生成出版物质量图，以推断宏基因组特征中的生物学相关性。

MetaPhlAn 是宏基因组系统发育分析工具，用于从宏基因组鸟枪测序数据中分析微生物群落的组成。MetaPhlAn 依赖于从约 17 000 个参考基因组（约 13 500 个细菌和古细菌、约 3 500 个病毒和约 110 个真核生物）中鉴定出的独特进化枝特异性标记基因。

HUMAnN 是一种从宏基因组或宏转录组测序数据中高效准确分析微生物代谢途径和其他分子功能丰度的方法。

MEGAHIT 是一种超快且内存高效的二代测序软件。它针对宏基因组进行了优化，但也适用于通用单基因组组装和单细胞组装。

（七）表观组学数据特异分析工具

模型依赖的 ChIP-seq 数据分析软件 MACS2 用于识别转录因子结合位点，也可以用于其他类型的富集区域鉴定。MACS2 通过结合测序标签位置和方向提高结合位点的定位准确性。MACS2 可以很容易地单独用于 ChIP-seq 数据，或者与具有增加特异性的对照样本一起使用。

DiffBind 用于 ChIP-seq 数据下游分析中鉴定两个样本间转录因子差异结合位点或具有差异的染色质开放区域。主要对富集区域进行重叠和合并等处理，计算相重合的富集区域的测序片段数量，并基于片段数量值鉴定具有统计显著性的差异结合位点。

Guitar 提取关于 RNA 转录物标志的标准化 RNA 坐标，然后可以在几分钟内有效地分析数亿个与 RNA 相关的基因组特征。Guitar 包用于分析由 MeRIP-seq 和 RNA BS-seq 等高通量测序方法获得的转录后 RNA 修饰（5- 甲基胞嘧啶和 N^6- 甲基腺苷）数据。

（八）蛋白质分析工具

ProteoWizard 提供了一套开源、跨平台的软件库和工具（例如 msconvert、Skyline、IDPicker、SeeMS），以促进蛋白质组学数据分析。这些库通过提供一个强大的、可插拔的开发框架简化和统一数据文件访问，并执行标准化学和 LCMS 数据集计算，从而实现快速工具创建。

PeptideProphet 自动验证由数据库搜索程序生成的 MS/MS 谱图的肽段分配。从每个数据集中，学习正确肽和不正确肽之间的搜索分数和肽段属性的分布，并使用这些分布为每个结果计算正确的概率。PeptideProphet 可用作分析任何类型质谱仪生成的 MS/MS 谱图后的第二步。

Mascot 是蛋白质鉴定及定量软件，其基本原理是通过实验中得到的质谱数据与生物信息数据库对比，得到可信的蛋白质鉴定和定量结果。

二、生命组学数据资源

公共数据库平台是实现数据共享，推动研究发展必不可少的条件之一。当积累的公共数据越来越多，保证不同国家、地区、实验室产生的数据能长期稳定地存储并且可以被其他用户浏览、查询或者下载使用，是致力于数据库构建的研究团队共同努力实现的。以下将列举常用的几类数据库，包括原始组学数据库、遗传变异数据库、基因型 - 表型关联数据库、表观基因组数据库、蛋白质组数据库、微生物组数据库、代谢组数据库和基因表达综合数据库。

（一）原始组学数据库

序列读取归档库（sequence read archive，SRA）是美国国立卫生研究院（National Institutes of Health，NIH）高通量测序数据的归档库，是国际核苷酸序列数据库联盟（International Nucleotide Sequence Database Collaboration，INSDC）的一部分。SRA 数据来自高通量测序平台的原始测序数据和比对信息。

欧洲核酸归档库（the European nucleotide archive，ENA）是一个开放的、受支持的平台，用于序列数据的管理、共享、整合、存档和传播。ENA 包含全球综合性数据资源。可保留世界公共领域的序列输出，以及支持序列数据管理的丰富工具和服务。

日本 DNA 数据库（DNA data bank of Japan，DDBJ）收集核苷酸序列数据，并免费提供核苷酸序列数据和超级计算机系统，以支持生命科学的研究活动。

组学原始数据归档库（genome sequence archive，GSA）是组学原始数据汇交、存储、管理与共享系统，是国内首个被国际期刊认可的组学数据发布平台，用于存储基因组、转录组及其他组学原始序列的数据仓储。表 6-5 总结了原始组学数据库的特点。

表 6-5　生命组学数据资源——原始组学数据库

数据库	全称	特点
SRA	序列读取归档库 sequence read archive	原始序列的数据和比对信息
ENA	欧洲核酸归档库 the European nucleotide archive	用于序列数据的管理、共享、整合、存档和传播
DDBJ	日本 DNA 数据库 DNA data bank of Japan	收集核苷酸序列数据，并免费提供数据和计算系统组学
GSA	组学原始数据归档库 genome sequence archive	原始数据汇交、存储、管理与共享

（二）遗传变异数据库

癌症体细胞突变目录（catalogue of somatic mutation in cancer，COSMIC）是世界上最大、最全面的资源，用于探索体细胞突变对人类癌症的影响。

单核苷酸多态性数据库（single nucleotide polymorphism database，dbSNP）是一个公共领域数据库，用于广泛收集简单的遗传多态性。该多态性集合包括单碱基核苷酸替换（也称为单核苷酸多态性或 SNP）、小规模多碱基缺失或插入（也称为缺失插入多态性或 DIP）、可回溯元件插入和微卫星重复变异（也称为短串联重复序列或 STR），以及常见变异和临床突变、群体频率、分子结果以及基因组和 RefSeq 映射信息。

基因组变异图谱（genome variation map，GVM）是基因组变异的公共数据存储库，包括单核苷酸多态性、小插入和缺失，特别关注人类、栽培植物以及驯养动物。表 6-6 总结了遗传变异数据库的特点。

表 6-6　生命组学数据资源——遗传变异数据库

数据库	全称	特点
COSMIC	癌症体细胞突变目录 catalogue of somatic mutation in cancer	探索体细胞突变对人类癌症的影响
dbSNP	单核苷酸多态性数据库 single nucleotide polymorphism database	包含许多遗传多态性数据
GVM	基因组变异图谱 genome variation map	单核苷酸多态性、小插入和缺失的基因组变异库

（三）基因型-表型关联综合数据库

人类全基因组关联研究目录（the NHGRI-EBI catalog of human genome-wide association studies，GWAS catalog）提供了一个一致、可搜索、可视化和免费提供的 SNP 特征关联数据库，可以轻松地与其他资源集成，可供全球科学家、临床医生和其他用户访问。

基因型和表型数据库（the database of genotypes and phenotypes，dbGaP）是 NCBI 中的子数据库，用来存档和分发研究人类基因型和表型相互作用的数据和结果。

人类基因组变异和表型数据库（database of genomic variation and phenotype in humans using Ensembl resources，DECIPHER）是一个基于网络的交互式数据库，人们可以通过该数据库检索与患

者体内发现的变异相关的生物信息学资源进而增强临床诊断。患者的变异在该基因座报告的正常变异和致病变异的背景下显示，从而有助于解释。

　　ClinVar 是 NCBI 主办的与疾病相关的人类基因组变异数据库，整合了 dbSNP、dbVar、PubMed、OMIM 等多个数据库在遗传变异和临床表型方面的数据信息，形成了一个标准、可信、稳定的遗传变异 - 临床表型相关数据库。该数据库采用星标系统，可以评估某个特定突变在疾病中的作用。三种常用基因型 - 表型关联综合数据库的特点如表 6-7 所示。

表6-7　基因型 - 表型关联综合数据库

数据库	全称	特点
GWAS catalog	人类全基因组关联研究目录 the NHGRI-EBI catalog of human genome-wide association studies	SNP 特征关联数据，可搜索、支持可视化
DECIPHER	人类基因组变异和表型数据库 database of genomic variation and phenotype in humans using Ensembl resources	交互式数据库，包含从患者体内发现的变异关联临床信息
ClinVar	疾病相关的人类基因组变异数据库 information about genomic variation and its relationship to human health	包含人类变异和表型关系

（四）表观组数据库

　　DNA 元素百科全书（encyclopedia of DNA elements，ENCODE）项目的主要目标是确定基因组剩余部分的功能，这些部分在传统上被视为垃圾。此数据库主要包含较多原始数据，适合多变的功能元件在表观调控方向的深度挖掘。目前的 ENCODE 通过多种测序数据反映基因组变化的过程，分别通过 Hi-C 观察三维基因组、通过 ATAC-seq/ChIP-seq 研究基因的转录调控、通过甲基化芯片研究甲基化的调控作用、通过 RNA-seq 研究基因表达的变化、通过 RIP-seq 研究转录后调控的信息。目前 ENCODE 数据包含了四种物种的数据：人、老鼠、蠕虫、苍蝇。

　　NIH 表观遗传组学蓝图计划（NIH roadmap epigenomics program）检测人类、动植物正常样本以及不同细胞系分类的未特殊处理的样本的表观组数据，包括基因表达数据和研究甲基化修饰、乙酰化修饰等的 ChIP-seq 数据。

　　国际人类表观基因组联盟（International Human Epigenome Consortium，IHEC）成立的主要目标是通过国际的共同合作建立人类健康和疾病条件下重要细胞状态的人类表观遗传参考组学。同时，发展生物信息学的标准、数据模型、分析工具等以便组织、综合并展示国际合作产生的表观遗传组学数据。Roadmap 和 IHEC 共同追求提高不同数据间的兼容性和互用性，确保数据的产生不会重复。Roadmap 在 ENCODE 的基础上发展出一套共同的元数据标准和数据标准。表 6-8 总结了常用表观组数据库的特点。

表6-8　表观组数据库

数据库	全称	特点
ENCODE	DNA 元素百科全书 encyclopedia of DNA elements	含较多原始数据，适合多变的功能元件在表观调控方向的深度挖掘
Roadmap	NIH 表观遗传组学蓝图计划 NIH roadmap epigenomics program	基因表达数据和 ChIP-seq 数据
IHEC	国际人类表观基因组联盟 International Human Epigenome Consortium	人类健康和疾病条件下重要细胞状态的人类表观遗传参考组学，数据模型、分析工具

（五）蛋白质组数据库

通用蛋白质资源（the universal protein resource，UniProt）是蛋白质序列和注释数据的综合数据库，它整合了三个数据库（Swiss-Prot、TrEMBL 和 PIR-PSD）的数据。是目前信息最丰富、资源最广的免费蛋白质数据库。

蛋白质组数据库（proteomics database，ProteomicsDB）最初开发用于探索大量基于人类质谱的定量蛋白质组学数据。是蛋白质组知识的储存库，包含所有鉴定的蛋白质信息，如蛋白质的顺序、核苷酸顺序、2-D PAGE、3-D 结构、翻译后的修饰、基因组及代谢数据库等。包括不同蛋白质研究相关物种，以及药物预测功能。

人类蛋白质图谱数据库（the human protein atlas，HPA）提供了 26 000 种人类蛋白质的组织和细胞分布信息。在该数据库中，研究人员使用高度特异性的抗体，用免疫检测技术（免疫印迹、免疫荧光和免疫组化），详细地检测了每一种蛋白在 64 个细胞系、48 种人类正常组织和 20 种肿瘤组织中的表达情况。

翻译后修饰预测的综合性数据库（PhosphoSitePlus）是一个免费资源数据库，总结归纳了海量通过科学研究发现的蛋白修饰位点，包括磷酸化、甲基化、乙酰化、泛素化等，并且包括一些发现但未发表的蛋白修饰位点。为研究蛋白质翻译后修饰提供了全面的信息和工具。表 6-9 总结了常用蛋白质组数据库的特点。

表6-9　蛋白质组数据库

数据库	全称	特点
UniProt	通用蛋白质资源 the universal protein resource	蛋白质序列和注释数据的综合数据库，蛋白数据最广
ProteomicsDB	蛋白质组数据库 proteomics database	蛋白质组知识的储存库，包含所有鉴定的蛋白质信息
HPA	人类蛋白质图谱数据库 the human protein atlas	包含蛋白在 64 个细胞系、48 种人类正常组织和 20 种肿瘤组织中的表达
PhosphoSitePlus	翻译后修饰预测的综合性数据库 PhosphoSitePlus	蛋白修饰位点，包括磷酸化、甲基化、乙酰化、泛素化等

（六）微生物组数据库

核糖体数据库项目（ribosomal database project，RDP）建立的数据库是由密歇根州立大学开发维护的在线工具，包括数据库和分析工具两部分。分析工具最早是用于一代测序产生的 16S 数据分析，其后逐步拓展了在 28S、ITS、功能基因的分析功能，并支持二代测序平台产生的数据，而数据库部分提供高质量、已注释的细菌、古菌 16S rRNA 基因和真菌 28S rRNA 基因序列。

SILVA（SILVA ribosomal RNA database）是一个 rRNA 基因序列的综合数据库，收录原核和真核微生物的小亚基 rRNA 基因序列（简称 SSU，即 16S 和 18S rRNA）和大亚基 rRNA 基因序列（简称 LSU，即 23S 和 28S rRNA）。细菌、真菌都有，更新较快，支持在线分析 SlivaNGS。

功能基因数据库（functional gene，FunGene）是 RDP 延伸的一个针对微生物功能基因序列的数据库。其按照功能分为抗生素抗性（antibiotic resistances）、植物致病基因（plant pathogenicity）、生物地球化学循环（biogeochemical cycles）、系统进化标志（phylogenetic markers）、生物降解（biodegradation）、金属循环（metal cycling）及其他（other）等七类功能基因。每类基因功能集都包含几种到上百种功能基因，可被用于功能标志基因高通量测序后的注释及功能基因的引物设计等。

表 6-10 总结了三个常用微生物组数据库的特点。

表 6-10 微生物组数据库

数据库	全称	特点
RDP	核糖体数据库项目 ribosomal database project	包括数据库和分析工具,提供高质量注释工具
SILVA	SILVA ribosomal RNA database	包含三域微生物(细菌、古菌、真核)rRNA 基因序列的综合数据库
FunGene	功能基因数据库 functional gene	可被用于基因高通量测序后的注释及功能基因的引物设计

(七)代谢组数据库

人类代谢组数据库(human metabolome database,HMDB)是一个免费的电子数据库,包含人体小分子代谢产物的详细信息。该数据库包含或连接化学数据、临床数据、分子生物学 / 生物化学数据。该数据库包含的代谢物条目,包括水溶性和脂溶性代谢物,以及被认为是丰富的(>1μmol/L)或相对稀少的(<1nmol/L)代谢物。HMDB 数据库支持广泛的文本、序列、化学结构和关系查询搜索。另外,数据库 DrugBank、T3DB、SMPDB 和 FooDB 也是 HMDB 数据库套件的一部分。DrugBank 包含药物和药物代谢物的信息,T3DB 包含 3 670 种常见毒素和环境污染物的信息,SMPDB 包含人类代谢和疾病途径图,而 FooDB 包含上万种食品成分和食品添加剂的信息。用户可通过数据库提供的搜索选项对目标数据进行搜索,也可以下载和使用相关数据。

代谢物鉴定和查询数据库(metabolite link,METLIN)用于描述已知代谢物的特征,主要侧重用于非靶向代谢组学代谢产物的鉴定。METLIN 目前包含超过 100 万个分子,范围包括脂类、类固醇、植物和细菌代谢物、小肽、碳水化合物、外源性药物 / 代谢物、中心碳代谢物和毒物。METLIN 具有多种搜索功能,包括单搜索、批量搜索、先驱离子搜索、中性损失搜索、精确质量搜索和碎片搜索。METLIN 不仅提供了正负电离模式下、多重碰撞能量下的 MS/MS 数据,它还利用代谢产物的已知结构、元素组成和碎片的精确质量测量预测碎片结构。表 6-11 总结了 HMDB 和 METLIN 的特点。

表 6-11 代谢组数据库

数据库	全称	特点
HMDB	人类代谢组数据库 human metabolome database	化学数据,临床数据,分子生物学 / 生物化学数据,代谢组学、临床化学、生物标志物的发现
METLIN	代谢物鉴定和查询数据库 metabolite link	包含了 961 829 个物质,侧重用于液质非靶向代谢组学和化学分析

(八)基因表达综合数据库

基因型 - 组织表达数据库(genotype-tissue expression,GTEx)旨在研究人体基因组变异如何影响基因表达、导致生物学差异。GTEx 是一个持续进行的项目,目前所产生的数据已更新至第八版,从948 位非患病捐献者的 52 类非病变组织部位和 2 个细胞系中采集样本,测定 DNA 和 RNA,建立了一个影响多个组织基因表达的遗传变异的数据分析资源和组织样本库。GTEx 报告了组织之间和个体之间基因调控的重要差异,主要包括组织特异性的基因表达和组织中的影响基因表达的遗传位点信息(表达数量性状基因座 eQTL)。

基因表达综合数据库(gene expression omnibus,GEO)是一个国际公共数据库,用于记录和共享高通量基因表达和其他功能基因组学数据集,由 NCBI 负责维护。GEO 最初是一个全球性的基因表达研究资源,随着技术的快速变化而发展,现在接受包括基因组甲基化、染色质结构和基因组 - 蛋白质相互作用等的高通量测序数据。GEO 数据库不仅提供了数万项研究的数据访问,还提供了各种基于网页的工具和策略,使用户能够定位与自己特定兴趣相关的数据,以及可视化和分析数据。表 6-12 总结了 GTEx 和 GEO 的特点。

表 6-12 基因表达综合数据库

数据库	全称	特点
GTEx	基因型 - 组织表达数据库 genotype-tissue expression	不同组织类型；个体与基因调控关系比较；原始序列的数据；可视化等数据分析
GEO	基因表达综合数据库 gene expression omnibus	高通量基因表达和其他功能基因组学数据集的共享

三、生命组学数据分析

在生命组学研究中，随着基因组学、转录组学、表观组学、蛋白质组学、代谢组学以及微生物组学的不断发展，它们为生物基础研究与医药研发提供了有利的先决条件，为探讨人类健康或者相关疾病提供了不同形式、不同层次的生命组学数据。单一组学数据通常用于解释某种特征性的生化指标与某些疾病之间的关联，但为了更好地说明其中的复杂因果关系，多组学大数据整合分析为人类更深刻地理解疾病的致病机制工作提供了坚实的基础。

（一）基因组数据分析

基因组数据分析分为 DNA 芯片数据分析和基因组测序数据分析。

1. DNA 芯片数据分析

（1）数据的预处理：过滤芯片杂交信号中属于非特异性的背景噪声部分。

（2）芯片数据清理：经过背景校正后的芯片数据中可能会产生负值，还有一些单个异常大/小的峰/谷信号（随机噪声）。对于负值和噪声信号，常用的处理方法就是将其去除。

（3）提取芯片数据的表达值：对数转换能使上调、下调的基因连续分布在 0 的周围，更加符合正态分布。

（4）芯片数据的归一化：调整由于基因芯片技术引起的误差，常用的方法是平均数、中位数标准化。

（5）差异基因表达分析：使用倍数分析、参数法分析（t 检验）、非参数分析等的方法鉴定样本之间差异表达的基因。常用软件包括：limma、DESeq2 和 edgeR 包。

2. 基因组测序数据分析

（1）数据质量控制：针对低质量读长序列和污染读长序列的问题，使用 FastQC 软件查看样本测序质量，对于接头序列和低质量碱基，可以使用 SOAPnuke、Cutadapt、untrimmed、Trimmomatic 等软件进行过滤。

（2）测序片段比对、排序/去除重复序列：利用 BWA 软件为参考基因组构建索引，将测序片段比对到参考基因组。

（3）重新校正碱基质量值：通过机器学习的方法构建测序碱基的错误率模型，然后对这些碱基的质量值进行相应的调整。

（4）变异检测：获得样本准确的变异集合，主要检测 SNP 和 Indel。可以选择使用 GATK HaplotypeCaller 模块对样本中的变异进行检测，它也是目前最适合用于对二倍体基因组进行变异（SNP 和 Indel）检测的算法。

（5）变异检测质量控制和过滤：在获得原始的变异检测结果之后，还需要做的就是质控和过滤。GATK 中的 VQSR 模块对变异进行过滤，VQSR 通过构建 GMM 模型对变异质量高和低的变异进行区分，从而实现对变异的质控。

以上分析流程如图 6-6 所示。

（二）转录组数据分析

针对检测细胞类型，转录组数据分析分为普通转录组测序数据分析和单细胞转录组测序数据分析。

1. 普通转录组测序数据分析　主要流程和步骤如下。

（1）数据预处理和质量控制：去除接头和去除低质量碱基，常用的预处理软件有 FastQC、MultiQC 等。

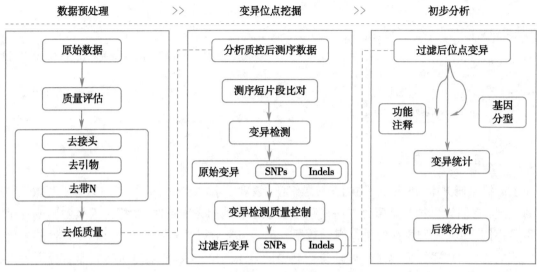

图6-6 基因组测序数据分析流程

（2）序列比对：将 FASTQ 格式的数据回贴到转录组进行序列比对，基于基因组比对（以染色体为单位）的常用软件为 STAR 和 Hisat2。基于转录组比对（以转录本为单位）的常用软件为 RSEM 软件。

（3）表达定量：利用工具 StringTie、STAR、HTSeq 或 featureCounts 将比对后的结果对基因表达进行定量。或使用免比对工具 Kallisto 或 Salmon，输出结果通常是转录本定量的估计值。

（4）归一化：通过 edgeR、DESeq2 或 limma + voom 执行基因表达计算，归一化使在同一样品内基因之间的表达差异可比较。常用的方法是计算落在同一基因内的读长序列数除以单位基因长度，常用的单位是 TPM/FPKM。或者使用 Cufflinks 处理原始读长，使用 R 语言工具包 Cuffdiff 得到转录本丰度的估计值和差异表达基因或转录本。

（5）差异表达基因分析：利用统计方法分析样本间的表达差异，目前常用转录组数据差异表达，分析软件为 R 语言工具包 DESeq2 等。

（6）功能注释分析：包括生物学注释分析、通路富集分析、网络分析等，例如基因本体（gene ontology，GO）或 KEGG 等富集分析工具，GO 功能富集结果示例如图 6-7 所示。

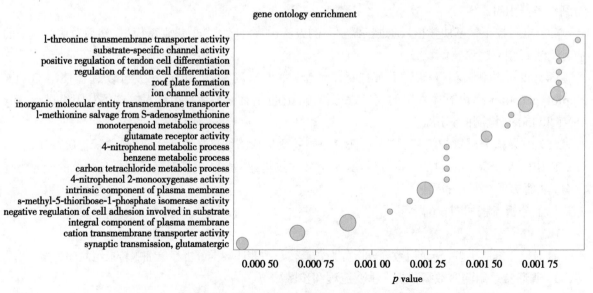

图6-7 GO 功能富集结果示例

（7）可变剪接分析、突变位点分析、基因融合分析和 lncRNA 预测分析等。

关于转录组数据分析简易工作流程如图 6-8 所示。

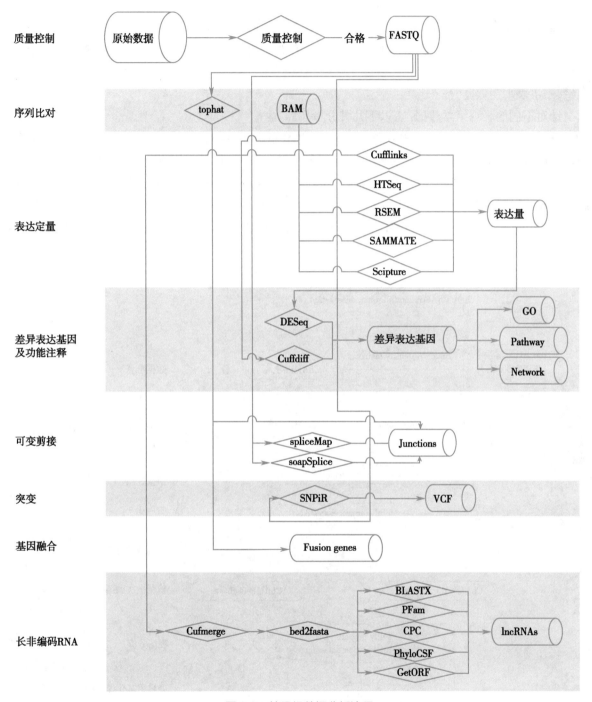

图 6-8 转录组数据分析流程

2. 单细胞转录组测序数据分析 主要流程和步骤如下。

（1）序列比对：对于 FASTQ 文件，使用 CellRanger 进行序列比对。

（2）质量控制：使用 MAGIC、DCA 或 scVI 等工具进行缺失值的校正，使用 scLVM 或 f-scLVM 去除细胞周期。

（3）数据降维：使用 TSNE 或 PCA 等执行数据降维。

（4）细胞聚类差异表达：使用 seurat 或 scanpy 得到差异表达基因。

（5）基因功能及注释：使用 metascape 或者 clusterprofile 等 R 语言工具包执行功能及注释分析。

（6）细胞类群标注：使用 SingleR、scmap 或者人工根据先验知识标注细胞类群。

（7）细胞轨迹分析：使用 monocle 软件得到基因的表达矩阵。

（8）转录调控网络分析：使用 SCENIC 软件执行调控网络分析。

（9）细胞通信分析：使用 CellChat、CellPhoneDB、celltalker 或 iTALK 软件进行细胞之间的通信分析。

（三）表观组数据分析

针对不同的表观组学数据，有以下几种分析思路。

（1）对于全基因组 DNA 甲基化测序分析，首先要进行质量控制，之后去除接头序列，与参考基因组进行比对，再通过对照获取修饰位点，进行差异甲基化比较，获得整体的甲基化模式。

（2）对于 DNA 甲基化芯片数据分析，目前可供使用的 R 语言工具包分别有 ChAMP、minfi、limma、missMethyl 等，常见的分析步骤有数据导入和过滤、数据质控和归一化、数据协变量和异质性分析、差异甲基化位点 / 区域 / 块分析和通路富集以及网络分析。DNA 甲基化芯片数据分析流程如图 6-9 所示。

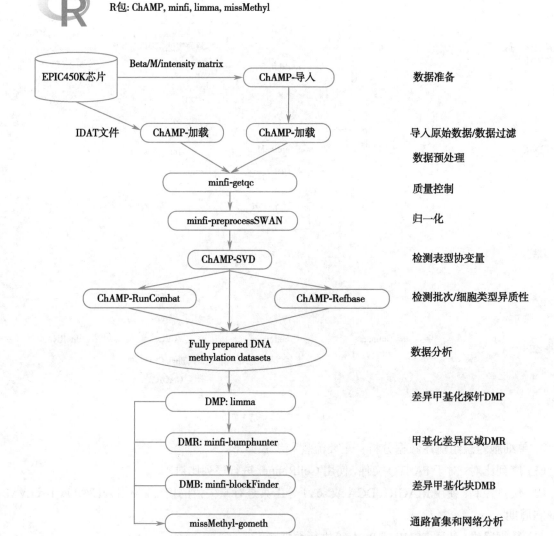

图 6-9 DNA 甲基化芯片数据分析流程

（3）染色质免疫沉淀测序技术（ChIP-seq）用于捕获蛋白与 DNA 相互作用。推荐使用 MACS2 软件评估富集 ChIP 区域的重要性，该软件通过结合测序标签位置和方向等相关信息提高结合位点的空间分辨率。

（4）RNA 甲基化免疫沉淀测序技术（methylated RNA immunoprecipitation sequencing，MeRIP-seq）结合 RNA- 蛋白免疫共沉淀和高通量测序技术，可实现全转录组水平上 RNA 甲基化分析。常规分析流程包括数据质控、去接头序列、序列比对、对照参考组鉴定修饰富集峰、比较不同组的差异修饰峰、修饰峰的功能区域注释、整体修饰模式绘图等。DiffBind 软件可鉴定样本间差异结合位点，可执行富集峰的重叠和合并，可计算比对到富集峰重复区域的测序片段数，并根据结合亲和力鉴定具有统计显著性的差异结合位点。

（5）RNA 免疫沉淀测序（RNA immunoprecipitation sequencing，RIP-seq）是检测与 RNA 结合蛋白结合的 RNA 片段的测序分析技术。适用于比较 RNA 结合蛋白在 RNA 水平上结合区域的分析。分析方法与特定抗体的选取有关，类似于 MeRIP 分析。

（6）利用 DNA 转座酶结合高通量测序研究染色体可及性的技术（assay for transposase-accessible chromatin with high throughput sequencing，ATAC-seq）通过转座酶对某种特定时空下开放的核染色质区域进行切割，进而获得在该特定时空下基因组中所有活跃转录的调控序列，包括转录因子结合位点、组蛋白修饰区、核小体位置和染色质可及性。

（四）蛋白质组数据分析

蛋白质组数据分析包括谱图的预处理和格式转换、进行数据库搜索、谱图质控、定性和定量的蛋白质组分析、翻译后修饰分析、蛋白质 - 基因组联合分析等步骤。

对于蛋白质二级质谱数据的定性鉴定分析，可以分为以下几步。

（1）对所选取的数据库进行分析，得到各肽段的"虚拟质谱"，虚拟质谱图不出现在搜索过程中，其只与蛋白质数据库结构相关。

（2）对质谱数据进行数据库比对，以显著性计算得分。

（3）整合肽段的鉴定信息，得到蛋白质鉴定表。

对于蛋白质二级质谱数据的定量分析，主要通过肽段标记基因的信号强度代表肽段的定量信息，再将同一蛋白的肽段定量信息整合称为蛋白质的定量信息。但是并不是鉴定到的所有肽段均参与蛋白质定量过程，以下几种肽段并不参与蛋白质的定量：①肽段鉴定得分过低；②鉴定到的肽段并非蛋白所特有的；③使整体结果偏差较大的肽段。经过以上原则的筛选，所得到的肽段的定量信息经过取中位值后（若肽段种类数为偶数，则取中间两个数的几何平均值），便得到了蛋白的定量信息。

质谱鉴定结果虽然能给出蛋白质的定性和相对定量结果，但是依然无法直接用来说明生物学现象，因此对鉴定得到的蛋白质进行功能注释是十分必要的。

（五）代谢组数据分析

代谢组数据分析可分为靶向分析和非靶向分析，非靶向分析侧重于样本中代谢物总量的代谢谱分析，靶向分析侧重于定量和鉴定所选代谢物。基于质谱的代谢组学方法通常是靶向分析的最佳方法。

代谢组学分析通常联合使用磁共振（MR）和质谱（MS），通过靶向或非靶向分析方法评估代谢组，具体分析流程有以下几个步骤。

（1）质量控制：①使用 4，4- 二甲基 -4- 硅戊烷 -1- 磺酸（4，4-dimethyl-4-silapentane-1-sulfonicacid，DSS）或 3-（三甲基硅烷基）丙酸（TSP）作为化学位移标准和 pH 标准，如咪唑或二氟三甲基锡磷酸（difluorotrimethylsilanylphosphonic acid，DFTMP）磁共振；②利用常用于实验室内质量控制的 30～40 种代表性化学品的合成样品；③利用样本修正批次效应；④来自美国国家标准与技术研究院（National

Institute of Standards and Technology，NIST）的人血标准参考材料（standard reference material，SRM），可用于全球所有代谢组学实验室的实验室间质量控制。

（2）数据预处理：归一化、标准化以及数据转换。

（3）差异统计分析：常用于寻找生物标志物。主要方法有主成分分析、偏最小二乘法判别分析（PLS-DA）和人工神经网络（ANN）等统计方法。

（4）识别未知的生物标志物：考虑到许多光谱峰的身份未知，内部光谱数据库和公共代谢组数据库，如人类代谢组数据库（HMDB）、Golm 数据库、METLIN 数据库和血脂图谱等，都可以用来帮助识别未知峰。

（六）微生物组学数据分析

标记基因、宏基因组研究具有不同的分析流程。

1. 关于标记基因方法研究微生物组的分析流程

（1）数据质量控制：查看原始数据的质量，编写合格的实验设计用于分析，双端序列合并为单端的扩增子序列。

（2）提取条形码，进行样品拆分，切除扩增引物：作为一种标记技术，DNA 条形码是指生物体内能够代表该物种的、标准的、有足够变异的、易扩增且相对较短的 DNA 片段。将条形码序列从序列中拆除，筛选高质量的测序结果并标记文库中每条序列中的样品来源，最后切除扩增时使用的引物。

（3）数据预处理：格式转换，去冗余，聚类。

（4）去嵌合体，非细菌序列，生成代表性序列和 OTU 表。

（5）物种注释，OTU 表操作：采于不同数据库进行细菌或真菌注释；同时根据实际情况，对 OTU 表进一步按样品、丰度、物种等条件筛选。

（6）构建进化树，计算 Alpha、Beta 多样性：将 OTU 多序列比对生成进化树，为依赖进化关系的计算方法提供输入文件；再进行多种 Alpha 和 Beta 多样性的计算。

（7）物种分类统计，筛选进化树：对物种进行分类统计，筛选高丰度结果用于进化树展示，将统计结果生成适用于 R 语言的文件。

2. 利用宏基因组方法研究微生物组的分析流程

（1）分析物种组成：利用扩增子分析物种组成。

（2）预测宏基因组：基于 16S 预测宏基因组。

（3）预测宏基因组物种组成。

（4）比较 16S 与宏基因测序的异同。

（5）MetaPhlAn2 分析宏基因组样品。

（6）STAMP 统计组间物种差异。

（7）HUMANN 注释功能基因。

（8）STAMP 统计组间功能差异。

（七）多组学数据分析

单一组学分析方法可以提供不同生命进程或者疾病组与正常组之间差异的生物学过程的信息，但分析往往具有局限性。多组学数据之间的整合分析为基础研究和临床应用提供可供参考的数据信息，加深对生物现象及疾病发生发展的全面认知。

针对不同的科学问题，可以设计合理的多组学数据进行整合分析，经典的多组学整合有：脂质组学与蛋白质组学整合分析，转录组学与代谢组学整合分析，转录组学和蛋白质组学整合分析，转录组学与脂质组学整合分析，代谢组与 16S rDNA 测序整合分析，蛋白质组学与代谢组学整合分析等。例如可以通过采集样本产出基因组、转录组、表观组、免疫组等多组学数据，针对常见多发恶性肿瘤进行多组学检测分析,具体研究基因组变异、基因表达、表观调控、免疫细胞组成变化等分子特征,与临床指征进行关联性研究,建立恶性肿瘤精确分子分型标准,对肿瘤患者进行个体化突变检测,针对变异信息作出药物靶向预测,作为临床治疗辅助信息,特别是针对晚期癌症治疗、癌症转移防治等临床难题进行相关机制研究和攻关。

虽然多组学数据分析为人类提供了有关健康发展的愿景,但就目前的研究现状来看,仍存在以下几个方面的挑战。①数据收集成本过高:虽然收集各种组学数据的方式在不断地更新,但仍需要降低数据采集及分析的经济成本;②数据分析方法仍需改进:从疾病研究来说,多组学大数据整合常用的方法是比较法。然而,这种方法存在一定的问题。对一些复杂的表型而言,差异性不仅源自疾病,还可能源自其他因素,如样本间的差异。

本章小结

生命组学数据是医学研究中基因组、转录组、表观组、蛋白质组、代谢组、微生物组等组学数据的总称。不同来源和类型的生命组学数据处理与分析方法各不相同,了解生命组学数据的具体类型和基本分析要素可增进对疾病进程的判断。通过对多种生命组学数据的联合分析研究,将拓展对生命发展规律和疾病进程机制了解的全面性。虽然多组学数据分析为人类提供了有关健康发展的愿景,但就目前的研究现状来看,如何降低数据采集和数据分析的经济成本,不断改进数据分析的方法对多组学大数据整合分析,是后续生命组学数据发展的挑战所在。

思 考 题

1. 如何利用数据库中已有的不同维度的肺炎病毒组学测序数据,研究病毒对患者 *ACE2* 基因的作用机制? 请查阅资料说明。

2. 痛风是一种遗传与环境共同作用的嘌呤代谢紊乱引起的经典代谢性疾病,对痛风的研究可以用到生命组学数据类型中的哪些数据? 如何将他们整合分析?

3. 芯片来源、测序来源、质谱来源以及磁共振来源的数据之间有什么区别? 应该如何选择?

4. 什么是生命组学数据? 简述目前多组学数据分析的优劣。

(渠鸿竹)

第七章

医学大数据治理

数据治理是针对日益增长的数据规模而产生的一系列数据处理行为,用于确保数据的准确性、可靠性和完整性,提升数据质量和数据安全性,进而促进数据的高效利用和转化。随着医学大数据呈现指数级别的增长,对不同来源不同形式的医学数据选择适宜的数据治理模式,是亟须解决的问题。本章阐述了医学大数据治理的基本概念和关键要素,包括数据治理的应用场景和必要性,数据治理方法如数据提取、数据预处理、缺失值与离群值处理,整体数据质量控制的基本原则。学习和掌握医学大数据治理方法是开展医学数据分析的前提,有助于提高医学大数据的合理使用。

第一节 数据治理概述

一、概述

数据治理因数据类型的不同、概念界定存在的差异,尚无统一的定义。国际数据治理研究所(The Data Governance Institute,DGI)认为数据治理是与数据信息使用过程相关的决策权和责任体系,可用于评估、指导和监督数据的合理、高效使用。DAMA 将数据治理定义为对数据资产管理行使权力和控制的活动集合。中国信息通信研究院发布的 2020 年数据治理研究报告指出:数据治理是释放数据价值的有效路径。可以通过增大数据体量、提升数据质量、促进数据交易流通、规制数据风险等方式进行数据治理。

数据治理是完整的数据管理和数据分析的前提,通过遵守既定的规则和流程加速数据分析过程,为数据分析目标的实现奠定基础。常规的数据治理内容包括数据质量、数据标准、数据分布、数据安全、数据存储等,这些也是真实世界临床研究中数据治理的核心领域(图 7-1)。①数据治理可以提升数据使用的安全性和依从性:不同类型的数据可能具有不同的使用权限或规则。例如,医学数据中可能包含个人可识别信息,随着《欧洲通用数据保护条例》(*European General Data Protection Regulation*,GDPR)等全球性法规的出台,隐私法规的数量也在不断增加,通过参照这些统一的标准进行数据治理,可以实现数据的安全、合理、合规使用。②数据治理可以提高数据质量:数据挖掘结果的好坏取决于输入的样本数据,如果基础数据没有得到正确的清理,可能会限制最终输出决策的准确率。同时,由于数据来源广泛,存在信息缺失、属性描述不一致、样本记录重复、数值错误等问题,也会阻碍后续的数据分析进程。通过数据治理连接不同系统的信息,确定相互之间有意义的关联,清除其中不准确的信息,可以最大限度地将数据组织和利用起来。③数据治理还可以加速数据分析过程的自动化:有了维护数据组成和控制数据质量的实践工具,数据分析团队就可以利用机器学习算法等设定自动化分析任务和流程。例如,可以直接将样本数据输入模型,对其进行疾病诊疗的预测,因为前期的数据治理过程确保了样本数据的准确性和安全性。

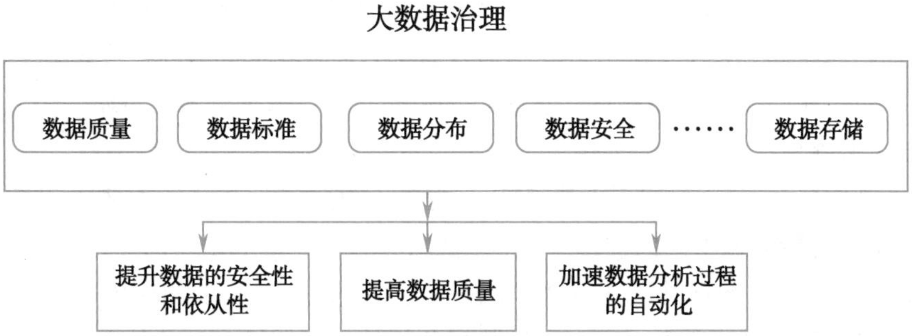

大数据治理

图 7-1　大数据治理概述

二、真实世界临床数据现状

真实世界数据(real world data,RWD)是指除常规临床试验以外的其他来源于日常所收集的各种与患者健康状况和/或诊疗及保健有关的数据,可用于回顾性的临床医学研究。例如,真实世界数据提供了从日常临床使用中获得药物安全性和有效性的新证据的可能性,可作为随机对照试验研究结果的进一步补充。传统的随机对照试验的实验环境与真实情况相差较大,仅能用于评价一些典型环境中干预措施的有效性,对不同环境中干预措施的有效性评价会存在偏差。相对而言,真实世界数据来源于日常的临床实践,更贴近于真实的临床环境,数据符合实际的研究需求,分析结果有着较广泛的适应性。基于真实世界数据开展的研究可以称为真实世界研究(real world study,RWS),其产生的满足适用性的结果有可能成为真实世界证据,从而为临床决策提供信息支撑。

真实世界数据主要有以下几个来源:住院和门诊的纸质或电子病历、电子健康档案、实验室诊断和医学影像资料库、医疗保险和结算活动、药物处方和疾病登记、网络社交媒体、可穿戴设备中生成的生物医学数据等。其中,临床电子病历涵盖患者的临床特征、治疗决策、药物处方等信息,由于其存储量大、方便使用、可靠性高等优点,已经越来越多地被应用到真实世界临床医学研究当中。真实世界数据可应用于以下几个方面。

(1)评估已上市药物的有效性:①可以及时更新药物不良事件(adverse drug event,ADE)的发生率:由于Ⅲ期临床试验可能不足以发现临床上重大的不良事件,监管机构和制药商需要依赖于其他方法研究已上市药物的安全性和有效性。新药上市后的临床试验研究数据或者是来自真实世界的临床用药数据,可以评价药物在广泛使用条件下的治疗效果和不良反应。②可以发现潜在的新的药物不良事件:患者的电子病历中存在很多非结构化、自由文本形式存储的数据,这些信息较少受到具有严格定义类别的结构化字段的限制,可能会包含未知的药物副作用信息。

(2)支持新药上市申请:针对罕见疾病或者一些致命疾病的药物评估,双盲随机对照试验难以对受试者进行随机分组,来源于真实世界的单臂临床试验相关数据可以为药物效用评估提供初步决策。基于真实世界的队列研究,可以验证生物仿制药的安全性、有效性和非劣性,促进药物的推广应用。

(3)形成前瞻性研究中的临床试验设计:在早期临床阶段,真实世界数据有助于完善试验的纳入/排除标准,招募和保留更符合临床环境的目标患者;帮助试验设计者筛选临床上常用的变量,从而进一步提高试验效率并降低成本(临床环境中的新试验设计,如适应性平台试验,允许对多种干预措施进行动态评估)。

(4)真实环境下的医疗服务评估:基于真实世界的临床数据分析可以帮助衡量从业者的医疗实践质量和提供的医疗服务质量。随着高通量测序技术的发展,可以通过真实世界数据评估基因检测技术在肿瘤学和罕见病领域的临床表现。

（5）数据驱动的决策支持：一方面，通过基于电子病历的医学数据挖掘，辅助临床医生结合数据和经验驱动加强临床决策，实现个体化医疗。另一方面，医疗信息技术的进步使患者能够越来越多地将自己的临床数据整合到各个系统中，进而可以随时下载数据了解自己的健康状况，规划未来的医疗支出，并与家人分享自己的健康信息。

尽管真实世界数据具有广泛的应用，目前仍然存在一些挑战。①由于真实世界数据的收集不是以研究为主要目的，可能来自不同的护理环境，在使用和表示这些数据方面存在一些挑战，包括数据偏差、数据混淆、数据异常、数据结构异质性等，这些主要由数据收集方法和质量控制造成，会增加真实世界数据分析的难度。尽管大多数真实世界数据分析的核心假设是这些偏差可以在分析阶段被识别和减轻，但是这需要大量的流行病学、临床医学以及卫生系统本身的知识基础。②在现实世界中，数据收集过程存在缺乏跨数据源的统一标准和协调方法，产生的非结构化数据依赖于自然语言处理技术的发展。当使用真实世界数据进行研究时，需要严格评估观察性研究的结果。③出于对患者隐私的保护，真实世界数据的使用受到法律和道德的限制，这也导致数据的获取和使用变得十分复杂，常常难以高效、及时地获得数据。

三、数据治理的必要性

真实世界数据来源于真实的临床实践，在医学研究中起着重要作用。但是，由于数据来源、数据采集方法等存在差异，真实世界临床数据往往缺乏完整性、精确性和及时性，甚至可能存在较多的错误和缺失，导致数据难以直接应用于后续的分析和研究。此外，由于生物医学知识涵盖范围广泛，不同来源的真实世界临床数据可能缺乏统一的标准，导致数据在结构和内容上存在差异，这也会在一定程度上阻碍数据的流通。当前，我国已累积了大量真实世界临床数据，并且数据的数量还在不断增加，为医学大数据分析提供了丰富的数据资源。因此，开展真实世界数据治理具有一定的必要性。

（1）通过数据治理可以提高真实世界临床数据的质量，使不同来源的数据之间能够实现"互联互通"，可以为数据分析提供更多的可能，同时也为数据价值的释放提供动力源泉。例如，DICOM 是一种应用广泛的医学图像存储和传输标准。使用 DICOM 设备可以实现本地和外地医院的数据传输，极大地推动远程医疗的实施。

（2）通过数据治理还可以为真实世界数据建立统一的数据模型，直接以标准化的形式存储和呈现，减少其在收集过程中产生的非结构化数据。同时，参照各种隐私法规制定统一的标准进行数据管理或对收集到的数据进行处理，也可以促进数据的安全使用。例如，通过识别患者的受保护信息并将其删除，可以促进患者的隐私保护。常用的隐私信息删除方法包括安全港原则、统计方法和直接隐蔽。安全港原则又称避风港原则，是使欧盟和美国企业或个人能够流通个人可识别资料的原则，有助于保护公民免受不法行为影响。安全港原则保护的内容包含患者姓名、社会保险号码、电话号码、电子邮件地址等 18 个与患者及其亲属、雇主、家庭成员相关的特定内容。使用这种方法的前提是必须准确识别数据中的相关标识符。直接隐蔽是指对能够找到的与患者隐私相关的标识符直接进行处理。

（3）数据治理能帮助找到数据之间的关联，提升整体数据资源的质量。例如，随着传感器技术的改进以及成本的显著降低，人们可以开发出各种各样的可穿戴设备。这类设备可以提供对临床医疗实践的连续监测，产生患者的心率、血压、肢体运动状态、睡眠状况等指标。这些指标反映了患者不同维度的信息，通过数据挖掘方法对这些数据进行整合分析，可以评估患者当前的健康状况，并对未来发生某些疾病的风险进行预测。

第二节 数据预处理

数据预处理是指从特定数据源中提取数据,再对数据进行排序、组织和清理,包括删除重复的数据条目,增加缺失的值,形成可靠、一致的可用数据等。数据预处理将提取出来的原始数据转换成计算机和机器学习算法可以理解和分析的格式。主要包括数据提取、数据清洗、数据转换和数据归约。

一、数据提取

数据提取是指从各种来源收集数据、存储数据、转换数据,并将其提供给另一个系统进行后续分析的过程,是整个数据操作流程的重要组成部分。不同数据源的数据组织形式可能存在差异,数据提取为进一步合并、处理和细化这些数据提供了基础。通过数据提取,可以将非结构化或半结构化的数据转换为结构化的数据,将分散模糊的原始数据整理成更明确的数据形式,以便于开展进一步的数据分析。例如,通过提取病历数据中特定疾病的信息,进行分析和挖掘,可以构建疾病的患病风险模型,实现对现有生物医学资源的最大化利用。如果没有数据提取,来自网页和多元化生物医学数据库中的数据将无法进行有效的分析。针对不同的数据类型,有不同的数据提取方法。

（一）按照不同的数据来源分类

按照不同的数据来源可以将数据分成物理来源的数据和数字化来源的数据。

1. 数据的物理来源 主要包括医学典籍、纸质期刊、纸质病历和报告、保险合同、药物处方票据、流行病学调查报告等。从这些来源提取数据通常依赖于手工查看数据源、提取数据并将其输入到目的地,往往非常耗时费力。随着科学技术的发展,扫描仪等数字化工具逐渐产生,可用于减轻从物理来源提取数据的负担。

2. 数据的数字化来源 主要包括电子健康档案、生物医学数据库、电子文献、电子表格、网页、物联网设备、数字账单等。数据抓取是从这些数字源中提取数据的有效方式,它可以对数据进行自动化合并、分析和凝练,进而将数据转换为有意义的信息,供进一步的数据分析和处理。

（二）按照不同的数据结构分类

按照不同的结构进行分类,可以将数据分成结构化和非结构化的类型。

1. 结构化的数据 结构化的数据一般具有清晰的逻辑结构,并且以固定的格式(例如关系数据库管理系统)存储,支持结构化查询语言(例如 SQL 语句)进行数据提取。例如,一个数据库表,其明确定义了特定数据类型的行和列中包含的值。对于结构化的数据,可以直接在源系统内进行数据提取,常用的方法包括完全提取法和增量提取法。①完全提取法是指数据完全从源中提取,然后导出,后续不需要进行额外的追踪和更改;每次提取都是独立的,并且是对数据当前状态的完整下载,这种方法比较简单但是系统负担比较大。②增量提取法是指每次提取数据之后,后续要持续跟踪源数据中的更改,并增量提取和加载更改信息。这样的处理使每次数据更新的时候,不需要重新执行提取所有数据的任务。

2. 非结构化的数据 非结构化的数据是一种比较广泛存在的数据类型,通常是未经组织的信息片段,需要经过筛选才能合理地提取数据。非结构化数据的来源包括网页、自由格式的文本、医学影像、扫描文件、患者的诊断描述等。对于非结构化的数据的提取方法,可以采用文本模式匹配的方法识别数据,例如常用的疾病诊断编码、检验检查名称等。此外,也可以使用文本分析理解数据的上下文,再进行相关的数据提取。

　　数据提取可以与数据集成软件相结合,从而将多个数据类型或者不同数据来源的信息整合在一起。现有的自动化提取工具可以快速地从各种来源提取数据,极大地节省了数据处理的时间和成本,减少了人工采集数据的潜在误差,加快了数据驱动的决策过程。然而,在实际的数据提取过程中,也存在一些挑战。例如,从各种来源提取的数据存在不一致,有些数据是结构化的,而有些数据是非结构化的。借助人工智能的方法训练并构建数据提取工具,能够以合理的方式整理数据,发现隐藏在非结构化数据中有意义的信息。此外,数据安全是数据提取中另一个具有挑战性的问题,例如,患者的病历数据中可能包含患者的隐私信息,使用自动化数据输入工具进行数据管理,可以确保数据提取的安全性。

二、数据清洗

　　数据清洗是指过滤不符合要求的数据的过程,主要包括缺失数据、重复数据、不一致数据、异常数据等,是数据治理中最重要的步骤之一。完整的医学大数据处理流程包括从真实世界提取原始数据,通过数据清洗、数据转换等数据预处理方法得到干净的数据,在此基础之上开展探索性分析或者用更高阶的统计学模型和机器学习算法进行挖掘,最终得到可以辅助临床决策的信息。医学大数据的来源广泛,从不同系统中抽取的数据存在重复或者错误标记,数据相互之间可能存在冲突。例如,电子病历记录了患者就诊的全过程,包含数字、图像、文本等多种数字化信息,但往往存在医学概念描述不一致、检查数值为空、医嘱与手术记录映射错误等问题。针对这样的医学数据场景,需要将重复、多余的数据进行归并和清除,将缺失的数据补充完整,对错误的数据进行纠正或删除,最终整理成可以进一步使用的数据。数据清洗有助于修正上述错误,从而提高电子病历中的信息质量,辅助临床医生做出正确的决策。

　　数据清洗是形成高质量数据决策的基础,通常会占整个数据分析过程50%~80%的时间。数据清洗的主要作用包括:①保持数据的有效组织与存储:例如,从真实世界可以收集与患者健康状况或诊疗及保健相关的信息,定期的数据清洗可以保持数据的“整洁”,从而更有效、安全地存储这些数据,提高数据的访问效率;②避免信息错误:未经清洗的数据不仅会影响数据分析结果,而且会为数据使用者提供错误的信息指引;③减少生产成本的浪费:用错误的数据进行决策应用可能会导致高昂的代价,定期的数据清洗有助于快速发现数据错误,并在正式使用之前进行纠正,避免不必要的资源浪费;④提高数据驱动的决策:对于多维数据的整合分析,数据清洗可以使数据采集和数据匹配更加高效,促进更好的决策。值得注意的是,在数据清洗过程中,仍然需要保持尽可能多的数据完整性。

　　数据清洗步骤和方法会随着数据集以及具体应用的不同而存在差异。在数据提取完成之后,基本的数据清洗步骤包括:确保原始数据输入的准确性,检查字符型变量的有效性,检查数值型变量是否在确定范围之内,检查是否存在缺失数据,检查数据的一致性,删除重复数据或者缺失数据,填补缺失或者异常数据,建立复杂多来源数据的规则等。数据清洗的基本方法包括以下几种。

(一)删除不必要的观察样本

　　删除不想要的变量或样本,特别是与需要解决的问题不相关的。例如,在开展儿科急诊的候诊时间研究时,可以从数据集中删除任何年龄大于18岁的样本。此外,这里也包括删除重复的数据,特别是当合并多个来源的数据集时,会出现重复数据。一般而言,数据库中属性值相同的记录被认为是重复记录,可以通过判断记录间的属性值是否相同来检测记录是否存在重复,相同的记录可以合并为一条记录。

（二）处理数据格式的异常

数据格式异常往往是由于数据管理不当造成的，可以通过半自动半人工的方式进行校验。从多数据源集成的数据可能有语义冲突，包括：日期格式不一致、英文大小写不一致、异常字符、内容与字段位置不符、数据表述不统一等。例如，在电子病历数据中，甲型 H1N1 流感和 H1N1 都可以单独出现在诊断疾病的类别里面。对于相同的含义被标记为不同类别的情况，可以通过定义完整的语义约束检测数据描述的不一致性，也可以通过分析数据项之间的关联，使数据的描述格式保持一致。

（三）数据标准化

数据标准化与处理数据结构异常密切相关，例如，对于类别变量而言，变量的描述需要遵循一个统一的规则。对于疾病类别的描述，是采用疾病的 ICD 编码还是中文名称，这个需要在整个数据集中保持一致。此外，数据标准化过程还需要确保数值型数据使用相同的测量单位。例如，同一数据集中不同住院患者的病历记录对于住院时长的描述可能不一致，有的是按照天数记录的，有的是按照周数记录的，需要进行统一的归并。

（四）离群值处理

离群值是指数据集中与其他数据显著不同的数据点，也称为"异常值"，会导致数据模型出现偏差。例如，异常值容易使线性回归模型的估计结果产生偏差。常见的数据异常值识别方法包括 3σ 原则（盖帽法处理）、箱形图以及其他统计学方法。一般使用统计分析的方法如 3σ 原则、箱形图、偏差分析、聚类分析等识别不遵守常规数据分布的异常值，也可以用简单的经验规则检查数据值，或使用不同属性间的约束、外部的数据检测来清洗异常数据。异常值的处理方法包括删除法和异常值的填补。

（五）缺失值处理

数据缺失是数据预处理过程中最常见的，缺失值的产生原因多种多样，需要研究数据规律与缺失情况进行处理。在识别出数据集中的缺失值之后，需要进一步分析缺失值的比例和分布模式，包括完全随机缺失、随机缺失和非随机缺失。缺失值的处理有三种常见的方法：①删除与缺失数据相关联的条目；②根据其他类似的数据推测缺失的数据，进行缺失值的填补；③将缺失值进行特殊标记，确保空字段具有相同的值，在后续的分析过程中，自动考虑缺失数据所能提供的信息。在大多数情况下，前面两个方法会以其他方式对数据集产生影响，例如，删除数据通常意味着丢失一部分信息，而对缺失值进行填补可能会改变数据本身的分布模式。了解和掌握数据提取和清洗流程（图 7-2），是开展数据预处理的基础。

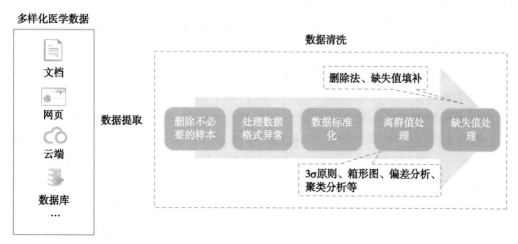

图 7-2　数据提取和数据清洗

三、数据转换

数据转换是将数据从一种结构转换为另一种结构的过程,是数据预处理过程中另一个常用的方法。数据分析需要结构化且可访问的数据以获得最佳的结果。在数据分析过程中,有些分析方法需要数据分布必须满足一定的条件。例如,在方差分析时,要求试验误差具有独立性、无偏性、方差齐性和正态性。通过数据转换对数据进行变换或归并,可以构成一个适合数据处理的描述形式。常用的数据变换方式包括数据规范化、数据离散化和数据新属性构造。

(一)数据规范化

数据规范化是将数据按照一定比例进行缩放,使其落在一个特定的区域,便于后续进行综合分析。例如,从真实世界采集的医学数据,不同特征的量纲可能不一致,数值间的差别可能很大,直接进行处理会影响数据分析结果。常用的数据规范化方法包括:①最小 - 最大规范化:对原始数据的线性变换,将数值映射到 $[0,1]$ 之间。具体形式可以表示为 $x' = \dfrac{x - min}{max - min}$,其中 min 为属性值的最小值,max 为属性值的最大值。②标准规范化:将数据转换成均值为 0,方差为 1 的标准正态分布,也是常用的规范化方法之一。具体形式可以表示为 $x' = \dfrac{x - mean}{\sigma}$,其中 $mean$ 为均值,σ 为标准差。根据中心极限定理,设随机变量 $x_1, x_2, \cdots, x_n$ 独立同分布,并且具有有限的数学期望和方差:$E(x_i) = \mu$,$D(x_i) = \sigma^2 (i = 1, 2 \cdots)$。当样本量较大时,则对任意 x,分布函数近似服从均值为 μ,方差为 σ^2 的正态分布,$x \sim N(\mu, \sigma^2)$。当对数据进行 $x' = \dfrac{x - mean}{\sigma}$ 的变换后,x' 服从均值为 0 方差为 1 的标准正态分布,即 $x' \sim N(0, 1)$。③小数定标规范化:通过移动小数点的位置来进行数据规范化。具体形式可以表示为 $x' = \dfrac{x}{10^k}$,其中 k 决定了移动的小数点位数,主要取决于属性值绝对值的最大值。④数据均方根变换:对于呈现偏态分布的数据,通过平方根、立方根和对数变换等,可以在一定程度上改善数据的分布状态,使其更适合于特定的统计分析方法。

(二)数据离散化

数据离散化是指对连续型的属性进行分类处理,离散化的过程需要先确定分类个数,再将数据集映射到这些类别中。常用的数据离散化方法包括以下三种:①等宽法:将属性的值域分成具有相同宽度的区间。例如,将一组样本数据 (2.5, 3.3, 1.5, 6.1, 1.2, 8.6) 使用等宽法分为 2 个箱,则得到箱 1 (1.2, 1.5, 2.5, 3.3) 和箱 2 (6.1, 8.6),即两个箱的数据之差不超过 (8.6 − 1.2)/2 = 3.7。②等频法:将属性分布值放在几个等分的区间内。对于上述的样本数据,采用等频法分为 2 个箱,则得到箱 1 (1.2, 1.5, 2.5) 和箱 2 (3.3, 6.1, 8.6),即两个箱的数据量是相同的。③聚类法:将数据按照属性进行聚类,通过聚类分析得到簇,同一个簇中的数据合并到同一个箱子。例如,在机器学习中常使用 K 均值算法(K-Means)对数据进行聚类,在给定样本集,K 均值算法针对聚类所得的簇划分最小化平方误差。平方误差反映了每个簇内样本围绕均值向量的紧密程度,平方误差值越小则簇内样本相似度越高。数据离散化作为程序设计中的常用技巧,可以有效降低时间复杂度。有效的数据离散化能减小算法的时间和空间开销,提高系统对样本的分类聚类能力和抗噪声能力。

(三)数据新属性构造

数据新属性构造是指利用已有的属性集构造新的属性,并加入现有的属性集合中。可以通过属性与属性之间的关联构造新的属性,例如,根据身高和体重,计算出体重指数(body mass index,BMI,也称为身体质量指数)并将其作为一个新属性添加到数据集中。此外,也可以通过机器学习的方法,将多个属性组合在一起。新构造的有效且合理的属性有助于提高模型的预测表现能力,但值得注意的是,新构造的属性是否会产生信息冗余,从而拉低了模型的性能。

数据转换可以增强数据质量与数据管理,例如,数据转换可以减少多来源数据的不一致,并使数据以一种组织良好的方式进行使用,同时,转换之后的数据可以高效地执行数据查询的任务。此外,数据转换可以实现应用程度、数据类型、系统之间的兼容性。然而,数据转换过程中也存在一些挑战:①大规模的数据转换可能是一个非常耗时耗力的过程;②数据转换过程涉及硬件设施、软件和工具的成本,而且数据转换方法往往依赖于专业的知识进行选取;③成批的数据转换过程可能会导致决策延迟,且转换后的数据需要进行相关信息的标记。

四、数据归约

对大规模异构、多源、多格式的医学数据进行分析与挖掘往往需要很长的时间,数据清洗和数据转换能够得到质量较好的数据集,但无法改变数据集的规模。数据归约是指在尽可能保持数据完整性的前提下,根据数据挖掘任务和数据内容的具体情况,通过技术手段降低数据规模(即对高维数据进行降维),是数据预处理中另一个关键步骤。通过数据归约,可以实现:①降低无效、缺失以及错误数据对数据建模的影响,提高数据建模的准确性;②消除高度相关的变量,通过形成少量且具有代表性的数据,提高数据建模的效率;③缩小数据规模,降低数据传输和数据存储的成本。常用的数据归约方式包括维度归约和数值归约。

(一)维度归约

维度归约是指减少数据集中的特征数量或者样本数量,从而降低数据维度。常用的数据维度归约方法包括:①特征选择:直接删除冗余或不相关的属性减少维度。②主成分分析:通过正交变换将数据中可能存在相关性的变量转换为一组线性不相关的变量,转换后的这组变量叫作主成分。这是一种常用的数据降维方法,适合于存在较多变量,或者变量之间存在相关性的数据集。特征选择、主成分分析等维度归约方法见第八章医学大数据挖掘,这里不展开详细描述。③小波变换:是一种针对信号频率的分解转换方法,主要将原始信号表示为一组小波基的线性组合,通过忽略其中不重要的部分达到数据降维的目的。小波变换是由傅里叶变换发展而来的。小波变换弥补了傅里叶变换难以体现各个成分出现时间的缺点,利用有限长会衰减的小波基替换了无限长的三角函数。小波变换方法主要适合于图像与信号数据的处理,能够有效地从信号中提取信息。在数据归约中,对数据进行小波变换后会产生与图像像素一样多的系数,然后对数据进行截断,保留最强的小波系数,从而达到压缩数据的目的。

(二)数值归约

数值归约是指用更小的数据表示形式代替原始数据,主要包括参数法和非参数法。①参数法数据归约:用参数模型表示数据,只需要存储模型参数,而不需要存储实际数据,可以用回归模型和对数线性模型实现数据归约,前者包括简单线性回归和多元回归,在简单线性回归中,应变量 y 可以表示为一个自变量 x 的线性函数。而在多元线性回归中,应变量 y 则被表示为多个自变量 x 的线性函数,回归模型适用于数值型数据。后者包括了近似离散的多维概率分布,常见的逻辑回归就是对数线性模型的一种。对数线性模型适用于多分类变量间的关系描述。②非参数法数据归约:用直方图、聚类、抽样和数据立方体聚类等实现数据存储的简化表示。其中,聚类的方法通过将数据元组视为对象,再将对象划分为群或类,使在同一个类中的对象相似,而不同类中的对象不相似,利用数据的聚类代替数据本身。抽样的方法是用较小的数据集替代较大的数据集,例如,利用分层抽样的方法,将一个总体分为不同的层,按比例从不同层中随机抽取样品,并将抽取到的少量样本用来替代总体。

（三）数据压缩

数据压缩是指使用比原始表示更少的特征信息进行编码,数据压缩可以减少数据存储和传输过程所需要的资源。数据压缩分为有损和无损两种方式。①无损压缩:通过识别和消除统计冗余减少数据文件大小,因此无损压缩不会丢失任何信息,并且该过程是可逆的。蓝波-立夫-卫曲(Lempel-Ziv-Welch,LZW)算法是一种常见的无损压缩技术,常用于 GIF、PDF、TIFF 文件的压缩。LZW 压缩通过读取一系列符号,并将符号分组为字符串,再将字符串转换为代码。由于代码占用的空间比字符串所占用的空间更少,输入文件得到了压缩。②有损压缩:通过删除不必要的或不太重要的信息减少数据文件大小,存在一些信息丢失。大多数形式的有损压缩都基于变换编码,其中,使用最广泛的是离散余弦变换(discrete cosine transform,DCT),DCT 也是迄今为止数据压缩中使用最广泛的线性变换。DCT 压缩也称块压缩,以离散 DCT 块的形式压缩数据,能够在高数据压缩率下实现高质量压缩。DCT 块可以有多种尺寸,包括标准 DCT 的 8×8 像素、4×4 像素和 32×32 像素之间的各种整数 DCT 尺寸。数据压缩可用于图像、音频、视频、遗传学等多个领域。其中,遗传学压缩是最新一代的无损算法,它使用了传统的压缩算法和适用于特定数据类型的遗传算法压缩数据(通常是核苷酸序列)。例如,基因组序列压缩包括无参考基因组序列压缩和基于参考的基因组序列压缩。无参考基因组序列压缩的基本思想是利用结构特性和序列的统计特性。基于参考的基因组序列压缩的关键思想是利用目标序列和参考序列之间的相似性,通过将目标序列与参考序列进行比对,对这些序列之间的搭配进行编码,基于参考的压缩方法可以得到非常高的压缩率。

第三节　缺失值与离群值处理

缺失值与离群值是数据清洗过程中经常会遇到的两类数据问题。缺失值是指现有数据集中某个或某些属性的值是不完全的,它的存在会减少数据集中的有效信息量,最终影响研究结果的可靠性。此外,很多算法或者模型无法直接处理含有缺失值的数据集,最终影响了研究过程的计算能力。对于生物医学数据而言,缺失值的产生原因是多方面的,主要包括数据采集时的信息遗漏、特征描述的异常、数据属性不存在等。常用的缺失值处理方法主要包括删除法和填补法。离群值又称为异常值,是指数据集中显著不同于其他数据对象的值。离群值会使数据发生偏移并降低准确性,例如,它的存在会显著影响统计数据的估计过程,最终导致均值或方差等统计指标的高估或低估。离群值可能是人为的数据录入错误,也可能是测量或者实验误差等。离群值的常见处理方法包括删除法、替换法、数据转换。对于实际的数据分析过程,需要根据数据本身的特点,选取合适的缺失值与离群值处理方法。

一、缺失数据类型

缺失数据的基本处理流程(图 7-3)包括:在开展具体的缺失值处理之前,需要探索缺失数据带来的问题以及缺失数据的分布模式。例如,若数据缺失并不是完全随机的,就会存在偏差,从有缺失的观测数据中获得的估计值将系统性地不同于从没有缺失的观测数据中获得的结果。根据缺失数据的产生机制,可以将数据缺失分为完全随机缺失、随机缺失和非随机缺失三个大类,不同的数据类型对应不同的缺失数据处理方法。

（一）完全随机缺失

完全随机缺失(missing completely at random,MCAR)是指缺失数据是完全随机的,与该变量的

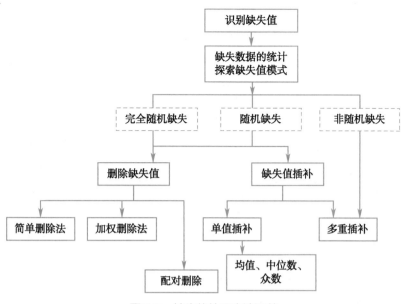

图 7-3 缺失值处理方法汇总

真实值无关,与其他变量的数值也无关。这是一种比较理想的情况,在数据分析过程中可以直接删除这种类型的缺失数据。例如,由于实验设备故障或者生物学样本在运输过程中丢失而产生的数据缺失,可以是完全随机缺失的。MCAR 的优势在于可以保持数据分析的无偏性,模型估计的参数不会因数据的缺失而产生偏差。

(二)随机缺失

随机缺失(missing at random,MAR)是指数据的缺失不是完全随机的,缺失数据发生的概率与其他观测到的变量相关。例如,BMI 是根据样本的身高和体重计算出来的,当身高或者体重缺失的时候,BMI 指标也会随之缺失。值得注意的是,这种情况下删除包含缺失值的样本,可能会导致模型出现一定的偏差。一般情况下,如果一个属性缺失是 MAR,可以认为该属性缺失的概率与当前观测的变量是有条件独立的。

(三)非随机缺失

非随机缺失(not missing at random,NMAR)是指数据缺失依赖于该变量本身。例如,对于研究动脉导管留置与否的电子病历数据,那些没有做动脉导管留置的样本,其动脉导管留置时间是缺失的,数据的缺失与患者本身是否做动脉导管留置这项操作相关,所以这个数据变量是非随机缺失的。获得模型参数无偏估计的唯一方法是对缺失的数据进行建模,例如,基于回归的方法利用已知的值估计缺失值。

二、缺失数据处理

在医学研究中,缺失值的存在会带来各种问题。首先,数据的缺失会降低数据统计能力。其次,数据的缺失会导致模型参数估计的偏差,特别是对于数据不是随机缺失的情况。最后,数据的缺失会降低样本数据的代表性,进而使数据分析过程变得更加复杂。例如,在临床试验研究中,特定样本类型的变量信息缺失,将导致临床试验研究结果产生偏差。针对缺失值的处理,主要包括删除法和填补法。

(一)删除法

删除法是指直接删除含有缺失值的样本,这是最简单和最原始的缺失值处理方法,主要包括简单删除法和加权删除法。①简单删除法:数据集中只有小部分样本数据的某些变量存在缺失,直接删除含有缺失值的样本。对于大规模数据集,一般认为某个样本中的数据缺失率超过 5%,就可以考虑将其删除。例如,对于高维医学数据,可以删除缺失比例较高的属性,从而减少这些噪声数据对模型的干扰。②加权删除法:把数据不完全的样本标记后,将完整的数据样本赋予不同的权重,再进行加权删除。但是,当数据集是随机缺失的情况下,删除法可能会对数据的分布模式造成偏差,可以通过对完整数据集加权减少数据删除的偏差。

（二）填补法

填补法是指以最可能的值填补缺失值,这可能比直接删除不完全样本所产生的信息损失要少。例如,在医学数据挖掘过程中,样本数据往往含有几十个甚至几百个属性,因一个属性值的缺失而放弃大量其他的数据属性,会对样本信息造成极大的浪费。常用的缺失值填补方法包括单值插补、基于模型的估计和多重插补。

（1）单值插补:单值插补是指根据数据本身的属性进行缺失值填补。如果缺失数据是定距型的,就以该属性的平均值填补缺失的值;如果缺失值是非定距的,就根据统计学中的众数填补缺失的值。此外,还可以利用同类均值进行插补,其基本思想是:基于层次聚类模型等预测缺失变量的类型,再以该类型的均值插补。此外,对于同类样本,使用同类均值插补的方法所预测的值都是相同的,为解决这一问题,在进行数值插补时,可以生成正态随机数,其中均值为该类样本均值,方差为该类样本方差,这种方法被称为同类均值随机插补。单值插补的方法也存在一些问题,例如,不管是哪类插补模型,都会认为缺失数据的预测值不会有误差。这样导致的结果是建立在插补数据基础之上的模型的不确定性估计太低,会增加第一类错误发生率。实际影响的程度取决于缺失数据的数量和插补模型的精度。

（2）基于模型的估计:对于非随机缺失的情况,直接用均值或中位数进行填补会得到不合理的结果。例如,在一些关于门诊满意度的调查中,受访人群中一般候诊时间较短的患者可能不会反馈具体的候诊时间,如果用均值来对他们的候诊时间进行填补,就会产生有偏估计。针对这种情况,将含有缺失值的变量作为预测目标,而数据集中其他变量作为预测变量,通过训练分类或回归模型,最终利用其他变量对缺失值进行预测。常用的模型包括回归、聚类、随机森林等方法,关于这些方法的详细内容见第八章医学大数据挖掘。但是,这种基于模型估计的缺失值填补方法存在一定的缺陷,依赖于数据集中变量之间的相关性。此外,对于随机缺失的数据缺失类型,假设模型对于完整的样本是正确的,通过观测数据的边际分布可以对未知参数进行极大似然估计,进而对缺失值进行填补。

（3）多重插补:多重插补的原理由 Rubin 在 1978 年首先提出,主要是根据多次重复产生多个完整数据集生成多个可选插补值,再根据某种规则选取最合适的插补值代替每一个缺失值(图 7-4)。多重插补方法来源于贝叶斯估计,通常认为待插补值是随机的,即来源于已观测到的值。常规的多重插补过程主要包含以下三个步骤:①从一个包含缺失数据的数据库开始,用均值、中位数或者随机数填补缺失数据,最终返回一个包含多个完整数据集的对象;②依次对每个完整数据集应用统计模型预测缺失数据;③重复以上步骤,直至模型完全收敛,再对结果进行整合并给出模型的标准误差和 p 值,以此反映多重插补的不确定性。在这个过程中,进行插补的填充值是从某种分布中提取的,并没有包含模型参数的不确定性,针对这样的问题,研究者提出了采用马尔可夫链蒙特卡罗模拟(Markov chain Monte Carlo simulation, MCMC)对每个数据集中的缺失数据进行填补。MCMC 法是贝叶斯理论中探索后验概率分布的一种方法,使用 MCMC 对数据缺失进行多重填补时需要存在以下假设:数据缺失是随机的、任意的且服从多元正态分布。MCMC 法进行多重插补过程包含以下三个步骤:①在每一次迭代过程开始时,给定均值 μ 和协方差矩阵 $\sum$,并从条件分布中为缺失值抽取替代值,这一步骤称为填补步。②通过填补步中得到的完整数据估算整体的均值和方差矩阵,将这些新估算出的数值再次循环应用到填补步中,这一步骤称为后验步。③填补步和后验步迭代多次后,得到一个比较稳定的数据集。通过多次迭代使结果收敛,得到一个稳定的分布。

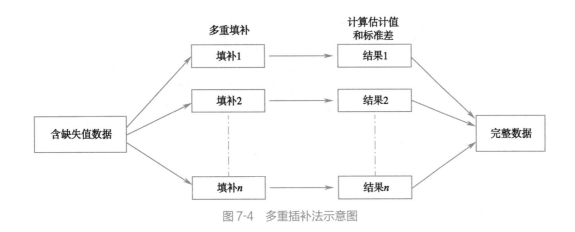

图7-4 多重插补法示意图

三、离群值产生

离群值又称为异常值,是指明显不同于其他数据值的数据点。离群值的产生有很多原因,例如,测量的物理设备出现暂时性故障、数据传输或转录中存在错误、人为操作失误等。此外,当数据本身的分布存在比较极端的情况,也会导致一些离群值的产生,而实际上这类离群值仍然是真实且正常的数据。对实际的医学大数据而言,人为原因造成的错误离群值会为数据分析带来偏差。首先,离群值会增加误差方差,降低数据统计的功效。其次,由于离群值是非随机分布的,它的存在会降低数据的正态性。此外,离群值还会破坏生物医学实验中暴露组和非暴露组之间的真实关系,进而导致建立的模型因果关系存在偏差。因此,有必要对离群值进行及时的识别和处理。

离群值的判断主要参考常见的数据分布测度,主要包括3σ原则、箱形图法、回归等统计分析方法、孤立森林法等。

（一）3σ原则

当一组数据呈对称分布时,经验法则表明,约有99%的数据处于平均数 ±3 个标准差的范围之内,而数据中低于或高于平均数3个标准差之外的数值是很少的。参照这个准则,可以将位于3个标准差之外的数据点称为离群点。

（二）箱形图法

参考统计学中箱形图的构建原则进行离群值的判断（图7-5）。具体而言,如果观测值距箱形图底线（P_{25}）和顶线（P_{75}）的距离为箱体高度[IQR,$IQR = Q3$（上四分位数）$-Q1$（下四分位数）]的 1.5 倍或以上,则可视为离群值。若与箱体距离超过 3 倍箱体高度,则可视为极端离群值或极端值。与箱体的距离在1~1.5倍箱体高度的观测值则称为可疑离群值。

（三）回归法

对于线性回归分析,通常采用残差的大小衡量观察值和预测值之间的差异大小。因此,当某一数据点的残差较大时,即该数据点的实际值与回归趋势差异较大,可以认为该数据是一个离群值。但是,由于回归分析的残差大小会受到数据测量单位的影响,不同单位的数据之间难以进行比较。因此,还可以采用学生化残差（残差 / 标准差）消除数据测量单位的影响,从而比较不同单位的数据情况。

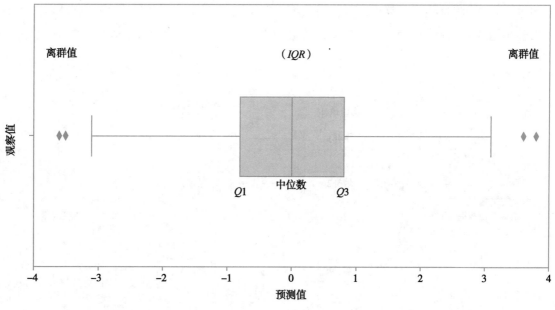

图 7-5 基于箱形图的离群值判断

（四）孤立森林法

当异常数据占总样本量的比例很小，并且异常点的特征值与正常点的特征值差异很大，则可以采用孤立森林法（isolation forest，iForest）判断异常值，孤立森林法由周志华等人于 2008 年在第八届 IEEE 数据挖掘国际会议上提出。该方法中，异常值被定义为"容易被孤立的离群点"，可以将其理解为分布稀疏且离密度高的群体较远的点。具体而言，当某一个区域内只有分布稀疏的点时，表示事件发生在此区域的概率很低，可以认为这些区域的点是离群值。基于孤立森林的异常值检测包括两个步骤。①基于训练集的子样本建立孤立树（图 7-6）；②用孤立树为每一个测试样本计算异常值分数（图 7-7）。

算法2：iTree（X, e, 1）

输入： X（输入数据），e（当前树的高度），1（高度限制）
输出： 一个 $iTree$
1. If $e \geq 1$ 或者 $|X| \leq 1$ then
2.   返回 exNode{Size $< -|X|$}
3. else
4.   定义 Q 为 X 中的一组属性
5.   随机选择一个属性 q 属于 Q
6.   从属性 q 的最小值和最大值之间随机选择一个分割点 p
7. $X_1 < -filter(X, q < p)$
8. $X_1 < -filter(X, q \geq p)$
9.   返回 inNode{$Left < - iTree(X_1, e+1, 1)$,
                          $Right < - iTree(X_r, e+1, 1)$,
                          $SplitAtt < - q$,
                          $SplitValue < - p$}
10. end if

图 7-6 孤立树构建基本算法

算法1：*iForest*（X, t, ψ）

输入：X（输入数据），t（树的个数），ψ（抽样子集大小）
输出：t个*iTree*
1. 初始化 *Forest*
2. 设置高度限制 $1 = \textit{ceiling}(\log_2 \psi)$
3. for $i = 1$ to t do
4. $X' < -\textit{sample}(X, \psi)$
5. $\textit{Forest} < -\textit{Forest} \cup \textit{iTree}(X', 0, 1)$
6. end for
7. 返回 *Forest*

图 7-7　孤立森林构建基本算法

四、离群值处理

当一组数据中出现离群值时，首先应考虑造成偏离的原因。如果是因为测量或者记录过程中出现错误而导致离群值，或者存在明显的逻辑错误，应予以剔除。例如，临床试验中测量受试者某些生命体征时操作失误，这时所观察到的离群值可以剔除。根据常识剔除某些明显错误的离群值，例如，某个成年人的体重为 5kg。采用这种方法对离群值进行判断具有一定的主观性，当对某一变量的了解程度越高时，判断的准确性也越高。并非所有的离群值都是由于错误导致的，某些客观存在的离群值和非离群值一样，都是数据的重要组成部分，不应简单剔除。

对于无法简单剔除的离群值，需要通过一系列的统计分析，比较删除离群值前后分析结果是否矛盾，若前后分析结果矛盾则下结论时需十分谨慎。下面为几种典型的处理方法。

（一）对数转换

采用对数转换的方式对离群值进行处理后，数值之间的相对距离缩小了，数据分布会变得更加集中，但原有数值的相对大小并没有改变。例如，10 与 1 000 之间相差百倍，但 10 的自然对数为 2.3，1 000 的自然对数为 6.9，两者的对数值仅相差 3 倍。由此可见经对数转换后，数据的分布将会变得更加集中，离群值也会减少。

对数转换可以用于处理离群值的主要原因在于，对数变换可以帮助稳定方差，从而使数据分布接近于正态分布（图 7-8）。当数据的标准差与其均值呈线性相关时，即：$\sqrt{Var(Z)} = \mu$，由定义可推得 $Z_t = \mu_t(1 + \dfrac{Z_t - \mu_t}{\mu_t})$。利用 log 函数的性质：$\log(1 + X) \approx X$（当 X 足够小），则 $\log(Z_t) \approx \log(\mu_t) + \dfrac{Z_t - \mu_t}{\mu_t}$。

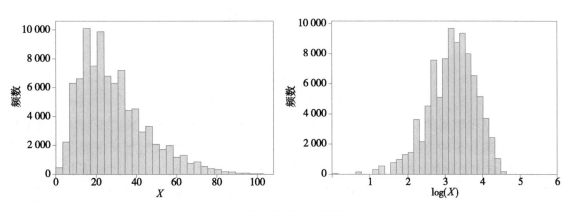

图 7-8　对数变化前后的数据分布图

从而可以推出：$E[\log(Z_t)] \approx \log(\mu_t)$ 和 $Var[\log(Z_t)] \approx \sigma^2$。由此，可以看出变量的方差开始时随着均值变化而变化，取对数后便与均值无关，近似成为了一个常量，从而使数据分布更接近于正态分布，也更加集中，降低了离群值对数据分布的影响。

（二）赋值法

在某些情况下，直接删除离群值可能会损失部分信息，但不对离群值进行处理又会影响模型的拟合效果，此时可以利用原有数据信息对离群值赋予一个相对合理的新值，赋值的方法包括点赋值、最近点赋值、均值赋值、回归赋值等。回归赋值是把所需要赋值的属性作为因变量，其他相关属性作为自变量，利用它们之间的关系建立回归模型预测该属性的值。利用多元线性回归模型进行赋值的步骤如下：①设 y 为因变量，表示预测值所在的属性，选出 $X_1, X_2, \cdots X_n$ 为自变量，表示与预测值所在的属性相关的属性，则多元线性回归模型为 $y = \beta_0 + \beta_1 X_1 + \beta_2 X_2 + \cdots + \beta_n X_n + \varepsilon$，其中，$\beta$ 为参数，ε 需要满足独立性、正态性且均值为 0。②利用最小二乘法可以求出对参数 $\beta_0, \beta_1, \beta_2 \cdots \beta_n$ 的估计值 $\hat{\beta_0}, \hat{\beta_1}, \hat{\beta_2} \cdots \hat{\beta_n}$。最小二乘法可以使所有样本点预测误差平方和达到最小，从而找出最佳的函数匹配。将参数估计值 $\hat{\beta_0}, \hat{\beta_1}, \hat{\beta_2} \cdots \hat{\beta_n}$ 代入即可得到多元回归方程 $y = \hat{\beta_0} + \hat{\beta_1} X_1 + \hat{\beta_2} X_2 \cdots \hat{\beta_n} X_n$。③各个自变量对应的属性值代入多元回归方程，就能得到所需要的预测值。

插补法也可以作为对离群值进行赋值的一种方法，插补法包括单一插补和多重插补。

（三）稳健分析

在统计学上一些稳健分析的方法也可以用来降低离群值对分析结果的过度影响。例如在描述一组数据的平均水平时，均数容易受到数据中离群值的影响而偏小或偏大，此时，可以采用不受极端值影响的参数描述数据的平均水平，例如，中位数。另一个应用广泛的稳健统计指标是截尾均值，又称切尾均数，其基本思想是将一组数据按从小到大的顺序排列后，在两端截掉一定比例的数据后计算剩余数据的均数。截尾均值基于朴素的截尾思想，避免了离群值的影响，"去掉一个最高分，去掉一个最低分"的思路就是利用了截尾的思想。但在实际应用中，目前并无统一标准规定截尾的比例，不同比例截尾的结果的准确性也难以判断。例如，不同软件在计算截尾均值时默认的截尾比例不尽相同，有的软件采用的是两端各截掉 10% 观测值，也有软件默认两端各截掉 5% 的观测值。

截尾均值的计算公式为：$\overline{X}_a = \dfrac{X_{([n\bar{a}]+1)} + X_{([n\bar{a}]+2)} + \cdots + X_{(n-[n\bar{a}])}}{n - 2[n\bar{a}]}$

其中，n 表示观察值的个数，a 是人为设定的系数（$0 \leq a \leq \dfrac{1}{2}$），[ ] 表示符号内的数值取整数，$X_{[1]}, X_{[2]}, X_{[3]} \cdots X_{[n]}$ 表示 $X_1, X_2, X_3 \cdots X_n$ 的顺序统计量。通过改变 a 值的大小，可以确定截掉两端哪些数值，从而避免离群值对均值的影响。当 a 等于 0 时，截尾均值等于该组数据的均数，当 a 接近 0.5 时，截尾均值接近或等于中位数。截尾均值是一种综合了均值和中位数优点的统计量。

第四节　数据质量控制

数据质量是指数据的一组属性满足期望或者使用需求的程度，保证数据质量是医学大数据为医疗决策带来价值的先决条件。数据质量控制是指应用某种方法或过程确定数据是否满足总体质量标准，或者数据的特性能否满足数据分析或挖掘的需求。数据质量控制是实现数据优化的必要途径，例如，在真实世界数据分析过程中，要求数据满足完整性、规范性、一致性、准确性、唯一性和关联性，通过数据质量控制可以使数据的价值得到充分且合理的利用。数据质量控制可以参考一系列的数据质量管理计划,遵循完整的数据质量控制流程,实现数据优化的循环管理过程。

一、数据质量管理计划

数据质量管理是指对数据从产生、获取、存储、共享、维护、应用等各个阶段可能引发的各类数据质量问题,进行识别、度量、监控、预警等一系列的管理活动,并通过改善和提高组织的管理水平使数据质量获得进一步提高。作为大数据治理的重要组成部分,数据质量管理有助于提升数据质量及其使用价值。数据质量管理贯穿了数据收集、处理以及有效利用的全过程,甚至还包括对数据信息的监督管理。具体而言,数据质量管理主要涉及数据分析、数据质量的定义、数据报告以及数据修复四个方面。其中,数据分析作为数据质量管理的一个重要组成部分,有助于深入了解现有数据的基本状况,将现有数据质量与目标质量进行比较,并为如何提高数据质量设定标准。其主要内容包括详细的数据审查,将数据与元数据进行对比,运行统计模型以及生成数据质量报告。数据质量的规则定义对于整个数据质量管理是否成功有着至关重要的作用,数据质量规则有助于纠正数据之间不一致的情况,所有数据必须遵守质量规则才会被认为是可利用的。数据报告是指删除和记录所有异常数据的过程,是遵循数据规则执行的自然过程。数据修复包括找到修复数据的最佳方法以及实施变更的最有效的方式,例如,检查造成数据缺陷的根本原因以确定数据缺陷的原因、地点和方式的产生。

临床试验的数据质量直接决定了研究结论的可靠性。针对临床试验领域的研究,国际上相关组织机构出台了相应的准则确保临床试验数据的质量管理。例如,在临床试验数据标准方面,1987 年成立的临床数据交换标准协会(Clinical Data Interchange Standards Consortium,CDISC)建立了涵盖数据收集、分析、交换和提交等环节的一套完整标准。自 2004 年以来,CDISC 所设立的标准已经被美国食品药品管理局(FDA)作为通用的临床试验电子数据标准,而随着该标准越来越得到业内的认可和广泛使用,CDISC 已逐渐成为临床试验数据的国际"通用语言"。2011 年,国际标准化组织(International Organization for Standardization,ISO)发布了人体医疗器械临床研究 GCP(2011)(ISO 14155:2011),该标准涉及跟人体受试者相关的医疗器械临床研究的设计、实施、记录和报告,以评估医疗器械的安全性或性能,从而达到监督医疗器械质量的目的。针对医疗器械领域,中国国家药品监督管理局于 2020 年发布了《真实世界数据用于医疗器械临床评价技术指导原则(试行)》,为规范和指导真实世界数据在医疗器械临床评价中的应用提供了参考。2016 年,国际人用药品注册技术要求协调会议(International Conference on Harmonization of Technical Requirements for Registration of Pharmaceuticals for Human Use,ICH)更新了 1996 年制定的临床实践指南 E6(guideline for good clinical practice E6)。该指南为欧盟、日本、美国、加拿大和瑞士提供了统一的临床试验管理规范,实现不同国家之间的临床数据共享。2016 年欧盟成员国之间还制定了欧盟临床试验条例[(EU)No 536/2014],取代了 2001 年颁布的欧盟临床试验指令。该临床试验条例为在欧盟国家进行的临床试验设立了统一的标准,使整个欧盟范围内的制药公司更容易进行跨国临床试验。此外,为规范临床试验中的伦理道德问题,澳大利亚国家健康和医学研究委员会、澳大利亚研究委员会和澳大利亚大学在 2007 年联合发表了关于人类研究道德行为的国家声明[the national statement on ethical conduct in human research(2007)],并于 2018 年对该声明进行了更新。该声明规定了临床试验中应考虑的伦理道德价值观和原则,并为伦理审查提供了指导意见。

此外,随着电子健康档案(electronic health record,EHR)系统在医疗机构中的应用越来越广泛,针对电子健康档案数据的质量管理,也形成了一系列的数据质量管理计划。例如,美国卫生信息管理协会（American Health Information Management Association，AHIMA）制定的医疗保健信息治理原则（information governance principles for healthcare，IGPHC）为电子健康档案及其他医疗信息的数据治理奠定了基础，该原则主要包括责任、透明度、完整性、保护、合规性、可用性、保留、处置等八个方面。2011 年，我国卫生部发布了《国家基本公共卫生服务规范（2011 年版）》。该规范指出，我国将统一采用 17 位编码制为居民健康档案进行编码，具体而言，以国家统一的行政区划编码为基础，以村（居）委会为单位编制居民健康档案。同时，将建档居民的身份证号码作为统一的身份识别码，这为在信息平台下实现资源共享奠定了基础。

二、真实世界数据适用性

真实世界数据的来源广泛，依据不同数据采集方式，可以将数据分为回顾性收集和前瞻性收集。在前瞻性收集中，数据是根据研究方案建立数据库并通过电子数据采集系统采集得到的，因此，前瞻性收集的数据需要在研究开始前根据研究目的制定相应的数据管理规则，从而达到控制数据质量的目的。相对而言，回顾性收集的数据并未受到研究方案的限制，需要通过数据治理提高数据质量。此外，来源不同的真实世界数据之间结构也存在差异，数据常存在部分信息缺失以及错误等，而相关信息的覆盖度往往难以达到研究要求，需要通过数据治理将不同来源的数据在个体水平进行数据的关联、融合和同构处理，减少低质量数据对数据分析造成的影响。

我国国家药品监督管理局药品评审中心发表的《用于产生真实世界证据的真实世界数据指导原则（试行）》为真实世界数据的使用提供了进一步的指导原则，该原则规定真实世界数据想要应用于研究分析，需要确保其在研究期限内的数据库是连续处于活动状态的，所记录的数据均是可及的，即具有数据使用权限且可被第三方监督机构评估。数据在使用过程中还应遵守相关的伦理审查法规以及相关的数据安全与隐私保护要求。此外，真实世界数据还应包含与临床结局相关的重要信息，如药物使用、患者人口学特征、临床特征、结局变量、随访时间、潜在安全性信息等，在评价真实世界数据的适用性时，重点要关注的是数据中关键变量和信息的覆盖度。

美国食品药品管理局还发布了《使用真实世界证据支持医疗器械注册审批指南》，阐述了 FDA 如何通过评价真实数据决定其是否足以生成 FDA 在为医疗器械做出法规决策时能够使用的真实证据。该指南强调了真实世界证据的潜在用途，并对 FDA 在评估真实世界证据是否可以用于告知或支持法规决策时所考虑的因素进行了说明，明确了需要通过器械临床研究豁免（investigational device exemption，IDE）以前瞻性方式采集和使用真实世界证据，从而确定器械安全性和有效性的时限。该指南适用于美国联邦食品、药品和化妆品法案中定义的全部器械，以及符合器械定义的软件。但该指南并不适用于处理非临床数据、不良事件报告、临床试验数据的二次使用、系统文献回顾以及研究设计 / 执行或分析方法学等事项。

三、数据质量过程控制

数据质量控制是确保数据完整性、准确性和透明性的关键。数据质量控制需要建立一套完善的真实世界数据质量管理体系和标准操作规程。通常，可通过已公布的注册中心的建议改善真实世界数据的质量，例如，医疗质量机构、以患者为中心的研究所、国家医疗器械注册专门小组以及国际医疗器械监管机构论坛（International Medical Device Regulators Forum，IMDRF）注册工作小组。不良的数据质量会增加研究成本、降低研究效率、导致错误的临床决策等，而完整的数据质量控制流程对于优化数据的可靠性、质量和有效性有着重要作用。

数据质量控制流程分为启动、执行、检查、处理四个阶段（图 7-9）。

（1）启动阶段：根据所在机构的现行组织架构和工作规范，建立一套质量管控流程和规范，如建立质量管控委员会、制定质量管控的办法等。有了流程和规范后，相应的责任人就应明确本轮质量管控的目标，例如，数据质量提升范围或者是达到某些预期研究目的。

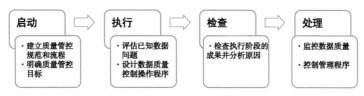

图 7-9 数据质量过程控制流程

（2）执行阶段：开始具体的质量管控工作，包括进行已知数据问题的评估，评估的标准应与事先设定的目标一致。在执行阶段开始时就需要对数据进行剖析并发现数据问题，之后再设计数据质量控制操作程序。这一程序主要包括：制定检查和监控数据质量的频率及方式、制定质量问题评估方式和整改方式、制定质量报告内容及对象。最后，根据剖析的质检规则和控制操作程序对数据质量需求进行定义，具体可分为梳理数据模型、建立质量规则、建立质检方案、确定数据质量水平、管理数据质量问题等五个步骤。其中，①梳理数据模型的主要工作是确定检查对象实体之间的关系；②建立质量规则是将建立的数据检验业务规则转化为可执行、有结果的技术规则；③建立质检方案是指将各研究阶段制定的一致的规则集合起来，也可根据研究目的或者评价规范再对规则进行细分从而建立方案；④确定数据水平是在数据质量需求定义完毕之后确定在此需求下的数据质量水平；⑤管理数据质量问题需要根据实际数据情况选择不同的质量整改方式，常见的质量整改方式有源头修改、补录和技术修复。其中，源头修改是指在问题数据产生系统中进行修改。补录是指在数据中心建立一个新的仓库，针对数据问题进行补充录入，一般情况为源系统升级或其他原因导致无法从源系统进行修改而采取的变通方案。技术修复是指通过一些特殊的方法，对问题数据进行清洗和转换。

（3）检查阶段：对执行阶段的成果进行检查并分析原因，包括确定整改质量、对比整改效果、检查数据质量是否合格并分析不合格原因。

（4）处理阶段：一般包括监控数据质量、控制管理程序等。

本章小结

医学大数据分布广泛而无序，存在医学信息不对称和相关数据标准缺乏等问题，使医学数据采集的准确性、完整性和一致性不能得到保证。例如，医学数据来源多样化，既包括了来自各种医疗健康档案的真实世界数据，也包括了来自临床研究收集的队列数据等，对不同来源的数据进行信息合并存在较大的困难。高质量的数据是开展医学大数据分析的前提，针对不同的医学研究场景下获取的医学大数据，围绕医学大数据治理的基本概念和方法开展数据治理，可以极大地提高数据的效用。

思考题

1. 如何理解医学大数据治理的必要性？

2. 实际医学场景下，缺失值和异常值产生的原因有哪些?

3. 概述缺失值处理的基本步骤。

4. 真实世界临床数据存在哪些数据质量问题?

（李　姣）

第八章

医学大数据挖掘

数据挖掘又称知识发现，是从大量的数据中抽取潜在的、有价值的知识的过程。数据挖掘所探寻的是一种客观存在的、但隐藏在数据中未被发现的知识。数据挖掘在医学中应用非常广泛，可以为医学临床和科学研究提供传统方法不能企及的前沿技术手段。医学大数据挖掘可探索医学大数据资源与疾病间的潜在关系，对未知的医学指标值进行预测，探索医学与实体之间的关系等。本章内容介绍数据挖掘在医学领域的应用场景、分析思路和研究设计方法；通过特征选择和数据降维简化数据模型，发现隐藏在高维空间中的规律和特征之间的相互关联信息；常用的机器学习算法以介绍各自原理和适用条件为主，针对具体问题，以多元线性回归分析为例，具体介绍一种数据挖掘与评价方法。

第一节 数据挖掘的实施步骤

一、数据挖掘在医学中的应用

数据挖掘技术在理工、财经等学科中已经得到了较为广泛的应用，取得了显著的经济及社会效益。数据挖掘技术在医学领域的应用尚处于起步阶段，由于医学技术具有很强的实践性、实验性、统计性，是一门验证科学，因此积极探索数据挖掘在该领域的应用具有重要的实用价值和广阔的发展前景。目前，数据挖掘在医学领域的应用主要集中在以下四个方面。

（一）在疾病辅助诊断中的应用

信息化技术的发展改变了传统的诊疗模式，医疗诊断专家系统就是这方面应用的典型。临床各学科的专家对疾病的认知全面、诊断准确、过程规范且效率高，医疗诊断专家系统将专家的诊断经验转化为规则，向系统输入患者的症状信息，经过模型运算和匹配，迅速做出判断，从而减少医生主观判断的失误，并能加速诊断过程。但是这样的系统也会有诸多局限性，诊断标准是根据某个或某几个专家的经验制定的，缺乏客观性和普遍性；模型的推理规则和结论都是预先设计好的，但医学存在众多的特例，有些患者的临床表现不在此范围内。

临床数据挖掘针对海量的临床数据，通过对大量历史数据的分析和建模，挖掘有价值的诊断规则，这样根据患者的一般特征、症状描述、影像学检查结果、实验室检查指标等就可以做出诊断结论，从算法层面尽量减少主观因素的干扰，提高诊断的真实性。此外，由于建模使用的数据量很大，因此所得到的诊断规则有着较好的应用普遍性。目前已有不少这方面的成功案例，如采用基于贝叶斯理论的分类器对男女患者的腹部 CT 图像进行自动判断、利用 3D 卷积神经网络从磁共振（MR）图像中检测和标记颅内微出血病灶，以及将数据挖掘和建模预测用于食管癌、肺癌等恶性肿瘤的遗传易感性评估等均取得了理想的效果,显示出数据挖掘技术用于疾病辅助诊断的广阔应用前景。

(二)在药物开发中的应用

在新药的研发过程中,先导化合物(lead compound)的发掘是关键环节,有两种基本途径:①随机筛选与意外发现;②基于算法的定向发掘。传统的药物研发所采用的随机筛选方法导致开发周期长、研究费用高。利用数据挖掘技术建立的药物开发系统可以识别具有相同药效的化学物质集合,指导新药的研究与开发,从而缩短新药的研发周期,降低投入研发费用。例如将源自文本挖掘的数据与蛋白质相互作用网络相结合,为某种疾病构建药物 - 靶点网络图。用于药物再利用策略的机器学习算法包括支持向量机、人工神经网络等分类模型,目前还有用于预测药物 - 疾病关系的深度神经网络。网络分析能够模拟各种生物实体之间复杂的相似性关系,例如药物、基因、核酸、蛋白质、代谢物等多组学之间的关系。

(三)在遗传学方面的应用

遗传学研究表明,对于基因突变引起的疾病,通过对核酸进行测序分析能够了解基因型对疾病表型的可能影响。随着人类基因组计划的实施,目前已获得数十亿核苷酸和上百万氨基酸的数据,如何从大量的测序数据中找到感兴趣的序列就成为最迫切需要解决的问题。许多研究者尝试采用数据挖掘工具对测序数据进行差异表达、功能富集分析,以及与生存信息等临床资料的关联分析。结果表明,数据挖掘技术较传统的统计分析方法更为有效。基因表达谱数据交互分析(gene expression profiling interactive analysis,GEPIA)是我国自主研发的交互式网络服务器,其使用标准化处理流程分析来自癌症基因组图谱(the cancer genome atlas,TCGA)等数据库中的测序数据,进行肿瘤和正常组织的差异表达分析、病理分期分析以及患者生存分析。Kaplan-Meier plotter 在线生存分析工具整合了来自 TCGA 数据库、基因表达数据库(gene expression omnibus,GEO)和欧洲基因组档案库(European Genome-phenome Archive,EGA)的肿瘤数据,可利用这些数据绘制生存曲线分析特定基因对预后的影响。

(四)在医院信息系统中的应用

医院信息系统(hospital information system,HIS)在现代化医院管理中发挥重要作用,其大致分为管理信息系统(management information system,MIS)和临床信息系统(clinical information system,CIS)两大模块。MIS 主要处理医院内部管理方面的信息,如行政审批、人事、财务和设备管理等;而 CIS 是以患者为中心的信息系统,处理挂号、就诊、住院、检查、治疗、出院等一系列与患者有关的信息。这两大模块的信息处理都在基于数据库技术支持的操作型事务处理的水平上,可以实现数据的录入、存储、查询等简单功能,但在预测性功能方面,例如未来某段时间内某种医用耗材使用量高低、某种疾病发病率的变化趋势等问题上很难给出满意的答案。利用数据挖掘技术构建的数据预测模型,选用适当算法可以相对容易地找到这些问题的答案。例如,利用联机分析处理技术或数据库接口技术将医院信息系统 Oracle 数据库与数据挖掘软件 BrioQuery 连接,从中提取病案首页信息,将挖掘出的数据进行预处理得到中间结果,转存到数据库中,再利用其计算能力、图表生成能力,结合相应的统计分析方法,得到最终目标结果。通过处理数据揭示多个事件之间的相互关系,预测其未来发展趋势,发挥决策支持和辅助管理的作用。

二、问题提出与分析思路

随着信息化和数据化时代的到来,社会活动越来越依赖数据的收集和整理,人们希望能够从数据中获得更多的有价值的信息。在有意识地加强数据的产生和收集(如在各个行业和领域进行信息化建设和应用)的同时,也开始着手对数据进行不同深度和不同层次的探索,数据分析的能力也在不断加强。按照数据挖掘的分析思路,提出以下 6 个问题:

问题1：发生了什么事？——明确分析目的

数据挖掘的实践过程要以问题和目标为导向，确定分析目的决定了随后的数据挖掘方法的选择和组织，因此必须明确，这是建立正确分析的基础和先决条件。

问题2：在哪里发生的？数量是多少？是什么样的数据？——数据的组织及预处理

首先要明确数据来源，并加以适当地组织。通常需要将这些数据以"表格"的形式组织和表示，称为数据矩阵（data matrix），有时也称其为平面文件（flat file）。然后对该数据矩阵进行初步的数据清洗（data cleaning），即对数据进行质量控制（如删除不适合分析的数据、补充缺失数据、消除数据噪声等）。

问题3：为什么会出现这种情况？我该如何应对？——探索性分析数据

对数据进行探索性分析即通过描述性统计方法对目标数据的分布情况等特征进行初步了解，目的是使分析者明确什么样的数据挖掘方法最适合下一阶段的数据分析。

问题4：我该用什么技术支撑该方法？——实施数据挖掘方法，并以此分析数据

在根据研究目的对原始数据探索性分析的基础上，初步决定数据挖掘的方法，每种方法有不同的技术可供选择。例如，若要描述数据的某些特征（将原始数据划分为若干未知的类，或表达数据间事先未知的关联关系等）就可以采用聚类、关联规则等。确定具体技术后开始分析数据，得出分析结果。

问题5：哪种方法是最优的决策？——评价和比较各种方法的性能，确定最终的结果

虽然已经在各种数据分析方法的基础上得到了结果，但仍需要对不同的数据挖掘方法得到的结果进行比较。这一环节需要采用科学的评价手段对数据挖掘方法的性能做出定量的评价，为最终选择确定最佳数据挖掘方法及其参数提供依据，从而得出较为客观的分析结论。

问题6：数据挖掘的结果（例如风险预测、诊断推荐等）如何指导实践？——解释数据挖掘结果及其应用

数据挖掘的目的不仅仅是分析数据，更重要的是要将分析结果与实际相结合，发挥评价、预测等功能，做出决策支持，解决实际问题。

三、研究类型与研究设计

数据挖掘的研究类型可以分为描述性和预测性研究，两者的主要区别在于是否有目标变量。

（一）描述性研究

描述性研究以聚类和关联为例。

1. **聚类**　把实体或抽象对象的集合分组，使同组内的样本特征较为相似，不同组的样本特征差异较大。

聚类是一种无监督的数据挖掘任务，没有一个属性（标签）用于指导训练过程，因此，对所有的输入属性都平等对待。大多数聚类算法通过多次迭代构建模型，当模型收敛时算法停止，换言之，当细分的边界变得稳定时算法停止。

2. **关联**　指数据各部分之间的联系和规则，其帮助人们认识事物之间的关联关系。

（二）预测性研究

预测性研究以分类和回归为例。

1. **分类**　输出变量为离散型，常见的算法包括朴素贝叶斯（naive Bayes，NB）、决策树（decision tree）、logistic回归、k-最近邻（k-nearest neighbor，kNN）、支持向量机（support vector machine，SVM）、神经网络（neural networks，NNs）、随机森林（random forest）等。

分类是指把每个实例分成多个类别的行为。每个实例包含一组属性，其中有一个属性是类别

(class)属性。分类任务要求找到一个模型，该模型将类别属性定义为输入属性的函数。分类模型将使用实例的其他属性(输入属性)确定类别的模式(输出属性)。有目标的数据挖掘算法称为有监督的算法。

2.**回归** 回归任务类似于分类任务，但它不是描述类的模式，其目的是查找模式以确定连续型数值。简单的线性拟合就是一个回归的例子，其回归模型是一个可以根据输入的值确定输出的函数。输出变量为连续型数值。

综上，根据研究目的确定分析思路，进而选择分析方法和算法模型，这是实施数据挖掘前的关键步骤。图8-1展示了健康医学大数据分析方法的体系框架，有助于理解本章内容。

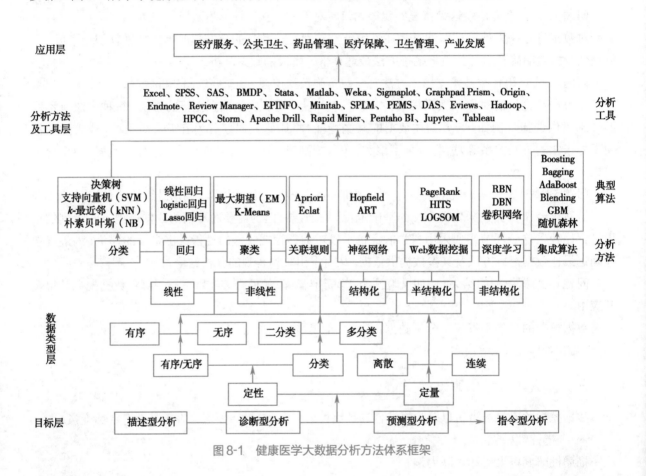

图8-1 健康医学大数据分析方法体系框架

第二节 特征选择与数据降维

在对数据进行缺失值填补、异常值识别、数据转换等预处理后，需要从当前数据集中选出有意义的特征，然后输入到算法模型中进行训练，这个提取数据特征的过程即特征选择(feature selection)，数据预处理的方法见第七章医学大数据治理。

特征选择也被称为变量选择(variable selection)、属性选择(attribute selection)或特征子集选择(feature subset selection, FSS)，是为了构建模型而选择相关特征(即属性、指标)子集的过程。一方面，特征选择能剔除不相关(irrelevant)或冗余(redundant)的特征，从而减少输入特征个数，提高模型精确度，减少运行时间；另一方面，能够选取出真正相关的特征简化模型，帮助理解数据产生的过程，或是因果之间的内在关系。数据降维(dimensionality reduction)指采用某种映射方法，将原高维空间中的数据点映射到低维度的空间中，最终在低维空间中得到关于原始数据的低维表示，从而发现隐藏在高维空间中的规律，揭示特征之间的相互关联信息。一种典型的数据降维思路是基于特征选择的数据降维，主要方法包括基于多元线性回归的降维、最优子集选择和压缩估计。当候选特征的个数呈指数级增长时，诸如确定独立筛选（sure independence screening，SIS）等超高维数据降维方法成为了数据降维优先考虑的途径。

一、基于变量选择的数据降维理论

在机器学习和模式识别中，经常需要对大量的医学数据进行处理，然而直接获得的医学数据大多是高维度数据。如果不经降维处理而直接对这些数据进行分析，将会面临"维数灾难"（curse of dimensionality）和"集中现象"（concentration phenomenon）。"维数灾难"是指在给定精度下，要对某些特征的函数进行准确估计，所需样本会随着样本维数的增加而呈现指数形式增长（图8-2）。"集中现象"揭露了样本数据点之间距离的度量可区分性随着样本数据维度的增加反而减弱。"维数灾难"与"集中现象"反映了随着特征维度的增加，最终的分类精度反而会大幅降低的事实。如果直接对这些高维数据进行处理，不仅耗时巨大，而且这些复杂的维度信息会掩盖数据的本质特征，不容易获得理想的分析效果，因此对高维数据进行降维处理尤为必要。

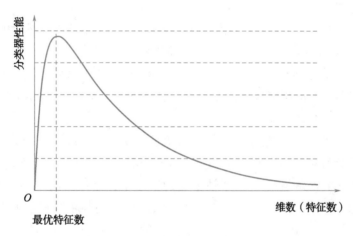

图 8-2　维数灾难的定义

基于变量选择的数据降维主要有两种途径：一种是通过线性映射将多个特征变量进行转换，然后用转换后的特征拟合回归模型，即使用多元线性回归的方法达到降维目的，最典型的方法是主成分分析（principal component analysis，PCA）；另一种思路是通过缩减特征变量或压缩变量系数的方式控制方差，从而对最优化问题加上罚分或限制，主要通过最优子集选择（best subset selection）和压缩估计（compression estimation）两种方法实现。

基于变量选择的数据降维具有以下意义：进行数据压缩，减少数据存储和运算所需的硬件条件；从数据中提取特征以便于识别数据的分布；维度减少可以简化计算量，从而减少计算所需时间；去除特征中噪声的影响，去除不必要的冗余特征，提升模型性能。

二、多元线性回归

数据挖掘人员通常对因变量与两个或两个以上自变量集之间存在的关系感兴趣。多数的数据挖掘应用包含丰富的数据，一些数据集包括成百上千的变量，这些变量多数与因变量（响应变量）存在线性关系。多元线性回归建模提供了用于描述此类关系的精确方法。

因变量 y 与随机变量 x 的线性回归模型为：

$$\hat{y} = \beta_0 + \beta_1 x_1 + \beta_2 x_2 + \beta_3 x_3 + \cdots + \beta_p x_p + \varepsilon$$

当得到 n 组观测数据 $(x_1, x_2, x_3, \cdots, x_p, y_i)$ 时，$i = 1, 2, 3, \cdots, n$，多元线性回归模型可表示为 $y = X\beta + \varepsilon$，其中，

$$\boldsymbol{y} = \begin{bmatrix} y_1 \\ y_2 \\ \vdots \\ y_n \end{bmatrix}, \boldsymbol{X} = \begin{bmatrix} 1 & x_{11} & x_{12} & \cdots & x_{1p} \\ 1 & x_{21} & x_{22} & \cdots & x_{2p} \\ \vdots & \vdots & \vdots & & \vdots \\ 1 & x_{n1} & x_{n2} & \cdots & x_{np} \end{bmatrix}, \boldsymbol{\beta} = \begin{bmatrix} \beta_0 \\ \beta_1 \\ \vdots \\ \beta_p \end{bmatrix}, \boldsymbol{\varepsilon} = \begin{bmatrix} \varepsilon_1 \\ \varepsilon_2 \\ \vdots \\ \varepsilon_n \end{bmatrix}$$

通常称 β_0 为回归常数，β_j 是第 j 个自变量 $X_j (j = 1, 2, 3, \cdots, p)$ 对 y 的偏回归系数（partial regression coefficient）。

若模型参数 β 的估计量 $\hat{\beta}$ 已获得，则 $\hat{y} = X\hat{\beta} + \varepsilon$，于是残差 $\varepsilon_i = y_i - \hat{y}_i$，根据最小二乘法（least square method）的原理，所选的估计方法应使估计值 $\hat{y}_i$ 与观测值 y_i 之间的残差 ε_i 在所有样本点上达到最小，使得

$$RSS = \sum_{i=1}^{n}(y_i - \hat{y}_i)^2 = \varepsilon'\varepsilon = (y - X\hat{\beta})'(y - X\hat{\beta})$$

达到最小，根据微积分求极值原理，令 RSS 对 $\hat{\beta}$ 的导数等于 0，可求得使 RSS 达到最小的 $\hat{\beta}[\hat{\beta} = (X'X)^{-1}X'y]$，这即利用最小二乘法估计多元线性回归的参数。

基于多元线性回归的降维方法，其主要思路是将特征变量进行转换，然后用经过转换的变量拟合最小二乘模型，PCA 属于这种特征变量转换的降维方法。

PCA 是一种基于变量协方差矩阵对数据进行压缩降维、降噪的有效方法。主要思想是将 n 维特征映射到 k 维上，k 维是全新的正交特征也被称为主成分（principal component，PC），是在原有 n 维特征的基础上重新构造出来的 k 维特征。

PCA 借助正交变换将一组可能存在相关性的变量转换为一组线性不相关的变量。其中，第一个新坐标轴选择是原始数据中方差最大的方向，第二个新坐标轴选取是与第一个坐标轴正交的平面中方差最大的，第三个轴是与第 1、2 个轴正交的平面中方差最大的，依此类推，可以得到 n 个这样的坐标轴。通过这种方式获得的新的坐标轴，大部分方差都包含在前面 k 个坐标轴中，后面的坐标轴所含的方差几乎为 0。于是，可以忽略余下的坐标轴，只保留前面 k 个含有绝大部分方差的坐标轴。如图 8-3 所示，第一个 PC 为 C_1 所在的轴，第二个 PC 为 C_2 所在的轴，第三个 PC 为与平面正交的轴，仅保留一定数量的 PC 解释原始数据集的方差，而忽略包含方差几乎为 0 的特征维度。

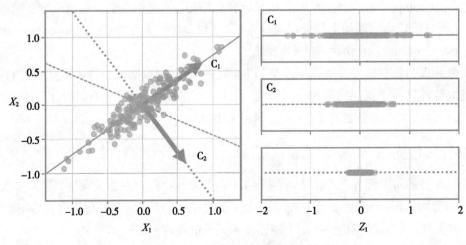

图 8-3　主成分分析降维原理

实际上，PCA 的主要目的是用较少的变量解释原来资料中的大部分变异，亦即期望能将许多相关性很高的变量转化成彼此互相独立的变量，从其中选取比原始变量个数少、且能解释大部分资料的变异的几个新变量，即所谓的主成分，而这些主成分也就成为用以解释资料的综合性指标。

PCA 的算法流程如图 8-4 所示。

PCA 仅需保留特征向量矩阵 W 与样本的均值向量即可通过简单的向量减法和矩阵 - 向量乘法将新样本投影至低维空间中。显然，低维空间与原始高维空间必有不同，因为对应于最小的 $(n-n')$ 个特征值的特征向量被舍弃了，这便是降维的结果。但舍弃这部分信息往往是必要的：一方面，舍弃这部分信息之后能使样本的采样密度增大，这正是降维的重要动机；另一方面，当数据受到噪声影响时，最小的特征值所对应的特征向量往往与噪声有关，将它们舍弃能在一定程度上起到去噪的效果。

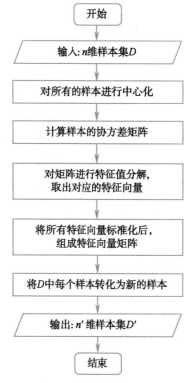

图 8-4 主成分分析算法流程

三、最优子集

最优子集选择（best subset selection）对 p 个特征变量的所有可能组合分别使用最小二乘回归进行拟合。对含有 1 个特征变量的模型，拟合 p 个模型；对含有 2 个特征变量的模型，拟合 $\binom{p}{2}=p(p-1)/2$ 个模型，依此类推。最后在所有可能模型中选取 1 个最优模型。

最优模型选择的过程通常可以分解为三个阶段。

（1）将不含特征变量的零模型记为 M_0。

（2）对于 $k=1, 2, \cdots, p$：

1）拟合 $\binom{p}{k}$ 个包含 k 个特征变量的模型。

2）在 $\binom{p}{k}$ 个模型中选择 RSS 最小或 R^2 最大的作为最优模型，记为 M_k。

（3）根据交叉检验预测误差、Cp（AIC）、BIC，或者调整 R^2 从 $M_0, \cdots, M_p$ 个模型中选出 1 个最优模型。

步骤（2）先在不同的子集规模下，基于训练样本集进行模型选择，将从 2^p 个模型中选择 1 个模型的问题转化为从 $p+1$ 个备选模型中选择 1 个模型的问题，在特征变量数目给定的情况下，这些备选模型的残差平方和最小、R^2 最大。然而，训练误差通常比测试误差低，低的训练误差不能保证模型能有低的测试误差，因此在步骤（3）中使用交叉检验预测误差、Cp（AIC）、BIC，或者调整 R^2 从 $M_0, \cdots, M_p$ 中进行模型选择。

虽然最优子集选择方法简单直观，但计算效率较低。随着特征变量数 p 的增加，可选模型的数量增加更显著。p 个特征变量可以构造 2^p 个子集，运算复杂指数呈几何级上升。为了减少损耗，放弃全局最优解，使用贪婪算法（greedy algorithm）在有限时间尽可能找到接近最优子集的结果。逐步回归（stepwise regression）是使用率最高的贪婪算法，但其忽略了随机误差，因此通常无法求得全局最优解；另外，模拟退火算法（simulated annealing algorithm）是利用马氏链求得全局最优解的一种近似算法。

四、压缩估计

利用最优子集选择法进行特征选择具有简单易行的优势，但忽略了选择过程中的随机误差，因此很多理论结论很难被大家接受。Breiman 在 1996 年提出最优子集选择在许多实际问题中的表现不稳定，从而影响分析结果，因此目前许多学者采用连续惩罚的方法进行变量选择。

惩罚最小二乘法是一种连续惩罚的方法，其基本思想是在普通最小二乘法的基础上，附加一个关于未知参数的合理的惩罚函数（约束条件），然而在回归分析中，普通最小二乘估计往往具有小偏差和大的方差，因此预测准确性略显不足。将某些回归系数压缩或设置为 0 可以提高预测的准确性，这样处理的结果是通过牺牲部分偏差以获得较小的方差提高预测准确性。通过约束回归系数，估计所得的参数会呈现稀疏性特征，从而提出自变量，达到变量选择的目的，这就是压缩估计（shrinkage estimation）。最常用的压缩估计方法有两种：岭回归（ridge regression）以及最小绝对收缩和选择算子回归（least absolute shrinkage and selection operator，Lasso）。

（一）岭回归

在多元线性回归的描述中介绍了利用普通最小二乘法估计多元线性回归的参数，通过对系数 β 进行估计拟合最小二乘回归：

$$RSS = \sum_{i=1}^{n} \left(y_i - \beta_0 - \sum_{j=1}^{p} \beta_j x_{ij} \right)^2$$

然而尽管使 RSS 达到了最小，模型还是把所有特征按照同等权重求解，并没有进行任何特征选择，因此存在过拟合的可能。岭回归最早于 1970 年由 Hoerl 和 Kennard 提出，与最小二乘十分相似，它在最小二乘回归模型的 RSS 上使用称为 L2- 正则化的惩罚项 $\lambda \sum \beta_j^2$ 对回归模型进行惩罚。岭回归系数估计值 $\hat{\beta}^R$ 可表示为：

$$\hat{\beta}^R = \underset{\beta}{\mathrm{argmin}} \left[\sum_{i=1}^{n} \left(y_i - \beta_0 - \sum_{j=1}^{p} \beta_j x_{ij} \right)^2 + \lambda \sum_{j=1}^{p} \beta_j^2 \right]$$

其中 $\lambda \geq 0$ 是一个调节参数，需要单独确定，$\lambda \sum_{j=1}^{p} \beta_j^2$ 被称为压缩惩罚（shrinkage penalty）。岭回归得到的系数估计结果 $\hat{\beta}^R$ 与 λ 的值相关，当 $\lambda = 0$ 时，惩罚项将不产生作用，岭回归与最小二乘估计结果相同；当 $\lambda \to \infty$ 时，压缩惩罚项的影响力增加，岭回归系数的估计值趋近于 0。

岭回归一个显著的劣势在于：最终模型包含全部的 p 个特征变量，惩罚项 $\lambda \sum_{j=1}^{p} \beta_j^2$ 可以将系数往 0 的方向进行缩减，不会把任何一个特征变量的系数确切压缩至 0（λ 不可能无穷大），这种设定不影响预测精度，但特征变量 p 足够大时，不利于模型的解释。

（二）Lasso 回归

Robert Tibshirani 在 1996 年首次提出 Lasso 回归算法，它将岭回归中基于 L2 范数的惩罚函数换为基于 L1 范数的惩罚函数 $\lambda \sum |\beta_j|^2$，通过压缩系数绝对值之和以及调整参数 λ 的选择，同时实现变量选择和估计的连续稳定过程。Lasso 回归系数估计值 $\hat{\beta}^L$ 可表示为：

$$\hat{\beta}^L = \underset{\beta}{\mathrm{argmin}} \left[\sum_{i=1}^{n} \left(y_i - \beta_0 - \sum_{j=1}^{p} \beta_j x_{ij} \right)^2 + \lambda \sum_{j=1}^{p} |\beta_j| \right]$$

与岭回归相同，Lasso 也将系数估计值向 0 的方向进行缩减，然而当调节参数 λ 足够大时，L1 惩罚项可将某些待估系数精确地收缩到 0。将 Lasso 方法转化为规划问题的目标函数，$\hat{\beta}^L$ 可转化为：

$$\hat{\beta}^L = \underset{\beta}{\mathrm{argmin}} \left[\sum_{i=1}^{n} \left(y_i - \beta_0 - \sum_{j=1}^{p} \beta_j x_{ij} \right)^2 \right] \quad s.t. \sum_{j=1}^{p} |\beta_j| \leq t$$

其中 t 是非负压缩参数,用来控制压缩程度,t 值太大,就失去控制、压缩参数的目的,因此一般考虑较小的 t 值,其值越小,压缩程度越高,估计结果中会有更多的系数压缩为 0。实际问题中,t 值一般根据普通最小二乘估计值确定,假定普通最小二乘估计值为 $\beta_j^0, j=1, 2, \cdots, p$,则要求 $t < \sum_{j=1}^{p} \beta_j^0$,否则就失去了压缩的意义。

规划问题的目标函数是二次的,对应的可行域是凸的,根据凸规划的性质,其最优解一定取在可行域的顶点上;而岭回归中,由于其可行域的特点,最优解不会在可行域顶点上,也就是目标函数达到最小时不会有系数为 0,实现不了特征变量选择,从这个角度来讲,Lasso 方法也优于岭回归方法。为了更直观地解释这一现象,以二元为例,通过图 8-5 进行展示。

相较于其他变量选择方法,如最优子集选择、主成分回归等,Lasso 回归与岭回归对参数的压缩是连续的,因此在压缩变量方面表现更出色。且该两种方法相对独立于普通最小二乘法,因此在估计方面明显优于普通最小二乘。但是,Lasso 回归也有一些潜在的问题,比如其估计是有偏的,即不满足特征变量选择的稀疏性、连续性和无偏性。同时,如果自变量之间存在多重共线时,Lasso 回归的估计效果会变得很差。

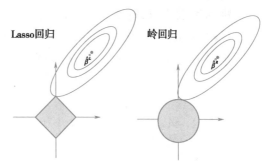

图 8-5　Lasso 估计与岭回归估计图

五、超高维数据降维

超高维数据一般指维数 p 以指数级增长的速度大于样本容量 n 的数据。但是,由于计算复杂度、算法稳定性和统计精确性的挑战,传统的变量选择方法已经不再适用于这种超高维数据的分析。针对此类问题,确定独立筛选(sure independence screening, SIS)变量选择方法可支持超高维数据变量的有效筛选。

SIS 是一种基于 Pearson 相关系数的变量筛选方法,主要利用每个自变量与响应变量之间的相关程度筛选变量。SIS 能够在变量筛选后,以概率 1 将重要变量筛选出来,从而达到降维的目的,其主要算法如下:

令 $\{1, 2, \cdots, p\}$ 表示全模型中变量的下标集,$\mathcal{T} = \{1 \leq j \leq p : \beta_j \neq 0\}$ 表示真实模型中变量的下标集,$s = |\mathcal{T}|$ 表示真实模型中变量的个数。

步骤 1:将设计矩阵 $\boldsymbol{X}$ 进行标准化处理,即 $\boldsymbol{X}$ 的每一列均值为 0,方差为 1。

步骤 2:计算各变量与响应变量间的相关系数,记为 $\omega = (\omega_1, \omega_2, \cdots, \omega_p)^T = X^T Y$。

步骤 3:将向量 ω 中的元素,即每个自变量与响应变量之间的相关系数,按绝对值大小进行降序排列。

步骤 4:令 $\gamma \in (0, 1)$,选取 $|\omega_i|$ 中较大的前 $|\gamma n|$ 个,将全模型 $\{1, 2, \cdots, p\}$ 降维到子模型 $\mathcal{M}_\gamma = \{1 \leq i \leq p : |\omega_i|$ 是前 $|\gamma n|$ 个中比较大的 $\}$,此时 $d = |\gamma n| < n$。

步骤 5:对子模型 $\mathcal{M}_\gamma$ 采用惩罚变量选择方法,同时进行参数估计和变量选择。

SIS 方法计算复杂度低,在计算时只需要先进行矩阵乘法运算,再进行排序即可。在实际应用中,通常分为两步:第一步将超高维数据降到 $d(d \leq n)$ 维,d 的选取没有统一标准,可以取 $d = n$ 或者 $d = [n / \log n]$,第二步用前述的低维变量选择方法进行变量筛选。

当模型独立假设成立时,SIS 方法可以选出重要变量,而当模型独立假设不成立时,SIS 方法在筛选变量时可能出现以下问题:

（1）不重要变量由于与重要变量相关被优先选入模型，而某些重要变量由于与响应变量之间相对的弱相关被排除在模型之外。

（2）某些与响应变量联合相关而非边际相关的重要变量不能被选入。

（3）自变量间的共线性问题会增加变量选择的难度。

为了弥补上述不足，一种迭代方法 ISIS（iterative sure independence screening），令 $\mathcal{M} = \{X_1, X_2, \cdots, X_p\}$，这种方法的算法如下：

步骤 1：使用 SIS 方法筛选出 $d = [n/\log n]$ 个变量，对这 d 个变量使用 Lasso 等低维变量选择方法选出 k_1 个变量，记为 $\mathcal{A}_1 = \{X_{i_1}, X_{i_2}, \cdots, X_{i_{k_1}}\}$。

步骤 2：将 Y 对 $\mathcal{A}_1$ 回归，记录残差 r。

步骤 3：将残差 r 作为新的 Y，将 $\mathcal{M}/\mathcal{A}_1$ 记为新的 $\mathcal{M}$。

步骤 4：将步骤 1～3 重复 l 次，得到：

$$\mathcal{A} = \bigcup_{i=1}^{l} \mathcal{A}_i$$

其中 $\mathcal{A}_1, \mathcal{A}_2, \cdots, \mathcal{A}_l$ 是 $\mathcal{M}$ 个不相交的子集，可以控制迭代次数，使 $d = |\mathcal{A}| < n$。

第三节　常用的机器学习算法

机器学习研究计算机如何基于数据进行学习（或提高性能）。一个主要的研究领域是让计算机程序自动学习识别复杂的模式，以及进一步根据数据做出智能决策。例如，通过编程使计算机能够从一组示例中学习后自动识别病历扫描件上的医生手写签名。

一、机器学习算法的分类

（一）有监督学习

有监督学习（supervised learning）的概念基本等同于分类。有监督学习的样本数据带有标签值（label），通过从训练样本中学习得到一个模型，然后利用该模型对新的样本进行预测推断。样本由输入值与标签值组成：

$$(x, y)$$

其中，x 为样本的特征向量，是模型的输入值；y 为标签值，是模型的输出值。标签值可以是整数、实数、向量等。有监督学习的目标是给定训练样本集，根据它确定映射函数：

$$y = f(x)$$

确定这个函数的标准是它能够很好地解释训练样本，让函数输出值与样本真实标签值之间的误差最小化，或者让训练样本集的似然函数最大化。训练样本数是有限的，而样本集所有可能的取值在多数情况下是无限集。因此，只能从中选取一部分样本参与训练。

日常生活中及医疗卫生领域的很多机器学习应用，如人脸识别、语音识别、心电图智能诊断报告、监护仪自动报警等都是有监督学习。这类问题需要先收集训练样本，对样本进行标注而使其获得标签，用带标签的样本训练模型，然后用模型对新的样本进行预测。

（二）无监督学习

无监督学习（unsupervised learning）对没有标签的样本进行分析，发现样本集的结构或者分布规律。典型代表包括聚类、表示学习（representation learning）和数据降维等，其共同特征为处理的样本均不带有标签值。

聚类算法只有输入向量而没有训练过程,通过将无标签的样本划分成多个类(或称簇),使在某种相似度指标下每一类中的样本尽量相似,不同类的样本之间尽量不同。

表示学习(又称特征学习)算法原理为从样本中自动学习有用的特征,用于分类和聚类等目的。典型的实现有自动编码器和受限玻尔兹曼机,它们的输入是没有标签值的数据(如图像或语音信号),输出值是提取的特征向量。

数据降维也是一种无监督学习算法,具体内容参考本章第二节。

（三）半监督学习

对于有些应用问题,标注训练样本的成本很高。因此提出如何利用少量有标签样本与大量无标签样本进行学习的问题。一种方法是半监督学习(semi-supervised learning)。半监督学习的训练样本是有标签样本与无标签样本的混合体,通常情况下,无标签样本的数量远大于有标签样本数。

半监督学习算法要解决的核心问题是如何有效地利用无标签的样本进行训练。本质上,半监督学习也是要解决有监督学习所处理的问题。实践结果证明,使用大量无标签样本,配合少量有标签样本,可以有效提高算法的精度。在实际应用中,半监督学习算法主要针对样本获取成本不高但标注成本非常高的情形。

从样本空间中抽取带有标签值的 l 个样本,另外从样本空间中抽取没有标签值的 u 个样本,半监督学习利用这些样本进行训练,得到比只用 l 个有标签样本更好的效果。

（四）强化学习

强化学习(reinforcement learning,RL)是一类特殊的机器学习算法,与有监督学习和无监督学习的目标不同,RL 算法要解决的问题是智能体在环境中怎样执行动作以获得最大的累计奖励。例如,医院药房的自动发药系统,强化学习算法控制发药机器人的路径选择,以确保当前需求下效率最高。智能体即强化学习算法,环境即由机器人当前所处位置与药物订单种类数量、药物库存位置等若干参数构成的系统,奖励即开发者期望得到的结果,如统筹规划各订单路径与优先次序,使取药者等候时间最短。

很多控制、决策问题都可以抽象成这种模型。与有监督学习不同,这里没有标签值作为监督信号,系统只会给算法执行的动作一个评分反馈,这种反馈一般还具有延迟性,当前的动作所产生的后果在未来才会完全体现,并且未来具有随机性。例如,下一个时刻药品订单种类和数量是随机的而不是确定的。

（五）深度学习

深度学习(deep learning,DL)是机器学习领域中较新的研究方向,使机器学习接近于更高的目标——AI。

深度学习的概念源于人工神经网络的研究,含多个隐藏层的多层感知器就是一种深度学习结构。深度学习通过组合低层特征形成更加抽象的高层表示属性类别或特征,以发现数据的分布式特征表示。研究深度学习的动机在于建立模拟人脑进行分析学习的神经网络,其模仿人脑的机制解释数据,例如图像、声音和文本等。

典型的深度学习算法有卷积神经网络(convolutional neural networks)、深度置信网络(deep belief networks)和堆栈自编码网络(stacked auto-encoder networks)等。

深度学习使机器模仿视听和思考等人类复杂行为,解决了很多复杂的模式识别难题,使人工智能相关技术取得了显著进步。深度学习在搜索技术、机器翻译、自然语言处理、多媒体学习等领域取得了诸多成果,在医学领域,深度学习在医学图像分析中的优势包括但不限于:图像分割、目标检测图像分类等。

二、有监督学习

(一) 朴素贝叶斯法

朴素贝叶斯法是基于贝叶斯定理与特征条件独立假设的分类方法。朴素贝叶斯分类器(naive Bayes classifier, NBC)源于古典数学理论,有着坚实的数学基础,以及稳定的分类效率。同时,NBC 模型所需估计的参数很少,对缺失数据不太敏感,算法也比较简单。理论上,NBC 模型与其他分类方法相比具有最小的误差率。

朴素贝叶斯法是在贝叶斯算法的基础上进行了相应的简化,即假定给定目标值时属性之间相互条件独立。也就是说没有哪个属性变量对于决策结果的影响有着较大的权重,也没有哪个属性变量对于决策结果的影响权重较小。虽然这个简化方式在一定程度上降低了贝叶斯分类算法的分类效果,但是在实际的应用场景中,极大地简化了贝叶斯算法的复杂性。

NBC 是以贝叶斯定理为基础并且假设特征条件之间相互独立的方法,先通过已给定的训练集,以特征词之间独立作为前提假设,学习从输入到输出的联合概率分布,再基于学习到的模型,输入 X 求出使后验概率最大的输出 Y。

设有样本数据集 $D = \{d_1, d_2, \cdots, d_n\}$,对应样本数据的特征属性集为 $X = \{x_1, x_2, \cdots, x_d\}$,类变量为 $Y = \{y_1, y_2, \cdots, y_m\}$,即 D 可以分为 y_m 类别。其中 $x_1, x_2, \cdots, x_d$ 相互独立且随机,则 Y 的先验概率 $P_{prior} = P(Y)$,Y 的后验概率 $P_{post} = P(Y|X)$,由朴素贝叶斯算法可得,后验概率可以由先验概率 $P_{prior} = P(Y)$、证据 $P(X)$、类条件概率 $P(X|Y)$ 计算得出公式(8-1):

$$P(Y|X) = \frac{P(Y) P(X|Y)}{P(X)} \qquad 公式(8-1)$$

朴素贝叶斯基于各特征之间相互独立,在给定类别为 y 的情况下,将公式(8-1)进一步表示为公式(8-2):

$$P(X|Y = y) = \prod_{i=1}^{d} P(x_i|Y = y) \qquad 公式(8-2)$$

由公式(8-1)和公式(8-2)可计算出后验概率为公式(8-3):

$$P_{post} = P(Y|X) = \frac{P(Y) \prod_{i=1}^{d} P(x_i|Y)}{P(X)} \qquad 公式(8-3)$$

由于 $P(X)$ 的大小是固定不变的,因此在比较后验概率时,只比较公式(8-3)的分子部分即可。因此可以得到一个样本数据属于类别 y_i 的朴素贝叶斯计算公式(8-4):

$$P(y_i|x_1, x_2, \cdots, x_d) = \frac{P(y_i) \prod_{j=1}^{d} P(x_j|y_i)}{\prod_{j=1}^{d} P(x_j)} \qquad 公式(8-4)$$

朴素贝叶斯算法假设数据集属性之间是相互独立的,因此算法的逻辑性简单,且较为稳健,当数据呈现不同的特点时,NBC 的分类性能不会有太大的差异。换言之 NBC 算法的鲁棒性(robustness)较好,对于不同类型的数据集不会呈现出太大的差异性。当数据集属性之间的关系相对比较独立时,NBC 算法会有较好的效果。

属性独立性的条件同时也是 NBC 的不足之处。数据集属性的独立性在很多情况下是很难满足的,实际上各属性之间往往存在相互关联,如果在分类过程中出现这种问题,会导致分类的效果大大降低。

朴素贝叶斯算法在文字识别、图像识别方向有着较为重要的作用。在医疗卫生领域的应用主要见于临床诊断、中医证候分类等场景。

（二）决策树

决策树（decision tree）是一类常见的机器学习算法，顾名思义，它是基于树结构进行决策的，这恰是人类在面临决策问题时一种很自然的处理机制。以二分类任务为例，从给定训练数据集学得一个模型用以对新示例进行分类，这个把样本分类的任务，可看作对某个问题的"决策"或"判定"过程。例如，对"是否属于缺铁性贫血？"这样的问题进行决策时，通常会进行一系列的判断或"子决策"：首先观察"血红蛋白水平如何？"，如果是"男性低于120g/L或女性低于110g/L"，进而观察"平均红细胞体积如何？"，如果是"低于80fl"，再判断"是否有缺铁的依据？"，如果化验指标提示缺铁，得出诊断决策：缺铁性贫血。这个决策过程如图8-6所示。

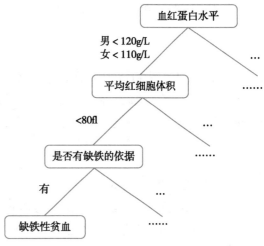

图 8-6　鉴别缺铁性贫血的一棵决策树

一般来说，一棵决策树包含一个根结点、若干个内部结点和若干个叶结点：叶结点对应决策结果，其他每个结点则对应一个属性测试；每个结点包含的样本集合根据属性测试的结果被划分到子结点中；根结点包含样本全集。从根结点到每个叶结点的路径对应了一个判定测试序列。决策树学习的目的是产生一棵泛化能力强，即处理未见示例能力强的决策树，其基本流程遵循简单且直观的"分而治之"（divide-and-conquer）策略。

（三）支持向量机

支持向量机（support vector machine，SVM）由 Vapnik 等提出，在其提出后的二十多年一直是最有影响力的机器学习算法之一。SVM 不仅可以用于分类问题，还可以用于回归问题。其具有泛化能力好、适合小样本和高维特征等优点，被广泛应用于各种实际问题。

给定训练样本集 $D = \{(x_1, y_1), (x_2, y_2), \cdots, (x_m, y_m)\}$，$y_i \in \{-1, +1\}$，分类学习最基本的想法就是基于训练集 D 在样本空间中找到一个划分"超平面"，将不同类别的样本分开。但能将训练样本分开的划分超平面可能有很多（图8-7），这时需要评价哪个平面最理想。

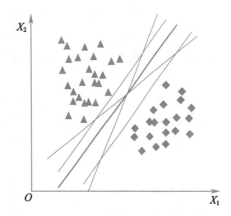

图 8-7　存在多个划分超平面将两类训练样本分开

直观上看，应该去找位于两类"正中间"的划分超平面，因为该划分超平面对训练样本局部扰动的"容忍"性最好。例如，训练集外的样本可能比示例（见图8-7）中的训练样本更接近两个类的分隔界，这将使许多划分超平面出现错误，而加粗的超平面受影响最小。换言之，这个划分超平面对未见示例的泛化能力最强，分类结果鲁棒性高。

在样本空间中，划分超平面可通过公式（8-5）中的线性方程描述：

$$w^T x + b = 0 \qquad\qquad 公式（8-5）$$

其中 $w = (w_1, w_2, \cdots, w_d)$ 为法向量，决定了超平面的方向；b 为位移项，决定了超平面与原点之间的距离。因此，划分超平面可被法向量 w 和位移 b 决定，可将其记为 (w, b)。样本空间中任意点 x 到超平面 (w, b) 的距离记为

$$r = \frac{|w^T x + b|}{\|w\|}$$

假设超平面(w, b)能将训练样本正确划分，即对于$(x_i, y_i) \in D$，若$y_i = +1$，则有$w^T x_i + b > 0$；若$y_i = -1$，则有$w^T x_i + b < 0$。公式（8-6）中，令

$$\begin{cases} w^T x_i + b \geq +1, & y_i = +1; \\ w^T x_i + b \leq -1, & y_i = -1. \end{cases} \qquad 公式（8-6）$$

如图 8-8 所示，距离超平面最近的这几个训练样本点使公式（8-6）的等号成立，它们被称为"支持向量"（support vector），两个异类支持向量到超平面的距离之和为

$$\gamma = \frac{2}{\|w\|}$$

它被称为"间隔"（margin）。

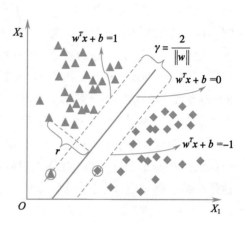

图 8-8　支持向量与间隔

如果想要找到具有"最大间隔"（maximum）的划分超平面，也就需要找到能满足联立的公式（8-6）中约束的参数 w 和 b，使 γ 最大，即公式（8-7）

$$\max_{w, b} \frac{2}{\|w\|} \quad s.t.\ y_i(w^T x_i + b) \geq 1, \quad i = 1, 2, \cdots, m. \qquad 公式（8-7）$$

显然，为了最大化间隔，仅需最大化 $\|w\|^{-1}$，这等价于最小化 $\|w\|^2$。于是，公式（8-7）可重写为

$$\min_{w, b} \frac{1}{2} \|w\|^2 \quad s.t.\ y_i(w^T x_i + b) \geq 1, \quad i = 1, 2, \cdots, m.$$

这就是 SVM 的基本型。

过去二十余年，SVM 作为深度学习技术出现之前最好的分类算法，广泛应用于数据分析和模式识别的各大领域。在医学相关领域，以生物医学命名实体识别为例，由于生物医学文献规模庞大，各种专有名词不断涌现，一个专有名词往往有很多同义词，而且普遍存在大量的缩写词，人工识别费时费力，因此可以利用机器学习算法对命名实体进行识别，其基本思路是将命名实体识别看作词的分类问题进行训练和验证，并将模型移植到具体应用场景。

（四）人工神经网络

人脑的神经元数量达到百亿级，神经元之间通过突触进行连接。神经元可以接收电信号和化学信号，对信号汇总处理之后输出到其他神经元。神经元之间的连接关系是在生物进化过程以及生长发育、长期的学习、对外界环境的刺激反馈中建立起来的，大脑依赖于神经元之间的协作完成其复杂功能。

人工神经网络（artificial neural network，ANN）是对这种机制的简单模拟（图 8-9）。它由多个互相连接的神经元构成，这些神经元从其他相连的神经元接收输入数据，通过计算产生输出数据，这些输出数据可能会送入其他神经元继续处理。

神经网络模型发展到今天衍生出诸多变种，目前已有不少于 70 种的不同神经网络模型，主要有 BP 神经网络（back propagation

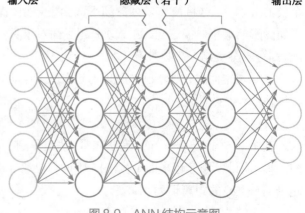

图 8-9　ANN 结构示意图

neural network)、感知器网络(perceptron)、自组织特征映射神经网络(self-organizing feature map，SOM)、玻尔兹曼机(Boltzmann machine)、Hopfield 网络、卷积神经网络(convolutional neural network，CNN)等。

神经网络作为一个通用的模型，广泛适用于分类问题和回归问题。它在模式识别的各个问题中都有成功的应用，在医学领域的典型应用包括医学影像识别、仪器光电信号识别、模拟专家诊疗系统等。

(五) *k*-最近邻算法

k-最近邻(*k*-nearest neighbor，kNN)算法是由 Thomas 等于 1967 年提出的一种有监督学习算法，因其工作机制简单而较为常用。其原理为：给定测试样本，基于某种距离度量找出训练集中与其最靠近的 *k* 个训练样本，然后基于这 *k* 个"邻居"的信息进行预测。在分类任务中通常可使用"投票法"，即选择这 *k* 个样本中出现最多的类别标记作为预测结果；在回归任务中可使用"平均法"，即将这 *k* 个样本的实值输出标记的平均值作为预测结果；另外可以基于距离的度量进行加权平均或加权投票，距离越近的样本权重越大。

kNN 与前述算法有个明显的不同之处：没有显式的训练过程。事实上，它是"懒惰学习"(lazy learning)的著名代表，此类学习算法在训练阶段仅将样本保存起来，训练时间消耗为零，待收到测试样本后再进行处理；与此相对的，那些在训练阶段就对样本进行学习处理的方法，称为"急切学习"(eager learning)。

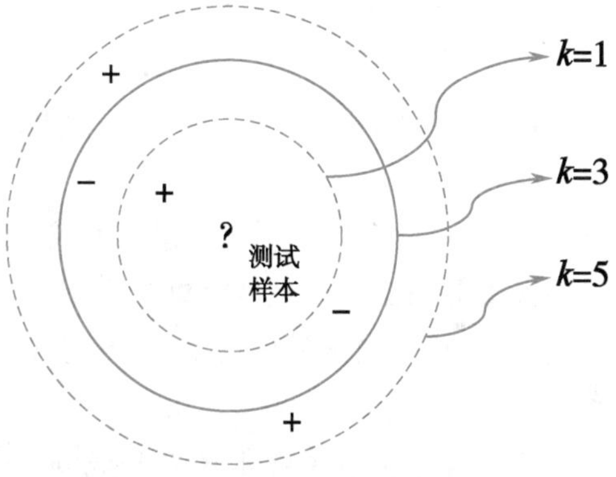

图 8-10 是 kNN 分类器的一个示意图。显然，*k* 是一个重要参数，当 *k* 取不同值时，分类结果会有显著不同。另外，若采用不同的距离计算方式(如欧几里得距离、曼哈顿距离等)，找出的"近邻"则可能有显著差别，这样也会导致分类结果有显著不同。

暂且假设距离计算是"恰当"的，即能够恰当地找出 *k* 个近邻，以对"最近邻分类器"(1NN，即 *k*=1)在二分类问题上的性能为例。

图 8-10 kNN 示意图

注：虚线显示出等距线；测试样本在 *k*=1 或 *k*=5 时被判别为正例，*k*=3 时被判别为反例。

给定测试样本 *x*，若其最近邻样本为 *z*，则最近邻分类器出错的概率就是 *x* 与 *z* 类别标记不同的概率，即公式(8-8)

$$P(err) = 1 - \sum_{c \in y} P(c|x)P(c|z) \qquad \text{公式(8-8)}$$

假设样本独立同分布，且对任意 *x* 和任意小正数 δ，在 *x* 附近 δ 距离范围内总能找到一个训练样本；换言之，对任意测试样本，总能在任意近的范围内找到公式(8-8)中的训练样本 *z*。令 $c^* = \text{argmax}_{c \in y} P(c|x)$ 表示贝叶斯最优分类器的结果，有

$$
\begin{aligned}
P(err) &= 1 - \sum_{c \in y} P(c|x)P(c|z) \\
&\approx 1 - \sum_{c \in y} P^2(c|x) \\
&\leq 1 - P^2(c^*|x) \\
&= (1 + P(c^*|x))(1 - P(c^*|x)) \\
&\leq 2 \times (1 - P(c^*|x))
\end{aligned}
$$

经过上述推导可以得出结论：kNN 分类器虽简单，但其泛化错误率不超过贝叶斯最优分类器错误率的两倍。

（六）Boosting算法

Boosting 算法是一种集成学习算法。其学习器由多个弱学习器构成，预测时用每个弱学习器分别进行预测，然后投票得到结果；训练时依次训练每个弱学习器，在这里采用了与随机森林不同的策略，不是对样本进行独立的随机抽样构造训练集，而是重点关注被前面的弱分类器错分的样本或是构造样本标签值。

由 Freund 等提出的 AdaBoost 算法是 Boosting 算法的一种实现版本，其全称是自适应提升（adaptive boosting），它用弱分类器的线性组合构造强分类器。弱分类器的性能不需要非常优秀，优于随机猜测即可，但依靠众多弱分类器可以构造出一个非常准确的强分类器。

在最初版本中，这种方法的弱分类器带有权重，最终预测结果为弱分类器预测结果的加权和。训练时训练样本具有权重，并且会在训练过程中动态调整，被前面的弱分类器错分的样本会加大权重，因此算法会更关注难分的样本。

2001 年 AdaBoost 分类器被成功用于人脸检测问题，此后它应用于很多模式识别问题。其在模式识别中最成功的应用之一是机器视觉里的目标检测问题，如人脸和行人检测。在深度卷积神经网络用于此问题之前，AdaBoost 算法在视觉目标检测领域的应用一直处于主导地位。

三、无监督学习

无监督学习的典型代表是聚类，其目标是将样本集划分成多个类，保证同一类的样本之间尽量相似，不同类的样本之间尽量不同，这些类称为簇（cluster）。与有监督的分类算法不同，聚类算法没有训练过程，直接完成对样本集合的划分。与有监督学习算法相比，无监督学习算法的研究进展较为缓慢，但在很多实际问题中得到了成功的应用。

聚类算法的目标是确定每个样本所属的类别，与有监督的分类算法不同，这里的类别不是人为设定好的，而是由聚类算法确定。假设有一个样本集：

$$C = \{x_1, x_2, \cdots, x_1\}$$

聚类算法把这个样本集划分成 m 个不相交的子集 $C_1, C_2, \cdots, C_m$。这些子集的并集是整个样本集：

$$C_1 \cup C_2 \cup \cdots \cup C_m = C$$

每个样本只能属于这些子集中的一个，即任意两个子集之间没有交集：

$$C_i \cap C_j = \varphi, \qquad \forall i, j, i \neq j$$

其中，m 的值可以由人工设定，也可以由算法确定。下面用一个实际的例子说明聚类任务。假设有一些细胞图片，研究者虽然知道其中有淋巴细胞、单核细胞、上皮细胞等，但算法事先并不知道这些类别，聚类算法要完成对这些细胞的归类，且在没有人工的指导下完成。

聚类本质上是集合划分问题。因为没有人工定义的类别标准，因此，要解决的核心问题是如何定义类别（簇）。常用的做法是根据簇内样本间的距离、样本点在数据空间中的密度确定。不同的聚类算法对簇的定义策略不同，主要包括以下几种。

（1）连通性聚类：典型的代表是层次聚类算法，它根据样本之间的连通性（距离）构造簇，所有连通的样本属于同一个簇。

（2）基于质心的聚类：典型的代表是 k- 均值聚类算法，它用中心向量表示一个簇，样本所属的簇由它到每个簇的中心向量的距离确定。

（3）基于概率分布的聚类：这种算法假设每种类型的样本服从某一概率分布，如多维正态分布，典型代表是 EM 算法。

（4）基于密度的聚类：典型的代表是 DBSCAN 算法、OPTICS 算法和均值漂移（Meanshift）算法，它们将簇定义为空间中样本密集的区域。

（5）基于图的算法：这类算法用样本点构造出带权重的无向图，每个样本是图中的一个顶点，然后使用基于图论的方法完成聚类。

下面以层次聚类和 k-均值聚类为例详细介绍。

（一）层次聚类

对于有些问题，类型的划分具有层次结构。例如，白血病分为急性白血病和慢性白血病，急性白血病又可以细分为急性淋巴细胞白血病和急性髓细胞性白血病，慢性白血病又可以细分为慢性淋巴细胞白血病和慢性髓细胞性白血病。将这种谱系关系画出来，是一颗分层的树。层次聚类使用了这种做法，它反复将样本进行合并，形成一种层次的表示。

初始时每个样本各为一簇，然后开始反复合并的过程。计算任意两个簇之间的距离，并将距离最小的两个簇合并。图 8-11 是对白血病进行层次聚类的示意图。

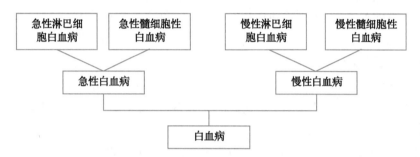

图 8-11 对白血病进行层次聚类的结果

算法依赖于两个簇的距离值，因此需要定义它的计算公式。常用的方案有三种。方案一：使用两个簇中任意两个样本之间的距离的最大值，即全联动（complete linkage）；方案二：使用两个簇中任意两个样本之间的距离的最小值，即单联动（single linkage）；方案三：使用两个簇中所有样本之间距离的均值，即平均联动（average linkage）。

（二）k-均值聚类

基于质心的算法计算每个簇的中心向量，以此为依据来确定每个样本所属的类别，典型的代表是 k-均值算法。

k-均值算法是将样本划分成 k 个类，参数 k 由人工设定。算法将每个样本划分到离它最近的那个质心所代表的类，而质心的确定又依赖于样本的划分方案。假设样本集有 l 个样本，特征向量 x_i 为 n 维向量，给定参数 k 的值，算法将这些样本划分成 k 个集合：

$$S = \{S_1, S_2, \cdots, S_k\}$$

最优分配方案是如下最优化问题的解：

$$\min_S \sum_{i=1}^{k} \sum_{x \in S_i} \|x - \mu_i\|^2$$

其中，μ_i 为类中心向量。这个问题是组合优化问题，不易求得全局最优解，只能近似求解，采用迭代法保证收敛到局部最优解处。

算法的流程如下：

1. 初始化 k 个类的中心向量 $\mu_1, \mu_2, \cdots, \mu_k$

2. Repeat

3. For $x_i \in X$（分配阶段，根据当前的类中心值确定每个样本所属的类）

4. 对每个样本 x_i 计算样本离每个类中心 μ_j 的距离：

$$d_{ij} = \left\| x_i - \mu_j \right\|$$

5. 将样本分配到距离最近的那个类

6. End For

7. For $\mu_1, \mu_2, \cdots, \mu_k$（更新阶段，更新每个类的类中心）

$$\mu_i = \sum_{j=1,\, y_j=i}^{l} x_j \Big/ N_i$$

8. End For

9. Until 类中心不再发生变化

其中，y_i 为第 j 个样本的类别，N_i 为第 i 个类的样本数。

与 k- 最近邻算法相同，这里也依赖于样本之间的距离，因此需要定义距离的计算方式，最常用的是欧几里得距离，也可以采用其他距离定义。算法在实现时要考虑下面几个问题。

（1）类中心向量的初值：一般采用随机初始化。最简单的是 Forgy 算法，它从样本集中随机选择 k 个样本作为每个类的初始类中心。第二种方案是随机划分，它将所有样本随机分配给 k 个类中的一个，然后按照这种分配方案计算各个类的中心向量。

（2）参数 k 的设定：可以根据先验知识人工指定一个值，或者由算法自己确定。

（3）迭代终止的判定规则：计算本次迭代后的类中心和上一次迭代时的类中心之间的距离，如果小于指定阈值，则算法终止。

k- 均值算法有多种改进版本，包括模糊 c 均值聚类、用三角不等式加速等。

第四节　数据挖掘方法评价与验证

2006 年 12 月，电气电子工程师学会（Institute of Electrical and Electronics Engineers，IEEE）主办的权威学术会议——IEEE 数据挖掘国际会议（the IEEE International Conference on Data Mining，ICDM）评选出数据挖掘领域的十大经典算法，即 C4.5、K-Means、SVM、Apriori、EM、PageRank、AdaBoost、kNN、naive Bayes 和 CART。随着当前数据挖掘研究和应用的高速发展，大量的数据挖掘算法仍在不断涌现，许多新算法的性能超越了十大经典算法。作为医学科研工作者，根据医学科学问题的特点，选择合适的算法，并能正确评价方法的性能及对其进行验证，可在医学大数据挖掘的过程中达到事半功倍的效果。

一、方法性能评价

本节将数据挖掘算法分为分类算法（有监督学习）和聚类算法（无监督学习）两大类介绍评价指标。

（一）分类算法的评价

分类算法包括朴素贝叶斯法、决策树、支持向量机等多种算法，每种算法还包括一些变种。这些算法具有不同的特点，在不同的数据集上表现的效果也不同，在实际应用中需要根据特定的任务进行算法的选择。那么，如何选择分类算法？如何评价一个分类算法的优劣？

分类算法可以用正确率（accuracy）来评价。正确率是一个直观的评价指标，但有时正确率高并不能代表这个算法就好。比如某医院手术室术中死亡的预测，假设有很多个特征作为是否发生术中死亡事件分类的属性,预测结果只有两个:0 代表不发生术中死亡,1 代表发生术中死亡。一个不加思考的分类器,对每个测试用例都将类别划分为 0,那么它就可能达到 99% 的正确率,但真的术中致死性预警事件来临时,这个分类器却毫无察觉。这里 99% 的正确率分类器不代表理想的分类器,因为这里数据分布不均衡,术中死亡是小概率事件,完全错分为不发生依然可以得到很高的正确率。因此需要其他综合性指标对算法进行评价。

下面详细介绍分类算法的评价指标,首先介绍最常见的模型评价术语,假设分类目标只有两类:正例/阳性(positive)和负例/阴性(negtive)。

1. **真阳性**(true positives,TP) 被正确地划分为正例的个数,即实际为正例且被分类器划分为正例的实例数。

2. **假阳性**(false positives,FP) 被错误地划分为正例的个数,即实际为负例却被分类器划分为正例的实例数。

3. **假阴性**(false negatives,FN) 被错误地划分为负例的个数,即实际为正例却被分类器划分为负例的实例数。

4. **真阴性**(true negatives,TN) 被正确地划分为负例的个数,即实际为负例且被分类器划分为负例的实例数。

图 8-12 是上述四个术语的混淆矩阵(confusion matrix)。注意 $P = TP + FN$ 表示实际为正例的样本个数,简言之,true 和 false 描述的是分类器是否判断正确,而 positive 和 negative 是分类器的分类结果。如果正例记为 1、负例记为 -1,即 positive $= 1$、negtive $= -1$,用 1 表示 true,-1 表示 false,那么实际的类标 $= TF \times PN$,TF 为 true 或 false,PN 为 positive 或 negtive。例如 TP 的实际类标 $= 1 \times 1 = 1$ 为正例,FP 的实际类标 $= (-1) \times 1 = -1$ 为负例,FN 的实际类标 $= -1 \times (-1) = 1$ 为正例,TN 的实际类标 $= 1 \times (-1) = -1$ 为负例。

		预测类别		总计
		Yes	No	
实际类别	Yes	TP	FN	P(实际为Yes)
	No	FP	TN	N(实际为No)
	总计	P'(被分为Yes)	N'(被分为No)	P+N

图 8-12 混淆矩阵

得到如下的评价指标:

1. **正确率**(accuracy) accuracy $= (TP + TN)/(P + N)$,这个公式表示:被正确划分的样本数除以所有的样本数。通常来说,正确率越高,分类器越好。

2. **错误率**(error rate) 错误率则与正确率相反,描述被分类器错分的比例,error rate $= (FP + FN)/(P + N)$,对某一个实例来说,上述两者是互斥事件,所以 accuracy $= 1 - $ error rate。

3. **灵敏度**(sensitivity) sensitivity $= TP/P$,表示所有正例中被正确划分为正例的比例,衡量了分类器对正例的识别能力。

4. **特异度**(specificity) specificity $= TN/N$,表示所有负例中被正确划分为负例的比例,衡量了分类器对负例的识别能力。

5. **精度**(precision) precision $= TP/(TP + FP)$,表示被分为正例的示例中实际为正例的比例。

6. 召回率(recall) recall＝TP/(TP＋FN)＝TP/P＝sensitivity，召回率是覆盖面的度量，由公式可知召回率与灵敏度一致。

7. 其他评价指标 ①计算速度：分类器训练和预测所耗费的时间；②鲁棒性：是在异常和危险情况下系统生存的能力，具体表现为分类器处理缺失值和异常值的能力；③可扩展性：分类器处理大数据集的能力；④可解释性：分类器预测标准的可理解性，例如研究者可借助背景知识理解决策树的规则，而神经网络的许多参数就难以理解，一般会将其看作一个"黑匣子"。

对于某个具体的分类器而言，很难提高上述指标，如果一个分类器能正确划分所有的实例，那么各项指标都已经达到最优，但这样的分类器往往不存在。例如回到预测术中死亡事件的例子，准确预测术中死亡比较困难，但可接受一定程度的误报，假设 1 000 次预测中，有 5 次预测了术中死亡，其中 1 次真的发生了术中死亡，而其他 4 次为误报，那么正确率从原来的999/1 000＝99.9%下降到996/1 000＝99.6%，但召回率从 0/1＝0%上升为 1/1＝100%，这样虽然谎报了几次，但真的发生术中死亡预警时，没有漏判，这样的分类器才是理想的分类器，在一定正确率的前提下，要求分类器的召回率尽可能高。

(二)聚类算法的评价

评估聚类算法的性能不能通过计算错误数量或使用分类算法的精度和召回率等指标。一个好的聚类算法表现为可以划分高品质簇，使簇内相似度高，簇间相似度低。一般来说，评估聚类质量有三个标准：内部质量评价指标、外部质量评价指标和相对有效评价指标。

1. 内部质量评价指标 内部质量评价指标是利用数据集的集合结构信息评价聚类算法的优劣，而不考虑样本的真实标签。通过计算总体的相似度，簇间平均相似度或簇内平均相似度评价聚类质量。评价聚类效果的高低通常使用聚类的有效性指标，所以目前的检验聚类的有效性指标主要是通过簇间距离和簇内距离衡量。这类指标常用的有 Calinski-Harabasz(CH)指标等。

(1) CH 指标定义为：所有簇的簇间离散度和簇内离散度之和(其中，离散度定义为距离平方和)的比值。

$$CH(K) = \frac{tr(B)/(K-1)}{tr(W)/(N-K)}$$

其中$tr(B) = \sum_{j=1}^{k} \|z_j - z\|^2$表示类间离差矩阵的迹，$tr(W) = \sum_{j=1}^{k} \sum_{x_i \in z_k} \|x_i - z_j\|^2$表示类内离差矩阵的迹，$z$ 是整个数据集的均值，z_j 是第 j 个簇 c_j 的均值，N 代表聚类个数，K 代表当前的类。$CH(K)$ 得分越高，聚类效果越好，CH 主要计算簇间距离与簇内距离的比值。

(2) 簇的凝聚度：离散度与凝聚度的概念是相对的，簇内点对的平均距离可反映簇的凝聚度，一般使用组内误差平方和(SSE)表示：

$$SSE = \sum_{i=1}^{r} \sum_{j=4}^{n_i} (X_{ij} - \overline{X}_i)^2, \ \overline{X}_i = \frac{1}{n_i} \sum_{j=4}^{n_i} X_{ij}, i = 1, 2, \cdots, r$$

在相同的 K 值情况下，SSE 值越小代表模型越好。

(3) 簇的邻近度：簇的邻近度用组间平方和(SSB)表示，即簇的质心 C_i 到簇内所有数据点的总平均值 c 的距离的平方和。

2. 外部质量评价指标 外部质量评价指标是在数据集的外部信息可用的前提下，基于真实分类标签数据集进行评价的，这样可以将原有标签数据与聚类输出结果进行对比。外部质量评价指标的理想聚类结果是：具有不同类标签的样本聚合到不同的簇中，具有相同类标签的样本聚合到同一簇中。外部质量评价准则通常使用熵、纯度等指标进行度量。

(1) 熵：簇内包含单个类对象的一种度量。对于每个簇，首先计算数据的类分布，即对于簇 i，计

算簇 i 的成员属于类 j 的概率 $p_{ij} = \dfrac{m_{ij}}{m_i}$，其中 m_i 表示簇 i 中所有对象的个数，而 m_{ij} 是簇 i 中类 j 的对象个数。使用类分布，用标准公式：$e_i = -\sum_{j=1}^{K} p_{ij}\log_2 p_{ij}$ 计算每个簇 i 的熵，其中 K 是类个数。簇集合的总熵用每个簇的熵的加权和计算，即：$e = \sum_{i=1}^{R} \dfrac{m_i}{m} e_i$，其中 R 是簇的个数，而 m 是簇内数据点的总和。

（2）纯度：簇内包含单个类对象的另外一种度量。簇 i 的纯度为 $p_i = \max_j p_{ij}$，而聚类总纯度为：$purity = \sum_{i=1}^{R} \dfrac{m_i}{m} p_i$。

3. 相对有效评价指标 相对有效评价标准根据预定义的评价标准，针对聚类算法不同的参数设置进行测试，最终选择最优的参数设置和聚类模式。

二、方法验证

（一）关于误差和拟合的认识

1. 训练误差和泛化误差 学习器在训练集通过学习得出一个模型，这个模型是否适用于其他类似的场景？一般来说，模型在训练集上的误差叫作训练误差，而在新的样本或测试集上的误差叫作泛化误差。显而易见，泛化误差小的模型能更好地推广，体现其应用价值。

2. 过拟合和欠拟合 过拟合是指学习器把训练集自身的一些特征当作了所有潜在样本的一般性质，导致了模型泛化能力的下降，具体表现为模型在训练集上效果好，在测试集上效果差；而欠拟合则是指模型的学习能力低，对训练集的一般性质都没有掌握，表现为模型在训练集上效果不佳。

（二）交叉验证法

将某个数据集输入分类器，通过学习可得一个模型，为了得到稳定可靠的模型，一般采用交叉验证（cross validation, CV）方法用于模型误差和拟合度的测定。

CV 用于模型选择和调整参数。具体来说，就是把数据集分割为不同的子集，一部分用于训练模型，一部分用于验证模型的泛化能力和选择模型、调整参数。

1. CV 的数据集准备 将数据集随机分为三部分：训练集（training set）、验证集（validation set）、测试集（test set）。用训练集训练模型，用验证集评估模型预测的优劣和选择模型及其对应的参数。把得到的模型再用于测试集，最终决定使用哪个模型以及对应参数。

2. CV 的四种方法

（1）简单交叉验证法：又称留出法。①随机将样本数据集分为两部分（例如：80% 的训练集，20% 的测试集），用训练集训练模型，在测试集上验证模型及调整参数。②将样本打乱，重新划分训练集和测试集，继续训练和验证模型。③利用损失函数评估最优的模型和参数。

（2）S 折交叉验证法（S-folder cross validation）：①将样本数据随机分成 S 份，每次随机选择 $(S-1)$ 份作为训练集，剩下的 1 份作为测试集。②一轮完成后，重新随机选择 $(S-1)$ 份训练数据。③若干轮（小于 S）之后，利用损失函数评估最优的模型和参数。

（3）留一法（leave-one-out cross validation）：它是 S 折交叉验证法的特例，此时 S 等于样本数 n，这样对于 n 个样本，每次选择 $(n-1)$ 个样本来训练数据，留一个样本来验证模型。对于样本量较少（$n<50$）的情况，一般采用留一法交叉验证。

（4）自助法（bootstrapping）：用于样本量非常少的情况。例如有 m 个样本，每次在这 m 个样本中随机采集一个样本，放入训练集，采样结束再将样本放回。这样重复采集 m 次，得到 m 个样本组成的训练集。显然，这 m 个样本中很可能有重复的样本数据。同时，用原始的 m 个样本做测试集。由于训练集有重复数据，会改变数据的分布，因而训练结果会有偏差，因此，这种方法未常规应用，除非数据量非常少，例如 $m<20$。

3. CV 方法的选择　通过反复的交叉验证，用损失函数评价模型，如果只是对数据做初步建模，可采用简单交叉验证法，否则采用 S 折交叉验证法。当样本量不足时，采用 S 折交叉验证法的特例留一法交叉验证。

三、方法学以外的影响因素

除了算法自身因素会决定其性能，来自方法学以外的其他因素往往也会对其产生较大且无法避免的影响。另一影响算法性能的常见原因还有偏倚，是指从研究设计和实施到数据处理和分析的各个环节中产生的系统误差，以及结果解释、推论中的片面性，导致研究结果与真实情况之间出现倾向性的差异，从而错误地描述数据与结论之间的联系。一般分为选择偏倚、信息偏倚、混杂偏倚三大类。

1. 选择偏倚　选择偏倚出现在研究设计阶段，是指不同类型的研究对象，数据入选的机会不同。由于选入的研究对象与未选入的研究对象在某些特征上存在差异而引起了误差，所以研究设计上的缺陷是选择偏倚的主要来源。因此，研究设计阶段根据知识背景和工作经验准确选择研究对象范围显得尤为重要。例如在研究开始时干预组和对照组本身存在除干预措施以外的差异（而未被研究者发现），那么两组数据本身缺乏可比性，后续选择何种算法已无意义。

2. 信息偏倚　又称观察偏倚、测量偏倚，指在收集整理资料阶段产生的系统误差／数据偏倚，包括测量方法的缺陷、诊断标准不明确或资料的缺失遗漏等。例如，流行病学科研中的调查偏倚可能来自调查对象及调查者、干预组和对照组的调查环境与条件不同，或者调查技术与质量不高，以及仪器设备的问题等。

3. 混杂偏倚　混杂偏倚是指由于一个或多个外来因素的存在，掩盖或夸大了因果之间的联系，引起混杂偏倚的因素称为混杂因子。

第五节　医学大数据挖掘方法应用

随着信息化的逐渐广泛和深入，健康医疗领域每天都会产生海量的多源、异构医学大数据，对医学大数据资源开展多维度的数据挖掘，不仅可以揭示深刻的科学规律，而且能够不断优化临床诊断治疗手段。在医学临床研究中，常需分析 2 个或 2 个以上变量之间的关系，如血糖与尿糖的关系、心率、收缩压与心肌耗氧量的关系，肿瘤分型、大小、分期分级等因素与生存时间的关系等。解决上述问题最为常用的分析方法为回归分析（regression analysis），这也是医学数据挖掘方法的基础性应用。

回归分析研究因变量 Y 如何随着 1 个或多个自变量（independent variable）X 的改变而改变，是一种"由果索因"的过程。因变量是在实际研究中所要解释或者影响的变量，又称为结果（outcome）变量或响应（response）变量；自变量是用于解释、预测因变量，或由研究者操纵的变量，又称为解释（explanatory）变量或预测（predict）变量。

回归模型可以有不同的分类方法。根据变量间的关系是否为线性，可分为线性回归（linear regression）与非线性回归（non-linear regression）；根据自变量的个数，可分为单一自变量的简单回归（single regression）与 2 个或 2 个以上自变量的多元回归（multiple regression）。

回归模型的选择主要受因变量数据类型的影响。数据类型一般可分为连续型和离散型。连续型变量是指在一定区间内可以任意取值的变量，如患者的身高、体重、血糖值等；离散型变量则是只取有限个数数值的变量,如二分类的"阴性"与"阳性",多分类的高血压分级等。在医学研究中存在一种较为特殊的数据类型,同时含有连续型数据和离散型数据两种成分,这种数据类型多出现在事件发生时间(time to event)数据中,如死亡的发生。其离散型成分表征随访期间结局事件(如死亡)"是否"发生,而连续型成分表征从观察起点到结局事件发生所经历的时间,这两者都是研究者感兴趣的内容,需要综合分析。在实际研究中,需要根据变量的数据类型,选择合适的回归模型。线性回归可用于分析因变量为连续型变量时的情况,logistic 回归可用于分析因变量为离散型二分类变量时的情况,而生存分析可用于需要同时考虑生存结局与生存时间的生存数据分析。

本节主要从问题提出、分析原理及方法应用、结果解读等方面介绍回归分析在医学课题中的应用,并以探究糖尿病患者空腹血糖受多个因素的具体影响为例,展示多元线性回归方程在医学大数据挖掘中的具体应用。

一、问题提出

糖尿病是一组以高血糖为特征的代谢性疾病,发病率非常高,是目前中老年群体中主要的慢性疾病。20 世纪以来的临床观察和流行病学研究发现,生活习惯和环境因素是影响糖尿病发病的重要原因,高血压、高脂血症、肥胖、烟酒嗜好等均为糖尿病的危险因素,而空腹血糖、空腹胰岛素、糖化血红蛋白等在临床上是诊断和评估糖尿病病情的重要指标。血糖调节涉及多个组织、器官和激素且机制复杂,血糖达标是糖尿病日常管理的关键。在医学背景知识和临床经验基础上,推测糖尿病患者的空腹血糖水平可能与体重指数(body mass index,BMI)、总胆固醇、空腹胰岛素、糖化血红蛋白等指标之间有关联。为了探究上述问题中因变量与多个自变量的具体关联形式和关联程度,采用回归分析方法进行研究。

二、方法应用

选取某医院内分泌科 2020 年糖尿病住院患者 50 例,收集入院首次检查报告中空腹血糖、体重指数、总胆固醇、空腹胰岛素、糖化血红蛋白等数据,以空腹血糖为因变量,其他指标为自变量。由于空腹血糖为连续型变量,自变量种类>2 项,因此采用多元线性回归模型,构建最能反映因变量与上述自变量之间线性关系的直线方程。多种统计学软件均可进行多元线性回归分析,这里介绍基于 SPSS 软件的分析流程和方法。

(一)多元线性回归模型结构

假设有 k 个自变量,多元线性回归模型结构为:

$$Y = \beta_0 + \beta_1 x_1 + \cdots + \beta_k x_k + \varepsilon$$

其中 Y 为数值型的因变量,β_0 为回归常数,β_1,β_2,$\cdots$,β_k 称为偏回归系数,表示在控制其他自变量固定不变的情况下,某自变量每增加一个单位时所引起的因变量 Y 的改变量,回归常数和偏回归系数的估计值 b_0,b_1,$\cdots$,b_k,通过采用最小二乘法获得。ε 为随机误差,服从正态分布 $N(0, \sigma^2)$。

最终可得到多元线性回归的预测模型:

$$Y = b_0 + b_1 x_1 + \cdots + b_k x_k$$

(二)数据录入和预处理

在 SPSS 20.0 软件中录入 50 例糖尿病患者的临床数据,将变量名称分别定义为"体重指数""总胆固醇""空腹胰岛素""糖化血红蛋白""空腹血糖",变量类型为"数值(N)",录入结果如表 8-1 所示。

数据录入后,首先要检查上述数据中是否存在缺失值,如有缺失值以该变量的中位数进行填补;以 $Q3 + 1.5IQR$ 和 $Q1 - 1.5IQR$(其中 $Q3$ 为第三四分位数,$Q1$ 为第一四分位数,IQR 为四分位数间距)为界值筛选异常值,异常值分别以该变量的最大值、最小值修正(本例无缺失值、异常值)。

表 8-1   多元线性回归数据录入

病例号	体重指数 /（kg/m²）	总胆固醇 /（mmol/L）	空腹胰岛素 /（μU/ml）	糖化血红蛋白 /%	空腹血糖 /（mmol/L）
1	27.39	6.84	6.45	9.60	10.40
2	29.04	8.04	8.61	10.10	13.30
3	26.80	11.54	1.90	10.80	17.20
4	23.14	7.98	3.37	8.70	13.20
			···		
		（省略 42 行）			
			···		
47	28.26	4.90	12.80	6.10	8.10
48	31.03	6.82	4.27	10.15	12.80
49	28.47	5.50	9.53	8.50	10.80
50	30.18	6.26	10.05	10.10	10.30

（三）自变量全部纳入（Enter 法）多元线性回归分析

选择菜单"Analysis"→"Regression"→"Linear"，在线性回归对话框中，因变量"Dependent"选择"空腹血糖"，自变量"Independent"选择"体重指数""总胆固醇""空腹胰岛素""糖化血红蛋白"。选择"Method"为"强行进入法（Enter）"，对所有自变量不做任何筛选全部纳入回归模型，点击"OK"后软件即可输出分析结果（图 8-13）。

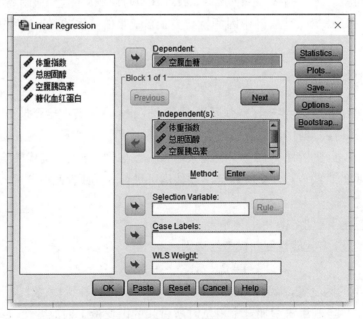

图 8-13   Enter 法多元线性回归对话框

（四）多元线性逐步回归

在多元线性回归分析实际应用中，自变量之间可能会存在多重共线性，即自变量之间彼此相关的情况，从而影响多元线性回归的结果，例如出现本应该显著的自变量不显著、本不显著的自变量却呈现出显著性的异常情况。此外，有一些自变量可能对因变量的影响能力很小。为此，可以选择对自变量进行筛选的多元逐步线性回归方法，即寻找对因变量真正有影响的自变量。前进法（forward）、后退法（backward）和逐步法（stepwise）是常用的自变量筛选方法。

1. 前进法   即每一步向模型中加入一个自变量。预先设定自变量进入模型中的标准，模型选择开始时，回归方程只有常数项，没有自变量。之后每次引入一个具有统计学意义并且使模型的残差平方和减小最显著的自变量,直到模型外的自变量均无统计学意义为止。

2. 后退法　即每次从模型中剔除一个自变量。预先设定自变量从模型中剔除的标准,首先建立一个包含所有自变量的回归方程,每次剔除一个无统计学意义并且使模型的残差平方和增加最不显著的自变量,直到模型中的自变量不能剔除为止。

3. 逐步法　是在上述两种方法的基础上进行双向筛选的策略,在进行变量选择同时设置纳入标准和剔除标准。回归方程仍以只有常数项的模型为起点,每次引入一个符合纳入标准的自变量后都要对之前已选入的自变量重新进行检查,以评价其是否符合剔除标准。直到没有符合纳入标准的新变量,也无符合剔除标准的自变量时为止。

仍然使用上述数据,选择逐步法作多元逐步线性回归。单击"Options⋯"按钮,默认筛选变量时入选标准"Entry"为0.05,剔除标准"Removal"为0.1。具体操作如图8-14所示。

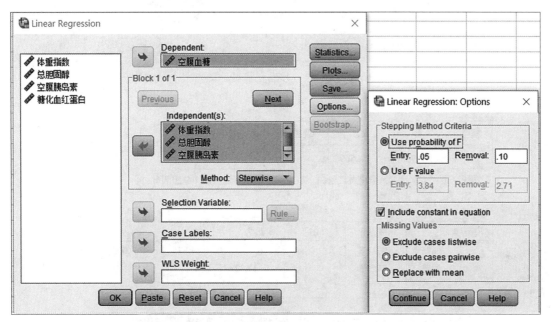

图8-14　逐步法多元线性逐步回归对话框

（五）多重共线性判断

当自变量间存在线性关系(或近似线性关系),而且当这种线性关系(共线性)十分明显时,会对回归模型带来影响。特别是当共线性程度很高时,最小二乘法会失效,导致无法取得参数的估计值。产生多重共线性的原因可能有:样本量过小、自变量强相关等。可以采用容忍度(tolerance)和方差膨胀因子(variance inflation factor,VIF)等指标对多元线性回归方程进行共线性评估。

在本例中,在"Linear Regression"对话框中点击"Statistics⋯"按钮,在弹出的对话框"Linear Regression: Statistics"中勾选"Collinearity diagnostics"复选框,如图8-15所示。

三、结果解读

（一）自变量全部纳入的多元线性回归分析输出结果

主要输出结果如图8-16所示。

其中,第一个输出结果:模型汇总(model summary)输出决定系数 $R^2 = 0.569$,校正后的 $R^2 = 0.531$。决定系数用于评价模型的拟合性,决定系数越大,说明回归方程拟合越好。

第二个输出结果:Anova是对回归模型方差分析的结果,本例中 $F = 14.875$, $p < 0.001$,说明该回归模型有统计学意义。

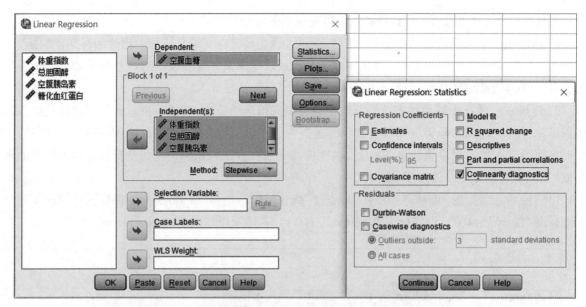

图 8-15　逐步法多元线性逐步回归子对话框：多重共线性判断

模型汇总

模型	R	R方	调整R方	标准估计的误差
1	.755ᵃ	.569	.531	1.296 78

a. 预测变量：（常量），糖化血红蛋白，空腹胰岛素，体重指数，总胆固醇。

Anovaᵃ

模型		平方和	df	均方	F	Sig.
1	回归	100.058	4	25.014	14.875	.000ᵇ
	残差	75.673	45	1.682		
	总计	175.731	49			

a. 因变量：空腹血糖。
b. 预测变量：（常量），糖化血红蛋白，空腹胰岛素，体重指数，总胆固醇。

系数ᵃ

模型		非标准化系数		标准系数		
		B	Std.Error	Beta	t	Sig.
1	（常量）	4.059	1.894		2.143	.038
	体重指数	.076	.066	.121	1.151	.256
	总胆固醇	.358	.148	.279	2.412	.020
	空腹胰岛素	−.158	.057	−.289	−2.745	.009
	糖化血红蛋白	.401	.144	.348	2.792	.008

a. 因变量：空腹血糖。

图 8-16　自变量全部纳入的多元线性回归分析输出结果

　　第三个输出结果：系数（coefficients）是回归方程的参数估计和统计学检验，根据这个表可以写出回归方程。其中 B 表示偏回归系数，Std.Error 为标准误差，Beta 为标准化回归系数。回归方程为：

　　空腹血糖=4.059+0.076×体重指数+0.358×总胆固醇−0.158×空腹胰岛素+0.401×糖化血红蛋白

　　从该表可以看出体重指数（$p=0.256>0.05$）的回归系数没有统计学意义。而总胆固醇（$p=0.020$ <0.05）、空腹胰岛素（$p=0.009<0.05$）和糖化血红蛋白（$p=0.008<0.05$）的回归系数有统计学意义。即总胆固醇、空腹胰岛素和糖化血红蛋白水平影响空腹血糖水平。

（二）多元逐步线性回归分析输出结果

主要输出结果如图 8-17 所示。

模型汇总

模型	R	R方	调整R方	标准估计的误差
1	.641[a]	.410	.398	1.469 14
2	.707[b]	.500	.479	1.367 41
3	.746[c]	.557	.528	1.301 35

a. 预测变量：（常量），糖化血红蛋白。
b. 预测变量：（常量），糖化血红蛋白，空腹胰岛素。
c. 预测变量：（常量），糖化血红蛋白，空腹胰岛素，总胆固醇。

Anova[a]

模型		平方和	df	均方	F	Sig.
1	回归	72.129	1	72.129	33.418	.000[b]
	残差	103.602	48	2.158		
	总计	175.731	49			
2	回归	87.850	2	43.925	23.492	.000[c]
	残差	87.881	47	1.870		
	总计	175.731	49			
3	回归	97.830	3	32.610	19.256	.000[d]
	残差	77.901	46	1.694		
	总计	175.731	49			

a. 因变量：空腹血糖。
b. 预测变量：（常量），糖化血红蛋白。
c. 预测变量：（常量），糖化血红蛋白，空腹胰岛素。
d. 预测变量：（常量），糖化血红蛋白，空腹胰岛素，总胆固醇。

系数[a]

模型		非标准化系数 B	标准 误差	标准系数 试用版	t	Sig.
1	（常量）	4.173	1.212		3.443	.001
	糖化血红蛋白	.739	.128	.641	5.781	.000
2	（常量）	6.485	1.382		4.694	.000
	糖化血红蛋白	.609	.127	.528	4.791	.000
	空腹胰岛素	−.174	.060	−.320	−2.900	.006
3	（常量）	5.572	1.368		4.075	.000
	糖化血红蛋白	.452	.137	.392	3.292	.002
	空腹胰岛素	−.156	.058	−.287	−2.713	.009
	总胆固醇	.361	.149	.282	2.428	.019

a. 因变量：空腹血糖。

已排除的变量[a]

模型		Beta In	t	Sig.	偏相关	共线性统计量 容差
1	体重指数	.121[b]	1.012	.317	.146	.865
	总胆固醇	.322[b]	2.624	.012	.357	.725
	空腹胰岛素	−.320[b]	−2.900	.006	−.390	.876
2	体重指数	.126[c]	1.142	.259	.166	.865
	总胆固醇	.282[c]	2.428	.019	.337	.713
3	体重指数	.121[d]	1.151	.256	.169	.864

a. 因变量：空腹血糖。
b. 模型中的预测变量：（常量），糖化血红蛋白。
c. 模型中的预测变量：（常量），糖化血红蛋白，空腹胰岛素。
d. 模型中的预测变量：（常量），糖化血红蛋白，空腹胰岛素，总胆固醇。

图 8-17　多元逐步线性回归分析输出结果

其中,第一个输出结果:模型汇总(model summary)表示回归分析分三步进行,第一步表示糖化血红蛋白进入方程(此时决定系数 $R^2 = 0.410$),第二步表示糖化血红蛋白和空腹胰岛素进入方程(此时决定系数 $R^2 = 0.500$),第三步表示糖化血红蛋白、空腹胰岛素和总胆固醇进入方程(此时决定系数 $R^2 = 0.557$)。

第二个输出结果:Anova 是对线性回归模型方差分析的结果,同样分为三步,第一步获得的模型方差分析结果是 $F = 33.418, p < 0.001$;第二步获得的模型方差分析结果是 $F = 23.492, p < 0.001$;第三步获得的模型方差分析结果是 $F = 19.256, p < 0.001$。说明该回归方程有统计学意义。

第三个输出结果:系数(coefficients)是对回归方程的参数估计和统计学检验。第一步获得的模型中只有糖化血红蛋白有统计学意义($p < 0.001$);第二步获得的模型中糖化血红蛋白($p < 0.001$)和空腹胰岛素($p = 0.006$)均有统计学意义;第三步获得的模型中糖化血红蛋白($p = 0.002$)、空腹胰岛素($p = 0.009$)和总胆固醇($p = 0.019$)均有统计学意义。最终选择第三个模型,即经过逐步筛选后糖化血红蛋白、空腹胰岛素和总胆固醇影响空腹血糖水平。

与之对应的,第四个输出结果所示为每次筛选后从方程中剔除的自变量。第一次筛选获得的模型剔除了体重指数、总胆固醇和空腹胰岛素,第二次筛选获得的模型剔除了体重指数和总胆固醇,第三次筛选获得的模型只剔除了体重指数。

本方法得到线性回归方程:

空腹血糖 = 5.572 + 0.452 × 糖化血红蛋白 − 0.156 × 空腹胰岛素 + 0.361 × 总胆固醇。

(三)多重共线性分析输出结果

结果如图 8-18 所示。从模型 1 到模型 3 的过程,容忍度表现为减小的趋势。容忍度是以每个自变量作为因变量,对其他自变量进行回归分析时得到的残差比例,用(1 − 决定系数)表示。容忍度越小,说明该自变量被其余自变量预测得越精确,共线性就越严重。方差膨胀因子是容忍度的倒数,该

系数[a]

模型		共线性统计量	
		容忍度	VIF
1	糖化血红蛋白	1.000	1.000
2	糖化血红蛋白	.876	1.142
	空腹胰岛素	.876	1.142
3	糖化血红蛋白	.681	1.469
	空腹胰岛素	.862	1.160
	总胆固醇	.713	1.402

a. 因变量:空腹血糖。

共线性诊断[a]

模型	维数	特征根	条件指数	方差比例			
				(常量)	糖化血红蛋白	空腹胰岛素	总胆固醇
1	1	1.985	1.000	.01	.01		
	2	.015	11.581	.99	.99		
2	1	2.801	1.000	.00	.00	.02	
	2	.188	3.864	.01	.03	.72	
	3	.011	15.807	.99	.96	.26	
3	1	3.743	1.000	.00	.00	.01	.00
	2	.223	4.097	.00	.01	.67	.02
	3	.023	12.669	.16	.15	.09	.96
	4	.011	18.339	.84	.84	.23	.01

a. 因变量:空腹血糖。

图 8-18 共线性诊断输出结果

值越大，说明共线性越严重。本例中可以认为自变量间不存在共线性。

另一个输出结果给出的是主成分分析（principal component analysis，PCA）之后的特征根（eigenvalue）和条件指数（condition index）。如果多维度的特征根均近似为 0，则说明存在比较严重的共线性。如果某些维度的条件指数大于 30，则说明自变量间可能存在共线性。从模型 3 的结果看出，第一维度的特征根为 3.743，所有四个维度的条件指数均小于 30（最大的条件指数为 18.339），因此可以认为本例中自变量间不存在共线性。

回归是数据分析中探究变量之间关系的常用方法，线性回归是研究连续型因变量的有力工具，根据研究目的建立多元线性回归模型，并进行模型选择。在进行回归分析时，列出的某些自变量可能对因变量没有影响或影响很小，如果这些自变量全部被纳入，不仅计算量大，精度也会下降。所以，要适当选取需要的研究变量，建立较优的回归模型。此外，如果出现了多重共线性的问题，可以采用增大样本含量，剔除不重要的解释变量，进行主成分分析及偏最小二乘分析等常见的多重共线性解决办法。

本 章 小 结

本章介绍了数据挖掘的一般步骤、特征选择和数据降维的方法与意义、常用的机器学习算法和模型评价方法等。数据挖掘在健康医疗领域具有广泛的应用价值，面对海量的医学数据资源，要坚持问题导向，根据研究目的选择恰当的方法和模型，掌握评价模型优劣的理论和方法，提高模型的客观性和泛化能力，从而解决医学中的实际问题。

思 考 题

1. 举例说明：应用机器学习方法开展肿瘤分型研究模型过拟合与欠拟合的表现形式及可能出现的临床后果。

2. 在临床工作中，患者性别、年龄、手术类型、手术时间，麻醉方式、麻醉药品选择等多个因素可能与术后急性重度疼痛有关，请运用本章知识，以"手术患者术后急性重度疼痛风险预测模型建立和验证"为课题，简述变量选择、模型构建、模型评价等阶段可以运用哪些算法，基本原理是什么。

3. 以本章第五节为例，试述多元线性回归如何实现数据降维，有何作用。

（于 琦）

第九章

医学大数据融合分析

临床医学实践的过程中，会产生各种各样的医学数据，这些数据从不同的角度刻画了患者的个体情况。医学大数据融合分析，即使用计算的方法，对同一个体的多种模态医学数据进行联合分析，从而实现对疾病特性和患者病情的整体性把握。医学多模态数据模态间差异较大，且存在模态数据缺失和模态不均衡等问题。本章介绍了数据的模态以及多模态数据的定义，总结了常见的多模态数据融合分析方法，梳理了多模态数据融合分析中常见的数据缺失和模态不均衡问题的处理方法。理解和掌握多模态数据融合分析方法，是实现有效多模态医学大数据融合分析的基础。

第一节　多模态数据的定义

一、数据的模态

在大数据挖掘与分析中，需要面对各式各样来源广泛的数据，例如图片、视频、文本、语音等，而每一种数据来源或数据表现形式都可以称为一种数据模态（modality），不同模态的数据往往蕴含着不同的信息。多模态数据（multimodal data），顾名思义，就是同一个对象的多种模态数据的组合。相较于单一模态数据，多模态数据能够以整体性视角对一个对象的特性进行全面刻画。

数据模态的分类依据多种多样。根据媒体类型，可以分为图片、视频、语音以及文本。根据数据结构，可以分为结构化数据和非结构化数据。例如数据库和表格就是典型的结构化数据，而文本、图片、语音、视频则是非结构化数据。多模态数据有多种表现形式。它可以是描述同一对象的多媒体数据，例如介绍某一物体的文本、视频、图片等；也可以是来自不同传感器的同一类媒体数据，例如光学相机、红外相机、深度相机的关于某一物体的成像结果。

对于多模态数据，不同模态之间存在一定的关联性，来自不同模态的信息之间可以进行有效的互补融合。例如，在人类的语音感知过程中，听觉和视觉之间存在相互作用，视觉接收的口型信息可以有效辅助区分听觉接收的相似发音。因此，融合多模态大数据进行分析，可以利用不同模态数据之间的关联性和互补性，从而以整体性视角对研究对象进行全面分析。

二、临床研究中多模态数据的来源

临床医学实践，本质上就是一个医学多模态大数据融合分析的过程。随着医学检查技术的发展，医生可以借助多种疾病检查手段，对患者的病情进行全方位的了解。近年来，随着医疗信息化的推进，各个医疗单位都产生了海量的医学多模态数据，这些数据被整理、归档，并被用于各项临床研究中。

医学多模态数据来源广泛、种类繁多,按数据类型可大致分为以下四类。

(1)文本数据:文本数据可细分为结构化和非结构化数据。其中,结构化数据包括血常规、尿常规、肝功能、肾功能等临床检查数据;非结构化数据则包含医生记录的患者主诉、各种医学检查的文本报告等。

(2)图像数据:图像数据包括超声、X 线、CT、磁共振成像、血管造影等影像数据;病理切片等显微图像数据;肠镜、胃镜等内镜图像数据等。

(3)波形数据:波形数据主要包括心电图、脑电图等。

(4)组学数据:组学数据包括不同分子层面的基因组、转录组、蛋白组、代谢组等组学数据。

三、多模态数据示例

(一)文本数据

临床医学自然文本的数据形式非常丰富,例如病案首页信息、病程记录信息,各种物理检查结果、病理参数信息、化验与实验结果、医生诊断记录以及相关的患者症状、主诉等数据。例如,DiaKG 是一个糖尿病医学文本数据集,其中包含糖尿病临床诊疗指南、教科书相关的研究文献。cMedQA 是一个中文医学问答数据集,其中包括约 5 万条提问与约 10 万条回答。患者事件图谱数据集包括 3 个专科、173 395 个医疗事件、501 335 个事件时序关系以及 5 313 个知识库概念链接。以上数据的具体示例如表 9-1 所示。

表 9-1 文本数据示例

数据集名称	数据类型	示例
DiaKG	临床指南	中国成人 2 型糖尿病发生的病理生理特点与欧美国家存在差异,β 细胞胰岛素分泌功能下降比胰岛素敏感性降低更明显,且糖尿病肾病发生率更高(2c 级,2b 级)。
cMedQA	医患问答	患者:胸闷、呼吸困难、心脏检查没有问题,这有可能是哪些病 医生:对于你说的这种情况一般考虑是冠心病
患者事件图谱	电子病历	

(二)图像数据

图像数据是医学多模态数据中另一大类资源丰富的数据(图 9-1)。LiTS 是一个肝脏肿瘤 CT 数据集,包含 201 套扫描数据,其中 70 组作为测试数据标签未知。NIHChest Xray 数据集是一个标注了 14 种肺部疾病 / 部分病灶位置的肺部 X 线影像集,该数据集共包含 112 120 张图片。MSD

Hippocampus Segmentation 是一个标注海马体的 MRI 数据集,共包含 394 张图像。以上图像数据均为静态影像数据,近些年,随着自动化机械的发展和其在手术辅助中的应用,越来越多的学者将目光投向了动态图像,如动作识别等复杂问题,收集了一批相关数据。SARAS-ESAD 就是其中一个代表。该数据集是一个医生动作识别数据集,共包含 27 175 帧内镜图像,涵盖了 21 种外科医生动作。相信随着技术的不断发展、需求的不断增加,未来还会涌现出更多类型的医疗图像数据。

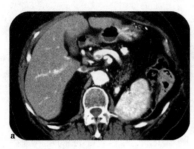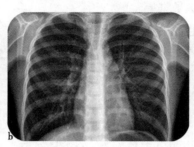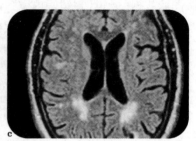

图 9-1　图像数据示例

a. 肝脏肿瘤 CT 影像;b. 肺部 X 线影像;c. 脑部 MRI 影像。

（三）波形数据

常见波形数据包括心电图、脑电图等,在此以心电图(ECG)数据为例,对波形数据进行举例介绍。心电图数据的精确程度与测量设备有直接关系,心电图监测仪有 6 导联、8 导联、12 导联等不同的型号,通常在医院最为常用的是 12 导联机器。代表工作如 CODE-test 是一个 12 导联的心电图数据集,包含来自不同患者的 827 条 ECG 记录,由几位心脏病专家、住院医师和医学生进行标注。标注包含一度房室传导阻滞(I-AVB)、右束支传导阻滞(RBBB)、左束支传导阻滞(LBBB)等 6 种不同的心电图异常。BUT PDB 数据集由布尔诺科技大学生物医学工程系的心脏病学团队创建。该数据集由 50 个 2min 2 导联 ECG 信号记录组成,包含各种病理类型。值得一提的是该数据集对 P 波峰值进行了标记。

近些年可穿戴心电测量设备颇受青睐,虽然它的精确程度不如专业的医疗设备,但是其便携性为精准医疗和社区医疗提供了全新的解决方案,应用前景非常广阔。尽管该领域目前可供参考的数据和文献均有限,但该领域同样值得关注。

（四）组学数据

不同分子层面的组学数据差异较大,不同层面的医学数据都从特定的角度提供了患者的诊疗信息,信息间既有重叠又有互补,详实的组学数据对进一步提高诊断治疗的准确性有着极大的帮助。hECA 数据集收集了超过 100 万个人类细胞的 scRNA-seq 数据,使用所提出的信息结构将它们重新组装,将来自不同研究的多个器官的单细胞数据组合到一个统一的图谱中。

（五）多模态数据融合

本节针对各种模态医学数据给出了示例,随着多模态数融合技术的发展,描述同一对象的多媒体数据对研究显得尤为重要。代表工作有癌症基因组图谱(the cancer genome atlas, TCGA)数据集,该数据集包含多种癌症的放射影像、组织切片、病历文本、组学数据等生物医学数据。相对于单模态数据而言,此类数据收集难度高,目前可以公开获取的数据还比较少,有待更多的科研工作者们添砖加瓦。

第二节　多模态数据融合方法

在大数据时代,数据集多样性逐渐增加,各模态数据集领域、来源、分布、规模等都存在差异,在机器学习和数据挖掘任务中将多模态数据有机融合的方法也应运而生。本节将多模态数据融合方法分为基于阶段的融合方法、基于特征的融合方法和基于语义的融合方法三种。

一、基于阶段的融合方法

多模态数据的融合与集成分析虽然可以使分析结果更加准确可靠，但同时也意味着更加复杂的分析过程，而基于阶段的多模态数据融合方法却可以在很大程度上简化数据融合的过程。基于阶段的多模态数据融合方法的基本思路是在整体视角上对多模态数据融合分析工作进行阶段划分和目标分解，进而得到可执行度更高的子问题和子目标，然后在不同的阶段使用相应的、不同模态的数据集完成数据分析。

基于阶段的融合方法根据实际需要可以有多种划分阶段的方法，但在通常情况下，分析人员往往会按照数据分析的先后顺序划分阶段，划分得到不同阶段的子问题后，再通过合适的方法将结果进行融合，就可以完成多模态数据的融合分析。基于阶段的融合方法将模态的融合问题转化为不同阶段得到的子问题结果的融合问题，因此不同模态的数据之间处于松耦合的状态，对不同阶段中使用的数据集的模态一致性也没有过高的要求。此外，基于阶段的融合方法不仅可以单独作为多模态数据的融合分析方法，还可以作为其他多模态数据融合方法的先验算法，从而进一步提升多模态数据融合的效果。

临床医学数据，例如皮肤病变患者的临床诊断数据，往往包括临床图像、皮肤镜图像、元数据、医生诊断标签等多种模态的数据，并且限于临床数据标注缺乏标准化处理，因而具有较大的处理与分析难度。最近，有研究人员在其研究工作中就使用了基于阶段的融合方法处理多标签的皮肤病变多模态数据，进而完成准确的分类任务（图9-2）。他们将多标签的皮肤病变数据的分析与处理分成两个阶段，在第一阶段先将已有的临床图像和皮肤镜图像经过卷积神经网络进行特征提取，在第二阶段则将患者的病变位置、性别、年龄等元数据通过 SVM 与第一阶段得到的图像高级特征进行融合，并在最后的决策阶段通过对元数据与图像特征的加权完成分类预测。

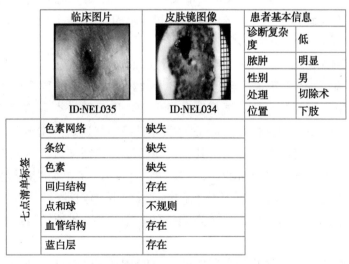

图 9-2 皮肤病变患者临床多模态数据

虽然基于阶段的融合方法已经在包括智能医疗和临床数据分类等在内的多个领域得到了成功应用，但是也存在着一些亟须解决的问题。首先，此方法在将目标任务划分为不同阶段的子问题后可能会导致子问题之间出现连接损失。其次，划分阶段后各阶段的子目标与结果的鲁棒性无法保证。最后，基于阶段的融合方法虽然通过阶段的划分解决了模态融合问题，但是又产生一个新问题，即如何将各个阶段的处理结果以最优的方式进行融合。所以总体而言，基于阶段的融合方法随阶段划分和融合方法的不同往往会得到差异较大的融合效果。

二、基于特征的融合方法

基于特征的融合方法是多模态数据的重要处理方法，也是直观、有效的处理方法。早期的数据融合方法大多是将数据所有特征整理为同一种特征，并在同一维度上进行比较。此类方法快捷且直接，但在进行特征筛选和数据融合时往往会失掉大量信息。为了不出现信息缺失，目前普遍使用多维度的数据融合方法，主要分为以下两种：①特征向量直接集成：即提取不同数据中相同的特征维度进行直接连接；②基于深度学习的融合：即使用深度神经网络对不同数据的原始特征进行提取，从而得到相同的、新的表示形式。

（一）特征向量直接集成

特征向量直接集成指把各个特征向量直接进行拼接，形成一个更高维的特征向量作为融合数据的描述。这种方法不考虑不同向量之间的权重关系和相关关系，直接使用所有的向量数据进行处理。在信息量较小且总维度不高时，这种方法能够快速完成数据融合，融合得到的向量保留了所有的数据信息，且可以直接从融合后的向量中读出原有信息。

但该方法同时也存在着较大的局限性：当数据维度较高、数据来源较多、数据量较大时，直接集成的方法会带来维度上的激增；当不同数据集差异较大时，高度非线性的拼接特征向量不容易呈现有效的特征；当不同数据集存在一定相关性时，容易导致直接拼接的特征向量出现过拟合，即过于突出体现相关性的特征，而不同数据集所包含的特有特征则容易被忽略。另外，由于特征向量没有权重，无法进行有效的特征筛选，拼接后的特征向量可能会带有冗余和无用信息。

在此基础上，可对此方法做一定改进。如在目标函数中添加稀疏正则项以处理特征冗余问题，即为冗余特征分配接近于零的权重以消除冗余，从而对直接拼接的不同特征向量进行权重分配。

（二）基于深度学习的融合

对特征的直接拼接往往过于简单，故而更常使用的方法是对特征向量进行处理之后再融合，而深度学习网络则在其中起到对特征向量进一步处理和理解的作用，从而将不同模态的数据映射到同一语义空间内，弥补具有异质性的数据之间的差异。

近年来深度学习网络已经被广泛应用于人工智能领域，这一方法包含大量参数的多层神经网络，通过不断反向传播、迭代更新得到合适的网络参数。不同模态的数据往往采用不同的网络类型，通过更合适的网络将不同模态的数据都以向量表示。用于图像类型的学习往往采用卷积神经网络，如 LeNet、AlexNet、VGGNet 和 ResNet 等。卷积神经网络通过池化操作，大大削减参数量，有效提取图像中的特征，从而将图像表达为与其含义相匹配的特征向量。对文本的处理首先涉及单词和句子的编码，如使用 GloVe 或 word2vec 对单词进行嵌入，将单词映射到向量空间，从而加权或求和得到句子的整体表示。对音频等长序列的处理多使用递归神经网络，当前时刻的隐藏单元状态判定取决于前序状态，将前序状态纳入对当下的推断计算，使神经网络捕获前后长期的依存关系。

在明确如何将多模态的数据转化为特征向量后，即可对转化得到的不同向量进行融合处理，此类融合架构主要有三种：联合架构、协作架构、编解码器架构。

（1）联合架构与直接集成十分类似，即将深度学习得到的不同领域的特征向量做直接的加或乘操作，以实现特征的连接。

（2）协作架构即在深度学习的过程中添加约束，以期达到交叉模态尽量相似的结果（图9-3）。通过添加约束找寻可供不同模态特征投影的最合适的公共子空间。在此空间内不同模态的特征相似度最高，相关性最大。但此种架构很难在多种模态间找到公共的合适子空间，多仅限于两类模态。

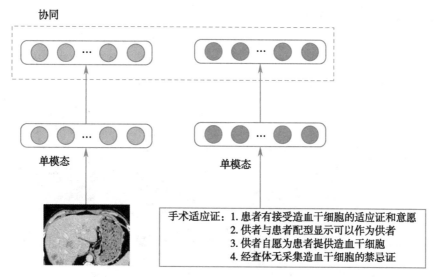

图 9-3 协作架构

（3）编解码器架构由编码器和解码器构成，通常用于将一种模态映射至另一种模态（图 9-4）。编码器将模态映射至中间向量，再由解码器将其映射为目标模态下的特征向量。目前编解码器架构较多应用在多模态的序列上，常通过正则化约束保持模态之间的语义一致。其中编码器能够正确理解源模态内的信息，解码器能够推理高级语法的生成，都是编解码器架构内的重要环节。

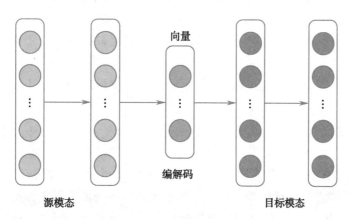

图 9-4 编解码器

在实践中发现，由于基于深度学习网络的融合效果很大程度取决于参数的选择，故而除了选择合适的融合方式，训练深度学习网络、得到最优参数也是融合的重要决定因素之一。

三、基于语义的融合方法

区别于基于特征的融合方法只将多模态数据看作数值，基于语义的融合方法在考虑每个模态数据之间的数据含义和数据间的联系的基础上进行数据融合，因此该类方法一般具有较好的可解释性。

（一）多视角数据融合

正如日常生活中一个人可以有很多的可辨识信息，如姓名、指纹、面部等，在医学数据中根据来源和获取方式不同，可以有 CT 或磁共振成像等影像信息、电子病历描述的文本信息以及基因检测等组学信息，它们分别从不同视角对对象进行描述，这些数据之间具有潜在的一致性和互补性。基于语义的多视角数据融合方法是建立在基于阶段和基于特征的数据融合方法的基础上，将各模态数据输入不同模型，从多个视角对对象进行准确全面的描述。基于语义的多视角数据融合方法主要包括协同训练方法、多核学习方法、子空间学习方法。

1. **协同训练方法**　协同训练（co-training）算法属于半监督学习算法，是最早的多视角学习方法之一。协同训练的基本思想是：利用不同模态的数据构造不同的分类器，交替训练这些分类器，以最大化数据不同视图的相互一致性（图9-5）。

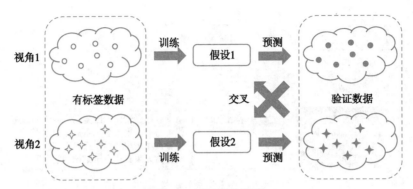

图9-5　协同训练算法

在原始协同训练算法中：

（1）给定一组有标签的样本 L 和一组无标签的样本 U。

（2）通过随机从 U 中选择 u 个无标签的样本创建 U'。

（3）对数据集 L 的不同模态数据分别训练分类器，假设：每个样本 $x=(x1,x2)$，$x1$ 和 $x2$ 可视为该样本的不同模态，用这两种模态的数据分别训练分类器 h1 和 h2。

（4）用 h1 对 U' 中所有样本进行标记，从中选出置信度最高的 p 个正样本和 n 个负样本加入 L 中。

（5）用 h2 对 U' 中所有样本进行标记，从中选出置信度最高的 p 个正样本和 n 个负样本加入 L 中。

（6）随机从 U 中选取 $2p+2n$ 个数据补充到 U' 中。

（7）重复（3）～（6），直到数据集不发生变化。

协同训练算法通常在三个主要假设下进行：①充分性：每个视角即模态有充分的数据，足以完成分类；②兼容性：两个模态的目标函数都能以较高概率预测相同的数据类标签；③条件独立性：给定类标签，模态间条件独立。在实际应用中，条件独立假设不易满足，因此一些相应的弱限制替代应运而生。协同训练方法建立在单模态学习方法的基础上，在具体实现中经常利用多模态数据迭代学习多个分类器，并将得到的分类器应用到彼此的无标签数据分类预测中。典型的多模态协同训练方法包括基于期望最大化的 Co-EM 模型、基于 Co-EM 的支持向量机模型、共训练回归模型 CoREG、医学数据集上用于辅助诊断的 Co-Forest 等。

有研究提出了一种基于协同训练的空气质量预测模型，基于空气质量、气象数据、交通、兴趣点和道路网络五个模态的数据集，推断出整个城市的细粒度空气质量。该研究从同一位置空气质量的时间相关性和不同位置空气质量之间的空间相关性两个视角阐述了该模型的原理。该协同训练方法由基于人工神经网络的空间分类器和基于线性链条件随机场的时间分类器组成，分别应用了兴趣点和道路网络以及交通和气象等不同模态的数据。

2. **多核学习方法**　多核学习（multi-kernel learning, MKL）算法利用自然地对应于不同视角的内核，并将内核线性或非线性地组合在一起以改进学习（图9-6）。核是对数据的一种假设，它可以是相似性概念，也可以是分类器或回归器。多核学习可以将多模态的所有数据均用来训练每个核，期望每个核可以学习到各自独特的相似性概念，这种多核学习并不符合多视角数据融合的基本设计。将每个模态的数据看作整体数据的一个视角，利用不同模态数据训练不同的核，因此整合所有学习到的核相当于对所有模态信息进行融合。现有的多核结果整合算法可分为线性组合、非线性组合，以及基于数据组合三种方式。线性组合方式可分为无加权和有加权两种；非线性组合方式使用非线性核函数，包括乘法、幂和指数；基于数据组合方式是指为每个数据分配特定的核权重，以更好地学习数据中的局部分布和核组合规则。现有的多核学习算法主要有两种训练方法：单步方法利用一步操作计算组合函数和基学习器的参数；两步法迭代更新组合函数和基学习器的参数。

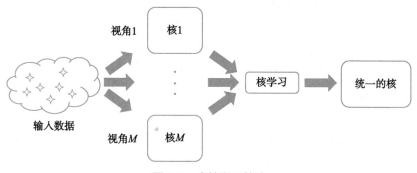

图 9-6　多核学习算法

有研究提出了卷积循环多核学习模型（convolutional recurrent multiple kernel learning，CRMKL），应用语义、视频和文本三个模态特征得到了较好的多模态情感识别和情感分析结果。该研究应用基因组、表观基因组和蛋白质组学等多组学多模态数据预测人类多个乳腺癌细胞系的药物反应，在对比的多个模型中贝叶斯多任务多核学习方法取得了最优效果。

3. 子空间学习方法　子空间学习方法的假设是所有模态数据均可以投影到同一语义共享的潜在子空间（图 9-7）。目标是在多个视角的共享子空间上完成数据挖掘等任务。由于构建的子空间维度通常比任何输入视角的维度都低，因此"维度灾难"问题在一定程度上是可以解决的。

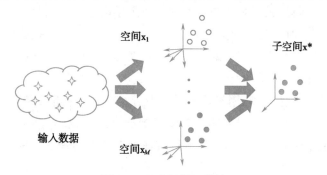

图 9-7　子空间学习算法

典型相关分析（canonical correlation analysis，CCA）是一种建模两组（或多个）变量相关性的技术，它在处理多视角数据的各种学习问题上取得了巨大的成功。CCA 通过最大化两个模态之间的相关性，学习得到最大相关子空间并输出每个模态对应的投影矩阵。由 CCA 构造的子空间是线性的，因此不能直接应用于非线性嵌入的数据集。为了解决这个问题，提出了 CCA 的内核变体，即 KCCA，将每个数据点映射到更高维空间再应用线性方法。CCA 和 KCCA 算法均为无监督学习算法，有研究提出多模态判别分析（fisher discriminant analysis，FDA）方法，在监督学习的多视角设置下，利用有标签信息发现更加有效的投影矩阵，使模态数据更加相关。此外还有一些基于高斯过程、谱嵌入和无向图模型的子空间学习方法。

（二）基于相似性的数据融合

不同物体之间有相似之处。如果知道两个对象 (X, Y) 在某些模态上是相似的，那么当 Y 缺少数据时，Y 可以利用 X 的信息。当 X 和 Y 分别有多个模态时，可以学习两个对象之间的多个相似点，每个相似点都是根据一对对应的模态计算的。这些相似性可以相互加强，共同巩固两个对象之间的相关性。换句话说，通过组合两个对象的多个模态，更有可能准确地估计它们之间的相似性。因此，可以根据相似性进行多模态数据融合，耦合矩阵分解和流形对齐是这一范畴的两种典型方法。

1. **耦合矩阵分解方法**　在详细阐述耦合矩阵分解之前，需要首先了解协同过滤（collaborative filtering，CF）和矩阵分解（matrix factorization，MF）两个概念。

协同过滤是广泛应用于推荐系统中的最早且最为成功的技术之一。它可以根据先前目标用户评分的项目或其他用户对该项目的评分预测目标用户的个性化评分。基于记忆的协同过滤算法是最广泛使用的算法，按关注对象不同又可以分为基于用户（user-based）的推荐算法和基于项目（item-based）的推荐算法。基于用户的推荐算法核心思想是找到与目标用户评分或其他行为信息最接近的一组用户，将他们感兴趣的内容推荐给目标用户。而基于项目的推荐算法则是找到目标用户评价好或评分高物品的相似物品，达到推荐的目的。

利用矩阵分解将一个稀疏矩阵分解为两个低秩矩阵的乘积，分别表示用户和项目的隐含变量。广泛使用的矩阵分解方法有两种：奇异值分解（singular value decomposition，SVD）和非负矩阵分解（non-negative matrix factorization，NMF），奇异值分解如公式（9-1）所示。

$$R = U\Sigma V \qquad\qquad 公式（9-1）$$

当一个对象有多个模态时，由于不同的模态具有不同的分布和意义，将它们分解到一个单独的矩阵中是不合理的。较好的方法是使用耦合矩阵分解适应不同矩阵的不同数据集，这些模态之间共享一个共同的维度。通过协作分解这些矩阵，可以将从一个模态学到的不同对象之间的相似性转移到另一个模态，从而更准确地补充缺失的值。

2. **流形对齐方法**　流形对齐（manifold alignment，MA）是另一种基于相似性的数据融合的方法，它利用每个数据集内实例之间的关系加强数据集之间关系的知识，从而最终将最初完全不同的数据集映射到一个联合潜在空间。流形对齐与其他降维流形学习技术密切相关，如 Isomap、局部线性嵌入、拉普拉斯特征映射等。对于给定的数据集，这些算法试图识别该数据集的低维流形结构，并在数据集的低维嵌入中保持这种结构。流形对齐遵循相同的范式，目的是找到多个模态的低维嵌入，由此可以看出流形对齐问题可以简化为标准流形学习问题的一个变体。

有研究采用流形对齐的思想，利用投诉数据以及社交媒体、道路网络等多模态数据推断细粒度的噪声情况。他们用一个三维张量对纽约市的噪声情况进行了建模，其中三维张量分别代表区域、噪声类别和时间段。通过上下文感知的张量分解方法填充缺失的张量条目，恢复了整个纽约市的噪声状况，为相关人员的决策提供信息。

（三）基于概率依赖的数据融合

概率图模型（probabilistic graphical model，PGM）也称为图模型，是多个变量上概率分布的表示。它们使用图论表示法，其中节点对应于随机变量，边对应于它们之间的交互。当边被定向时，它们被称为贝叶斯网络（Bayesian network，BN）。由于贝叶斯网络的边通常表示变量之间的因果关系，因此它们也被称为贝叶斯因果网络。具有无向边的概率图模型称为马尔可夫网络或马尔可夫随机场（Markov random field，MRF）。

基于概率依赖的数据融合方法通过概率依赖弥补不同模态之间的差别，它更强调交互而不是两个对象之间的相似性。从不同模态中提取的特征用节点表示，两个不同模态之间的概率依赖用边表示。图模型的结构可以从数据中自动学习，也可以由人类知识预先定义。

有研究基于概率依赖的数据融合思想提出了使用动态贝叶斯网络学习多通道成像数据中的有效性连接的方法，融合功能磁共振成像和扩散张量成像两个模态的数据也为区分异常或疾病条件下的大脑提供了更可靠的基础。

（四）基于迁移学习的数据融合

传统的机器学习算法显然无法满足现实生活中常见的数据和目标具有不同空间和分布的情况，迁移学习应运而生。迁移学习的基本思想是从源领域中迁移标注数据或者知识结构，以达到完成或改进目标领域学习任务的效果（图9-8）。

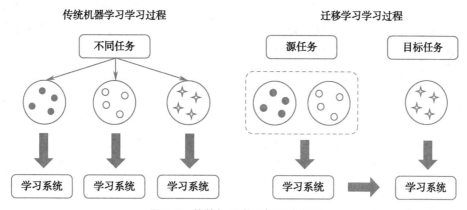

图 9-8　传统机器学习与迁移学习

迁移学习（transfer learning）通俗来讲，就是运用已有的知识来学习新的知识，核心是找到已有知识和新知识之间的相似性。在迁移学习中，蕴含已有的知识的数据集叫作源域（source domain），蕴含要学习的新知识的数据集叫目标域（target domain），源域和目标域不同但有一定关联，需要减小源域和目标域的分布差异，进行知识迁移，从而实现数据标定。

有研究提出了一个基于深度学习框架的诊断工具，用于筛查常见可治疗致盲性视网膜疾病患者。该框架应用迁移学习的思想，证明了在老年性黄斑变性和糖尿病性黄斑水肿的分类方面，其性能与人类专家相当。这一工具可能最终有助于加快相关可治疗疾病的诊断和转诊，促进早期治疗，改善临床结果。

第三节　多模态数据缺失值处理方法

医学大数据往往存在着大量的缺失值，这是由于客观局限（患者未做相应检查和随访失联等）和技术局限（临床数据采样频率和单细胞测序的技术噪声等）造成的。

如何处理医疗数据中的缺失值是分析医学大数据一个重要的议题。最简单的方法莫过于删除带有缺失值的样本或者特征，但这种方法在医学大数据中往往不可取。一方面，每一例医疗数据都十分珍贵，医疗数据的获取比其他领域要困难得多；另一方面，医疗数据中缺失值的存在十分广泛，丢弃带有缺失值的样本或特征会使医疗数据集急剧减小，并且丢失有用信息。因此，缺失值填充是医疗数据预处理一个重要步骤和手段。

本节主要分为三个部分，第一部分介绍了基于特征相关性的缺失值填充方法，第二部分介绍了基于样本相关性的缺失值填充方法，第三部分介绍了基于多模态医学大数据背景知识的缺失值填充方法。

一、基于监督学习的缺失值处理方法

本部分讨论多模态医疗数据上基于监督学习的数据缺失值补全方法。从特征相关性的角度出

发，对带有缺失值的特征，可以通过其他特征进行建模预测。这类方法主要可以分为回归类方法、随机森林类、深度学习类方法和多重填补法。

（一）回归类方法

基于完整的数据集，可以使用无缺失值特征建立缺失特征的回归方程。对于包含空值的对象，将已知属性值代入方程估计未知属性值，以此估计值进行填充。线性回归通过其他特征 X 的线性拟合预测观测值 y 和基于回归方法，将缺失值所在的列作为回归模型的预测值，选择若干能预测缺失值的自变量，通过建立回归方程估算缺失值。如果特征之间存在多重共线性或者自特征类别数多于样本量的情况，可以使用岭回归和 Lasso 回归解决这类问题。

该方法能尽可能地利用原数据集中的信息，但也存在一些不足之处：①虽然这是一个无偏估计，但会忽视随机误差，低估标准差和其他未知性质的测量值；②使用前，必须假设存在缺失值所在的变量与其他变量是存在线性关系的，但现实中它们不一定存在这样的线性关系，这可以借助统计工具辨析，但往往更需要建模人员的实践经验和业务知识进行分析和判断；③如果预测结果很差，说明其他变量和缺失变量无关，则预测的结果无意义。如果预测结果相当准确，则又说明这个变量是没必要加入建模的。一般情况下，回归模型的填补效果介于两者之间。

（二）随机森林类方法

随机森林是一种基于树模型的 Bagging 的优化版本，能够解决决策树泛化能力弱的特点。Bagging 思想就是从总体样本当中随机取一部分样本进行训练，通过多次这样的结果，进行投票获取平均值作为结果输出，这就极大可能地避免了噪声样本带来的影响，从而提高准确度。与回归类方法相似，可以使用其他特征 X 来预测带有缺失值特征值 Y。

每棵树按照如下规则生成：

（1）如果训练集大小为 N，对于每棵树而言，随机且有放回地从训练集中抽取 N 个训练样本，作为该树的训练集。

（2）如果每个样本的特征维度为 M，指定一个常数 $m \ll M$，随机地从 M 个特征中选取 m 个特征子集，每次树进行分裂时，从这 m 个特征中选择最优的。

（3）每棵树都最大限度地生长，并且没有剪枝过程。

采用随机森林对缺失数据进行填补，可以通过多个决策树桩自动构建特征之间的多种关联模式，从而提高缺失值预测的鲁棒性。

（三）深度学习类方法

多层感知器（multilayer perception，MLP）是一种前向结构的人工神经网络，映射一组输入向量到一组输出向量。MLP 已被证明是一种通用的函数近似方法，可以被用来拟合复杂的函数。假设当前的数据集是 $N \times M$ 维的，其中 n 个样本在某一维存在数据缺失，那么就使用剩下的 $(N-n)$ 个样本训练一个多层感知机，拟合一个从 $(m-1)$ 维映射到一维的函数，接下来就可以对原数据集填补缺省值。MLP 可以看作是一种广义的回归方法。

此外，自编码器（auto-encoder，AE）也是常用的缺失值填充方法。自编码器由编码器和解码器构成。假设一个样本 X 的编码器的输出为 $L(L \ll X)$，自编码器的训练目标是在学习样本低维表示的情况下，使输入数据和输出数据尽可能相似。编码器的特征压缩迫使自编码器忽略样本的噪声，提取样本的高维特征，进而通过解码器对样本的高维特征进行解码，得到预测的样本特征。具体而言，对于一个带有缺失值的样本，可以将缺失值置为一个未在数据集中出现过的数值（如-1），然后通过训练好的自编码器进行预测，可以得到该样本的所有特征的预测值，然后可以用预测值对原始样本中含有缺失值的特征进行填充。

（四）多重填补法

多重填补（multiple imputation，MI）给每一个缺失值都构造 m 个填补值，产生 m 个完整数据集，对每个完整数据集分别使用相同的方法进行处理，得到 m 个处理结果，再综合这 m 个结果，最终得到对目标变量的估计。流程如下：

（1）对每一个具有缺失值的变量，利用其他变量构造预测方程。

（2）从预测值的分布中随机抽取数值替换缺失值。

（3）重复多次，循环运行预测方程，并使用每次更新后的预测值。

（4）将所有缺失值填补后，产生完整数据集。

（5）用上述流程一共创建若干个（一般为 5 个）完整数据集。

（6）对每一个数据集用常规方法进行分析。

（7）对得到的系数用"Rubin"法则进行合并。

多重填补并没有试图通过模拟值估计每个缺失值，而是提出缺失数据值的一个随机样本，借此估计变量的实际后验分布，这反映了缺失值引起的不确定性。

二、基于无监督学习的补全方法

本部分讨论多模态数据上基于无监督学习的数据缺失值补全方法。大多数情况下，多模态数据上出现数据缺失问题时很少有足够的先验知识进行数据填充，此时就要依赖基于无监督学习的缺失值填充方法。这类缺失值补全方法也是数据缺失值补充的普遍方法，本节将讨论无监督学习中常见的一些数据填充方法：基于统计量（平均值、中位数、众数等）的填充方法、图像数据填充常用的插值补全方法、传统的聚类方法以及一些结合了神经网络模型的无监督数据填充方法。同时也会给出这些方法在多模态数据上应用的例子，方便加深对这些方法的理解。

（一）统计量填充法

统计量是统计理论中对数据进行分析、检验的变量，统计量能够将样本的总体信息汇集起来，一定程度上反映了总体的信息情况，常见的统计量有平均值、中位数、众数、方差等，这些统计量可以对缺失数据填充，一定程度上考虑了缺失数据样本与其他样本的相似性。

平均数填充是数据缺失值填充中最常用，也是最简单的填充方法，即对于一组数据 $\{X_1, X_2, \cdots, X_n\}$，其中第 i 个数据 X_i 因为某些原因缺失了，平均值填充就对整组数据求平均，将得到的平均值替代这个缺失值：

$$\bar{X} = \frac{\sum_{j \neq i} X_j}{n-1} \to X_i$$

这样填充后的数据符合数据整体的平均分布趋势，不会对之后的数据分析产生太大的不利影响，但因此对于数据分析的帮助也很有限。

有些数据分布并不适合使用平均值填充方法，当样本有大量的极端值数据或者大部分数据都聚集在变量分布的一侧时，考虑使用中位数填充法会有更好的效果。此外，不是所有数据的值都可以用数字衡量大小，即这些数据没有大小、顺序之分，比如性别之类的数据，此时可以采用众数填充的方法。

考虑到数据的复杂程度，还有对平均数填充做的扩展方法，即条件平均数填充（conditional mean completer，CMC）。普通的平均值填充是将所有样本的数据考虑进去求平均值，而条件平均数填充还会考虑缺失值样本的其他属性，按照其他属性，只对该属性的所有样本求平均值，可以更好地模拟缺失值样本的属性特征。在临床数据缺失值填充中，常常对样本按照性别、年龄等条件作条件平均值填充,比普通平均值填充更有效。

统计量尤其是平均数填充在医学领域的其他数据上应用也非常广泛,组学数据、电子病历数据都常用这种填充方法。但是这种方法非常粗糙,不仅不能体现缺失值样本的一些特征属性,也会破坏原来整体数据的方差、样本间的协方差和相关性,这对于数据分析是得不偿失的,因此人们发明了更多更精确、效果更好的填充方法解决这些问题。

(二)插值补全法

插值法也是缺失数据填充中常用的一种方法。插值法利用已知的样本数据信息,对样本数据分布进行函数建模,使样本数据尽可能符合自己的模型,根据建模的结果对缺失部分进行较为合理的补偿。常见的插值填充方法有多项式插值、分段插值、双线性插值等。

多项式插值中最简单的是线性插值,对于一维样本数据,只需知道缺失样本相邻的两个数据,根据这两个数据所在样本与缺失值样本的距离分配比重进行插值。这种插值补充方法只考虑了样本相邻数据的结果,插值效果肯定比较差。因此可以考虑多个样本,选择样本的某个属性 X 衡量样本间的距离或者相似性,Y 是样本缺失值对应的属性,假设有 n 个已知样本,则可以构建一个多项式函数:

$$f(x) = a_0 + a_1 x + \cdots + a_k x^k$$

k 是多项式的最高阶次,该函数经过所有已知的样本数据点 (x_1, y_1), (x_2, y_2), $\cdots$, (x_n, y_n),根据这些结果求出满足要求的多项式插值函数,然后代入缺失值样本的 x 值,就可以得到一个插值结果。但是这种方法需要插值函数经过所有数据点,当数据点较多时,往往会构建出次数很高的多项式函数,产生龙格现象,即自变量发生微小的变动,因变量会发生很大的变化。如果数据本身噪声比较大,此时采用高次多项式插值填充的结果可能与真实缺失值差别非常大,对之后的数据分析造成很大影响。

可以通过按照自变量区间分段构造插值函数降低插值函数的阶次,同时通过每个区间边界点的导数、二阶导数值约束插值函数,保证总体插值函数的连续性,同时得到更加平滑的插值结果。这种方法就是分段样条插值,每段区间都有不同的插值函数,可以选择线性插值,也可以选择更高次的插值方法,如二次样条插值、三次样条插值等。目前比较常用的插值方法是三次样条插值,插值函数有不错的平滑性,受噪声的影响也比较小,可以应用到缺失值填充中,效果会比普通的插值函数好很多。

此外,多模态数据中有一类数据是医学影像数据,该类数据通常以图像的结果呈现,图像某些部位的缺失、损坏或者需要对图像放大等操作也属于数据缺失,因为没有损坏部位的图像数据或者更高分辨率的图像,所以也要采取缺失值填充的操作。可以采用常用的统计量填充法,也可以采用插值方法,二维数据上的插值比之前提到的插值方法多了一维数据,但是基本的插值方法类似,常用的插值方法有双二次插值、双三次插值等方法,分别用二次函数和三次函数在两个维度上进行插值。基于插值函数的缺失值填充方法在医学图像领域中用得比较多,一方面可以应用到图像的采样中,另一方面可以填充图像的缺失或噪声区域,方便之后的图像数据分析。

(三)聚类填充法

聚类填充法也是一种很常见的填充方法。在使用前面提到的基本填充方法时,往往会利用全体样本数据进行填充,实际上这是不准确的,考虑到全体样本数据可能会让缺失值样本丧失其一些属于某些类的特征信息,此时可以用聚类填充处理这个问题。

聚类填充方法的具体实现也各有不同,一种简单的方法是对完整数据聚类,在除去缺失属性一项的情况下直接计算缺失样本与每个聚类中心的距离,选择最近的聚类,认为缺失样本就属于这一类,用这一类的统计量信息补充缺失值。

上面的方法仅考虑了缺失样本与聚类中心的距离，忽视了样本间的相关性，因此还有另一种方法：利用聚类算法首先对数据完整的样本集进行聚类，聚类的类别数通常根据原数据的一些分类标签确定，然后利用一些距离算法计算每个样本距离不同聚类中心的距离，根据每个样本计算出来的距离向量求缺失样本与完整样本之间的相似度，用相似度最大的完整样本填充缺失样本的缺失值。上述方法实际上是通过聚类和距离计算操作将完整数据和缺失数据都降维到一个低维空间进行相似度对比，能够更加全面地考虑缺失样本与其他样本的关系，此方法简单说明如下：

（1）对于一组电子病历数据 $r_1, \cdots, r_N$，首先把数据分成两个子集 R_1, R_2，分别是不含缺失值的样本集和含缺失值的样本集。

（2）假设根据原数据的一些分类信息确定了聚类的类别数目为 q，对 R_1 的数据进行聚类，聚类的方法可以采用常用的 K-Means 算法或其他算法，可以得到 q 个聚类中心，计算所有样本数据，包括含有缺失值的样本到这 q 个聚类中心的距离，则每个样本可以计算出一个 q 维的距离向量，对于含有缺失值的样本，计算距离时就不再考虑缺失属性的距离。

（3）根据距离向量计算缺失值样本与其他完整样本之间的相似度选择要填充的最适合的完整样本。

聚类算法在电子病历缺失数据的填充上比较常用，研究人员就基于第二种聚类方法，加入一种新的相似度度量方法，即对于两个样本的距离向量：

$$D_{ri} = (d_{i1}, d_{i2}, \cdots, d_{iq})^T, D_{rj} = (d_{j1}, d_{j2}, \cdots, d_{jq})^T$$

按照公式（9-2）计算两个样本的距离向量的相似度：

$$IM.Sim = e^{-\left(\frac{d_{i1}-d_{j1}}{\sigma_1}\right)^2} \cdot \ldots \cdot e^{-\left(\frac{d_{iq}-d_{jq}}{\sigma_q}\right)^2} \qquad\qquad 公式（9-2）$$

其中的 σ 是所有样本聚类向量这一维的标准差，这种相似度方法将结果限制到 $[0,1]$ 区间，同时由于采用了降维的方法，在这种方法填充后的数据集上进行的分类任务效果有了很大的提升。该方法在克利夫兰心脏病电子病历数据集上进行了缺失值填充和分类训练任务，取得了比现有的其他填充方法更好的结果。这种聚类方法在电子病历的缺失值填充上有很好的借鉴作用。

（四）其他方法

除了前面叙述的一些方法，随着人工智能的快速发展，一些基于人工神经网络的无监督填充方法也有了快速的发展，这些方法在一些领域上也取得了不错的效果。在医疗影像领域，使用普通的统计量填充、插值填充并不能利用图像上的一些特征信息，所以近年来有一些利用生成对抗网络（generative adversarial networks，GAN）做图像缺失值填充的方法。

医生经常通过心脏磁共振影像（cardiac magnetic resonance imaging，CMR）做心室容积测量，这是判断心脏功能是否正常的重要指标。CMR 通常是三维图像，即一组心脏横截面切片影像的图像序列，但是目前许多需要诊断的 CMR 数据常常会丢失一些切片图像，而且一些切片图像会出现很多伪影，这些问题会严重影响医生的诊断。在这种情况下，传统的填充插补方法很难补充合理的数据，因此研究人员尝试采用 GAN 实现缺失切片插补。

对于一个有缺失切片的 CMR 数据，首先通过一个回归网络进行特征提取，该网络可以预先训练，从而能够提取包含 CMR 缺失切片位置信息的特征向量。利用这个特征向量，生成对抗网络同时训练生成器和判别器，通过多轮的训练后，生成器就能够生成足够真实的切片。尽管其本身是个无监督学习，但可以通过手动方式从完整的 CMR 数据中抽取切片实现监督训练的过程。将缺失切片的 CMR 数据通过训练好的回归网络和生成器，就能得到可以用来填充缺失值的模拟切片，该切片能够很好地利用 CMR 的图像特征信息，与真实切片非常相似。这种方法在心脏 CMR 数据插补上有着广泛的应用（图 9-9），也有较好的插补效果。

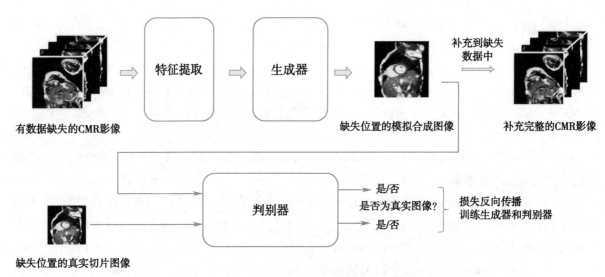

图 9-9　一种基于 GAN 的 CMR 数据补全模型

三、融合医学多模态数据知识的缺失值填充办法

基于有监督学习和无监督学习的缺失值处理方法是基于数据本身的特征实现的,是在已知数据的基础上尽可能准确地猜测缺失值的信息。但是在很多情况下,尤其对于组学数据和图像数据而言,可以通过多模态数据融合的方法,从其他的数据组分中提取信息,从而进行联合分析,降低缺失值的影响。

多模态方法往往整合和融合了多种生物识别技术,从不同维度获得表征各个生物特征的数据,从而可以更加多元化地进行分析、认证与识别。在这里列出两种典型的多模态数据融合场景。

(一)基于背景参考数据的组学数据填充办法

组学数据是生物信息领域最常被使用的数据之一。当组学数据发生缺失情况,而所研究生物对象的背景知识较为丰富时,可以将背景参考数据作为知识补充。这里以单细胞 RNA 转录组测序(single-cell RNA sequencing, scRNA-seq)数据为例,利用群体 RNA 转录测序(bulk RNA sequencing, RNA-seq)数据作为有效补充。

与单细胞测序提取单个细胞不同,群体 RNA 转录测序提取组织与器官,针对混合 RNA 进行测序,得到的是一群细胞转录组的平均数据。尽管它不如单细胞测序精确,但是能够对组织的大体状况进行感知,对实验结果准确性进行评估,且成本较低。研究人员通过同时进行群体 RNA 转录测序与单细胞 RNA 转录测序,证实了两种测序结果具有高度一致性。

例如,在对 T 细胞的分型实验中,研究人员也应用了 scRNA-seq 和 RNA-seq 数据的联合更加全面地分析数据。这里的细胞群体数据使用了不同发育阶段的前体细胞与 T 细胞。其联合的主要步骤为:

(1)数据预处理:对 scRNA-seq 进行预处理和对 RNA-seq 数据进行降采样。

(2)数据提取:保留 scRNA-seq 数据和 RNA-seq 数据同时存在的基因并且合并,利用 Seurat 软件包将两者分开整合(正态化和 PCA 特征基因提取),批量提取两类数据的相关性。

(3)数据整合:利用最近邻算法进行细胞数据整合。

(4)联合分析:在 RNA-seq 数据提供参考的前提下对单细胞数据进行分类,并使用线性回归等机器学习手段进行分析,得出结论。

从以上例子可以看出,无法填充单细胞数据中单个的缺失值,但是可以通过例如 RNA-seq 等背景数据进行辅助,将二者联合分析得到更具有说服力的结论。

（二）基于跨模态预测的缺失值处理方法

当有同一生物体的多种模态数据时（例如文字、图像、视频、表格等）,可以利用跨模态预测的方法,将两种或多种模态进行联合分析。医学上较常见的数据类型即为医学图像,以病理图像为例研究它在预测和整合基因型数据方面的作用。

图像与基因型数据的相关性已被多人证实。在前沿研究中,研究人员从大量的组织病理学图像中提取了 28 种量化后的癌症病理学特征图谱。这些图谱反映了癌症种类和病变的空间信息。而分析表明,RNA-seq 测序得到的基因表达数据与这些图谱信息高度相关。进一步研究后,研究人员利用深度学习中的卷积神经网络模型从组织学中推断可能的广泛基因突变、分子肿瘤亚型和基因表达标记等,并将整个过程自动化,使用相对简单的模型实现患者疾病的实时诊断。实验中的数据表明,深度学习可以直接从组织学上检测常见肿瘤的靶点突变,且分子的免疫过程也能参与到这个深度学习模型下的图像分析中。由此,基于图像的基因突变模型预测成为可能,且在患者的癌症分子靶向治疗中具有一定的应用前景。

在肿瘤研究中,也同样运用了跨模态缺失值预测方法。研究构造了从图像预测肿瘤 RNA 序列的深度学习方法,用以挖掘病理图像中的分子学信息。该模型可以在没有专业知识的背景下系统化预测 RNA 序列特征,且迁移性和小样本学习效果都较好。在应用模型得到了各个基因的估计值之后,对每个基因组计算统计显著性,并利用阈值筛选出特征基因序列。对于绝大多数的特征基因组而言,该方法可以良好预测 50%～80% 的基因序列。

可见,跨模态预测方法根据模态的不同需要对模型进行选择和调整,需要研究者有丰富的经验和技术水平,但是由于多模态数据的丰富性,它仍不失为一种处理含较多缺失数据的优质方法。

第四节　多模态数据的模态不均衡性处理方法

多模态数据中的模态不均衡性,是指模态数据分布不均匀。不同模态数据获取的代价不同,对于获取成本高的模态数据,能够得到的数据实例数相对更少,这会造成在多模态数据之前不同模态的数据量具有较大差别。多模态的不均衡性,是多模态研究中面临的主要问题之一。本节将针对这类问题总结当前处理模态不均衡问题的主要方法。

迁移学习是指在目标域数据不充分的时候,将源域的知识迁移应用到目标域当中,从而利用源域的知识辅助目标域数据分析的一种机器学习方法。在多模态数据分析处理中,常出现模态不均衡的现象,即有些模态的数据实例多,同时有些模态的实例数据匮乏且数据标注极少。在这种情况下,可以利用迁移学习将数据实例充足的模态的信息与知识迁移到实例数据匮乏的模态中,从而辅助目标域的任务学习。例如,在图片分类中,数据集当中几乎没有带有标签的图片训练分类器,而图片的相关配文解释和文本描述能够为其提供可靠的支撑,因此通过有效的数据融合将相关的文本信息迁移到图片域辅助分类十分重要。

一、基于稀疏编码的自主学习模型

基于稀疏编码的自主学习模型是同构迁移学习算法的典型算法之一。此模型是由 Raina 等人在 2007 年提出的一种迁移学习的方法,该方法是为了在监督学习中有效利用未标记的数据所包含的信息,从而将其迁移到目标域实现知识迁移,该方法能够通过学习数据的特征表示完成数据的跨域融合。该方法在针对模态不均衡数据时能够为跨模态数据的迁移提供基础。

该模型的理论基础稀疏编码是一种表示学习方法,通过找到一组稀疏的系数向量和一组基向量共同存储和重建数据,从而将数据以极少存储代价的特征表示,存储和重建的原理的数学表示为公式(9-3)

$$X = \sum_{i=1}^{k} a_i \phi_i$$

公式(9-3)

公式(9-3)的含义是指通过少量的基向量的线性组合的方式重构原始数据。其中的稀疏性,直观意义上是指存储数据时仅有少量的元素不为零或远大于零,大部分元素均为零的存储方式。在该方法中是将系数向量 a 稀疏化,从而减少系数的参数量,利用尽可能少的资源存储表示尽可能多的信息和知识。稀疏化也增加了基向量的可解释性,基向量分别捕捉了不同层次的数据表示特征。稀疏编码也因此被广泛应用于机器学习的各个领域。

自主学习是在稀疏编码的基础上,通过无标签数据提取数据的特征表示,进一步将其利用至有标签数据中完成下游任务。自主学习放宽了传统机器学习的假设条件,其不要求无标签数据与标签数据满足相同的分布。例如在传统的图像分类问题中,相较于自主学习,半监督学习需要额外的无标签数据,但同时也要求无标签数据的图像类别是和有标签数据相同的,而迁移学习则仅需要其他图像类别的有标签数据。因此自主学习能够充分利用大量的无标注数据,在同构的数据中完成知识的迁移和融合。

在算法上,基于稀疏编码的自主学习所需数据分为两部分,一部分为少量的具有标签的数据 $\{(x_l^{(1)}, y^{(1)}), (x_l^{(2)}, y^{(2)}), \cdots, (x_l^{(m)}, y^{(m)})\}$,它们服从相同的分布,另一部分则是不具备标签的数据 $x_u^{(1)}, x_u^{(2)}, \cdots, x_u^{(k)}$,这部分的数据量远多于有标签数据。自主学习首先在无标签的数据上进行优化学习,从而提取数据的特征,其优化策略为同时最小化重建误差与系数的稀疏化。

在无标签数据上学习得到基向量后,便能够对数据进行重建,从而将其迁移应用到有标签数据中进行下游任务,在目标域的数据中也可以用这一组基向量表示。基于此可以将有标签数据转化为新的表示形式 $\hat{T} = \{(\hat{a}(x_l^{(i)}), y^{(i)})\}_{i=1}^{m}$。对于一组新的有标签数据,分别计算得出用来表示新数据的基向量和系数向量,进而可以通过系数向量与基向量相乘的线性组合完成数据表示,至此完成基于稀疏编码的自主学习算法。

通过上述获得的稀疏的系数表示有标签数据,研究人员可以将其利用到相应的下游任务中。通过对无标签的手写数字图像(图 9-10a)学习得到基底(图 9-10b),每一幅手写数字图像都可以表示为一定系数下的这些基底的线性组合,从而将原有的像素存储方式更改为一组稀疏的系数 a 进行表示。

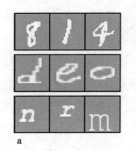
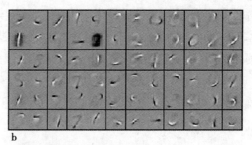

a　　　　　　　　　b

图 9-10　自主学习应用于手写数字识别

基于稀疏编码的自主学习能够有效地应用于文本数据、音频数据、图像数据等多种模态。通过这种方法,研究者能够更少地利用代价高昂的标注数据,充分利用无标签数据的信息。从该角度而言基于稀疏编码的自主学习也可以被叫作无标签数据的迁移学习。该方法能够充分利用无标签数据进行自监督学习,这在多模态数据不均衡时能够充分提取数据中的信息。

二、迁移主成分分析

另一种有效的同构迁移学习方法叫作迁移成分分析（transfer component analysis，TCA）。TCA 的一个简单解释是源域和目标域的分布差异较大，通过将数据映射到一个共享子空间，使源域和目标域的分布差异显著减小，是一种特征学习方法。

TCA 最早是由香港科技大学科研团队在美国人工智能促进协会 2009 年会上提出的，应用在领域自适应上，研究如何减少源域和目标域之间的分布差异。从学术角度讲，TCA 在源域和目标域处于不同数据分布时，将两个域的数据一起映射到一个高维的再生核希尔伯特空间。在此空间中，源和目标数据间的距离减小，并且尽可能地保留它们原先各自的属性。通俗地理解就是，既然在原先的维度上不好最小化它们的距离，那么就通过一个映射，在映射后的空间上让它们最接近。

TCA 假设源域和目标域的边缘分布是不同的，即 $P(X_S) \neq P(X_T)$，假设存在一个特征映射 ϕ，使映射后数据的分布 $P(\phi(X_S)) = P(\phi(X_T))$，那么问题就简化成了寻找这个映射关系。TCA 尝试使用最大平均偏差（maximum mean discrepancy，MMD）度量两个数据分布的差异，该度量函数是基于再生核希尔伯特空间（reproducing kernel Hilbert space，RKHS）上的。举个例子，存在两组数据 $X = \{x_1, x_2, \cdots, x_n\}$ 和 $Y = \{y_1, y_2, \cdots, y_m\}$ 分别代表源域和目标域两种分布的随机变量集合，而根据 MMD 的定义，源域和目标域的 MMD 距离为：

$$\text{dist}(X, Y) = \left\| \frac{1}{n} \sum_{i=1}^{n} \phi(x_i) - \frac{1}{m} \sum_{i=1}^{m} \phi(y_i) \right\|_{\mathcal{H}}$$

其中，X 表示源域，Y 表示目标域，$\mathcal{H}$ 是一个再生核希尔伯特空间，$\phi: \chi \to \mathcal{H}$ 为核函数映射。而 TCA 的目标即找到一个映射关系 ϕ 使 MMD 的距离平方最小，而直接求解是十分困难的，并且往往会陷入局部最优解。为了解决这个问题，可以将该问题转化为核学习问题，将问题变换为求解核矩阵问题，即半定规划问题（semidefinite programming，SDP），再通过 PCA 处理学习到的核矩阵以得到跨域的低维空间。

TCA 通过共享源域与目标域的特征空间来提高模型的泛化能力，能够减少模型对大量标注数据的需求，缓解多模态医学数据融合分析中模态不均衡的问题。该方法能够有效处理不同域之间的特征维度不同、特征分布不同等问题，因此具有很强的适应性和灵活性。

三、基于语义特征的迁移融合

前文所述的两种方法从原理上可归类为同构迁移学习算法，即源域与目标域中的数据实例在相同的特征表示空间且特征维度一致。与同构迁移学习算法不同，异构迁移学习算法主要关注不同特征空间的跨域知识融合，去除了相同特征空间与属性维度的限制，如电子病历文本到病理影像的知识迁移等。对于此类多模态数据，通过少量有标注数据或其他辅助信息建立异构特征集间的语义联系是需要研究的主要问题。为了获取多模态数据间的共享语义信息，完成基于语义特征的迁移融合，可以利用标签或共现数据对等辅助数据学习转换矩阵，将源域和目标域的数据实例投影到一个潜在的公共语义特征子空间，在此子空间内完成跨域数据的融合与迁移。

一些方法利用有标签数据完成语义特征的学习并进行多模态数据的迁移融合，以异构特征增强（heterogeneous feature augmentation，HFA）方法为例，针对不同特征维度的多模态数据，通过学习两个从源域与目标域到公共语义特征空间的投影矩阵，将不同域数据投影到相同的语义特征空间。在此语义特征空间下，语义关系可以通过空间内向量的相似性体现，因此可以利用已有的监督学习方法（如 SVM、SVR 等）在该语义特征子空间下完成不同域任务的迁移融合学习。

利用有标签的数据进行投影矩阵的训练能够保证异构域迁移融合训练的正确性,但有标签数据的获取代价与难度一般都比较高,在医学领域内更是如此。与之相对的,随着医院等医疗机构内服务系统的信息化程度逐渐提高,患者相关的病史、病历、影像等医疗数据均以档案的形式进行记录,尽管这些大量的数据由医生进行标注耗时多、成本高,但同一患者的多模态数据一一对应,本身就蕴含着丰富的知识与信息,基于类似的无标签共现数据学习语义特征空间的转移矩阵成为了一种新的研究思路。在这些共现数据中,具有相同类别的不同模态数据应在语义特征子空间中具有相似的特征,因此可以利用如主成分分析、相关分析、多模态矩阵分解等方法在语义特征子空间内进行异构域的迁移融合。

以上基于语义特征的迁移融合方法作为一种异构迁移融合方法,更关心不同模态数据在数据量、数据分布、数据特征差异较大时的模态不均衡情况下如何促进知识的迁移,同时减少辅助数据中噪声的影响。大多数迁移学习方法采用线性或基于核的非线性机器学习方法,在处理上述问题时依然存在抽象能力不足与性能受限的情况,而随着深度学习相关研究的不断深入,如何在语义特征抽取中利用好深度学习模型的降噪与深层抽象能力亟待研究。

四、深度神经网络在模态不均衡处理中的应用

尽管迁移学习的算法取得了一定效果,但是迁移学习只采用线性或者非线性转换弥补源域和目标域之间的语义偏差,称为浅层迁移学习。当数据域间特征分布的分歧或偏差较大时,浅层迁移学习会变得不够鲁棒,甚至无效。

深度神经网络通过多层非线性转换能够学习到比浅层模型更加鲁棒和有效的特征表示。一些学者将深度学习融入迁移学习中发现不同域高层相关子空间,支撑跨域知识的融合共享。例如,利用栈式降噪自动编码机(stacked denoising auto-encoder,SDA)深度网络学习同构跨域数据实例的共享特征完成相应的迁移分类。后续工作中,通过拓展 SDA 提出边际 SDA(marginalized SDA,mSDA)减少计算开销,同时提高 SDA 面对高维特征时的可拓展能力。通过同时建模和匹配边际和条件分布,研究者提出了一种基于深度学习的同构迁移学习模型。除此之外,文献中提出一种任务驱动的深度迁移学习模型,在统一的框架中同时学习跨域特征表示的深度结构,并训练目标域分类器,完成目标图片的分类。研究人员提出了一种基于深度自动编码机的、有监督特征表示学习算法完成同构数据的迁移学习,算法给出了跨域最小偏差优化学习过程,并利用源域有标签信息编码目标域多分类。

近年,深度学习网络也被应用到异构域的融合中完成跨域知识的迁移分析。例如通过尝试基于文本 - 图片共生数据对通过深度特征耦合将文本语义迁移到图片特征空间,支撑图片的分类预测。进一步拓展了 mSDA 提出的一种更为有效的深度异构学习算法,算法通过给定的跨域数据实例建立域间可迁移路径完成源域到目标域的迁移融合。研究者提出基于多层参数弱共享深度迁移学习网络,进行文本到图片的跨域信息转化,其中利用源和目标网络的正则化矩阵决定跨域网络的共享程度。最近文献中提出了更为广义的深度迁移网络(generalized deep transfer network,GDTN)进行异构域之间的知识迁移分析,与参数弱共享深度迁移学习网络不同,GDTN 同时考虑模态网络间的特征表示和参数共享,因此 GDTN 能够更加充分利用跨域数据的丰富信息完成源域到目标域的知识迁移。

基于深度学习的迁移模型的主要目标是通过神经网络的多层非线性转换学习不同域数据的高层语义共享空间,在共享空间中不同域的语义偏差将被有效减小。目前大多数现有的深度迁移学习方法是在各个领域学到的域深度特征基础之上建立不同域的语义相关,而没有将深度神经网络的学习能力充分融入跨域知识融合模型构建的过程中。这就出现了一个问题,当异构域数据间的语义偏差比较大时,共享特征的精确性难以保证。这也是后续研究需要解决的问题。

本章小结

　　医学大数据涵盖了多种模态的医学数据,这些数据从不同的角度刻画了患者的个体情况。然而,不同模态的医学数据往往差异巨大,因此需要方法学层面的精心设计实现多模态医学大数据的有效融合分析。在实践中,收集到的多模态医学数据往往存在模态缺失、模态不均等问题,这些问题会为多模态医学数据融合分析带来较大的困难。数据分析人员在实际操作中需要结合数据自身特点,选择合适的多模态数据融合分析方法,提高多模态医学数据融合分析的效果。

思考题

　　1. 为何需要对医学大数据进行融合分析? 多模态医学数据相较于单一模态有哪些优势?

　　2. 请思考并归纳不同类型的多模态数据融合分析方法的优缺点以及适用场景。

　　3. 除了模态缺失、模态不均衡外,在多模态医学数据融合分析的过程中还可能面临哪些问题? 可用的解决方法有哪些?

（江　瑞）

第十章

医学人工智能基础

本章介绍人工智能的起源、发展和基本技术。医学人工智能是医学研究与人工智能的交叉领域，医学人工智能的应用如辅助诊断、对话系统以及专家系统与人工智能的发展密切相关。目前在第三次人工智能浪潮中，前沿的深度学习算法和技术已经广泛应用于医学领域，如图像识别、电子病历、医疗机器人、健康管理、新药研发、基因测序等，使本领域充满了机遇和挑战。

深度学习可分为卷积神经网络、生成模型、序列模型和强化学习等技术，可以实现处理文本、图像、音频、视频、临床检测数据、基因组学数据等生物医学数据，完成大量的文本生成、文档摘要、语言推理，在医疗领域发挥着越来越大的作用。

第一节　医学人工智能概论

人工智能作为一种技术，可以快速准确地处理各类大数据，从而辅助人类的决策。人工智能的作用主要体现在效率和稳定性上：对收集的数据和知识进行快速分析和建模，基于建好的模型做决策，在很多场景能达到或高于人类的决策准确度和稳定性。这一节将介绍相关技术的来源以及基本概念和知识。

一、人工智能简介

1956 年至今，人工智能经历了逻辑推理、感知机、专家系统等三个阶段，发展到当下热门的深度学习。随着技术的发展和进步，人工智能从早期只有十几个人的小规模讨论，发展到现在全世界几十万人都在进行算法与应用的研发。同时，人工智能技术得到了广泛的应用，在各领域中发挥着不可替代的作用，如安防、交通、金融和商品交易等方面，尤其在医学领域有着越来越重要的地位。医学人工智能的应用与人工智能发展的每一步都密切相关。最早的医学诊断、对话系统以及诊疗专家系统，都是人工智能发展的里程碑式成果。

几百年前的数理逻辑就提出过"让机器有思考的能力"。近代公认的人工智能标志性事件是 1956 年历时 2 个月的达特茅斯会议，会议上讨论了机器智能、类脑机器、人工思维、信息处理等想法，最后正式提出了"人工智能"这个名词以及相关概念。

早期的人工智能研究围绕逻辑学和自动定理证明展开，达特茅斯会议上提出了逻辑理论家，可用于证明罗素"数学原理"中的一个子集。1959 年，研究人员使用计算机证明了数学原理中所有的定理，并于 1976 年使用计算机证明了著名的四色定理，但其 200TB 的证明过程无法进行人工验证，这种做法的合理性引起了领域的争议。在医学领域，知识推理也一直被认为是值得探索的领域。

那么究竟什么是人工智能呢？实际上，人工智能没有完整的定义，但可以类比对"智能"的理解定义"人工智能"。在维基百科中，智能意味着逻辑能力、理解能力、拥有自我意识、学习能力、感知情感、追本溯源、计划安排、创造创新、解决问题等。据此，这里将人工智能定义为，用计算的方法，在"智能"涉及的方面中实现与人齐平，或超越人类的算法，例如语音识别、图像识别、文字识别、人机对话、人机对弈、定理证明、机器学习、知识表示和自动驾驶等。

人工智能从人工神经网络和自动定理证明的起步阶段，到专家系统和知识库的中间阶段，进展到最近的深度学习和知识图谱，发展曲线中波峰和波谷交替出现。每当人工智能热度兴起社会就会给予厚望，一旦不能实现预期，人工智能就会进入寒冬。当下人工智能的兴起以深度学习为代表，有广泛的应用前景及较高的应用价值，可用于图像识别、语义分析、自动问答系统等。从比较乐观的角度来看，目前人工智能的热度会维持较长一段时间，实现一定的应用价值。

在每一次的人工智能热潮当中，棋类和医学都是其中最具代表性的进展。自人工智能概念提出以来，每隔 10 年，人们都会乐观预测 10 年内机器能获得国际象棋世界冠军。事实上，这个预测在 40 年后的 1997 年才得以成真，人工智能实现了从量变到质变的过程。在 1995 年，世界冠军卡斯帕罗夫还曾批评计算机下棋没有章法和直觉，只是凭着强于人脑的常规计算能力。而他在 1997 年负于计算机时，却质疑计算机是否借助人力作弊才得以取胜。这个现象在 2016 年 AlphaGo 击败人类围棋冠军的时候更加明显，从简单的计算量估计角度来看，计算机无法穷尽所有步骤，而实际计算机能走出人类无法应对的步法。

医疗作为最有社会影响力的行业，一直是人工智能的主要示范应用场景之一。其一是辅助医学诊断。早在 1970 年，就诞生了第一个医学专家系统 MYCIN，其用于判断导致感染的细菌类型，并推荐适用的抗生素。就测试结果而言，MYCIN 的准确度为 69%，明显低于专业医生能达到的准确度 80%，但高于非专业医生，对领域发展起到了鼓舞的作用。自然语言处理是医学人工智能的另一个应用场景。医学自然语言生成系统 ELIZA 从 1964 年开始开发，用于模拟心理医生。其通过检查，设定关键词，之后根据关键词，决定输出的关键词，最后转化成输出的语句。1972 年，程序 PARRY 被设计以模拟精神分裂症患者，实现了在互联网的前身阿帕网上与 ELIZA 的对话。2011 年，超级电脑"沃森"在美国知识竞赛 Jeopardy 节目中，战胜了人类的冠军。其包含了 4TB 的知识库，拥有百科全书、字典、新闻报道、文学作品等。硬件系统包括 90 台服务器，720 核，16TB 内存。相同的技术应用于其他领域，包括医学、金融等。应用于医学领域的是 Watson for Oncology，作为对人工智能的探索有很多值得借鉴的长处。当下热点的深度学习在医学上有广泛的应用。图像处理是这一次人工智能浪潮的先锋，因此很自然地拓展到了医学图像处理，如肺结节 CT 影像、眼底病变图像、超声图像及骨龄判断等。多项应用成果已经取得临床医疗器械证，在医院得到推广使用。在电子病历、医疗机器人、健康管理、新药研发、基因测序等场景中也有人工智能的应用。

二、典型医学人工智能应用场景

医学人工智能场景，目前主要应用于影像的分类、医学自然语言处理、生理信号的处理，以及智能诊断领域。

成像技术在医疗领域有着广泛的应用，为了更加高效、准确地完成诊断，临床诊断对于影像的依赖性也逐渐增强。医学影像数据占所有医疗数据的绝大部分，且每年增长迅猛，远远大于放射科医生的增长数量。因此，人工智能的应用可有效弥补人力不足的缺口，减轻医生负担，提高诊疗效率。人工智能可用于发现可疑病灶，比较历史图像以及进行定量分析等，目前国内已有多个企业基于人工智能开发了医学影像辅助诊断系统并获得国家药品监督管理局批准。具体来讲，国内已有心电图人工智能自动分析诊断系统获 FDA 注册批准，该项产品的获批可以被称作国内医疗人工智能领域的里程碑事件。国外也有例如斯坦福团队开发的人工智能皮肤癌诊断系统等，准确率可达 90% 以上。

在医学自然语言的处理中，人工智能可将病历、文献等转换生成标准化数据库，将病历转化为结构化数据库。当前人工智能在医学自然语言处理方面的应用包括病历结构化处理、多源异构数据挖掘、临床决策支持等。

全球每年医疗数据都在不断增长，随之而来的是个人健康数据的爆发性产生。生物、生理、环境、心理状态以及就诊等数据使衡量个人健康的尺度变得更加复杂。人工智能的应用可帮助分析这些数据，提示潜在风险并给出相应的改善策略，以实现个体健康的有效管理。

人工智能在数据集上挖掘深度更深，能够获取的信息更多，在医学领域所起到的作用也越来越大。与此同时，临床数据的电子化与结构化也为人工智能提供了更多的数据上的支撑。大批量的数据有利于通过基于人工智能的算法获取更可靠的模型。在数据短缺的时候，往往只能通过单一方面的数据进行分析研究，这使建模结果准确度受到限制。而现在，海量的数据不仅能大大地增加某个信息来源的数据，更能融合多种不同信息来源，得到多模态数据集。

人工智能已经与医学领域深度融合，在研究脑部疾病、肺部疾病和心脏疾病等方面应用了成熟的基于人工智能的识别分析工具。不仅如此，糖尿病、乳腺癌、结肠癌、宫颈癌等多种疾病的诊断也需要人工智能的辅助参与。人工智能呈现涉及疾病广泛、整体发展势头迅猛的特点。未来，人工智能与医学的进一步结合将是医学领域发展的重要方向。

三、医学人工智能面临的挑战

医学人工智能的应用打破了人们固有的思维模式，对传统思维观念造成了冲击。人工智能出现以前，医学诊疗还是以"望闻问切"为主，在这当中，医生是占据主导地位的。医疗设备提供数据，但数据的分析及结论的确定基本依靠医生自身或医生群体的知识和经验。人工智能的出现正在改进这种模式。基于人工智能的诊断降低了对人力的需求，甚至于在某些特定场景，依赖各种数据支撑，不借助医生也能完成。这让患者及医生在本能上都持怀疑态度。另外，人工智能还存在道德、哲学和伦理等多方面问题，要想实现人工智能与医疗的进一步结合，还需在这些方面有更深入的研究。

当前人工智能是热门研究领域，越来越多的技术团队参与到人工智能与医学的交叉研究中。但将人工智能应用于医学领域在技术方面还存在短板。医学数据处理复杂，不确定性高，训练难度大，模型鲁棒性不足。在数据获取方面，由于医学数据大多涉及患者隐私，加之价值大，各单位机构对于数据严格保密，难以大批量获取同类型数据。这也导致了模型训练的质量受限。

另外，一些行业研究人员指出人工智能的发展可能会带来潜在的威胁，特别是对于医学领域，模型的训练需要大批量涉及患者隐私的数据，需要相关政策和法规进行监管。要在伦理与法律等多方面进行考量，从而保证研究中的安全与公平。

随着人工智能技术的不断进步，其所适用的医疗应用场景将会越来越多，将为各种疾病的预防、诊断和治疗作出更大的贡献。人工智能为智慧医疗产业注入新的活力，让医疗产业得以进一步优化，并让医疗行业走向更高效率与更高层次，医疗智能化时代将全面开启。

第二节　人工智能基础算法

人工智能的开始阶段可大致分为两大流派：模拟神经系统和符号逻辑学派。其中模拟神经系统学派源于感知机的开发，理念是模拟神经元的信号传递与激活；符号逻辑学派通过把知识转化为数学符号，运用逻辑关系实现推理和运算。符号逻辑学派的优势是从知识出发，因此无须从数据中学习规律。逻辑算法存在一定的缺陷：对于含有不确定因素的知识，无法使用严格的逻辑推理得到结论，因此实际应用场景大幅受限。符号逻辑学派在结合贝叶斯网络后有了较大的发展。第一次人工智能浪潮百花齐放，提出各种学说和方法，人工智能得以发展扩大。第二次人工智能浪潮由知识驱动，主要发展方向为知识库以及逻辑推理。目前的第三次人工智能浪潮以神经系统学派为代表，直接从数据出发，学习数据中的规律，在这一章主要介绍神经学派的算法和技术。未来的人工智能算法形态可能会是当前这几类模型的集合。

一、人工智能算法概述

（一）人工智能算法介绍

人工智能算法是机器学习的一部分。目前最流行的人工智能算法是深度学习，与常规机器学习原理类似，但其有着独特的解决方法和适用场景。深度学习目前是人工智能领域的核心技术。

如《智谱·AI：2020 年度人工智能技术发展报告集》将深度学习分为四个发展方向阐述 30 年的发展脉络（图 10-1）。

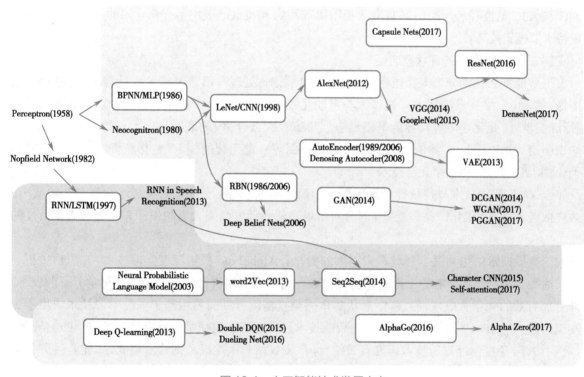

图 10-1　人工智能技术发展方向

第一个方向是计算机视觉和卷积网络的发展。由感知机发展到多层感知机，逐渐演化到传统卷积神经网络。Hinton 组的 AlexNet 在 2012 年 ImageNet 比赛上以显著的优势夺冠，引发了深度学习的热潮。AlexNet 在传统卷积神经网络的基础上加上了 ReLU、Dropout 等实用技巧，建立了更大的网络规模。这些技巧得到广泛认可并被加以运用，作为卷积神经网络的标配，诞生了 VGG、GoogleNet 等新模型。2016 年，提出了残差网络 ResNet，在层次之间加入跳跃连接，ResNet 极大地增加了网络深度，显著提升了网络效果。近年来有学者沿着 ResNet 的思路提出了 DenseNet。此外，在计算机视觉领域的特定任务中开发出了各种各样的模型，如 Mask-RCNN 等。

第二个方向是生成模型的发展。生成对抗模型是 2014 年提出的，它使用判别器和生成器相互对抗训练产生新的模型，模型运行等价于采样分布，直接使用神经网络隐式建模样本整体的概率分布。后续产生的模型有 DCGAN,用卷积神经网络实现生成对抗模型,WGAN 则使用维尔斯特拉斯距离代替 JS 散度,度量分布的相似性,稳定训练结果。PGGAN 通过逐层增大网络,实现生成逼真的人脸。

第三个方向是序列模型的发展。1982 年 Hopfield 提出了 Hopfield Network,在感知机的神经网络中加入了递归网络的思想。1997 年 Jürgen Schmidhuber 发明了长短期记忆模型,推进了领域的发展。2013 年 Hinton 组使用循环神经网络做语音识别的工作使序列神经网络模型得到了广泛的关注。以循环神经网络为基础的 Seq2Seq 模型可以通过编码把一句话的语义信息压缩成向量再通过解码转换输出得到这句话的翻译结果,完成机器翻译。该方法与注意力机制相结合后的效果和表示能力有显著提升。人们认识到,使用以字符为单位的卷积神经网络模型在很多语言任务中表现尚佳,消耗时间和资源更少。自注意力(self-attention)指的是采取一种结构时考虑同一序列局部和全局的信息。

第四个方向是强化学习的发展。Q-learning 是非常有名的传统强化学习算法,Deep Q-learning 使用卷积神经网络代替 Q 值表,应用在许多游戏场景中。Double DQN 和 Dueling Net 主要在 Q-Learning 的权重更新时序上进行了一些扩展。基于 Policy Gradient 和神经网络结合的变种的 DDPG 和 A3C 也很有名。2016 年打败人类围棋冠军的 AlphaGo 既用了强化学习的方法也用了传统的蒙特卡罗搜索技巧。

(二)人工智能算法的现状及应用

人工智能算法技术分为人类语言技术(包括自然语言处理与语音等技术)、计算机视觉技术(包括图像、视频、三维视觉等技术)、机器人与自动化技术(包括自动驾驶等辅助技术)、机器学习算法(包括深度学习、强化学习等)、智能基础设施(包括芯片、云计算、物联网等技术)、数据智能技术(包括知识图谱、知识表征、本体论、信息检索、数据挖掘等)、前沿智能技术(包括脑机接口、人机共生、量子计算、沉浸式等)等七个先进技术。

如今,人工智能技术与传统行业深度融合,广泛应用于交通、医疗、教育和工业等多个领域,在有效降低劳动成本、优化产品和服务、创造新市场和就业等方面为人类的生产和生活带来革命性的转变。

人工智能技术给生物医学领域带来巨大的变化。AlphaFold 应用深度学习技术,在蛋白质折叠这一长达数十年的生物学难题上取得了重大突破。科学家利用机器学习模型学习化学分子的表示,制订更加有效的化学合成规划。新型冠状病毒感染疫情流行期间使用基于深度学习技术应用于加速发现治疗 COVID-19 的相关药物。人工智能技术已被证明在癌症早期筛查诊断阶段,可与基因检测、靶向治疗、免疫治疗等新技术研究有效结合,改变仅依赖医生经验的诊断模式,一定程度降低误诊率。

(三)人工智能算法的发展趋势

近年来,人工智能前沿科技趋势将主要集中在模型与脑模拟机器人相结合的超级人工智能实现,形成系统研究超大规模智能模型发展和影响的新兴领域。人工智能将向强化学习、图神经网络等领域渗透,加速方法创新。研究方向包括提升超大参数规模模型的训练效率的巨型模型技术、生物神经元与芯片结合的类脑芯片研究、无线高带宽、微创治疗等。

受语言模型 GPT-3 的影响,一大批参数规模更大、训练数据量更为惊人、性能表现更强、通用任务更丰富的模型涌现出来,形成了面向"大模型"研究的新兴领域,大模型研发竞赛进入白热化阶段,多模态预训练、模型加速和应用等领域的研究如火如荼展开。在 AI 核心技术层面,备受业界关注的超大规模预训练模型,将呈现知识增强、跨模态统一建模、多学习方式共同演进的趋势,并逐渐实用化,有望形成基于 Web 大模型的新型信息检索范式。预计在近期,大模型研发方向将转向"实用化",

大模型的效果、通用性、泛化性、可解释性和运行效率将持续提升,应用门槛不断降低,在多场景被广泛使用。Transformer 作为一种具有优势的神经网络算法架构,在计算机视觉、强化学习、图神经网络等领域逐渐渗透,展现出人工智能多学科领域通用架构的可能性。在机器学习、自然语言处理、计算机视觉等领域,新算法、新模型、新范式持续推动领域研究推陈出新。

未来,基于人工智能的生物计算将取得更多成果:如基于蛋白质的药物设计、合成、筛选;基于mRNA 技术的抗癌药物、单克隆抗体、免疫疗法等。基于人工智能的生物计算还有望显著压缩药品研发的周期与成本,促进精准医学和个性化诊疗。在治疗环节,人工智能技术将改善传统癌症治疗方式,对肿瘤的处理不再是简单的手术切除与否,而是可以明确是否复发、转移,能做到比肉眼看得更准,让治疗过程透明简单。在预后环节中,人工智能技术也能实现基于临床数据指征的精确计算,以指引预后,降低风险。未来以人为中心的精准医疗将成为主要方向,人工智能将全面渗透在疾病预防和诊疗的各个环节,成为疾病预防和诊疗的高精度导航协同。

二、人工智能算法基础

深度学习基于人工神经网络。生物神经网络由化学连接或功能相关的神经元组成,是人工神经网络的技术原型。人脑的生物神经网络有接近 1 000 亿个神经元,每个神经元又通过神经突触与大约 1 000 个其他神经元相连,形成一个高度复杂高度灵活的动态网络。

人工神经网络是受生物神经系统处理数据方式启发的信息处理范式,根据生物神经网络的原理和实际应用的需要建造实用的人工神经网络模型,设计相应的学习算法,模拟人脑的智能活动,然后在技术上实现用以解决实际问题。

(一)全连接网络

最基础的神经网络是全连接网络(full-connected network,FCN),也常被称为多层感知机(multilayer perception,MLP)(图 10-2)。全连接网络可由多个隐含层组成,最简单的网络仅包含一个隐含层。网络每一层的所有元素和下一层的所有元素之间都进行连接。全连接网络接受输入,将它们乘以一些权重,然后传递到激活函数以产生输出。训练中采用前向传播与后向传播算法。全连接网络参数过多,因此在各类特定场合都会做一些设计。接下来,着重介绍最常用的人工神经网络之一——卷积神经网络和近年来的前沿方向——图神经网络。

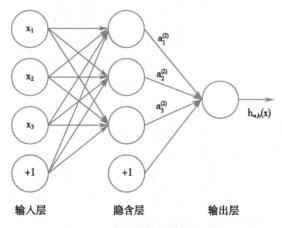

图 10-2 多层感知机结构示意图

(二)卷积神经网络

卷积神经网络(convolutional neural network,CNN)是一类深度神经网络,最常用于分析视觉图像。传统全连接网络应用于视觉图像领域存在一些缺点:①全连接网络仅接受一维向量作为输入,但图片是以二维矩阵的形式呈现的。如果要将图片放入全连接网络中，只能将这个矩阵展开。但图片本身的像素点之间具有一定的位置关系，也就是说，像素点的位置关系包含了一定的信息，而将矩阵展开就使这部分信息丢失了。②全连接网络需要相邻两层的神经元节点两两相连，这种连接方式会产生巨大的参数量。当使用较多的隐藏层数时，大量的参数会使模型的训练变得困难，降低训练效率，同时参数量过多也会导致模型的过拟合。

为了克服全连接网络的缺点，卷积神经网络引入了局部感受野的概念，以帮助解决输入维度以及参数量过多的问题。局部感受野符合人类的感知模式：从局部到整体，即在局部进行感知认识后，再上升为对整体的感受认识。在图像上，局部像素的关联较为密切，而相距较远的像素的关联则较为疏远。因此，神经元不需要对图像整体进行学习，只需要学习局部信息，再将这些局部信息进行整合即可得到全局信息。

下面将从卷积神经网络的基本结构开始对卷积神经网络进行介绍。

卷积神经网络中独特的层为卷积层、池化（pooling）层和全连接层（全连接层和常规神经网络中的一样）。将这些层与输入层连接后叠加起来，构建一个完整的卷积神经网络。以下逐一解释这几个层的概念和作用。

1. 卷积层　图 10-3a 为卷积核（kernel），也称过滤器（filter）。在卷积操作中，用卷积核在原图（图 10-3b）上滑动，进行卷积运算，得到特征图（feature map）。

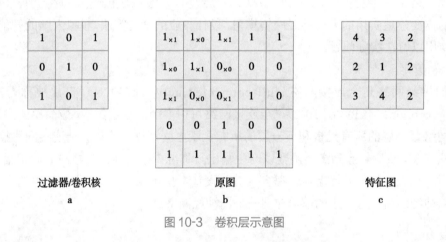

过滤器/卷积核　　　　　　　　　　　原图　　　　　　　　　　　特征图
　　　　a　　　　　　　　　　　　　　　b　　　　　　　　　　　　　c

图 10-3　卷积层示意图

图 10-3c 为利用卷积核在图片上进行卷积操作得到的特征图。

利用卷积核，往图片上"盖"，覆盖一块和卷积核一样大的区域之后，对应元素相乘，然后求和。计算一个区域之后，就向其他区域挪动，接着计算，直到把原图片的每一个角落都覆盖到了为止。这个过程就是"卷积"。

卷积的本质就是，将原图中符合卷积核特征的特征提取出来，展示在特征图里面。一个非常便于理解的例子就是边界检测：图 10-4a 是一个 6×6 大小的图片，图中的每个值代表像素值。图的中间两个颜色的分界线就是要检测的边界，当采用提取边界特征的卷积核（图 10-4b）进行卷积后，特征图（图 10-4c）中原图中边界的部位会被明显表示出来。同样的，可以采用不同的卷积核检测横向边缘，只需要将纵向边缘检测中的卷积核旋转 90° 即可。

卷积核的大小和数字都不局限于上述示例（见图 10-4），可以检测出各种各样的特征，并且特征也不局限于肉眼可以观察出的特征。边界检测的例子只是为了帮助了解卷积这个过程和它的作用。可能有人会问，卷积核里的数字是否需要研究人员设定？答案是不需要。具体数字是由计算机训练而来，只需要决定卷积核的大小即可。

$2_{\times1}$	$2_{\times0}$	$2_{\times-1}$	0	0	0
$2_{\times1}$	$2_{\times0}$	$2_{\times-1}$	0	0	0
$2_{\times1}$	$2_{\times0}$	$2_{\times1}$	0	0	0
2	2	2	0	0	0
2	2	2	0	0	0
2	2	2	0	0	0

6×6图片
a

1	0	−1
1	0	−1
1	0	−1

过滤器/卷积核
b

0	6	6	0
0	6	6	0
0	6	6	0
0	6	6	0

特征图
c

图 10-4　边界检测

对于彩色图像,一般都是红、绿、蓝三个图层叠加的,把每一个图层叫一个通道(channel)。输入数据的维度一般有三个(长、宽、通道)。比如一个 8×8 的彩色图片,维度就是(8,8,3)。图像有多个图层意味着每个图层都可以提取特征,每一个卷积核也有多个通道,每一个通道提取一个图层的特征。

2.**池化层**　池化(pooling)也叫作下采样(subsampling),用一个像素代替原图上邻近的若干像素,在保留特征图特征的同时压缩其大小(图 10-5)。池化的做法是对图像的某一个区域用一个值代替,如最大值或平均值。如果采用最大值,叫作最大值池化(max pooling);如果采用均值,叫作均值池化(average pooling)。除了降低图像尺寸之外,子采样带来的另外一个好处是平移、旋转不变性,因为输出值是由图像的一片区域计算得到的,对于平移和旋转并不敏感。

实际上,在图像识别中,重要的不是显著特征的绝对位置而是相对位置,所以为了避免编码过多的位置信息,卷积和池化的操作都可以对局部的纹理进行模糊化,这样也就使图像有了一定形状上的不变性。

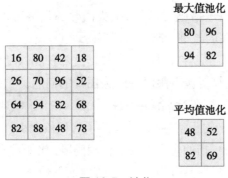

图 10-5　池化

3.**全连接层**　全连接层之前的作用是提取特征,全连接层的作用是分类,把输出转化为一维的形式,这个输出就是一个值。全连接层的参数有很多,在卷积神经网络中,全连接层通常占据了其中大部分的参数。

以上三个层是卷积神经网络的重要组成结构。CNN-explainer 网站可以将卷积神经网络的结构可视化,可以看到每一个卷积层、池化层里的图片经历了哪些变化,同时网站也有对各个层的简单介绍,方便大家理解。

在对卷积神经网络的架构有了初步了解之后,可以通过对比发现卷积神经网络和传统神经网络有两点不同。

(1)卷积神经网络具有参数共享机制(parameters sharing):所谓参数共享,就是给一张输入图片,用一个卷积核去扫描该图,卷积核里的数字就叫参数,这张图中每个位置都被同样的卷积核处理,所以参数是一样的,也就是共享。举例来说,对于一张 $W \times H$ 的输入图片,如果使用全连接网络,生成一张 $X \times Y$ 的特征图,需要 $W \times H \times X \times Y$ 个参数。如果原图和特征图的长和宽都是 10^2 级别,那么这个网络需要的参数个数就是 $10^8 \sim 10^{12}$ 级别。这么多参数无疑是一种巨大负担。而卷积的使用让网络的参数数量大大减少。这样,可以用较少的参数,训练出更加好的模型,而且可以有效地避免过拟合。同样,由于卷积核的参数共享,即使图片进行了一定的平移操作,依然可以识别特征,称为"平移不变性"(图10-6)。

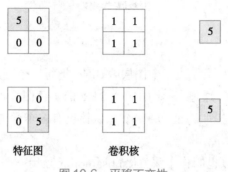

特征图　　　　卷积核

图 10-6　平移不变性

(2)连接的稀疏性(sparsity of connections):由卷积的操作可知,输出图像中的任何一个单元,只跟输入图像的一部分有关系。传统神经网络中,由于都是全连接,所以输出的任何一个单元,都要受输入的所有单元的影响,这样无形中会对图像的识别效果大打折扣。而卷积神经网络则没有这一缺点。

在神经网络的应用过程中,需要面对的两大挑战分别是梯度下降问题和退化问题。具体来说,梯度下降问题是由于网络层数增多,反向传播作用较小,网络更难训练,而梯度退化是网络层数增多到一定程度,导致训练和测试的误差都变大。

在卷积层、池化层上采取改进措施,或是对损失函数的调整可以在一定程度上改善网络性能。下面将从以上三个角度简述相关的改进策略。

1. **基于卷积层的改进方法**　主要包括扩张卷积、转置卷积和深度可分离卷积。

(1)扩张卷积:可以解决计算资源有限时处理大图片的问题。扩张卷积(dilated convolution)也被称为空洞卷积或者膨胀卷积,是在标准的卷积核中注入空洞,以此增加模型的感受野(reception field),如图10-7所示。相比原来的正常卷积操作,除了卷积核大小、步长和填充外,扩张卷积多了一个参数——扩张率(dilation rate),指的是卷积核的作用间隔,比如常规的卷积操作扩张率为1。扩张率为2的 3×3 卷积核与 5×5 卷积核具有相同的感受野,而仅使用9个参数。扩张卷积的优点在于:不丢失分辨率(像素数目不变)的情况下扩大感受野;且可以依靠调整扩张率获得多尺度信息。基于这些优点,当网络层需要较大的感受野,但计算资源有限而无法提高卷积核数量或大小时,可以考虑空洞卷积。

(2)转置卷积:有时需要将图像恢复到原来的尺寸以便进行进一步的计算(如图像的语义分割),这个采用扩大图像尺寸,实现图像由小分辨率到大分辨率的映射的操作,叫作上采样(upsampling)。上采样利用的就是转置卷积。但需要注意的是,转置卷积只能恢复尺寸,不能恢复数值。

(3)深度可分离卷积:深度可分离卷积可以解决参数过多

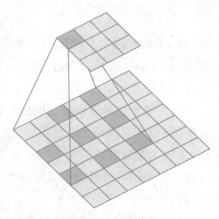

图 10-7　扩张卷积

的问题。一个卷积核负责一个通道,一个通道只被一个卷积核卷积,将卷积后的结果用通道数相同的 1×1 大小的卷积核再次卷积。深度可分离卷积已经被证明与常规卷积操作等效,并可以大量减少参数个数。

2.**基于池化层的改进方法**　主要包括全局池化、随机池化和空间金字塔池化。

(1)全局池化(global pooling):全局池化中,池化的窗口尺寸和整个特征图的尺寸一样大。在窗口内可采取任何具体池化方法,可细分为全局平均池化及全局最大值池化等。全局平均池化一般用来替换全连接层。在分类网络中,全连接层几乎成了标配,在最后几层,特征图被变维成向量,接着对这个向量做乘法,最终降低其维度,然后输入到 Softmax 层中得到对应的每个类别的得分。过多的全连接层,不仅会使网络参数变多,也会产生过拟合现象,针对过拟合现象,全连接层一般会搭配随机失活(dropout)操作。而全局平均池化则直接把整幅特征图(它的个数等于类别个数)进行平均池化,然后输入到 Softmax 层中得到对应的每个类别的得分。它的优点在于可以大幅度减少网络参数(对于分类网络,全连接的参数占了很大比例),同时减少了过拟合现象。

(2)随机池化(stochastic pooling):随机池化可以达到一个 dropout 的效果,在一定程度上可以防止过拟合。只需对特征区域元素按照其概率值大小随机选择,元素值大的被选中的概率也大。它产生一个正则化效果,从而在不过度拟合的情况下训练更大的模型。随机池化只用在训练集。在测试时使用随机池化会将噪声引入网络的预测中,会降低性能。

(3)空间金字塔池化(spatial pyramid pooling):当输入任意大小的图像时,无论是通过裁剪还是放缩,裁剪区域可能不包含整个对象,而扭曲的内容可能会导致不必要的几何失真。由于内容丢失或失真,识别准确性可能会受到影响。此外,当对象比例变化时,预定义的比例可能不合适。固定输入大小忽略了涉及比例的问题可以利用空间金字塔池化解决。那么为什么 CNN 需要固定的输入大小呢?一个 CNN 主要由两部分组成:卷积层和后面的全连接层。卷积层以滑动窗口的方式运行,并输出表示激活空间排列的特征图。事实上,卷积层不需要固定的图像大小,可以生成任意大小的特征图。另外,全连接层需要根据其定义具有固定大小/长度的输入。因此,固定大小约束仅来自存在于网络更深阶段的全连接层。

还有更多池化方法如混合池化、重叠池化等,可以从更加专业的书籍中进一步了解。

3.**损失函数**　用来评价模型的预测值和真实值不一样的程度,损失函数越好,通常模型的性能越好。针对不同的问题不同的损失函数能达到不同的目的。基于损失函数的调整策略有如下几种。

(1)铰链损失函数(Hinge loss):通常用在分类器(如 SVM)中。当标签值和预测值都 $\geqslant +1$ 或者都 $\leqslant -1$ 时,就是分类器确定的分类结果,此时的损失函数(loss)为 0;而当预测值属于 $(-1,1)$ 时,分类器对分类结果不确定,loss 不为 0。Hinge loss 的精髓在于:无须关注那些离超平面很远的样本。

(2)Softmax loss 损失函数:Softmax loss 是最熟悉的损失函数之一,在图像分类和分割任务中都被广泛使用。Softmax loss 是由 softmax 和交叉熵(cross-entropy loss)组合而成,所以全称是 softmax with cross-entropy loss。此外,在 Softmax 的基础上引申出了 L-Softmax、A-Softmax 和 AM-Softmax 等损失函数。这些损失函数都试图通过在 Softmax loss 中引入宽裕度结合分类和度量学习,旨在最大化类之间的距离并增加相同类之间的紧凑性。在这三者中,AM-Softmax 被证明在模型性能方面提供了最好的提升。

(3)对比损失函数(contrastive loss):对比损失函数可以有效地处理配对数据的关系。将两个样本是否匹配的标签设定为 y,$y=1$ 代表两个样本相似或者匹配,$y=0$ 则代表不匹配。$y=1$ 时,即原本相似的样本,如果在特征空间的欧式距离较大,则说明当前的模型不好,因此损失值变大。$y=0$ 时,即当样本不相似时,其特征空间的欧式距离反而小的话,损失值会变大。

（4）三重损失函数（triplet loss）：在三重损失中，在训练期间，不是采用两个输入，而是采用三个输入，即 anchor、positive 和 negative。其中参考输入（称为 anchor）与匹配输入（称为 positive）和不匹配输入（称为 negative）进行比较。从 anchor 到 positive 的距离最小化，从 anchor 到 negative 的距离最大化。例如考虑训练神经网络进行面部识别：网络被训练（使用对比损失）以输出一个距离，如果图像属于已知，则该距离较小；如果图像属于未知，则该距离较大。但是，如果想要输出与给定图像最接近的图像，则应该使用三重损失。

以上是关于卷积神经网络模型的基本介绍。卷积神经网络在生物医学领域中，主要应用于医学图像的处理。目前，卷积神经网络已被广泛应用于基于医学图像的诊断、分类、疗效预测及噪声移除等。具体而言，传统图像成像技术存在着以下缺点：①易受到衍射、散焦、像差和外来噪声等因素影响导致所成图像分辨率不足；②为了患者的身体健康，通常使用低放射剂量成像，从而导致图像质量不高。利用卷积神经网络，可有效降低图像噪声，抑制图像伪影，还原图像细节信息，提高图像的分辨率。

（三）图神经网络概述

近年来，深度学习方法在例如计算机视觉、自然语言处理、自动语音识别等领域有了飞速的发展。例如在图像识别（二维网格，对应卷积神经网络）、语音与文本处理（一维序列，对应循环神经网络）等数据的处理问题上，CNN 和 RNN 已经搭建了深度学习的稳固框架，在此基础上提出的对抗生成、注意力机制等模块，也逐渐成为这些领域研究中的变革性力量。但值得一提的是，无论是语音、文字还是图片数据，它们都是相对简单的序列或者网格数据，并且排列整齐，是结构化的数据，也就是欧式空间数据。以图像为例，它是一种二维的网格数据，而通常可以使用矩阵储存和处理。对图像的任意一个像素节点而言，它们的邻居节点的数量相同。这对于图像边缘的像素也是如此，因为在处理边缘像素点的时候，可以通过填充（padding）将这些像素点的邻居节点数量扩充到和内部像素点相同。因此，称欧几里得数据具有平移不变性，因为对于这类邻居节点固定的数据，可以很容易地定义一个全局共享的固定大小的特征检测器抽取节点及其邻居节点的特征。而无论待检测目标被平移到了全局的何处，这个特征检测器总是能对其提取出相同的标签。在 CNN 中，正是使用一个全局共享的卷积核提取像素的特征。

尽管传统的深度学习方法已经在提取欧式空间数据的特征方面取得了巨大的成功，但是在实际应用场景中，更多的数据是从非欧式空间中生成的，例如社交网络、知识图谱、文件管理系统、生物代谢通路等，而传统深度学习方法在这些领域的应用尚不能让人满意。这样的具有网络类型的非结构化数据，就是非欧式空间数据，包括图和流行结构。在现实世界中，图（graph）是一种非常重要的视角。图作为一种数据结构，它对一组对象（节点）以及与其相关的关系（边）进行建模，这里的节点和边都是可以持有信息的。除了作为结构化数据的一种手段，图本身也可以作为一个数据点。因其具有强大的表现力，近年来图结构也自然而然地频繁出现在社会科学、生物学、化学等领域的应用场景下。因此，图数据的研究具有应用跨度大、应用场景多的特点，有着重要的现实意义。图是非欧几里得数据，通过对比一种欧几里得数据——图像，可以发现，在图结构中节点的邻居数量是不固定的，而且图的大小是不规则的，也没有固定的节点连接顺序。这意味着不能再用欧式空间中的卷积操作，也就是使用固定大小可学习的卷积核抽取图上节点和其相邻节点的特征。如何解决图结构中邻居节点数量不固定的问题，成为研究者在攻克图数据处理难题上的主要任务。

关于图的研究，其实早在图神经网络之前，就已经有了基于表示学习的图嵌入方法（如 DeepWalk、LINE 和 TADW 等）。图嵌入方法是指将图网络的拓扑结构和节点本质中的有用信息通过一定方法映射到一个向量表示里，而从这个向量中可以解码出边或者节点的信息。这种方法是通过把非欧式空间中的图转换成欧式空间中的数据解决图处理难题的。但是，图嵌入方法缺乏泛化能力，无法处理动态增长的图或推广应用于新的图，另外由于节点之间不存在任何的参数共享，使计算量会和节点数量同步线性增长。

另一种解决图处理问题难点的方法，是找出适用于图的可学习的卷积核，直接在图上抽取特征。受图信号处理（graph signal processing）中对图信号卷积滤波的定义的启发，近几年发展了一套基于图卷积操作并不断衍生的神经网络理论，统称为图神经网络（graph neural network，GNN）。图神经网络模型学习的主要过程是通过迭代对邻居信息进行聚合和更新。在一次迭代中，每一个节点通过聚合邻居节点的特征、自己在上一层的特征、边的特征更新自己的信息，通常也会对聚合后的信息进行非线性变换。通过堆叠多层网络，每个节点可以获取到相应步数内的邻居节点信息。然而，由于图数据结构本身的复杂性，这让深度学习算法在处理时依然面临着相当大的挑战。基于图数据难以定义一套直接可导的计算框架。此外深度学习算法往往要求数据样本之间相互独立，但是在图数据中，每个数据样本（节点）都会通过边和其他数据样本（节点）相连接，这意味着实例之间是具有相互依赖关系的。因此，图神经网络这一领域的研究仍在快速发展中。

图卷积神经网络是最早出现的图神经网络。经过研究发现，CNN 和 GNN 存在一些共同点，并且这些共性对于 GNN 也有重要应用意义：①局部连接：局部连接也是图数据的最基本表现形式；②权值共享：权值共享可以减少网络的计算量；③多层网络结构：多层网络结构可以让网络捕获不同的特征。在这之后又出现了很多不同的网络，包括循环图神经网络、图注意力网络、图残差网络。接下来将主要介绍图卷积神经网络的相关方法。

图卷积神经网络中的基本操作是图卷积操作，而图卷积操作的基础则是图信号处理。图信号处理中通过傅立叶变换将图信号从空域（spatial domain）视角转换到频域（frequency domain），即可进行图滤波操作。由此可引申出图卷积操作。给定两组 G 上的图信号 x_1、x_2，其图卷积运算定义如下：

$$x_1 * x_2 = IGFT(GFT(x_1) \odot GFT(x_2))$$
$$= V((V^T x_1) \odot (V^T x_2)) = V(\tilde{x}_1 \odot (V^T x_2))$$
$$= V(\text{diag}(\tilde{x}_1)(V^T x_2))$$
$$= (V \text{diag}(\tilde{x}_1) V^T) x_2$$

令 $H_{\tilde{x}_1} = V \text{diag}(\tilde{x}_1) V^T$，$H_{\tilde{x}_1}$ 是一个图信号处理中图位移算子，可得：$x_1 * x_2 = H_{\tilde{x}_1} x_2$。由上可知，两组图信号的图卷积运算总能转换为对应形式的图滤波运算。

在图卷积的基础上，又衍生出了如下几种常见的图卷积变体方法：

（1）基于谱分解的方法：Spectral network（2014 年）。该方法的核心思想是对频率响应矩阵进行参数化，定义以下的神经网络层：

$$X' = \sigma \left(V \begin{bmatrix} \theta_1 & & & \\ & \theta_2 & & \\ & & \ddots & \\ & & & \theta_N \end{bmatrix} V^T X \right) = \sigma(V \text{diag}(\theta) V^T X) = \sigma(\Theta X)$$

其中，$\sigma(.)$ 是激活函数，$\theta = [\theta_1, \theta_2, \cdots, \theta_N]$ 是需要学习的参数，Θ 是对应的需要学习的图滤波器，X 是输入的图信号矩阵，X' 是输出的图信号矩阵。

这种图卷积方法思路简单易懂，但是存在一个较大的问题：引入的学习参数过多，需要学习的参数量与图中的节点数一致，这在大规模图数据，比如上亿节点数规模的图中，极易发生过拟合问题。另外，在真实图数据中，数据的有效信息通常都蕴含在低频段中，因此为图滤波器设置 N 个维度的自由度，且对每个频率都进行学习是没必要的。

（2）基于谱分解的方法：ChebNet（2016 年）。该方法的核心思想是对多项式系数进行参数化。基

于逼近理论,可以用泰勒展开——多项式逼近函数去近似任意函数。可以获得拉普拉斯矩阵多项式拓展形式的图滤波器:

$$H = h_0 L^0 + h_1 L^1 + h_2 L^2 + \cdots + h_K L^K = \sum_{k=0}^{K} h_k L^k$$

其中,K 是图滤波器 H 的阶数。

据此,可以用基于上述的 K 跳卷积定义图卷积:

$$X' = \sigma \left(V \left(\sum_{k=0}^{K} \theta_k \Lambda^k \right) V^T X \right) = \sigma (V \mathrm{diag} (\Psi \boldsymbol{\theta}) V^T X)$$

其中,$\boldsymbol{\theta} = [\boldsymbol{\theta}_1, \boldsymbol{\theta}_2, \cdots, \boldsymbol{\theta}_K]$ 是多项式系数向量,也是该网络层真正需要学习的参数,与前述方法不同的是,这个方法的参数量 K 可以自由控制。K 越大,可拟合的频率响应函数的次数就越高,可以对应输入图信号矩阵与输出图信号矩阵之间复杂的滤波关系;K 越小,可拟合的频率响应函数的次数就越低,可以对应输入图信号矩阵与输出图信号矩阵之间简单的滤波关系。一般设 $K \ll N$,这将大大降低模型过拟合的风险。

(3)基于谱分解的方法:GCN(2017 年)。该方法的核心思想是设计固定的滤波器。ChebNet 方法虽然大大降低了参数量,但由于对矩阵特征分解比较依赖而给计算带来了极高的复杂度。为了解决这个问题,对 K 作出限制,设 $K=1$,则:

$$X' = \sigma (\theta_0 + \theta_1 L X)$$

令 $\theta_0 = \theta_1 = \theta$,则:

$$X' = \sigma (\theta (I + L) X) = \sigma (\theta \tilde{L} X)$$

θ 是一个标量,在神经网络模型中会被归一化操作替代,因此设 $\theta = 1$,然后就得到了一个固定的图滤波器 $\tilde{L}$。

为了加强网络学习时的数值稳定性,对 $\tilde{L}$ 做了归一化处理。令 $\tilde{L}_{sym} = \tilde{D}^{-1/2} \tilde{A} \tilde{D}^{1/2}$,$\tilde{L}_{sym}$ 的特征值范围为 $(-1, 1]$,可以有效防止多层网络优化时出现的梯度消失或者爆炸的现象。同时,为了增强网络的拟合能力,作者设计了一个参数化的权重矩阵 $\boldsymbol{W}$ 对输入图信号矩阵进行仿射变换,于是得到公式(10-1)

$$X' = \sigma (\tilde{L}_{sym} X W) \qquad \text{公式(10-1)}$$

这里模型可学习的参数是 $\boldsymbol{W}$,而 $\boldsymbol{W}$ 的维度是可以自由调节的,我们称它为卷积核参数矩阵。$\boldsymbol{W} \in R^{C \times F}$,$C$ 为通道数,F 为卷积核个数。我们特称公式(10-1)为图卷积层(GCN layer),以此为主题堆叠多层的神经网络模型称为图卷积模型(GCN)。

(4)基于空间结构的方法:根据上面的内容得知,基于谱分解的方法学习到的卷积核都依赖于拉普拉斯矩阵的特征向量基,取决于图的结构。这意味着针对特定结构训练的模型不能直接应用于不同结构的图,即模型的泛化性能较差。而与基于谱分解的方法相反,基于空间结构的方法直接在图上定义卷积运算,从而针对在空间上相邻的领域进行运算。现有的方法包括:Neural FP(2015 年)、PATCHY-SAN(2016 年)、DCNN(2016 年)、DGCN(2018 年)、LGCN(2018 年)、MoNet(2017 年)、GraphSAGE(2017 年)等。

如今,随着图卷积神经网络模型和方法的不断发展,其在生物医学领域也有了广泛的应用,常见的应用有脑科学、医学诊断、不完整数据集的归因和疾病分类、药物发现和研究等。例如,近年来基于图神经网络理解人类微生物与药物之间复杂的相互作用机制的研究,对预测微生物 - 药物关联提供了很大帮助:基于改进随机游走的半监督算法 NTSHMDA(2018 年),通过融合网络拓扑相似性对传统随机游走算法进行了改进,改善了已有算法预测表现;基于集成图注意力网络的微生物 - 药物预测模型 EGATMDA(2020 年),利用图注意力网络实现了对新微生物和新药物的相关预测;基于图卷积神经网络的微生物 - 药物预测模型 GCNMDA（2020 年），有效结合了图卷积网络、条件随机场以及注意力机制等多种技术，设计了高效的表征学习模块；基于图注意力网络和矩阵填充的深度学习模型 GATMDA（2021 年），解决了新微生物和新疾病相关预测问题。

第三节　人工智能算法进阶

上一节提到的基础算法，可以完成比较标准的分类问题。但是在更复杂的场景中，需要对基础算法进行进一步的提高和拓展。这里介绍三大类在医学中有应用价值的拓展算法：迁移学习，对抗生成和强化学习。

一、迁移学习

（一）迁移学习概述

传统机器学习要求数据集符合分布一致的先验条件。另外，如果想要获得比较好的机器学习表现，需要获得大量的标注数据。在实际应用中，由于各数据采集方法、站点来源以及预处理流程不同，数据要满足同分布这一条件稍显苛刻；此外，标注数据本身是一项枯燥且花费巨大的任务，而且已标注的数据还可能出现数据过期的问题。而如果将这样的数据强行应用于常规机器学习，则会对模型的学习表现造成较大的负面影响。那么我们能否尽可能地充分利用之前已经标注好的数据，保证模型在新的任务上具有不错的精度呢？基于这样的问题，出现了对迁移学习的广泛研究。

迁移学习不是一个具体的方法，而是一种思想。迁移学习的主要目标是，将某个领域或者任务上已经学习到的知识或者模式应用到不同但相关的领域或者问题中，希望能够从相关领域中迁移标注数据或者知识结构，以完成或改进目标领域或任务的学习效果。就像人类的学习过程：在学会骑自行车之后，可能会更容易学会骑摩托车；在学会 C 语言之后，可能更容易掌握其他的编程语言。这里希望通过迁移学习，能让机器做到和人类相似的举一反三。常规的迁移学习在第九章做过介绍，这里聚焦在深度学习中的应用。

域（domain）和任务（task）是迁移学习的两大核心术语。域就是某个特定的领域，例如真实世界图片数据和二次元卡通图片数据，就可以看作两个相似但不同的域；任务则是指要做的事情，例如在图片中做情感分析或者目标识别，就是两个不同的任务。域包括特征空间 X 和空间上的数据的边际概率分布 $p(x)$，而任务则主要涉及标签空间 Y 及目标预测函数 $f(\cdot)$。迁移学习的定义是：给定源域和目标域的数据 D_S 和 D_T 及学习任务 T_S 和 T_T，通过源域的相关信息改进目标域预测函数的学习过程。

迁移学习的优点在于：可以将不同域的数据相互迁移，即将一个域的数据或学习到的知识应用或迁移到另一个域上，因此能够达到举一反三的效果；此外，对于小样本数据，可以利用其他相近领域的知识提高模型的表现；如果源域和目标域所用模型类似，那么模型迁移还能够提高训练速度；由于迁移学习综合考虑了不同域的数据，因此相比常规机器学习更能保证模型的泛化能力。一个理想的迁移学习应用，会使模型在微调之前的初始性能、训练过程中模型提升的速率、训练所得模型的收敛性能都高于不使用迁移学习的情况。

迁移学习之所以能够迁移，是因为源和目标域不同，这里的不同主要分为域的不同和任务的不同。其中域的不同表现在空间和分布两个层面，举例来说，数据维度上的区别即空间上的不同，来源于同一空间而一者符合高斯分布，另一者符合二项分布则为分布上的不同。任务上的不同也包括两个层面：预测标签不同，比如源域为正负例的二分类，而目标域为三分类，另一者是映射不同，如源域和目标域均是语言文本，只是源域为英文识别而目标域是中文识别。但是当域间的概率分布情况差异比较大时，可能会导致比较严重的负迁移问题，也就是现有知识对于新知识学习有阻碍作用。因此，要有效地运用迁移学习，需要考虑的关键问题在于：①哪些知识可以在不同的域或是任务中迁移，如何确认不同领域之间的共有知识；②针对特定迁移对象的具体问题，如何选择迁移学习算法，如何设计合适的算法提取和迁移共有知识；③哪些情况下适合做迁移学习，如何尽可能利用正迁移，避免负迁移。

迁移学习又可分为实例迁移（instance transfer）、特征迁移（feature transfer）、参数迁移（parameter transfer）以及域泛化（domain generalization）。在这里对这四种方法做简单介绍：

（1）实例迁移：实例迁移即重新调整源域中实例的权重，让源域实例分布接近目标域的实例分布，然后应用于目标域的数据。基于实例的迁移学习需要满足的假设条件是，源域和目标领域具有很多交叠的特征，源域和目标领域具有相同或相近的支撑集。代表模型是选择性学习算法（selective learning algorithm），主要思想是构建自编码器并调整误差函数以进行实例选择。

（2）特征迁移：特征迁移是把源域和目标域的数据映射到一个分布更加接近的特征空间当中然后提取特征。代表模型是迁移成分分析（transfer component analysis，TCA）、域对抗神经网络（domain adversarial neural network，DANN）以及对抗区分的域适应（adversarial discriminative domain adaptation，ADDA）。

1）TCA：此模型将不同分布的数据映射到一个新的隐空间当中，使数据分布更加接近。在一定约束下，利用函数 $\varphi(X)$ 对数据 X 进行映射，希望能找到最优的映射函数 φ，使源域数据 X_S 和目标域数据 X_T 的映射之间的分布足够接近。本书第九章第四节有详细描述。

2）DANN：此模型由特征提取器（feature extractor）、标签分类器（label predictor）和域分类器（domain classifier）3 个部分组成。特征提取器将原始输入进行自动表征，经过一系列隐藏层输出中间表示向量；标签分类器将中间表示向量作为输入，可以接入全连接层对标签进行预测；域分类器则判断输入的数据来源于源域还是目标域，即执行源域和目标域的二分类任务。在反向梯度回传的过程中，加入了对抗的思想，域分类器和特征提取器中间的梯度做了一次反转操作（取负值），使域分类器的目标是最小化损失值，特征提取器则是最大化损失值，最终效果是要让域分类器无法区分数据的来源。这样，中间向量所对应的特征空间是域无关的，源域和目标域数据在此新特征空间中的映射分布近似，从源域到目标域迁移的目标也得以实现。

3）ADDA：此模型是 DANN 的变种，本质上也是引入域分类器和梯度反转以提取域无关特征，但是区别在于训练过程中将标签预测和域分类过程进行了分离，使两者不互相干扰。

（3）参数迁移：也叫模型迁移，是根据源域模型学习目标域模型的参数。这种方法的前提假设是源域中的数据和目标域中的数据可以共享一些模型的参数。代表模型是直推式参数迁移（transductive parameter transfer，TPT），主要思想是对于不同的被试或源域训练单独分类器，通过回归函数学习特征分布与分类器分界面参数映射关系，再利用核函数评估新来的被试数据分布与训练数据分布关系，从而预测新被试分类器参数（图 10-8）。

（4）域泛化：相对于一般的迁移学习，其不同在于，域泛化（domain generalization，DG）在学习时，测试数据不可访问。和域泛化相关的学习范式如表 10-1 所示。

上述很多迁移学习的方法，都归属域适应（domain adaptation，DA）。解决 DA 的问题，通常目标是减小源域和目标域数据分布的散度：一类方法是调整参与训练的实例的权重，以选出一些有代表性的数据，使它们的散度较小；另一类方法则是找到一个特征空间，使在这个特征空间里，源域和目标域数据的距离可以减小。

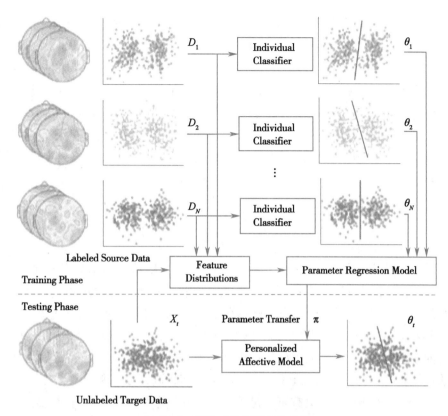

图 10-8　直推式参数迁移示意图

表 10-1　迁移学习相关学习范式比较

学习范式	训练数据	测试数据	条件	测试数据的可及性
多任务学习	$S^1, \cdots, S^n$	$S^1, \cdots, S^n$	$y^i \neq y^j, 1 \leq i \neq j \leq n$	√
迁移学习	S^{src}, S^{tar}	S^{tar}	$y^{src} \neq y^{tar}$	√
域适应	S^{src}, S^{tar}	S^{tar}	$X^{src} \neq X^{tar}$	√
元学习	$S^1, \cdots, S^n$	S^{n+1}	$y^i \neq y^j, 1 \leq i \neq j \leq n+1$	√
终身学习	$S^1, \cdots, S^n$	$S^1, \cdots, S^n$	S^i 依次到达	√
零样本学习	$S^1, \cdots, S^n$	S^{n+1}	$y^{n+1} \neq y^i, 1 \leq i \leq n$	×
域泛化	$S^1, \cdots, S^n$	S^{n+1}	$P(S^i) \neq P(S^j), 1 \leq i \neq j \leq n+1$	×

　　DG 的目标则是在不能访问测试数据的情况下,对多个源域进行学习,尽可能提高模型的泛化能力。主要的域泛化方法可分为域对齐、元学习、数据增强、集成学习、自监督学习等。

（二）迁移学习在生物医学领域的应用

　　由于医学领域数据专业性较强、非结构化数据较多、数据量庞大且种类繁杂,使应用传统的机器学习或者深度学习方法所要求的医疗记录、数据等的标注任务较为繁重。因此,有效地应用迁移学习可以在一定程度上解决这一难题。

　　迁移学习在医学影像诊断中的应用相对比较广泛。基于迁移学习的医学影像诊断技术提高了传统医学影像识别的效率和准确率,可以更好地辅助临床医务人员对患者的健康状况进行诊疗。例如,在迁移学习的背景下,针对 ImageNet 设计的具有相应预训练权重的标准体系结构,在医疗任务上进行了微调,可以完成从解释胸部 X 射线和识别眼部疾病到早期发现阿尔茨海默病的迁移。再比如,基于 CNN 和迁移学习实现的 COVID-19 自动诊断方法,使用网上社区公开的数据集,通过对初步训练的模型进行少量样本的迭代更新,利用多源迁移学习方法训练模型,并将从各个数据源训练得到的参数整理为参数集。再对这个预训练模型使用医学影像数据进行迭代更新,最终可以获得一个具有较高准确率的自动诊断模型。

现代医学文本数据例如病例报告等,往往是非结构化的数据,因此传统的机器学习方法难以对医学文本内容进行有效利用,而寻求构建结构化医学文本信息则成为现阶段研究的重点方向。例如,基于迁移学习的理论,可以利用目标域的数据集对预训练的语言模型进行微调,从而训练得到具有较丰富的目标域语义信息的语言模型。这样的语言模型结合主流的神经网络架构即可得到效果不错的医学文本分类器。

二、对抗生成

(一)生成对抗网络概述

在人类的学习实践中,经常出现两方互相对抗、互相学习,从而达到两方共同提高的情形。例如,一位营销人员希望自己发出的广告邮件能更多地被潜在客户收到,而垃圾邮件分类器的开发者希望自己的系统能够帮助邮箱用户尽可能成功区别这些广告邮件并将其送入垃圾箱。在这个例子中,营销人员可以通过给自己邮箱发广告邮件验证其邮件是否被归类为垃圾邮件,并且不断总结自己邮件被接收的成功经验,尝试生成更好的广告邮件;而开发者能根据检查自己收到的广告邮件和成功过滤掉的垃圾邮件,考虑不断改进现有分类器的过滤机制。在不断重复之后,最终结果可能是两人的博弈达到了纳什均衡,但是也有可能是营销人员找到了完美的伪装办法,或是开发者找到了完美的垃圾邮件分类方法。总之在这个过程中,无论是营销人员还是开发者,他们都在对抗中不断进步,让自己的工作相比原来做得更好。而生成对抗网络(generative adversarial network,GAN)就是基于这个思想构建的。

生成对抗网络是一种包含两个网络(或网络集合)的深度学习框架(图10-9)。这两个网络在互相对抗、互相学习,并完成一个生成型任务。这里,生成型任务是指根据某一事物的标签(记为Y),生成符合该标签的各项特征(记为$\hat{X}$)的任务。相应的真实数据的特征记为X。也就是说,生成对抗网络是一个用于学习$P(X|Y)$的网络模型。一般来说,为了保证生成的特征不至于每次都一样,还会引入一些随机噪声(noise vector)(记为Z)。生成对抗网络中的对抗指的是,有一个网络负责生成特征,即学习$P(X|Y,Z)$,而另一个网络负责区分生成的特征和真实的特征,即学习$P(Y|X)$。而生成对抗网络的最终目标,则是获得一个效果相当好的特征生成网络,用于解决我们的生成型任务。

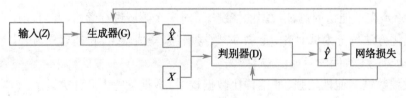

图 10-9　生成对抗网络框架

如今生成对抗网络已经在各种各样的场景中有所应用,比如:生成接近真实的图片数据以实现数据扩增;基于低分辨率图片生成高分辨率图片;基于某一种图片类型生成另一种图片类型以完成图片转换;基于静态图片生成动态图片等。

图10-9展示了生成对抗网络的基本框架。接下来以随机生成带标签的图片为例进行模型讲解。首先输入为一串随机的噪声向量Z,这里如果生成的图片需要带标签,那么可以将标签和噪声向

量整合在一起作为输入。随后生成器 G 会生成假图片。生成器是一个多层神经网络，通常由一些转置卷积构成，实现一维向量生成二维图片，而它本身是不知道真实图片的任何信息的。接下来，这些生成的假图片 $\hat{X}$，与真实图片 X 混合在一起输入到一个判别器 D 中。判别器 D 不知道哪些是真实图片，哪些是假图片。判别器与常用的卷积神经网络结构相似，执行图片真假的判断，输出 $\hat{y}$。然后再根据判别结果和图片真假计算一个损失函数。根据损失函数，同时更新生成器和判别器。上述过程经几轮迭代后即可实现模型的训练。这一模型中，生成器的目标是让判别器尽可能地判断错误，而判别器的目标是自身尽可能地判断正确。因此，训练过程对于生成器而言是要解决一个误差最大化问题；但同时对于判别器而言则是一个最小化问题。

在训练 GAN 的时候经常会出现模型训练不稳定的问题。其中一种叫作模式崩溃（mode collapse）。这种问题会发生于判别器的判断能力仍有偏差的时候。当判别器对于某几种类型的图片难以判断时，生成器可能就会只生成这几种图片以实现损失最小。相应的，判别器就只能接收到那几种图片，而无法学习其他类型的图片。

另一种模型不稳定的问题是由梯度消失造成的。当使用二元交叉熵作为损失函数的时候，最终的损失值取值范围被局限于 0～1 之间。当生成器生成了一些与真实数据差距非常大的图片时，损失会无限接近于 1。这种损失无法告诉生成器这次生成的图片比上一次是更差了，还是更好了。

为了解决以上问题，有研究提出用另一种损失函数（wasserstein loss）优化 GAN。这种损失函数是对陆地移动距离（earth mover's distance，EMD）的一种近似算法。EMD 可以计算两个分布之间的距离。这种损失函数的取值范围是 0 到无穷。无论生成器的生成与真实数据差别有多大，它都可以告诉生成器有用的信息以改进生成器。

由于生成的图片在真实世界是不存在的，所以如何判断生成图片的好坏一直是一个难点。目前常用 Fréchet 起始距离（Fréchet inception distance，FID）衡量 GAN 生成的图片和真实图片的差距。其做法是，先随机生成一批图片，然后用现在常用的一种图片特征提取器 InceptionV3，提取每个生成的图片的特征向量。同样的，也提取多个真实图片的特征向量。假设这个特征向量满足多元正态分布，那么就可以用 Fréchet 距离计算生成图片的特征向量的分布和真实图片的特征向量的分布之间的距离。这一距离越小，说明生成图片越接近真实图片。这种衡量方法使用了真实图片的信息，因此较为准确。FID 的问题在于其非常依赖采样量的大小，以及需要一个预训练的特征提取器。如今更准确的生成模型评估方法仍在开发研究中。

（二）对抗生成在生物医学领域的应用

GAN 在医学图像处理领域的研究发展非常迅速，主要的应用领域包括图像降噪、图像检测、图像分割、图像重建等。例如，基于 WGAN 的 CT 图像降噪，既可以在一定程度降低噪声水平，也可以最大限度地保留图像关键信息，减少过度平滑等；基于 WGAN 的图像视觉特征检测，可以自动标识患者 MRI 图像的类别特征区域，因其对抗生成的特点使其不依赖大量人工标注的训练样本，同时也在一定程度上提高了检测效率；基于 GAN 的结构校正对抗网络可用于胸部 X 射线图像的分割，对训练数据的需求量小且分割效果不错，值得一提的是，这里利用到的 GAN 生成能力并不是利用 GAN 生成图像本身，而是用于生成图像中感兴趣区域的标签；基于 GAN 的快速压缩感知磁共振图像重建模型主要是针对快速 MR 成像产生的欠采样图像进行重建，在硬件和成本有限制的情况下提升图像的诊断应用价值等。

三、强化学习

（一）强化学习概述

1897 年，俄国生理学家伊万·彼德罗维奇·巴甫洛夫发表了一篇关于狗的消化腺的文章，也许他并不知道，在此后的数百年时间里，人们都会把他的名字和这个实验联系起来，这个实验为心理学的"行为主义"奠定了基石，而这个广为流传的实验有一个更为出名的名字，即"巴甫洛夫的狗"。

巴甫洛夫在狗的唾液腺附近插入插管，一旦狗分泌唾液时，唾液可以流进一个用于测量唾液数量的仪器。当狗看见食物时会自然地分泌唾液，如果在每次给予狗食物的同时给予铃声刺激，只需要若干次的刺激之后，哪怕只是单独听到铃声，狗也会分泌唾液。

这一现象在生活中有着广泛的应用，如"一朝被蛇咬，十年怕井绳"。同时，这种现象又是那么高效以至于 AlphaGo 发明人 David Silver 在 2020 年 12 月发表了文章 *Reward is Enough* 作出重磅论断，"奖励足以驱动（智能体）表现出自然和人工智能研究能力的行为，包括知识、学习、感知、社会智能、语言、概括和模仿"。

什么是强化学习？强化学习是在与环境的互动当中，为了达成一个目标而进行的学习的过程。在这句定义中可以找到强化学习的三个要素：①定义中省略的主语"agent"：与环境进行互动的主体，也是学习的主体；②"environment"：环境，是智能体（agent）学习过程中周围事物的总和；③"goal"：目标，是一个长期的、最终的目标，如在篮球比赛中获胜。

事实上，与其他的人工智能算法不同的是，强化学习更在意一系列互相影响的决策的总收益，例如，在篮球比赛中，什么时候传球？传球给谁？在什么时候投篮？这一系列的决策互相影响，但对于最终的目标——在篮球比赛中获胜，每一个环节又缺一不可。因此，需要引入三个关于强化学习的新概念，帮助智能体对场上的局势作出判断。

强化学习的实践过程围绕以下三个要素展开：状态（state）、智能体（agent）和环境（environment）。状态的含义可以很广泛，如篮球比赛中，其他球员的位置、球的位置、地板的光滑程度都可以算作是状态，这是在宏观角度下描述场上局势的变量，需要让智能体明白它的决策需要考量的信息（对于巴甫洛夫的狗而言："铃声"）；行动（action）是在某种状态下，智能体进行的某个行动，也就是智能体明白了输入的局势，它负责选取一个它在此时应当选择的动作；奖励（reward）是在这个状态下，智能体采取了特定的行动，环境给它的及时反馈，和人类运动员一样，传球是否传到了核心队员的手上，投篮是否射进了篮筐，只有给出了奖励才能让智能体明白它的行动是好是坏。值得注意的是，虽然被称为奖励，但这种反馈并不都是正面的，例如，如果传球给了敌方球员，智能体就会获得一个负向的反馈。奖励与目标（goal）不同，但通常又与目标相关，需要我们合理地针对目标制订奖励方法。

强化学习中还有两个与学习相关的概念。

1. **策略（policy）**　所谓策略是指状态到动作的映射。策略常用符号 π 表示。在数学上策略其实就是一个函数，输入为状态，输出为动作。强化学习的过程就是希望学习一个好的策略，达到目标。策略就像战术，通过不断地练习，脑子里会有一套战术，在球场的某一个时间、每个位置应该进行什么样的动作。

2. **价值（value）**　价值也是一种函数，是制定策略的依据，用来衡量某一状态或者某一动作的价值，是某一状态或者某一动作的价值下未来所能得到的奖励之和的期望值。分为状态价值函数和动作价值函数。

（1）状态价值函数（state value）：是代表在当前某一状态下，预期将来会得到的所有奖励的和，如在围棋中有句古语"金角银边草肚皮"，指的是落在棋盘角落处的棋子效率最高，与落在棋盘中央部分的棋子对于未来的局势有着完全不同的影响，因此用状态价值函数描述某一个特定状态代表的预期未来收益。

（2）动作价值函数（state-action value）：也叫状态行动价值函数，是在特定状态下，采取某一行动预期将会得到的所有奖励的和。狙击手占据了有利地形也需要考虑在合适的时间开枪，对于动作的选择，通常会由动作本身带来的奖励（开枪后环境带来的反馈）和进行动作后的状态价值共同组成，如果开枪失败，那么狙击手需要转移阵地。

状态价值函数和动作价值函数这两个概念有点相似，并且可以相互转换，在某一个状态下，所有的动作价值函数平均，很显然也就是这个状态的价值函数了。知道了这些概念后，就可以开始完整的强化学习过程。

（二）马尔可夫决策过程

在强化学习中，可以用马尔可夫决策过程（Markov decision process，MDP）模拟强化学习过程。简单来说，MDP 就是一个智能体（agent）采取行动（action）从而改变自己的状态（state）、获得奖励（reward），以及与环境（environment）发生交互的循环过程。

MDP 的策略完全取决于当前状态，给定上一状态后，其他状态不会对当前状态存在影响，这也是马尔可夫性质的体现。简单地说，就是对于这一个状态而言，所有的信息在上一个状态都已经充分地被传递了，没有因素能够跨越上一个状态对现在传递的影响。

MDP 可以简单表示为一个由状态、动作、状态转移概率和奖励组成的四元组。

（1）状态：$s \in S$，有限状态 state 集合，s 表示某个特定状态。通常情况下把最近的 o_t 认为是 s_t。

（2）动作：$a \in A$，有限动作 action 集合，a 表示某个特定动作。

（3）状态转移概率（transition model）：$T(s', a, s) \sim P(s'|s, a)$，表示从 s 采取行动 a 转移到 s' 的概率。狙击手任务失败后最好快速转移阵地，在状态 s 选择了动作后，往往会面临新局面，而状态转移概率就是用来描述这种关系。给定了上一个状态 s 和动作 a，我们有多大的概率会转移到某一个特定的状态，例如，狙击手射击失败后被敌人抓住。

（4）奖励：$R(s, a) = E[R_{t+1}|s, a]$ 表示智能体采取某个动作后的即时奖励。

另一个需要注意的概念叫作累计回报（G_t），是在未来 t 时间所有奖励的和。在状态价值函数中提到，状态价值函数预期未来所有奖励的和，也就是累计回报的期望。不过需要注意的是，为了更注重当下的回报，通常会在之后的奖励之前乘上一个折扣因子 γ（$0 < \gamma < 1$）。累计回报通常也用来评估当前状态的价值。因此，状态价值函数也就是给定状态时 G_t 的条件期望，动作价值函数也就是给定状态和特定动作时 G_t 的条件期望。

之前提到强化学习更在意一系列互相影响的决策的总收益，因此，需要一个方法描述这种互相的影响，尤其是对于要优化的目标——状态价值函数，而在 MDP 中，给定上一个状态后每一个状态又与其他状态完全无关，因此这种描述互相影响的方法也就显而易见了，也就是常使用的贝尔曼方程：

$$V(S_t) = E[R_{t+1} + \gamma V(S_{t+1})|S_t]$$

它表示了下一个状态的状态价值函数与当前状态价值函数之间的关系。很显然的是这个状态平均获得的奖励加上下一个状态预期能获得的所有奖励之和就是当前状态预期获得的所有奖励。同样的，也可以用下一状态的动作价值函数表示当前状态的动作价值函数。

在智能体的优化过程中，智能体通常需要探索采样数据，并且通过采样的数据评估改进策略，根据用于探索采样数据的策略和使用采样数据待改进优化的策略是否相同这一问题，强化学习分为同轨策略方法（on-policy）和离轨策略方法（off-policy）两种。对于峡谷上危险的独木桥，如果智能体探索使用的策略和决策行动的策略完全相同，那么它只要掉下过悬崖一次就不再会试图通过独木桥穿越峡谷了。但是如果在一支军队中，由将军带领的队伍负责探索，由军师负责作出决策，那么军师就能更客观地评价使用独木桥穿越峡谷的风险，并且在必要的时候督促将军使用独木桥。

最常见的同轨策略方法是 ε- 贪心策略，指通常情况下，根据动作价值函数，选择能够获得最大价值的动作，但同时又以一个很小的概率（$p = \varepsilon$）随机选取动作，以保证策略具有一定的探索性，避免陷入局部最优。对于一个有 95% 可能性给你 1 个包子，5% 可能性给你 1 000 万的魔术师，如果不采取随机动作对未来作出尝试，那么终其一生智能体都只会获得包子。

离轨策略方法中，探索采样数据的策略与待改进优化的策略并不相同，用于生成探索数据的策略被称为行动策略，待改进优化的策略被称为目标策略，行动策略和目标策略往往可以并不相关，这样做可以保证行动策略能够最大限度地探索所有可能的数据。

有些场景可以考虑的是多智能体强化学习。在马尔可夫决策过程（MDP）中，通常假设环境是稳定的，给定上一状态后，其他状态不再对当前状态产生影响，但对于具有多智能体的强化学习中的任一智能体而言，环境中包含了其他智能体的动作，因此在任何一个智能体的视角下，环境都是非稳态的，因此如果简单地对多个智能体进行训练，很难收敛。

根据不同智能体之间的博弈关系，智能体可以有多种关系：

1）完全合作关系：多个智能体有一个共同的任务，且对于每次与环境的交互中，每个智能体获得的奖励相同。

2）完全竞争关系：最典型的例子就是博弈论中的零和博弈，一方的收益是另一方的损失，例如下象棋、警察抓小偷等。

3）混合型关系：在与环境的交互中，既存在竞争也存在合作，例如篮球这样的多人分组对抗体育运动。

4）自利性关系：对于每个智能体而言只追求自身利益的最大化，并不会刻意地阻挠或者帮助其他智能体，但它们彼此之间存在相互影响，例如多辆无人车行驶在一段路上。

对于决策过程而言，由于大部分的多智能体算法中，环境并不稳定，智能体只能观测到部分环境信息，因此马尔可夫决策过程需要一定的改变，这种对于部分观测信息进行决策的学习过程也可以称为部分观测马尔可夫决策过程（partially observable Markov decision process，POMDP），对于一些需要对环境建模训练学习的强化学习方法，在多智能体情况下也需要进行调整。

根据智能体的学习训练方式，又可以将多智能体强化学习分为集中和分散两种训练方式，集中式训练对于多个智能体只采用单个的网络进行训练拟合，但往往容易陷入过拟合或者局部最优化的窘境，而分散式训练则对所有的智能体都分开考虑单独训练，不再考虑一个共同的中心函数，因此分散式训练也往往难以收敛。因此，也有学者提出集中训练分散执行的方式，智能体在训练时可以观测到全局信息，但在执行时只能依照各自有限的视角践行策略。

（三）强化学习在生物医学领域的应用

在深度强化学习中受益的一大医疗领域是机器人辅助手术（robotically-assisted surgical，RAS）。目前，机器人辅助手术的主要方式是医生以遥控方式指导机器人操纵器械。通过使用计算机视觉模型（如 CNN）观察手术环境、使用强化学习方法学习外科医生的动作，深度学习有效提高了机器人辅助手术的稳健性和适应性。这些技术支持高度重复与时间敏感的手术任务，如缝合和打结。例如，计算机视觉技术（如用于目标检测、分割和立体视觉的 CNN）可以根据图像数据重建开放性伤口的样子，然后通过解决路径优化问题生成缝合或打结轨迹，该路径优化问题试图在考虑外部约束（如关节限制和障碍）的同时找到最优轨迹。与此类似，用图像训练的 RNN 通过学习外科医生的动作序列能够学会自动打结。

另外，强化学习也常应用于追踪、定位问题。关键点在临床的应用中起着非常重要的作用，包括医生可以通过关键点找到一些解剖结构，或是标准切面，起到导航（navigate）的作用。同时，关键点也可以用于生物参数的测量（宽度、长度、大小等），如产前诊断中常测的侧脑室宽度、小脑横径等，有利于后续的分析诊断。通常的追踪、定位问题是利用深度学习解决，但是在遇到数据缺失的情况下，强化学习也可以为我们提供解决方案。

本章小结

　　人工智能算法经过数十年的研发,具有了广泛的实际应用。本节介绍了近年来开发的深度学习算法,在图片、序列、图网络等数据分析中的核心算法,以及迁移学习、对抗生成、强化学习等进阶算法。这些基础算法和进阶算法在医学大数据分析和建模中发挥着越来越不可替代的作用。

思 考 题

　　1. 请思考1×1大小的卷积核在医学图像分析中的应用场景和实际意义。

　　2. 请思考平均值池化和最大值池化的区别,各自适用哪些医学图像分析场景。

　　3. 对于下图,请计算它的度矩阵 **D**、邻接矩阵 **A**,以及它的拉普拉斯矩阵 **L**。拉普拉斯矩阵的定义是 **L**=**D**−**A**,请根据这个例子思考拉普拉斯矩阵应用于图信号处理中的实际作用。

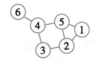

　　4. 迁移学习在医学信息分析中可能存在的问题有哪些? 如何选择合适的迁移学习方法?

　　5. 在医学领域,疾病诊断可以使用强化学习吗?

（吕　晖　游　茂）

第十一章

医学自然语言处理

医学自然语言处理可应用于电子病历结构化、医院数据治理、医学知识图谱建设等应用场景,是AI技术在医学健康领域的重要应用之一。本章详细讲述了医学自然语言处理的基础知识、电子病历文本处理任务与模型,并以诊疗对话系统为例,概述了其中涉及的核心技术。

第一节　医学自然语言处理基础

本节首先介绍了自然语言处理的基本常识,包括自然语言文本的机器表示方式、自然语言处理的基础任务以及常见应用。其次对医学文本的特点进行了详尽的分析,指出了医学文本与通用自然语言文本在词法、语法和语义上的不同,进而描述了常见的医学文本处理任务,并对任务难点做了分析。由于基于机器需要大量的标注数据,最后一部分介绍了现有的医学文本数字资源、标注规范以及标注需要的工具。

一、自然语言处理常见任务与典型模型

(一)自然语言文本表示

自然语言是人能够阅读的一堆文本,要让机器能够完成自然语言处理任务,首先需要将文本转化为计算机可处理的数字,这一过程称为文本表示。一篇长文本通常由篇章、句子、词汇以及字顺序组成。章节、句子以及词汇之间具有某种关联性,在文本表示中,通过何种特征能表示整个文档,而这种表示能否或在多大程度上将文章的深层含义(包括各种上下文相关性)表示出来,是文本表示需要研究的问题。本节以常用的三种文本表示方法为切入点,说明文本表示的方法、目的以及可以改进的方向。

1. 词袋模型　词袋模型把一个文档转化为向量表示,是一种比较简单直白的方法。词袋可以比作一个袋子,只不过这个袋子里面装的是一个个词。袋子里的东西是没有顺序的,因此,词袋模型不考虑单词的顺序。

比如说,"我 | 喜欢 | 吃 | 水果 |,昨天 | 我 | 去 | 水果 | 店 | 买 | 梨子",可以简单地表示为向量。假设抽取特征为[我,喜欢,水果,昨天,梨子],那么这些词出现的频率表示成向量是[2, 0, 1, 2, 1, 1],其中,"我"和"水果"出现了 2 次,因此频率为 2。小明从来没有出现过,所以为 0。对于文本检索类应用,将检索词也变成一个向量,两个向量基于 Cosine 相似度计算夹角,就可以得出文档与检索需求的相关度。

然而,在上述表示中,词汇和词汇之间是无关的,这个不符合自然语言词汇的特点。比如说,水果和梨子,两者之间相关性很高,从"我喜欢吃水果"很容易推导出"我可能也喜欢吃梨",但是,由于

词袋模型无法表示"水果"与"梨子"的包含关系，因此，这种推导也无法实现。也因此推出了基于大规模无监督语料的静态词向量模型和上下文相关的语言模型。

2. 静态词向量 静态词向量是用一个向量表示一个词，词向量的维度通常为128、256或768，因为计算机的计算能力有限，它的维度不能太高。沿用前面的例子，假设用一个4维的向量代表一个词，水果表示为[0.3, 0.1, 0.2, 0.3]，那么梨子可能在空间上距离更近，而其他词汇可能更远一点。通过词汇向量空间距离的远近，表达了词汇间的语义相关性。

对于一个文档，每个词都有一个词向量，一个文档可以简单地看作所有词向量的集合，形成一个矩阵，矩阵大小是词的数目乘以词向量维度，称为词向量文本表示矩阵，可以将该矩阵作为应用模型的输入。

通过词向量的构建过程，可以理解词向量的特点。词向量模型学习句子中词出现的规律，将词映射到向量空间中，该向量空间通过表征句子中词出现的规律，隐含地表达词的语义。词向量构建过程一般可分为三步：①收集大规模文本数据，对数据分词，建立词表；②指定词向量维度，初始化词向量模型参数，通常为一个词表长度乘以词向量维度的矩阵，称为嵌入矩阵；③根据文本数据构建训练集，词向量训练一般用的是语言模型，即基于一个句子中某几个词，模型猜测句子中的另外一个词。这个方法隐含的是，如果两个词总是在相同的上下文中出现，他们的词向量一定很相似，代表了他们语义相似。事实上，语义相似的词，上下文确实也很相近。比如说，香蕉和雪梨出现的上下文可能都是很相似的。如果两个词互相替代，也不会引起阅读者很大的疑惑。

最经典的静态词向量模型是word2vec，顾名思义，就是将一个词转换成一个向量，该模型本质上是一个神经概率语言模型。比较有意思的是，虽然模型优化的目标是语言模型，而词向量只是副产品。但在应用中，通常会抛弃语言模型，直接使用词向量。

3. 基于上下文的嵌入语言模型 静态词向量模型在词级别的文本表示中具有较好的效果，但是无法解决一词多义的消歧问题。比如说，包袱有的时候表示用布包起来的衣物包裹，有的时候表示精神上的负担，因为一个词具有多种含义，如果要确定句子中词的具体含义，必须通过联合上下文才能解决。于是在静态词向量之上，研究者提出了一系列能够感知上下文的词表示方法，它们是基于上下文的嵌入语言模型，简称语言模型。

相比于静态词向量，语言模型的模型结构更加复杂，文本表示由词嵌入结合上下文决定，它将词嵌入结合到句子词嵌入矩阵中，进一步计算，消去歧义，根据上下文为"包袱"是衣物包裹还是精神负担给出不同的词向量。

具体而言，将句子输入语言模型，它首先查询内部的词嵌入矩阵，获取句子的文本表示，然后将文本表示进行非线性变换，通常基于长短期记忆（long short-term memory，LSTM）或自注意力（self-attention）机制。这些机制允许句子中的词根据句子中其他词向量进行计算，得到比静态词向量更准确的文本表示。训练语言模型需要大量的无监督语料，为了训练语言模型，研究者提出多种训练任务，最常见的有两个。①上下文预测：从文章采样句子对，让语言模型判断它们是否出现在同一篇文章中；②完型填空：从句子中挖去一个或多个词，让模型根据句子中其他词猜测挖去的词。

目前有很多基于transformers工具包与构建语言模型的分享平台。平台包括多语种多领域、多种训练任务的语言模型。用户首先需要理解它们的语料、领域和训练目标，由此挑选适合的语言模型。

最后，虽然语言模型的表示能力最强，但需要较多的计算资源，例如GPU、TPU，需要用户根据所拥有的计算资源权衡。同时，使用通用文本表示，如静态词向量或语言模型并不意味着高枕无忧，不需要进行特征工程；相反，在应用型任务中，研究者们会将两者结合，拼接一个精心挑选的特征，往往会使模型效果有较大的提升。

（二）自然语言处理基础任务

基础任务是面向自然语言本身特点，与具体应用无关的通用性任务。具体的应用任务可能会用到基础任务的结果。自然语言处理基础任务包括分词、词性标注、命名实体识别、句法分析和语义分析。

1. **分词**　分词（word segmentation）通常是解决中文自然语言处理任务时遇到的第一个问题。和英语不同，汉语在记述时不使用空格分割词组含义。因此，如果我们希望计算机以词而不是字为单位处理文本时，通常需要采用分词工具对文本进行预处理。分词预处理通常以一段文本作为输入，在词间插入空格，输出分词后的文本。下游应用既可以将分词后的文本作为输入，也可以将它作为额外输入特征与原始文本一并输入。

例如，前面的那个例子，分词结果为"我 | 喜欢 | 吃 | 水果"。但是，如果英文，I like to eat fruits，因为词汇之间本身就有分割，所以就不需要分词。

推荐的分词程序包为结巴分词，它集成包括前缀词典、动态规划、隐马尔可夫模型、维特比算法和双向循环神经网络等算法。工具允许用户输入自定义词典，以便对专业领域文本分词，并有多种分词模式以应对用户的不同需求。

2. **词性标注**　词性（part of speech）是单词在句子中的语法分类，它指示单词在句子的语法结构中所承当的功能。常见的词性有动词、名词、代词、形容词、副词等。由于一个单词可能会有多个词性，如"希望"既可以当名词，也可以当动词，因此，词性标注任务具有明显的上下文特性，只有结合具体的句子，我们才能够知道某个特定词汇的词性。词性标注一般被看作分词的下游任务，分完词以后，可以确定每个词的词性。词性标注一般是语法和语义分析的上游任务，也是文本分类和情感分析等应用的预处理任务，当我们认为词性信息对解决下游任务重要时，可以将词性标注的结果作为下游任务额外输入，增强模型对不同词性的词语的感知能力。

中文领域词性标注推荐使用 HanNLP 工具包，它集成规则、隐马尔可夫模型、感知机和条件随机场等多种词性标注器，并允许用户提供词典自定义词性。

3. **命名实体识别**　命名实体（named entity）通常是应用任务最关注的词汇，这些词汇一般是人名、地名、机构名等。它们通常由多个词复合而成，且构词灵活，使用机械分词技术无法有效处理命名实体的边界。现有的分词工具一般都有常见的人名或者地名等命名实体识别（named entity recognition，NER）功能。然而，命名实体通常与领域强相关，例如金融领域会关注基金名、公司名，医疗领域会关注手术名、疾病名。因此，使用现有的命名实体模型时，需要特别留意模型的训练集是否覆盖领域应用的需求。如果没有，则要准备语料进行标注，重新训练特定的命名实体模型。

对于医疗领域而言，疾病、症状、手术等命名实体的识别都是进行医疗数据分析的前置任务。目前尚未有成熟的开源医疗 NER 工具包。本章推荐两个包含医疗 NER 的标注数据集：由中国中文信息学会医疗健康与生物信息处理专业委员会发起的中文医疗信息处理挑战榜（Chinese biomedical language understanding evaluation，CBLUE）；全国知识图谱与语义计算大会，其自 2017 年起每年评测任务都包含医疗领域的 NER 任务和数据集。可以从这些数据集出发，找到适合的公开模型。

4. **句法分析和语义分析**　句法分析输入的是句子，输出的是句子的语法结构。语法结构指的是句子的各个成分以及成分之间的关系。例如标识句子中，主语是哪个，宾语是哪个，特定形容词是修饰哪个名词的。主流的句法主要有两种。

（1）成分句法：用构成的方法表达一个句子，简单地说是短语由词组合，而句子由短语组成。通常通过一系列的文法表达一个句子。如下面的文法表达了：一个句子由名词短语和动词短语构成，而动词短语由动词和名词构成。

$$S {\longrightarrow} NP\ VP；VP {\longrightarrow} V\ Noun$$

该文法可以表达大量含义不同的句子，如我去水果店、小明做饭、他吃水果等。但是，如果要表达更为复杂的句子，如"昨天我去水果店"，则还需要对文法进行扩充，增加状语短语。由于自然语言的非规范性，用文法完整地描述自然语言的语法有一定的困难。

（2）依存句法：依存句法通过词之间的关系描述一个句子。一般而言，依存分析树的根节点是动词，从动词出发指向主语，主语指向修饰主语的形容词、动宾短语结构等，从而形成树状结构。例如，前面所说的"昨天我去水果店"，可以表示为如图 11-1 所示的依存分析树，其中，"去"是核心，"我"和"去"之间是主谓关系（SBV），而"去"和"水果店"之间是动宾关系（VOB）。

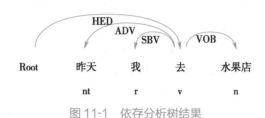

图 11-1　依存分析树结果

成功地解析句法结构，可以为语义解析、情感分析、搜索等各种应用带来好处。在具体应用中，可以抽取结构信息作为应用的输入，也可以将整个句法结构以某种形式嵌入模型中。

句法关注于结构，语义关注于句子的含义，比如说，"你打我""我被你打"，在句法上是不一样的，但在语义上是一样的。但是，从两者输入输出的表现形式而言，句法分析和语义分析的目标都是输入句子，输出图或者树的结构，技术路线也基本相似，一般可以采用基于图或是基于转移的方式做语法或语义解析。

与句法分析相比，语义图通常会忽略语法信息，更加关注语义信息，它有时间修饰、地点修饰等边关系，而较少存在介词修饰等语法信息。它的标注按照标注结果的语义图中节点与词的关系可以分为三种：有锚、部分有锚和无锚。锚指语义图节点和句子的词之间的关系；有锚是语义图上的节点与文本中的词一一对应，部分有锚指只有部分（通常是叶子节点）与词对应，其他节点表示抽象语义概念，无法与词对应；无锚是语义图节点与词没有严格对应关系。

在前面水果店的例子中，依存语义解析结果如图 11-2 所示，依存语义解析与依存分析树相似，但"昨天"直接解析出了时间（TIME）修饰，而"水果店"直接解析出了"地点"（LOC）修饰。

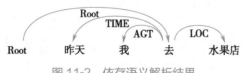

图 11-2　依存语义解析结果

基于语义关系，可以进行更为深度的文本分析和抽取，例如，有研究者从语义分析结构中抽取实体的语义关系，使计算机无须预先定义事件模板，能够自动发现事件。

（三）自然语言处理应用任务

自然语言处理中常见的应用型任务包括文本分类、情感分析、信息抽取、机器翻译、自动问答、对话系统、搜索与推荐系统等。

1. 文本分类和情感分析　文本分类是十分典型且基础的分类任务，而情感分析又可以看作文本分类的一个特殊场景的应用。文本分类任务输入是一组文本,输出是文本所对应的类别标签。常见的分类类型包括:①基于内容的主题分类,如根据新闻内容信息可分为体育类、生活类、时尚类、财经类、时政类、教育类、科技类、游戏类、娱乐类等;②基于观点的情感极性分类,如积极类、消极类、支持类或中立类或反对类,也可以根据情感态度的强弱作更细的划分等;③基于真伪检测的判别分类,如事实类、虚假类、不确定类等。常见应用场景为垃圾邮件识别、情感分析、主题分类、关系分类等。

2. 信息抽取   信息抽取(information extraction, IE)是对给定的文本进行结构化处理,得到结构化数据,属于序列标注任务。最为典型的抽取任务就是命名实体识别,其输入是一段文本,输出是每个分词的标签,属于同步的序列到序列模式。除了抽取实体外,信息抽取还可以抽取两个实体之间的关系,甚至是包含多个实体之间的相关性的事件,即输出的结果在包含实体的基础上还包含关系或事件的结构化信息。医疗领域中常见的信息抽取应用场景包括电子病历结构化以及诊疗对话的槽信息抽取等,从而得到患者相关的结构化信息,辅助医生对患者进行病情分析。

3. 机器翻译、自动问答与对话系统   机器翻译、自动问答以及对话系统都属于自然语言生成任务。机器翻译是自然语言处理中重要的文本生成任务,其主要目的是研究如何将源语言翻译成目标语言。机器翻译通常包含两个关键内容:①源语言理解:即机器理解源语言文本的语义;②目标语言生成:即机器根据源语言的语义,按照目标语言的文法生成文本。由于源语言的文本长度与翻译的目标语言的文本长度不一定相等,机器翻译属于异步的序列到序列生成模式。机器翻译现在越来越成熟,由于跨语言大语言模型日渐成熟,机器翻译甚至在小语种翻译上面,也已经达到了很好的效果。

自动问答旨在回答用户提出的一些知识型问题,通常是单轮的或少轮次的知识型问答对话。自动问答的输入是一个问句,输出是相应的答案回复。比如,用户提问"中国的首都在哪里?",系统给出答案"北京"。在实际的应用场景中,自动问答系统常用于智能语音交互、在线客服答疑、知识型问答等。这些属于定制类场景应用,范围较窄,但更具领域针对性。由于其与用户的交互性较少,所以回答的内容更基于知识而不是用户意图。

对话系统理论上可以包含自动问答的应用场景,但如今对话系统多指的是任务导向型的对话系统。这种对话系统常用于帮助用户完成有明确的意图且具有一定复杂度的任务,如订机票、订酒店、售后服务等。由于对话系统是基于任务导向的,完成一个任务的完整对话通常是多轮的。多轮对话系统中涉及自然语言理解的信息抽取技术、对话状态追踪技术、对话策略优化技术以及自然语言生成的结构化数据到文本生成技术,通常需要考虑对话历史上下文中所包含的复杂信息,人机交互性更强,但实现的难度也更高。

4. 搜索与推荐系统   搜索与推荐系统分别可以看作是主动和被动的推荐项相似度计算任务。推荐系统主要建模用户的兴趣爱好与系统的推荐项之间的相似度匹配,常见的应用场景是电商行业的商品推荐以及社交平台的视频推荐;而搜索则需要主动输入查询的问句并计算问句与系统中候选对象的相似度,常见的应用场景是搜索引擎。若以文档作为推荐对象,则搜索系统的输入是一个问句而输出是推荐文档的概率;仍以文档作为推荐对象,则推荐系统的输入是用户的相关文档浏览记录,通常包含多个文本,而输出也是推荐文档的概率。

(四)自然语言处理常见建模方法

1. 文本分类模型   文本分类模型的特点是,输入是序列信息(自然语言文本),输出是序列信息所对应的标签。文本分类模型属于序列到类别模式,其不仅适用于典型的文本分类任务,也适用于情感分析和主题建模等任务。典型的文本分类任务示例如下:

输入:姜还是老的辣,这就是职业球员的实力!

输出：体育类

文本分类模型的核心是文本表示和分类算法。文本表示通常是将输入的文本进行分词处理，并将每个分词转化为对应的词向量表示，常见的方法为词袋模型（bag-of-words）、词集模型（set-of-words）和词频‐逆文档频率（TF-IDF）等。分类算法是学习文本特征表示与分类标签之间的关系模型，可以分为基于规则的方法、基于统计的方法以及基于神经网络的方法。传统的基于统计的方法有支持向量机、朴素贝叶斯、k-最近邻以及决策树等。传统的文本分类方法进行文本文类时需要人工干预进行特征提取，不仅耗费时间和精力，而且还容易忽略文本上下文关系，丢失了语序信息；而基于神经网络的方法可以利用网络结构自动获取文本特征解决分类问题，避免了繁杂的人工特征工程，应用较广。基于神经网络的方法可以得到较好的词嵌入向量表示，同时可以基于常用的神经网络结构（MLP、CNN、RNN、Transformer、BERT 等）设计出适用于不用类型任务的模型，利用文本的上下文语境信息增强向量的表示能力。因此，目前主流的文本分类算法都是基于神经网络的方法。

以情感分析为例，基础的模型可以在词嵌入向量后面接卷积神经网络（CNN）或者双向长短期记忆神经网络（LSTM，循环神经网络 RNN 的一种变体），然后再接全连接层计算每个情感类别标签的概率。可以更进一步融合注意力机制，使模型可以在每次预测类别标签时，选择关注相关性更大的局部文本信息。基于 CNN 的情感分析模型如图 11-3 所示，输入序列文本为"I love the movie very much!"，输出情感类别标签"1"和"0"的概率，取概率最大的作为该文本的类别标签，其中，"1"表示积极的情感，"0"表示消极的情感。

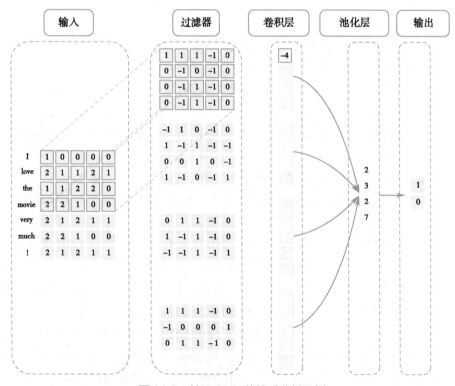

图 11-3　基于 CNN 的情感分析示例

2. **序列标注模型**　序列标注模型也是自然语言处理中十分常见的模型，上文中的分词、词性标注、命名实体识别、关键词抽取、词义角色标注等任务，都可以采用序列标注模型实现。与文本分类模型对一段序列文本给定一个标签类型不同，序列标注模型对于一段序列文本中的每个分词都需要打上标签，即属于同步的序列到序列生成模式。以命名实体识别任务为例，常见的标签体系包括 BIO

标签体系和 BIOES 标签体系,其中"B"即为"begin"表示实体的开头,"I"即为"inside"表示实体的内部,"O"即为"outside"表示不属于实体,"E"即为"end"表示实体的结尾,"S"即为"single"表示单个字长的实体。基于神经网络的命名实体识别模型的一种经典网络架构是双向 LSTM 接 CRF(条件随机场)。

下面利用 BIOES 标签体系对一个序列文本"张三在北京的天安门"进行标注(图 11-4)。

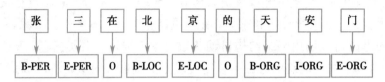

图 11-4　BIOES 标签体系标注示例

在 BIOES 标签体系中,B-PER 表示人名的开始标签,I-PER 表示人名的中间标签,E-PER 表示人名的结束标签,B-LOC 表示地名的开始标签,I-LOC 表示地名的中间标签,E-LOC 表示地名的结束标签,B-ORG 表示机构名的开始标签,I-ORG 表示机构名的中间标签,E-ORG 表示机构名的结束标签,O 表示其他标签。

3. **异步的序列到序列生成模型**　机器翻译、自动问答和对话系统本质上都属于异步的序列到序列生成模式,即输入是序列文本而输出是与输入不等长的序列文本。下面是中英文机器翻译的输入输出例子,输入的中文序列的长度为 4 而输出的英文序列的长度为 3。

输入(中文):我爱中国

输出(英文):I love China

自然语言生成中常用的方法是序列到序列(sequence to sequence,Seq2Seq)生成模型,其使用编码器 - 解码器的架构,先通过编码器将输入序列信息进行编码,再通过解码器解码生成目标文本,这一架构天然适合于异步的序列到序列生成问题。基于 LSTM 的 Seq2Seq 模型最早应用于机器翻译任务,是十分经典的一个模型结构。之后则出现了基于 Transformer 的 Seq2Seq 模型以及基于预训练语言模型(pre-trained language model,PLM,例如 UniLM、BART 和 T5)的 Seq2Seq 生成模型。

主流的自动问答方法可以分为检索式和生成式。基于检索的问答方法的主要思想是在多个候选答案中选择一个最合适的作为输出,其核心是计算已知问句中的对话信息与候选答案信息之间的语义匹配度。基于生成的自动问答方法与机器翻译任务类似,二者均采用了基于编码器 - 解码器架构的序列到序列生成模型。

目前的对话系统研究更多地关注于多轮对话的场景。针对多轮对话,分层的思想可以被应用于 Seq2Seq 模型,典型的模型有阶层式递归编码器 - 解码器(hierarchical recurrent encoder-decoder,HRED),其将对话看成是多个句子的序列,增加了一层模型在对话级别进行编解码,有效地将历史会话信息应用于序列到序列生成模型中。此外,由于 Seq2Seq 模型采用最大似然估计(maximum likelihood estimate,MLE)进行预测,使其在对话多样性上的效果不佳,模型容易生成较为相似的回复语句。因此,最大化互信息模型(maximum mutual information,MMI)被提出,其通过利用互信息作为输出多样性的衡量指标,并将 MMI-bidi 作为优化目标函数。单纯以损失函数作为优化目标的方法有时并不能准确地体现对话系统在不同指标的质量,在对话系统产生一个质量较为糟糕的回复之后,后续的对话质量也会受到影响,因此也可以考虑融合强化学习方法进行对话策略优化学习,使模型具备着眼长远学习最优策略的特点。

4. **推荐与搜索模型**　搜索模型与文本分类模型有异曲同工之处,文本分类模型需要计算输入的序列文本与输出的标签类型的相似度,而搜索模型则计算输入的序列文本(问句)与输出的推荐对象的相似度,并对所有推荐对象的相似度进行排序后选择概率最大的若干个对象作为搜索结果。在搜索系统中,首先需要进行的工作就是对问句进行关键词提取并转化成对应的语义表示,常见的方法是通过词向量嵌入将其映射到语义空间中;其次是将推荐对象(仍以文档为例)建模成相应的特征表示,对于文档类的推荐对象可能需要利用信息抽取技术将其特征映射到语义空间中,常见的方法有命名实体识别、关系抽取、事件抽取、文本摘要、主题建模等;最后是计算问句与推荐对象的相似度,常见的方法是利用 cos 余弦函数计算二者的向量表示之间的相似度,在相似度矩阵的基础上也可以利用卷积思想进行特征汇聚,并通过全连接层预测其推荐概率。

推荐模型则是基于搜索模型的进一步延伸,在推荐系统中,输入不仅仅是一个问句,而是一个用户历史文档的集合。与搜索模型相同,推荐模型也需要对输入的文档集合进行语义表示。除了基本的信息抽取技术外,还可以利用多个文档之间的语义相关性增强用户整体的语义表示,常见的方法是基于知识图谱中节点的多跳邻居计算其实体上下文信息。

如图 11-5 所示,是基于知识图谱中同构子图匹配的图卷积语义检索模型架构示例:

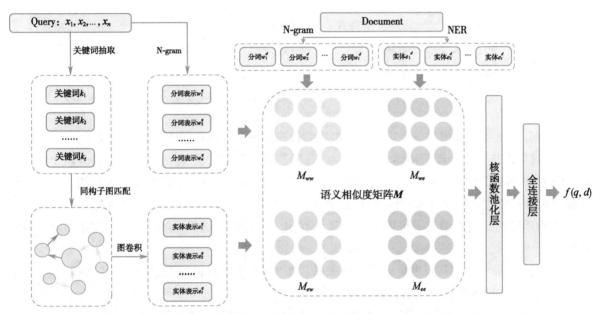

图 11-5　基于知识图谱中同构子图匹配的图卷积语义检索模型框架图

对于输入的问句(Query)进行关键词提取后进行知识图谱中的语义同构子图匹配,进而对语义同构子图进行图卷积操作融合相邻入度节点的语义信息,得到语义丰富的候选实体集合 e_t^q;此外,对输入的问句(Query)进行 N-gram 分词处理得到分词表示 w_n^q。对于候选的文档(Document)同样进行 N-gram 分词处理得到分词表示 w_l^d,并通过命名实体识别(NER)得到文档中的实体集合 e_t^d。根据问句(Query)和文档(Document)各自的分词表示和实体表示计算语义相似度矩阵 $\boldsymbol{M} = \{M_{ww}, M_{we}, M_{ew}, M_{ee}\}$,其中 $M_{ww} = \cos(w_n^q, w_l^d)$,$M_{we} = \cos(w_n^q, e_t^d)$,$M_{ew} = \cos(e_t^q, w_l^d)$,$M_{ee} = \cos(e_t^q, e_t^d)$,进而通过核函数池化层(例如 K 高斯核函数)得到 $\varphi(\boldsymbol{M})$,将四个变量进行连接后得到 $\boldsymbol{\Phi}(\boldsymbol{M}) = \varphi(M_{ww}) \oplus \varphi(M_{we}) \oplus \varphi(M_{ew}) \oplus \varphi(M_{ee})$,最后经过全连接层得到问句和文档的相似度得分 $f(q, d) = \tanh(\omega^T \boldsymbol{\Phi}(\boldsymbol{M}) + b)$,其中 ω^T 和 b 是训练参数,tanh 是激活函数。

二、医学文本处理任务与难点

(一)医学文本类型与语言处理

医学文本可以分为两类:医学知识文本和电子病历文本。医学知识文本包含医学书籍、论文、百科等大量文献。文本通常包含大量的知识性内容，文本量相对较小，表达方式不统一，不易转化为结构化数据，常用于医学知识图谱与术语图谱的构建。电子病历文本包含医院内的病历、检查报告、入院出院小结等。通常用于描述患者的症状、检查结果，以及医生根据症状、理化指标等基础数据做出的诊断和治疗过程。文本量相对较大，表达方式相对统一，易于结构化为表格数据。常用于专病库的构建，或者作为疗效分析、转归分析等临床医学研究的数据基础。

　　医学文本与通用文本在不同粒度均有不同，下面以医学文本"肿块位于右下肺叶基底段，约3cm×2cm大小、累及脏器胸膜"与通用文本"大量专家参加研讨会"为例，说明两类文本在词法、句法以及语义层面上的区别（表11-1）。

表 11-1　医学文本与通用文本在词法、句法以及语义层面的对比

	类型	特点	例子
词法	医学文本	细粒度实体	右下｜肺叶｜基底段
	通用文本	简单实体	（大量）专家
句法	医学文本	大量远程依赖关系	累及脏器胸膜——（主体）→肿块
	通用文本	近距离依赖	大量专家（主）参加（谓）研讨会（宾）
语义	医学文本	以名词为核心	核心是肿块，整个句子都是描述肿块的各种特点的
	通用文本	以动词为核心	核心是参与，整个句子都是关于参与活动的双方

　　（1）词法：医学文本内的一个实体通常由更细粒度的多个实体通过依存关系合成。如"右下肺叶基底段"可以看作是一个部位实体，可以分为"右下""肺叶""基底段"三个子实体，另外两个实体可以看作是对"肺叶"的限制或修饰。这种嵌套关系，提升了实体抽取任务的难度。而通用文本中实体通常只含有一层的限制或修饰，且修饰成分通常位于实体外。如"大量专家"中"专家"为名词实体，"大量"为形容词。这种情况下可以非常清晰地界定一个实体的边界，大幅降低了实体抽取任务的难度。

　　（2）句法：医学文本具有大量远程依赖关系。如"累及脏器胸膜"的主体词是"肿块"，两者隔了好几个句子。这种情况会导致语义识别过程中，句子边界比较模糊，不得不对一个包含多个短句的长句直接做语义识别。对应的通用文本常常是简单的近距离依赖，如主语是"大量专家"、谓语为"参加"、宾语为"研讨会"的简单的主谓宾三元组，无须大量的跨语句级别的注意力。

　　（3）语义：医学文本的语义核心经常会在名词上面，如例句的核心是肿块，整个句子都是描述肿块的各种特点的。而通用文本通常以动词作为依存语义的核心，如例句的核心是参与，整个句子都是关于参与活动的双方。

　　这三个层面的不同导致通用文本的自然语言处理算法在医学文本中通常需要进行领域适配。在命名实体识别算法中，医学文本通常会因为词法的不同出现大量的嵌套实体结构，而常见算法如条件随机场、指针网络均不直接支持嵌套实体，需要将激活函数 Softmax 替换为 Sigmoid，或是直接采用 GlobalPointer 等支持多跨度抽取的网络结构；在关系抽取算法中，由于语法层面的远距离依赖以及词法层面的多粒度实体，导致医学文本中的关系相比于通用领域要密集复杂许多，通用的关系抽取算法例如 RCNN、TDEER 等表现不佳。相比于关系抽取，医学文本中的密集关系网络更加接近于通用领域中的依存句法分析任务，且依存句法分析能保证电子病历文本在转换结果中的信息完整性，即转换成语义关系的时候，尽可能实现主要信息不损失。此外，由于医学文本本身不易标注且容易包含大量隐私信息，导致实际任务中的标注数据通常较少，因此常常需要小样本学习技术，例如远程监督、Teacher-Student 自监督、语言模型 Prompt Tuning 等，

才能有较好的模型效果。

（二）实体抽取

1. 实体抽取任务定义 在自然语言处理领域中，实体抽取任务也称为命名实体识别任务，其目标是从一段文本中抽取含有特定意义的实体，例如从电子病历中抽取疾病、手术、症状、药物等实体。

实体抽取作为自然语言理解中的一项基础任务，为许多下游应用提供了重要的技术支撑。在医疗领域中，实体抽取通常会应用于电子病历结构化、电子病历搜索、领域知识图谱构建以及诊疗对话系统等。

实体抽取任务的输入为一段自然语言文本 $S=(w_1, w_2, w_3 \cdots w_n)$，输出为文本中存在的实体集合 $E=(e_1, e_2, e_3 \cdots e_m)$。实体 e_i 由两个部分组成，一部分为实体的具体内容 $(w_i, \cdots w_j)$，为 S 的一个子序列；另一部分则是该实体所对应的实体类型。例如，某电子病历中患者的主诉如下："患者自述胸痛一周，呼吸困难"，从中我们可以抽取如下实体：（胸痛，症状）、（一周，持续时间）、（呼吸困难，症状），其中的症状和持续时间为提前定义好的实体类型。

2. 实体抽取常见方法 命名实体识别的方法总体上可以分为两个部分：基于规则的抽取方法和基于深度学习的抽取方法。前者针对标注规范中的实体类型，通过启发式的规则，使用字典匹配、正则匹配等手段进行抽取，此类方法对于较为简单且规则性强的实体类型效果较好。基于深度学习的抽取方法采用数据驱动的方式，从标注的数据中学习实体的标注。通过设计特定的编码解码方式可以解决嵌套、非连续等特殊实体的问题。下面重点介绍目前常用的深度学习实体抽取方法。

（1）基于序列标注的实体抽取：序列标注即为一个序列中的每一个元素打上一个指定的标签。以前文所说的 BIOES 标注体系为例，B 代表一个实体的开始字符，I 表示实体的中间字符，E 表示实体的结尾字符，O 表示非实体字符，BIOES 后面加上具体的实体类型即可区分不同的实体。图 11-6 展示了序列标注的一个具体样例。其中，"呼吸困难"是一个症状，"呼"是这个症状实体的开始，标为 B-Sy，"吸"和"困"是中间字符，标为 I-Sy，而"难"是结束，标为 E-Sy。基于序列标注的实体抽取本质上属于一个分类问题，即判断每一个字符属于 BIOES 中的哪一个标签，通常会加入条件随机场（CRF）以限制一些非法序列情况的出现，例如在 E 标签的后一个字符出现 I 标签，这种情况是不合法的。

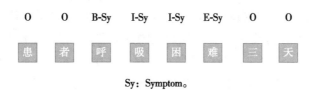

Sy：Symptom。

图 11-6 基于序列标注的实体抽取样例

（2）基于指针网络的实体抽取：基于指针网络的实体抽取任务思路如下。由于实体内容为原文中的一个片段，那么我们只需要确定该实体的类型以及在原文中的起始位置即可抽取一个具体实体。相比序列标注的抽取方式，该方法只需预测实体的起始位置，不需要确定每一个字符的具体标签。图 11-7 给出了一个基于指针网络的实体抽取样例。假设存在手术和部位两种实体，对于每一个字符，需要判断其是否为某一个实体的开始位置及结束位置，属于多标签分类问题，正是由于多标签的设置，使此方法可以解决嵌套实体问题。例如图 11-7 中的样例可以成功表示"甲状腺"以及"甲状腺双侧切除术"两个实体。

S-手术	1	0	0	0	0	0	0	0
E-手术	0	0	0	0	0	0	0	1
S-部位	1	0	0	0	0	0	0	0
E-部位	0	0	1	0	0	0	0	0

甲　状　腺　双　侧　切　除　术

图 11-7　基于指针网络的实体抽取样例

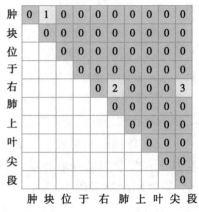

图 11-8　基于片段的实体抽取

（3）基于片段的实体抽取：基于片段的实体抽取方式也是基于指针网络的，但本方法会直接枚举句子中所有可能出现的片段组合。图 11-8 显示了一个具体的片段矩阵，矩阵的第 i 行第 j 列表示了以 i 为起始位置，j 为结束位置的片段所对应的实体标签。没有标签记为 0，不同的标签类型依次顺延。此方法的本质即为每一个片段的多分类问题，同样可以处理嵌套实体的问题。例如，在"肿块位于右肺上叶尖段"这个例子中，"肿块"是一个病变，这个片段开始于第一行第一列，结束于第一行第二列，因此，矩阵的第一行第二列记为"1"。"右肺"是一个部位，片段开始于第五行，结束于该行的第二列，该列记为"2"，"右肺上叶尖段"是一个位置，也是开始于第五行，但结束于最后一列，因此，该列记为"3"。

3. 医疗领域实体抽取难点　上文介绍了实体抽取的具体定义以及常见形式，但在医疗领域中，仍存在许多难点。

（1）嵌套实体：医疗领域属于垂直领域，其中很多的术语、实体在日常生活中都不常见，专业词汇往往是组合词，这就非常容易形成嵌套的情况。例如"双侧甲状腺全切除术"本身是一个手术实体，但其中又包含"甲状腺"这个身体部位实体。为了解决嵌套实体问题，需要设定特定的编码解码方式。

（2）非连续实体：这类实体属于电子病历中特有的情况，例如"尿道、膀胱、肾绞痛"，从中应该抽取（尿道痛，症状）、（膀胱痛，症状）以及（肾绞痛，症状）三个实体，但他们在原文中并不连续。

（3）标注规范的确立：无论我们使用何种方式对实体进行抽取，都需要先制定一个明确的标注规范。标注规范包括具体要抽取哪些实体，以及每种实体的具体定义是什么。例如"低血糖"既可以是不良反应，也可以是症状或者病因。标注规范的确立和任务需求、数据情况以及制定标注规范人员的专业水平息息相关，且标注规范的质量直接决定数据标注的质量及最终的抽取质量。一个好的标注规范不仅能够减少数据标注的歧义性，同时也能隐式地降低任务难度，提升最终的抽取效果。

（4）标注数据稀缺：实际场景中，通常需要专业的医学人士对数据进行标注，其标注成本通常高于通用领域，所以医疗领域下很少有大量标注数据。但医疗领域中存在大量词典，如何高效使用词典信息弥补样本数量的缺失也属于一个研究热点。

（5）通用实体识别模型：即使在医疗领域，一个具体的实体抽取任务也可能细分到具体医院的具体科室，每个医院、科室都可能制定不同的标注规范，因此方法的通用性难度很高，目前基于大规模医疗文本训练的语言模型是可以探索的方向。

（三）关系抽取

1. 关系抽取任务定义　关系抽取目的是从非结构化文本中抽取实体之间的关系，通常需要先完成实体抽取再进行关系抽取。在医疗领域中，有大量的关系存在，如症状—疾病、疾病—用药之间的关系等。目前关系抽取的方法可分为以下几种类型：基于模板的关系抽取、基于半监督的关系抽取和基于监督学习的关系抽取。其中，基于监督学习的关系抽取可细分为基于流水线的关系抽取以及实体关系联合抽取。

2. 关系抽取常见方法

（1）基于模板的关系抽取：基于模板的关系抽取本质上属于规则法，即人工观察某类关系的上下文，并将其总结成模板，基于此模板从海量文本中搜索，并认为能够成功匹配上模板的句子中存在该模板所指定的关系。

例如对于"疾病—预防"这个关系，我们可以构造如下模板：[药物]可以预防[疾病]。对于如下句子："服用板蓝根可以预防感冒"，在已知板蓝根为药物实体，感冒为疾病实体的前提下，通过该模板即可抽取出"板蓝根"和"感冒"之间存在"疾病—预防"关系。基于模板的抽取方法在多样性弱、专业领域性强的语料上会有比较好的效果，但其缺点也十分明显，需要耗费人工且通用性弱，由于模板数量的限制往往会导致召回率较低，总体来讲属于早期实体关系抽取的方法。

（2）基于半监督的关系抽取：随着机器学习、深度学习的出现，基于数据驱动的抽取方法占据主流。但在关系抽取中的一大问题就是标注数据欠缺。关系抽取必须基于已标注的实体数据集，直接限制了关系抽取可标注数据的范围；且关系在标注过程中需要对实体进行排列组合，逐一判断实体之间是否存在关系；目前开源的标注工具如 Brat，对于关系标注的支持不高，标注体验很差。种种因素都导致关系标注的成本相对实体标注高很多。基于半监督的关系抽取旨在通过一些启发式的方式自动挖掘关系抽取数据，为抽取模型提供数据基础。

基于 Bootstrap 的方式通过种子实例不断迭代挖掘新的实例。对于已有的实例，通过总结抽取得到关系对应的模板，然后根据模板从语料中不断挖掘新的实例，并添加到种子集合中，不断迭代以扩充数据集。

图 11-9 展示了基于远程监督的关系抽取方法，该方法需要一个知识图谱作为基础，从海量语料中挖掘关系实例。其基于的假设为：如果知识图谱中存在 $<e_i, r_j, e_k>$ 这个三元组，那么语料中所有包含 e_i 和 e_k 的句子都存在 r_j 这个关系。其优点是完全不需要人工参与，但缺点在于假设过强，很大概率会引入噪声，图 11-9 列举了一个噪声抽取样例，如何对远程监督数据进行降噪，以提供高质量的数据供模型学习也是目前研究的一个热点。

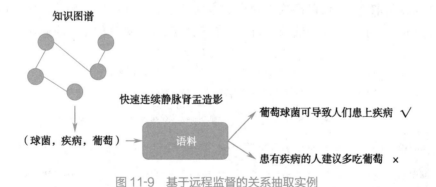

图 11-9 基于远程监督的关系抽取实例

（3）基于监督学习的关系抽取：在有高质量数据标注的基础上，监督学习无论从准确性还是泛化性能上都优于基于规则的方法。根据关系抽取和实体抽取的关系，可以将目前的关系抽取模型分为基于流水线的关系抽取以及关系实体联合抽取。

基于流水线的关系抽取模型，即在完成实体抽取的基础上进行关系抽取。模型此时的输入为非结构化的文本，以及其中包含的实体。输出为这些实体之间可能存在的关系实例。进一步，可以将实体和关系进行联合抽取。图 11-10 展示了一种实体关系共享编码层的模型，首先输入原始句子，通过双向长短期记忆（Bi-LSTM）进行编码得到隐式空间的嵌入（embedding）表示，然后基于 CRF 完成实体预测。进行关系识别时，取每一个实体的末尾词作为该实体的表示，然后枚举所有的实体对、关系的组合，预测其是否能够成为一个三元组，从而完成对关系的抽取。此方法使实体抽取和关系抽取共享同一个编码器，隐式地加强了两个任务之间的联系，但从本质上仍属于先抽取实体，再抽取关系，无法避免错误传递问题。

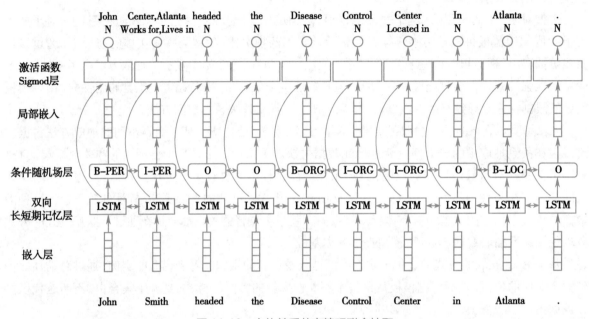

图 11-10　实体关系共享编码联合抽取

3. 医疗领域关系抽取难点　关系抽取本身及其在医疗领域中的难点总结如下：

（1）缺失统一的标注规范：在医疗场景下，如疾病、药物、检查、症状等实体有可能被称为"标准"实体，那么目前而言没有所谓的"标准"关系。不同的标注规范可能会定义出完全不同的关系，对于同一关系也可能产生不同的命名，进一步加大了通用模型解决关系抽取的难度。以 CHIP2020 中文医学文本实体关系抽取为例，仅以疾病作为头实体就设计了 43 种关系，部分示例如图 11-11 所示。标注规范本身也成为目前电子病历结构化局限于单一医院、单一科室的重要阻碍。

序号	关系类型	关系子类型	样例
1		预防	{'Combined': False, 'predicate': '预防', 'subject': '麻风病', 'subject_type': '疾病', 'object': '利福平', 'object_type': '其他'}
2	疾病_其他	阶段	{'Combined': False, 'predicate': '阶段', 'subject': '肿瘤', 'subject_type': '疾病', 'object': 'I期', 'object_type': '其他'}
3		就诊科室	{'Combined': False, 'predicate': '就诊科室', 'subject': '腹主动脉瘤', 'subject_type': '疾病', 'object': '初级医疗保健处', 'object_type': '其他'}
4		辅助治疗	{'Combined': False, 'predicate': '辅助治疗', 'subject': '皮肤鳞状细胞癌', 'subject_type': '疾病', 'object': '非手术破坏', 'object_type': '其他治疗'}
5	疾病_其他治疗	化疗	{'Combined': False, 'predicate': '化疗', 'subject': '皮肤鳞状细胞癌', 'subject_type': '疾病', 'object': '局部化疗', 'object_type': '其他治疗'}
6		放射治疗	{'Combined': False, 'predicate': '放射治疗', 'subject': '非肿瘤性疼痛', 'subject_type': '疾病', 'object': '外照射', 'object_type': '其他治疗'}
7	疾病_手术治疗	手术治疗	{'Combined': False, 'predicate': '手术治疗', 'subject': '皮肤鳞状细胞癌', 'subject_type': '疾病', 'object': '传统手术切除', 'object_type': '手术治疗'}

图 11-11　CHIP2020 中文医学文本实体关系抽取示例

（2）关系抽取实体间的二元关系，在医疗领域表达能力有限。针对手术中的记录文本："肿块位于右肺上叶尖段，直径约1.0cm，质地硬"，以肿块为头实体可以抽取多组关系，例如（肿块，位于，右肺上叶尖段），（肿块，大小，1.0cm）以及（肿块，质地，硬）。这段文本属于对肿块这个核心词的描述，除了这三个三元组外，还需要说明他们指向同一个实体，因此仅使用关系描述是不够的。在实际场景中更多使用事件抽取替代关系抽取。

（3）关系重叠：（2）中举出的例子就属于关系重叠。肿块这个中心实体参与了三个关系的构成。此外，还存在头尾实体包含的情况。例如"快速连续静脉肾盂造影"可抽取（快速连续静脉肾盂造影，检查部位，肾盂），其中肾盂就包含在头实体快速连续静脉肾盂造影中。

（四）事件抽取

1. 事件抽取任务定义　事件抽取指从句子或篇章中抽取用户感兴趣的结构化事件。通常来讲，一个事件包含一个论元（或事件中心词）以及论元属性。相比于关系抽取，事件抽取构建了多个实体之间的多元关系，有着更强的表达能力。近年来，事件抽取逐渐被应用到医疗文本结构化中。CCKS在2020年以及2021年均发起了面向中文电子病历的医疗事件抽取测评任务，足以体现事件抽取在医疗领域中的重要性。

以CCKS2020为例，事件抽取需要提前定义好事件模板，例如针对肿瘤这一事件定义了如下模板：

事件主实体：肿瘤

属性1：原发部位【某种疾病最先发生的组织或者器官】

属性2：病灶大小【原发部位的大小】

属性3：转移部位【某种疾病从最先发生的组织或者器官转移到其他组织或器官】

每个文本的一个属性可能出现0个或多个属性实体，比如多个原发部位。图11-12展示了一个具体的抽取示例：

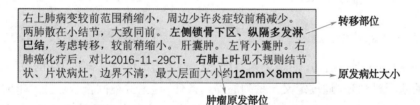

图11-12　CCKS2020中文电子病历事件抽取示例

2. 事件抽取常见方法　在通用领域，事件抽取设计多个子任务，例如事件类型判断、论元抽取以及属性抽取。在医疗领域，目前定义的事件类型相对较少，通常针对特定专科建立一个具体的事件类型，例如肿瘤、手术操作等事件类型。如果待抽取文本仅针对某一具体的事件，那么事件抽取可以简化为实体识别，可以采用之前提到的序列标注、指针网络以及片段抽取等方式。目前流行一种基于生成式的抽取方式，此方法源于自然语言理解中的阅读理解任务，该任务给定制定篇章并提出问题，期望模型能够生成答案，且答案均在原文中出现。从形式上与医疗领域下的事件抽取任务一致。

3. 医疗领域事件抽取难点

（1）应用场景针对性强，低资源文本抽取需求旺盛：在医疗领域，事件抽取主要针对于专病、科室，其专业性和独特性都很强，很多属性和实体只在特定的场景下出现。

（2）嵌套事件：往往一个实体是多个事件的属性。例如在肿瘤的手术记录中，"肿瘤"这个实体既可以是"肿瘤"事件的中心词，也可为"手术操作"事件的"对象"属性。

（3）长距离依赖：上文示例的事件抽取中（见图11-12），事件属性距离中心词的距离较远，加大了模型抽取的难度。

（五）医学搜索

1. 信息检索简介　信息检索（information retrieval）接收用户输入的查询语句，再返回给用户与查询语句相关的文档。信息检索一般通过查询语句与文档的相似度检索文档。常见信息检索方法有基于关键词的检索、结构化检索、基于语义的检索和基于文本相似度的检索。

2. 医学信息检索对象　传统的信息检索的检索对象大多是网页数据、社交媒体数据以及电子商城数据，而医疗信息检索的检索对象则有着医疗领域的特殊性，如有篇幅较长的医学文献、各种异构的医学知识以及临床电子病历等。

当前有一些医疗领域的信息检索系统，如医学领域学者常用的 PubMed，为用户提供了医学文献相关的文本检索服务，其数据来自美国国家医学图书馆中的生物医学数据库；像 Medscape，其提供大量医学专业知识的搜索服务，集成了各类临床咨询和用药指南等医学信息。在国内，也有类似的医疗领域的信息检索系统可以提供医疗类的信息检索功能。此外，国内外的医院内部都维护着大量的患者就诊产生的电子病历数据，对电子病历这种半结构化或非结构化数据的检索也是临床和业界关注的重点。

3. 医学信息检索的通用方法　目前的医学信息检索还没有涉及前面的难点，基本上还是使用传统方法，或者融合一些同义词图谱，或者是基于表示学习进行模糊匹配。

基于关键词的检索将查询语句中的词语进行切分，通过倒排索引建立词语与文档间的对应关系，维护一个数据清单，其中记录每个词项出现在哪些文档中，之后通过布尔查询等方法精确匹配候选文档，倒排索引表的样例如表11-2所示。

表11-2　"倒排索引"样例表

单词 id	单词	倒排列表（含该词的文档 id）
1	发热	1, 2, 7, 13, 25, 30
2	头孢拉定	2, 7, 31

结构化检索的输入不是语句，而是更为精细的结构化的筛选条件，如日期的限制、数值型筛选项的范围、文字的匹配机制等，通过定义一系列的筛选条件，检索并返回符合这些要求的文档。

基于语义的检索则与自然语言处理的相关性更高，通过对查询语句语义解析，将其转化为逻辑表达式，再将逻辑表达式转为系统内部的查询命令和筛选条件，最终找到符合查询语句语义的文本对象进行返回。

基于文本相似度的检索核心是通过将查询语句和候选文本映射到向量空间，再计算查询语句向量和候选文本向量的相关度或相似度，挑选前 N 个最相关的候选文本作为结果返回给用户（图11-13）。这种方法并不追求检索结果的百分之百精准，但却在实际应用中大量采用。其中，对于相似度的计算，目前比较多地采用一些基于语言模型的表示学习方法。

4. 医学信息检索的特点与难点

（1）医学文本长度较长，结构较为复杂：相比于一般的新闻快讯、微博信息、商品简介等，如医学资讯、医学文献、电子病历这类的医疗文本对象往往字符数量很多，文本篇幅很大，少则几千多则上万。像医学专业知识的检索，由于医学的专业性和知识的系统性，导致医学知识的存储形式往往比较复杂，不仅可能是多源异构，而且涉及图片等多模态信息。电子病历数据，不仅有文本结构化数据，还有不同类型的影像以及结构化数据，并且，对于患者看病的时态关系，也需要进行深度的语义分析。

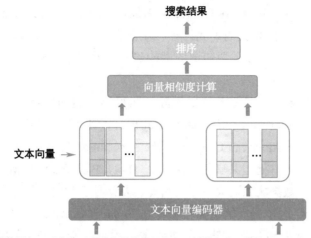

查询语句：**马齿苋可以治疗慢性结肠炎吗？**　候选文本：**慢性结肠炎能用马齿苋治疗吗？**

图 11-13　基于文本相似度的检索方法

（2）医学文本包含大量专业术语，这些术语没有一个完全统一、覆盖率高的标准：比如对同一个疾病名称会有多种表述方式，如"尿路感染"是临床中的常用语，但该词本身在 ICD-10 标准中不存在，而是"泌尿道感染"的同义词。另外，医生记录病历时多为自由文本，只有少量结构化数据。词语的专业性、不规范性和非结构化都会为检索带来困难。

（3）医学文本表述方式丰富、可达性较差：医疗文本中有大量的否定、同义词、一词多义的情况，如医疗电子病历的搜索，虽然目的大多都是患者筛选，但查询方式多样化，有基于实体名称的，有基于属性值的，有前后有因果关系的，同时也会有否定限定。比如说，"腹痛"这个词，检索系统是不是可以将其等同于"肚子疼"？用户输入高血压，返回是高血压患者，还是检查值里面的高血压？如果患者病史里面有"无糖尿病史"，或者"母亲糖尿病"，又如何处理？总而言之，传统的全文检索难以处理否定、一词多义词等多种情况，基于结构化的因果关系查询实现难度更大。

三、医学文本数据资源建设

（一）现有数据资源描述

医学文本数据资源是进行医学自然语言处理研究的基石。医学文本数据资源主要包括医学文献数据和电子病历数据。医学文献数据主要包括医学期刊、医学图书、医学杂志、医学特种文献等文本数据。目前存在着大量的医学文本数据资源，但是这些资源是原始的、未加工的。对原始的文本数据进行整理加工是一项很昂贵的工作，因此标注完备的黄金数据集成为了自然语言处理领域最珍贵的资源。在众多研究机构、高校以及互联网公司的支持下，目前学界整理了一些标注完备的医学文本数据集，并以榜单或者会议评测任务的形式向广大研究者们开放，用作学习研究。下面介绍一些重要的评测数据集。

CBLUE 拥有大量的开源医学文本数据集。中文医学信息处理挑战榜由中国中文信息学会医疗健康与生物信息处理专业委员会发起，旨在推动中文医学自然语言处理技术和社区的发展。中文医学信息处理挑战榜主要包括医学文本信息抽取（实体识别、关系抽取）、医学术语归一化、医学文本分类、医学句子关系判定和医学问答共 5 大类任务 8 个子任务。

中国健康信息处理大会（China Health Information Processing Conference，CHIP）在第六届和第七届大会上也发布了医学信息处理及知识挖掘的相关评测任务，开放了一些医学文本数据集。评测任务主要聚焦于医学文本信息抽取、医学术语标准化、大型传染病形势预测等任务。

全国知识图谱与语义计算大会(China Conference on Knowledge Graph and Semantic Computing, CCKS)每年都会向研究者发布与医学相关的评测任务。综合这些年的任务来看,开放的数据集主要用于医学实体链接、医学命名实体识别、医学知识图谱构建与问答、医学语义解析等自然语言处理任务。

外文医学文本数据资源主要为英文文本数据资源。在每年一届的国际计算语言学协会年会(Annual Meeting of the Association for Computational Linguistics, ACL)和计算语言学协会北美分会年会(Annual Conference of the North American Chapter of the Association for Computational Linguistics, NAACL)上会举办生物医学自然语言处理共享任务研讨会(BioNLP shared task workshop),研讨会发布关于医学自然语言处理任务的数据集供研究者学习讨论。从历届会议看来这些数据集主要用于医学文本信息抽取、医学知识表示、医学语义解析等任务。在 *Biomedical Natural Language Processing* 一书中,也介绍了许多用来进行生物医学自然语言处理的数据集,不过书籍于 2014 年出版,书中部分数据集的时效性较差。整合生物学信息学和床旁(informatics for integrating biology and the bedside, I2B2)是美国的一个医疗集成数据平台,完成不同机构的异构数据合并,也可以在上面进行英文医学文本数据集的查询。

此外,还有一些企业、高校、医院等机构会自主进行医学文本数据标注,由于医学文本数据集具有隐私性,部分不对外开放,只用于自身课题的学习与研究。

（二）医学标注规范

标注规范的目的是确定文本标注范围和结果,使得到的标注语料质量尽量可信可用。标注语料指的是基于某项任务,被标注出特定信息的文本。国外的医学文本标注起步较早,英文医学文本信息抽取语料主要使用 I2B2 自 2006 年开始组织的一系列面向医学文本信息抽取的评测语料集。I2B2 语料对医学文本中的医学概念实体、实体之间的关系以及医学实体的断言分类进行标注。其中,医学实体参考了一体化医学语言系统(unified medical language system, UMLS)语义的分类,断言对实体的多种特性进行了修饰,关系刻画了两两实体如何相互影响。I2B2 定义的断言类型和关系功能较少,缺乏灵活地表达复杂实体和关系的能力。

中文医学文本标注起步较晚,主要借鉴 I2B2 标注体系,实现了中文医学文本标注规范的迁移。由于中文基本上都借鉴了 I2B2,因此,我们统称为 I2B2 的标注体系。相关研究人员提出《中文电子病历命名实体和实体关系语料库构建》,该标注规范主要应用于电子病历文本,用来反映患者的健康信息。该标注规范从命名实体标注、疾病和症状的修饰(断言)标注、治疗的修饰(断言)标注、实体关系标注和实体标注基本规律五个部分详细描述了其对中文医学文本标注规范独到的见解,极具参考意义。

建立中文医学文本标注规范,主要是建立命名实体规范和实体关系规范。命名实体规范的目的是确定实体的类型,在《中文电子病历命名实体和实体关系语料库构建》中,将电子病历中的实体分为五类,分别是疾病、症状、检查、治疗和疾病诊断,并用 UMLS 语义类别界定每一类实体涵盖的范围。在研究不同目标任务时,也可以根据实际需要确定不同的实体类型,但是务必考虑到实体集最全面的情况。实体关系规范的目的是确定实体之间的实际关系,《中文电子病历命名实体和实体关系语料库构建》将实体关系分为六种,分别是治疗与疾病的关系、治疗和症状的关系、检查和疾病的关系、检查和症状的关系、症状和疾病的关系、疾病和疾病诊断分类的关系,并且只考虑一个句子中实体之间的关系,对跨句子范围的关系不做处理。

上述规范实体、关系的定义还不完全,而且也没有得到业界的共识。医学文本标注规范的建立,需要医学工作者和计算机工作者的通力合作。这里面既有临床问题,也有计算机问题,如何更好地抽象医学自然语言问题,构造可扩充、易标注并且临床统一的规范,使我们可以用同一个计算机算法解决医学当中的不同实体和关系的抽取，是目前医学标注规范定义的难点。

（三）医学文本标注方法与工具

在医学文本标注中，标注任务主要涉及命名实体、关系以及事件等对象。现在主流的标注方法还是主要依赖于人工。通常是标注人员阅读标注规范后，在标注工具上手动标注，进行一致性检验后，得到高质量的语料库。

目前大多数的文本标注工具都具备最基本的实体标注功能，例如 WordFreak、GATE Teamware、Doccano 和 YEDDA。进一步地，对于实体之间的关系标注，支持该功能的标注工具有 Knowtator、Brat、Anafora 和 Webanno 等。

在医学文本中，命名实体之间的相关性不仅仅体现于两元关系中，还存在多元关系，通常称为事件。事件通常包含一个触发词和多个论元。目前支持事件标注的工具主要有 Brat、Webanno、INCEpTION 和 DoTAT。其中，Webanno 采用了与 Brat 相同的前端交互方式，在此基础上增加了任务管理和质量检查功能。类似的，INCEpTION 是在 Webanno 的基础上进行改进，一方面它增加了推荐功能，并通过主动学习提高推荐标注的质量；另一方面，它融入了由 RDF 集合构成的知识库，使用户能够基于知识库进行实体链接（entity linking）和关系标注，减少相同文本所造成的歧义现象。虽然 Brat、Webanno 和 INCEpTION 支持常规的事件标注，但是对于嵌套事件（nested event）的支持则存在不少问题，其中嵌套事件是指一个事件的论元中包含了其他嵌套的子事件的触发词。由于 Brat、Webanno 和 INCEpTION 均采用带箭头的曲线标注论元与触发词之间的关系，当事件数量庞大并且论元相隔较远时，曲线之间会出现交叉现象，影响标注者判断已标注的内容的正确性与完整性。

医疗领域中的事件标注任务具有实体类型复杂、嵌套事件普遍存在以及由医学知识理解偏差导致的多人标注差异性大等特点。为此，开发了 DoTAT 文本标注工具。该标注工具支持可视化定义大规模、多类型的标注规范，支持嵌套实体标注和嵌套事件标注，提供审核环节进行一致性检验和自动合并事件标注的结果。

第二节　电子病历文本处理任务与模型

本节介绍了对医学文本处理的两个重要任务：文本结构化与文本检索。目的在于让读者可以直接使用本书的方法解决实际问题。对于这两个任务，本节从问题定义、难点到不同的方法，以及方法的优缺点都做了详细的阐述。其中，文本结构化又被细分为实体识别、关系识别、事件识别等。因为语言模型是目前各项自然语言处理任务的基础，因此，在本节最后一部分，阐述了语言模型的概念、最经典的 BERT 语言模型以及领域预训练语言模型。

一、电子病历搜索

（一）电子病历检索问题定义

电子病历检索面向的文档集合是电子病历，电子病历的数据结构比较复杂，包含的内容也很丰富。以住院电子病历为例，有首页、病程记录、检查检验结果、医嘱、手术记录、护理记录等，其中，首页和检验结果大多数都是结构化信息，病程记录都是自由文本，影像信息不在本节讨论范围。电子病历检索输入的是用户基于自由文本或是基于结构化的查询，输出是一组相关患者的电子病历记录。

电子病历检索时遇见的问题有三个：①电子病历本身具有多文档多字段结构特性；②电子病历包含多个专业术语，表达多样性强；③病历语义丰富，并且文档内部以及多个文档之间具有某种语义关联。对于第一个问题是现有的搜索引擎可以处理的，而第二个和第三个问题可以通过查询扩展、术语库以及更精准的排序方法解决一部分问题。

（二）电子病历搜索引擎

一个完整的搜索引擎需要包含很多部分，主要包括语言处理模块、索引器、查询文本分析器、评分排序模块（图11-14）。

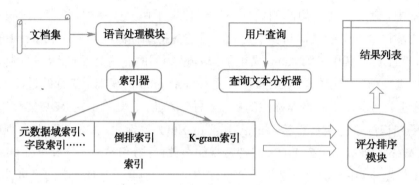

图11-14   搜索引擎主要组成部分

1. **语言处理模块**   也称为语言分析器，负责语种的识别和词干还原等功能。一篇文档可以被看作一个字符序列，将其拆分为一系列子序列的过程称为词条化，其中每个子序列都是一个词条，在这个过程中还需要去掉一些停用词和特殊字符，例如标点符号等。对于中文电子病历来说，可能需要面向领域的分词工具，以及补充实体识别算法，可以识别疾病、症状以及否定等，实现对病历文本的特殊分割处理。

2. **索引器**   索引器负责产生一系列的索引，包括但不限于用于存储文档元数据的域索引、用于存储字符位置信息的倒排索引，以及可以支持拼写错误的容错式索引。元数据是指和文档相关的一些特定形式的数据，比如作者、发表时间、标题等。域的内容一般是自由文本，标题、摘要等都可以看作域。在电子病历中，患者的每个基本信息、检验与结果、检查名称与结果，都可以定义成一个域。由于域的数量比较多，在搜索过程中，如何做到自动的域匹配或者域过滤，而不是让用户在几十个域中选择相应的域，再输入域值，是搜索设计的要点。

3. **查询文本分析器**   这一部分主要用于处理用户的查询语句，比如分词、去除指定词等，然后生成候选查询。对于电子病历而言，用户的查询可能会涉及同义词、上下位词，或者是多个临床事件的组合，在后续的查询扩展中，将谈到这个问题。

4. **评分排序模块**   主要用于计算文档相似度，可以利用概率等相关知识，构造评分函数为文档集评分，最后输出结果。

一般来讲搜索引擎中的索引器有成熟的开源工具，比较多的是使用Elasticsearch，学术界在此上面的研究不算丰富。而在查询文本分析器、检索模型和排序方法上，可以利用学术界的方法进行扩充。

（三）查询扩展方法

查询扩展算法主要是针对查询文本分析器做出的提升和改进。假设一个这样的场景：用户在一个电子病历检索系统中查询"有头痛的冠心病患者"，系统成功地返回了3例相关患者的病历，然后用户将查询语句换成"有脑壳痛的冠心病患者",然而此时系统却没检索出任何患者。人类可以理解"头痛"和"脑壳痛"表达的是一个意思,但是若系统不能理解这样的同义词,则会造成查询失败。所以查询扩展解决的就是类似的问题,包括查询语句中同义词的替换、词语的纠错、语句的补全、语句的改写等,而其目的就是通过丰富或修正用户的查询语句,从而提升检索的召回率。下面将介绍一些查询扩展的基础方法。

1. 基于外部的知识库进行查询扩展 这个方法最好理解,就是通过同义词库(如医学主题词库 MeSH)、本体数据库或一些 NLP 工具替换查询语句被切分出来的关键词,生成更多的查询语句。

2. 基于共现概率进行查询扩展 一个很直白的思路是,如果两个词总是在相似甚至相同的句式或文本中出现,这两个词表达的意思相近的可能性就越高,如:"酗酒有什么危害?"和"过量饮酒的危害是什么?"这两句话中"酗酒"和"过量饮酒"的意思是很相近的。转换到查询扩展的问题上,需要找到大量相近文本统计词语两两之间的共现概率。在搜索引擎中,通过用户的点击可以找到大量的查询语句 - 点击文档对(称为查询会话),同一查询下的文档视作相似的,同一文档对应的查询也视作相似的。基于这些用户行为日志数据,通过贝叶斯模型就可以构建查询词汇至文档词汇的权值关系。权值关系越高代表这两个词汇间的相似度越高、关联度越高。

3. 基于词向量进行查询扩展 随着机器学习和深度学习技术的发展,NLP 中一个热门的研究方向就在于如何更好地用向量表示自然语言,所以出现了 word2vec 模型和预训练语言模型。这样的模型像一个自然语言编码器,可以将词汇或字符转变成向量空间里的向量,通过向量的相似度算法找寻最相似的词向量,就可以找到查询语句可扩展的词汇完成查询扩展。

(四)排序优化方法

在检索完文档库后,需要对查询结果进行排序,排序的目的是通过进一步地筛选文档并调整文档顺序,从而达到用户期望的返回结果。例如:用户的查询语句是"肺炎患者的用药记录",此时用户更希望得到的是患者的处方记录,而不是患者的检查表。下面将介绍一些排序优化的基础方法。

1. 相关反馈和伪相关反馈 相关反馈指依靠用户的反馈结果对查询结果进行优化,比如在初次查询后,将用户点击的文档标记为与查询语句相关的文档,其他则默认为负例,根据用户的选择结果对检索模型进行修正,从而改善查询效果。伪相关反馈是一种自动的局部分析方法,不需要额外的交互就能提升检索效果,大致流程为先以正常的方式进行初次检索,将本次返回的相关文档构成文档集并假设前 K 篇是相关的,然后以这 K 篇作为扩展的反馈结果再进行查询。

2. 文本匹配 对查询语句和候选文档按两两分别做进一步的文本匹配,根据匹配程度重新调整检索结果的排序。目前比较常用的是基于预训练语言模型 BERT 的文本匹配方法。

(1)利用 BERT 模型本身的句子级别的训练任务完成文本匹配。在 BERT 的预训练过程中,以[CLS]句子 1[SEP]句子 2[SEP]的方式读入两个句子,[CLS]符号所代表的向量就可以表示两个句子间的上下文关联程度。如果我们以[CLS]查询语句[SEP]候选文档片段[SEP]的方式去进行该任务的训练,同样可以利用[CLS]对应的向量得到查询语句和候选文档间的匹配程度,再基于这个向量进行二分类预测或相似度评分的预测,就可以完成文本匹配的任务。

(2)将需要进行匹配的查询语句和候选文档分别经过预训练好的相同参数的 BERT 模型计算得到其对应的文本表示矩阵,再通过池化层(平均池化或最大池化)将矩阵转化为定长的向量 U 和 V 作为文档表示向量,最后可以基于向量 U、V 做二分类预测是否匹配或定量预测两者的匹配程度(图 11-15)。

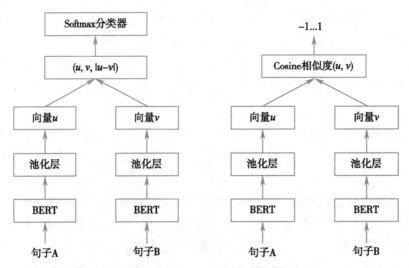

图 11-15　利用 BERT 的句子级别嵌入

二、电子病历结构化

（一）医学文本结构化问题形式化定义

医疗文本结构化通常指电子病历结构化，旨在将由自然语言组成的电子病历结构化为医生定义的病例报告表单（case report form，CRF），表单的具体内容因医院、科室、医生而异。从形式化来讲，医学文本结构化问题可以表示为：输入电子病历文本 E，输出由键值对构成的 CRF 表单 F。其中键值对的键为 K，一般由医院、科室自行定义。其对应的值记为 V，通常以原文的形式出现在 E 中。当 K 代表实体类型时，抽取 V 属于实体抽取；当 K 的含义代表和某实体 K 之间的关系时，抽取 V 是一个关系抽取任务；当多个 K 为描述某一个中心词的属性时，抽取对应 V 便属于事件抽取任务。接下来，针对这三个任务各列举一个方法以供学习。

（二）实体抽取方法示例

实体抽取属于结构化最基本的任务，传统方法基于词典、正则匹配泛化性能较差。基于深度学习的实体抽取前期主要以"编码器 + 条件随机场"的架构为主。其中编码器旨在将原始句子的字符映射到高维空间中，其结构从早期的 CNN 及 LSTM，变化到近几年占据 NLP 核心地位的 Transformer，再到以 BERT 为代表的预训练练语言模型。这一段时期的特点是设计不同的编码器，融入更多的泛化知识以更好地表示自然语言文本，但针对实体抽取这个任务的编码和解码方式变动较少，基本都视作一个序列标注任务。

随着"预训练 + 微调"这一主体思路的确定，加之对实体抽取任务重嵌套、不连续等特殊场景的重视程度不断提高，研究人员将目光更多地关注到实体抽取这个任务本身上来。设计了多种编码、解码方式，在减轻任务本身难度的同时，提高模型的表现能力。本节介绍一种基于全局片段的实体抽取方式 GlobalPointer，能够同时处理嵌套和非嵌套的实体抽取问题。

我们已经介绍过基于片段的实体抽取方式，假设原始的句子 S 长度为 n，那么基于片段的抽取思路即为枚举所有的 $S[i:j]$ 组合，其中 $i \in [1, n]$，$j \in [1, n]$，$i \leqslant j$。不难得出，所有候选的片段个数为 $\frac{n(n+1)}{2}$，如果存在 m 种实体，那么该任务可以视作一个 $m \times \frac{n(n+1)}{2}$ 选 k 的问题。图 11-16 给出了编码的具体示例，和本章第一节中给出的示例不同，GlobalPointer 采取了多头的方式，即每一个实体类型对应一个片段矩阵，每一个片段矩阵只做二分类，用于判断每个片段是否属于其该片段矩阵所对应的实体类型。

以 BERT 作为底层编码器为例，句子 S 通过 BERT 的表示记作 $[h_1, h_2, \cdots h_n]$，针对实体类型 a，通过如下变换：$q_{ia} = W_{qa} h_i + b_{qa}$，$k_{ia} = W_{ka} h_i + b_{ka}$ 得到 q_{ia} 以及 k_{ia}，再通过公式（11-1）所示的乘性 Attention 得到 $s_a(i, j)$，表示 $S[i:j]$ 属于实体 a 的 logits 分数。

$$s_a(i, j) = q_{ia}^T \times k_{ia} \qquad\qquad 公式（11-1）$$

为了进一步融合相对位置信息，GlobalPointer 在乘性 Attention 前对 q_{ia} 和 k_{ia} 各自乘上一个变换矩阵 $\boldsymbol{R}_i$，其中满足 $\boldsymbol{R}_i^T \times \boldsymbol{R}_j = \boldsymbol{R}_{j-i}$。则最终 $s_a(i, j)$ 的计算如公式（11-2）所示。融入此位置编码的方式又被称为旋转位置编码（ROPE）。

$$s_a(i, j) = q_{ia}^T \boldsymbol{R}_i^T \times \boldsymbol{R}_j k_{ia} = q_{ia}^T \boldsymbol{R}_{j-i} k_{ia} \qquad\qquad 公式（11-2）$$

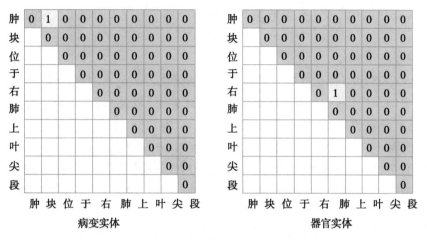

图 11-16　GlobalPointer 编码示例

在损失函数上，由于大量标签为 0，少数标签为 1，为了缓解类别分布不均匀带来的问题，GlobalPointer 使用了一种改进的 Softmax 函数，用于解决不均匀的多标签分类问题。具体如公式（11-3）所示，其中 P_a 表示 a 实体正例集合，N_a 表示非 a 实体的集合。

$$\log\left(1 + \sum\nolimits_{(i, j) \in P_a} e^{-s_a(i, j)}\right) + \log\left(1 + \sum\nolimits_{(i, j) \in N_a} e^{s_a(i, j)}\right) \qquad\qquad 公式（11-3）$$

GlobalPointer 的优点在于直接对实体进行建模，通过枚举所有的文本片段，逐一判断其是否属于某类实体，正因为此特性，GlobalPointer 可以解决嵌套实体问题。而由于基于 CRF 的方法对每个字符只能输出一个字符标签，故无法处理嵌套实体问题。从任务形式上，CRF 对整个序列的概率进行建模，在计算 Loss 函数时需要对所有序列的概率和进行累加，在预测时需要使用动态规划找到最大概率的路径，相比 GlobalPointer 要耗费更多的训练和预测时间。总体来说，GlobalPointer 思路清晰，对实体抽取任务做了一定的简化，且可以解决更多问题，从性能和效率上都可以作为 CRF 的一个替代方法。

（三）关系抽取方法示例

关系抽取的方法可以分为基于流水线的抽取方法和实体关系联合抽取的方法。前者的缺点在于错误传递，即实体识别阶段的错误会传递到关系抽取的过程中。后者可以进一步细分为共享参数的联合抽取模型以及联合解码的抽取模型。其目的就是通过实体关系抽取的参数共享，或者同时解码实体关系等方式减弱错误传递给关系抽取所带来的影响。下面介绍一种基于参数共享的实体关系联合抽取方法。

图 11-10 展示了模型的整体结构，该模型采用 Bi-LSTM 对原始文本进行表示，实体和关系均使用同一个编码器。在解码方面，实体抽取采用了 CRF 进行序列标注，在实体均完成抽取后再进行关

系抽取。在关系抽取中，该方法便利每一种 token 组合，针对不同关系进行 multi-head 分类，每一个 head 对应一种关系，从形式上讲类似于上一节 GlobalPoint 的基于片段组合的实体抽取。形式上的表示如下：对于长度为 n 的句子 L，通过 Bi-LSTM 后的表示记为 $[h_1, h_2, \cdots, h_n]$，经过 CRF 预测后，每一个字符对应的标签也被转换为向量表示，记为 $[g_1, g_2, \cdots, g_n]$。该方法融合两种表示作为最终每一个字符的表示，即 $z_i = [h_i, g_i]$。则字符 i 和字符 j 之间构成关系 r_k 的 logits 分数计算如公式（11-4）所示。由于该方法构建字符之间的关系，在最终解码时还需要根据实体边界信息完成最终的三元组抽取。

$$s^r(z_j, z_i, r_k) = V^r f(U^r z_j + W^r z_i + b^r) \qquad 公式（11-4）$$

该方法属于共享参数进行实体关系抽取的重要研究，在关系抽取方面首次针对字符之间进行关系建模，并同时融合了字符本身的表示以及实体标签所对应的表示。但在训练过程中采用了答案实体标签作为输入，在预测时则使用模型的预测实体标签，两个阶段之间存在一定的差异，也是本方法存在的问题。

（四）事件抽取方法示例

本节介绍在 CCKS2020 年医疗事件抽取测评中的最优方法。本次测评针对肿瘤的电子病历文本，抽取关于肿瘤的事件，其中包含"原发部位""病灶大小"以及"转移部位"三个属性。首先，该方法对数据进行了一定的预处理，包括数据清洗、长文本切分、答案位置回标。在模型层面采用图 11-17 所示的流程，考虑到评测的场景具有领域性强加小样本的特点，在进行任务数据微调之前进行了领域适配及任务适配两个操作。其核心目的是针对性地选择语料对原始语言模型进行重新预训练。其中，领域适配的语料来自在搜索引擎中检索得到的领域数据，具体来讲，采用了如下策略：

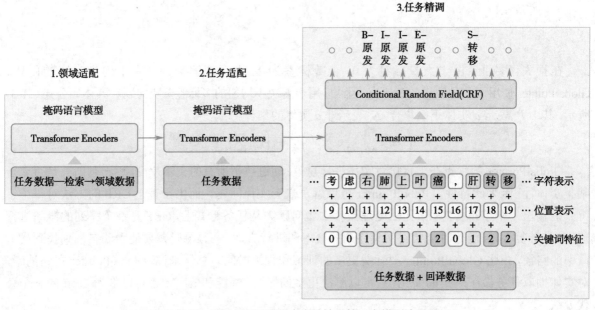

图 11-17 CCKS2020 医疗事件抽取第一名模型流程图

（1）将官方提供的数据集切分成短语，并在专业医学社区中搜索对应的短语，从中爬取领域数据。

（2）直接在网络上搜索清洗后的原文，并对搜索到的段落按最大长度做切分处理。

任务适配则直接采用任务的数据进行语言模型训练。在下游任务上，该方法采用槽填充的方式进行属性抽取，其本质可以看作是一个实体抽取任务，实体类型对应属性类型。具体来说，该方法采用 Roberta + CRF 的结构进行解码。在模型的输入层，除了字符表示、位置表示外，该方法还融入了关键词特征以标识那些有较强提示作用的关键词，以提升模型的效果。

该方法针对领域性强、小样本的场景，利用开放资料对语言模型进行领域迁移训练，再次印证了"语言模型＋微调思路"的正确性。但针对更复杂的事件抽取，例如嵌套、多属性事件抽取，基于 CRF 的序列标注方式的缺陷也非常明显。

三、语言模型与电子病历文本处理

（一）语言模型概念和用途

语言模型的发展经历从浅层的词嵌入到深层编码两个阶段。浅层词嵌入出现得最早，其在模型中的对应结构即为词向量，其主要特点是学习到的是上下文独立的静态词嵌入，其主要代表为 NNLM、word2vec、GloVe 等。这一类词嵌入通常采取浅层网络进行训练，而应用于下游任务时，整个模型的其余部分仍需要从头开始学习。

最新的深层编码语言模型本质上是对每个单词计算在任意长度的上下文的语境下的表示。这一类预训练编码器输出的称为上下文相关的词嵌入。其本身在训练过程中一般采用大量的无监督语料，通过上下文预测当前词，这使语言模型的训练几乎不需要任何标注语料，并且在大量通用语料下训练的语言模型可以迁移到各种任务中，实现"大规模预训练＋下游任务微调"的应用流程（图 11-18）。

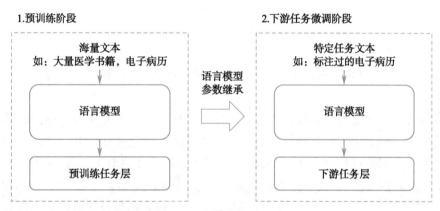

图 11-18　语言模型应用流程

深层编码的语言模型根据监督类型，可以进一步分类为两种：自回归语言模型与自编码语言模型。

1．**自回归语言模型**　即通过某个单词的上文建模该单词的出现概率，本质上为文本序列联合概率的无偏估计。考虑被预测单词之间的相关性，天然适合解决生成类任务。但其本身的缺点也很明显，联合概率按照文本序列顺序拆解，无法获取双向上下文信息表征。其代表模型有：GPT-2、ULMFiT、SiATL。其计算公式为公式（11-5）：

$$p(x_{1:T}) = \prod_{t=1}^{T} p(x_t \mid x_{0:t-1}) \qquad \text{公式（11-5）}$$

2．**自编码语言模型**　通过引入噪声[MASK]构建掩盖还原任务，获取双向上下文信息表征，适用于抽取类、语言理解类任务，可以获得泛化性极强的上下文有关表征。但不适合处理生成类任务。其代表模型有：BERT、MASS、T5、RoBERTa 等。其计算方法为公式（11-6）：

$$p(x_{1:T}) = \sum_{t=1}^{T} m_t \log\left(p(x_t \mid \tilde{x})\right) \qquad \text{公式（11-6）}$$

（二）经典语言模型

预训练语言模型中最常用、最经典的为 BERT 语言模型，其奠定了之后的预训练语言模型的大体结构，因此以 BERT 语言模型为样例进行介绍。BERT 语言模型的输入可以分成四个部分：token id

序列、token 位置序列、类型序列以及 MASK 矩阵。

　　BERT 语言模型整体结构图如图 11-19 所示,具体地可以分为三个部分:嵌入层、多重注意力层以及下游任务层。

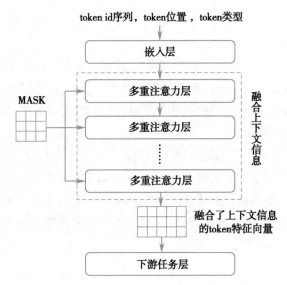

图 11-19　BERT 语言模型大体结构

　　嵌入层用于将输入的 token id 序列、token 位置序列、类型序列转换成对应的向量,便于之后的注意力计算。

　　多重注意力层使用注意力机制代替传统的 LSTM 获取上下文有关表示,其过程分为多重自注意力和前向传播两步。以上两个函数在计算的过程中都使用了残差网络结构,该结构不仅能解决多层模型堆叠导致的梯度消失或梯度爆炸,同时还防止网络过深导致的退化问题。同时为了进一步加深网络对上下文信息的抽取能力,我们将多层多重注意力依次相连,第 $i-1$ 层的输出直接作为第 i 层的输入,第 0 层的输入为嵌入层的输出,最后一层的输出即为语言模型最终得到的包含上下文的 token 特征向量。

　　BERT 语言模型有三点优势:①减少下游任务标注量:BERT 在预训练过程中吸收了大量的语料,能学习到大量语言内含的知识,可以使用对应小样本学习技术如 Prompt 等;②BERT 通过多重注意力层与残差机制可以将网络的深度扩展到 12 层以上,相比于传统的 LSTM 结构参数量更大,可以学习到更多的知识,使模型的准确率更高;③大幅简化自然语言模型设计。几乎绝大部分任务都可以采用"BERT+特定下游任务层"的设计模式,使开发人员可以集中精力在数据清洗或者下游任务的改造上,降低自然语言处理的门槛。

　　BERT 语言模型也有缺点:①BERT 的随机掩盖策略过于简单,通常只随机掩盖一个字,而中文通常都是以词作为表意单元,为了解决该差异,通常采用全词 MASK 策略(whole word masking),其代表模型有:RoBERTa、ERNIE;②不适合处理生成类任务,为了解决这一问题,UniLM 中提出了一种半全连接半下三角的 MASK 矩阵的方法使用自编码语言模型完成生成任务;③BERT 采用绝对位置编码策略,导致其编码长度有上限,单词数量一般不能超过 512,后续的模型一般将其改进成对应的相对位置编码支持无限长度的文本,其代表模型有 T5、RoFormer 等。

　　(三)语言模型对电子病历文本处理的影响

　　随着预训练模型的出现,大部分模型的性能都有所提升。以 BERT 为代表的各种预训练模型已经成为各种电子病历文本处理模型的必备组件。例如医疗实体关系抽取任务,研究人员提出了基于

BERT 的实体与关系联合抽取模型,利用动态范围的注意力机制,控制 BERT 语言模型中每个词的注意力范围,将语言模型作为参数共享层引入实体与关系的联合抽取中,强化算法的泛化性能,最终在医疗实体关系抽取等任务上分别取得了 1.56% 和 1.22% 的提升。

但如果直接将基于大规模通用语料训练的语言模型应用到领域任务上,性能的提升程度比较有限。为此通常的解决方式是在领域的语料上进行 fine-tune 或者重新学习。例如 ClinicalBERT 与 PCL-MedBERT 在临床文本上进行了领域预训练,其中 PCL-MedBERT 从多个来源收集了 1.2G 的专业医疗文本和 1.5G 的高质量医疗问答数据,用于建立面向医疗文本的 BERT 预训练模型,同时采用随机初始化和二次微调的方式对 BERT 模型进行优化,最终在电子病历文本的问句匹配任务和命名实体识别等任务上分别取得了 1.00% 和 0.37% 的提升。

此外,传统机器学习方法在电子病历文本处理过程中,容易出现问题定义不清晰且输出目标多变,或是方法在不同专科和不同文本上泛化能力差的问题。但随着语言模型本身对语义理解的不断提升,可以将不同种电子病历文本处理问题统一转换为问答问题,例如将"抽取手术记录中的手术类型"任务转化为"问:XXXX(手术记录),本次手术的类型? 答:AAAAA(具体手术类型)"的问答对。

第三节　诊疗对话系统

诊疗是医疗的核心任务,而人机对话是自然语言处理的终极应用,两者的结合体现了业务和技术融合后的最佳成果。本节从对话系统分类起步,重点介绍了任务型对话系统以及诊疗对话系统的核心技术,最后用一个例子展示了目前基于诊疗对话系统实现的现状。

一、对话系统分类

当前,对话系统是自然语言处理领域内最为热门的一个应用,其核心目标就是通过对话的方式,让用户与机器进行交互。根据对话的目的不同,对话系统也有很多不同的类型。一般来说,对话的目标主要有三类:解答疑问、办理一件事和聊天。相对应的,对话系统也可以分为以下三类:检索型对话系统、任务型对话系统和闲聊型对话系统。目标不同也使其分别有不同的实现方案。

(一)检索型对话系统

检索型对话系统主要应用于常见问题与解答(frequently asked question,FAQ)的场景下,即只有一问一答的情况,例如作为售前客服自动地回复关于产品的一些信息,或者作为一个智能医生自动回答关于一个药品的服用频率、副作用等问题。这类系统一般用于帮助解决一些简单但高频的问题,可以有效减少对人力资源的浪费。

一般来说,这类对话系统都会预先准备一些高频问题,当用户输入后,系统从已有的问答对集合中检索出最为相关的答案,并将答案返回给用户。因为这类对话系统工作的流程类似于搜索引擎,从预定好的问答对中搜索出最相关的提供给用户,因此这类系统被称为检索型对话系统。

这样的工作流程因为输出都是人工校验的,输出的话语流畅度能够得到保证,但如果无法找到最匹配的问题时,就会出现"无法理解您的问题,请转向人工"这种情况发生。

由于需要预先准备好可以回复的问题,所以这类系统一般只能面向于垂直领域和特定任务。如果需要将其推广至通用领域,不可避免地需要准备更多的问题,而当问题数量增大时,问题之间的边界问题就会变得严重,即更容易出现相似的问题,导致准确率降低,出现答非所问的情况。

(二)任务型对话系统

任务型对话系统的目标是帮助用户完成某一领域内的一项任务,例如预订电影票、预订餐馆或者是医疗领域内的预诊、问诊等。相较于检索型对话系统这种只需要在文本层面进行处理的系统，任务型对话系统的工作流程更加复杂。例如"今天天气如何"的问题，仅仅在文本层面上的处理是不可能真正获取到当前的天气信息的，也就是说，任务型对话系统一定会需要系统具有查询天气这类功能型的模块进行辅助，再通过一定方式生成回复。

这类系统首先需要进行意图识别，即用户想要完成一项什么类型的任务，然后根据用户的意图，通过系统中相应的模块进行相应的处理，最后返回给用户相应的答案。然而用户各式各样的意图难以被穷举，也使系统中的功能不能应对用户所有的意图，因此面向开放领域的任务型对话系统较少。

任务型对话系统相较于检索型对话系统的另一个区别就是其具有多轮对话，因为用户往往并不会一次性给出该任务所需的所有信息，需要通过多轮对话逐步获取，这使任务型对话系统还需要进行对话状态的管理，从而使对话系统的工作流程更加复杂，尤其是当用户的输入与预定义的对话流程不符时。

（三）闲聊型对话系统

闲聊型对话系统的目标就是和用户聊天，由于没有特定的任务目标，所以生成回复过程中的限制更少，但这也带来了另一方面更大的挑战。由于这类系统只可能面向于开放领域，所以难以依靠人工预先定义足够覆盖所有场景的条件，而如何能够根据上文自动生成出足够流畅且合理的回复就成了这类系统的难题。

在实际应用场景中，一般来说，真正能够创造价值的是检索型和任务型两类对话系统，因为这两类可以真正解决一定场景下的特定需求。尽管这三类对话系统实现方式并不同，使其一般都各自独立开发，但实际产品也可以将三者结合，例如在任务型对话系统中，用户突然问了一些产品信息，此时可以调用检索型对话系统进行回复，或者是当用户的话语不在系统流程中时，可以调用闲聊型对话系统进行回复，避免出现"无法理解"的情况发生，提升用户体验。

二、任务型对话系统

任务型对话系统一般分为四个部分：自然语言理解、对话状态跟踪、对话策略学习和自然语言生成。

（一）自然语言理解

对话系统第一步是自然语言理解（natural language understanding，NLU），这一步是对用户的输入进行解析，从而得到一个自然语言的结构化表达。这个表达的结构包含意图和槽两个部分：意图就是用户想要完成的任务；槽是用户想要完成任务的具体信息。例如意图是"预订电影票"，对应的槽就有"电影名称""开始时间"等，这样就可以确定用户想要预订什么时间开始的、哪部电影的电影票。

（二）对话状态跟踪

用户并不会一次性给出所有的信息，因此需要多轮对话逐步获取，而在这一过程中就需要保存之前对话所获取到的信息，并随着对话的进行不断维护这部分信息，这个模块称为对话状态跟踪（dialogue state tracking，DST）。对话跟踪模块以自然语言理解的输出作为输入，从中选择当前对话任务所需要的信息并不断更新对话状态，从而提供当前对话的完整信息。

（三）对话策略学习

对话策略学习（dialogue policy learning，DPL）模块基于当前对话状态，决定对话下一步的动作。例如预订电影票时，当前状态仍然缺少电影开始时间的信息，那么该模块就会输出下轮动作为询问电影开始时间。或者当状态中所需的信息都已经获取时，那么该模块就会为用户完成对应的任务，例如调用预定模块完成电影票的预订。

（四）自然语言生成

自然语言生成（natural language generation，NLG）模块将会根据前一模块的策略生成一个自然语言形式的回复并回复给用户。当策略数量有限时，可以采用模板的方式生成，例如询问（开始时间）的策略就可以用"请问您想要什么 {} 的电影票"这样的模板生成。也可以利用模型自动根据上下文和策略生成一句话，从而使对话具有多样性，提升用户体验，但同时也可能由于生成的语句不合法导致用户无法理解。

（五）其他模块

一般来说，任务型对话系统由上述四个模块构成的流水线组成，但根据应用场景还会有更多的模块进行辅助，例如类似智能语音助手的对话系统，还需要在输入时由自动语音识别（automatic speech recognition，ASR）模块进行语音识别，最后由文本到语音（text to speech，TTS）模块将生成的自然语言以语音的形式输出。

近来的研究也对这一流程进行了改进，例如将自然语言理解和对话状态跟踪模块合并，跳过识别自然语言理解模块输出中有用信息的部分，直接根据输入的对话输出对话状态；也有将对话状态跟踪和对话策略两部分合并，称为对话管理（dialogue management，DM）模块；也有更为激进地将上述模块全部合并，利用 Seq2Seq 的模型，直接根据对话输入生成对应的回复，这类方法可以有效降低对话系统的复杂度，但是也会导致对话系统的输入输出模型不稳定，在实际应用中，由于失去了对模型的可控性，所以应用较少。

三、诊疗对话系统核心技术

医疗对话系统是在医疗领域为满足用户求医问药的健康需求而开发的任务型对话系统。医疗对话系统通过与用户进行自然语言对话，完成系统所需的性别、年龄、症状、病史等相关信息收集，结合有关医学知识并针对用户情况进行综合分析，做出对应的疾病诊断、治疗推荐等回复以响应用户的问诊需要。

作为一类典型的任务型对话系统（图 11-20），在不考虑语音与文字转换的前提下，医疗对话系统在理论上可由自然语言理解、对话状态跟踪、对话策略学习以及自然语言生成等四个模块组成，其中

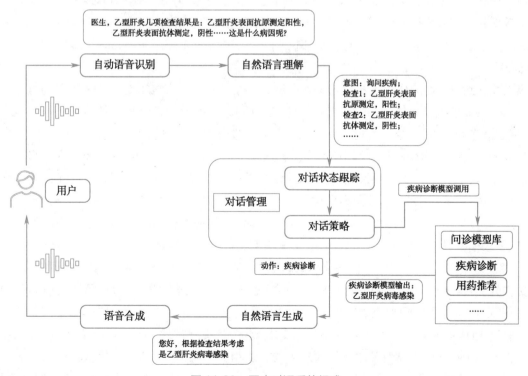

图 11-20　医疗对话系统组成

对话状态跟踪与对话策略学习也被视为整个对话管理模块。为响应对话策略模块发出的系统动作，医疗对话系统还需要配备若干问诊模型以供系统调用。例如，当系统在本轮对话中需要判断用户的身体状况时，则需要调用疾病诊断模型以掌握用户的患病情况。

（一）自然语言理解

1. 任务定义 医疗对话系统中的自然语言理解模块，其输入内容为用户的原始话语，负责解析用户的原始话语，识别句中存在的命名实体，同时对当前话语所属的领域和用户意图进行分类。其中，领域分类和意图分类可以归为分类任务，命名实体识别则是序列标注任务。例如系统接收到用户话语"医生你好，脸上总是长那种粉刺的痘痘，还有痘印，用什么药可以擦好呢（女，22 岁）"，NLU 模块需要从中抽取出类似于"{ 性别：女；年龄：22 岁；症状：[粉刺，痘痘]；部位：脸上 }"的实体序列，同时识别出当前的对话领域是"问诊"，当前的用户意图是"询问推荐用药"。

2. 难点问题 在 NLU 部分，尤其是在命名实体识别任务中，重叠嵌套实体、非连续实体的现象时有出现。例如，"左侧胸背部持续性疼痛"既是一个症状，同时该症状名中也包含了一个部位信息"左侧胸背部"，两个实体之间共享同一片段，即多个实体重叠嵌套；又如"前胸、背部包块"其实指出了两个症状"前胸包块"与"背部包块"，其中实体"前胸包块"由两个不连续片段组成，即非连续实体。需要注意的是，此类语言现象在人类看来非常普通并且也不难理解，但是让模型从句中准确地提取出来并非易事。

3. 解决方案 该问题在上文中的文本分类以及医学文本结构化问题中均有探讨，此处不再详述。

（二）对话状态跟踪

1. 任务定义 医疗对话系统中的对话状态跟踪模块，其输入内容为 NLU 模块的输出结果，负责根据整个对话历史记录维护预定义的信息槽，为信息槽中的每个槽名查找应该填入的值，因而可以将对话状态跟踪的工作定义为槽值对层级的分类任务，即判断某一对"槽名：槽值"是否成立；另一种思路将此问题定义为阅读理解任务，即输入模型以对话上下文，询问模型某一槽位应该填入何值。假定用户原话"医生你好，脸上总是长那种粉刺的痘痘，还有痘印，用什么药可以擦好呢（女，22 岁）"是第一轮对话，DST 依据 NLU 解析结果填充后的信息槽如"{ 领域：问诊；意图：询问推荐用药；年龄：22 岁；性别：女；症状：[粉刺，痘痘]；部位：脸上；疾病：None，病史：None，用药史：None，检查史：None}"。

应当注意到，NLU 的作用是从原句中抽取所有存在的实体，而 DST 是判断所抽取的每个实体是否填入以及应该填入信息槽中的哪个槽位。随着对话的进行，整个槽结构中的每个槽位可能会被填充，可能在填充后又被修改，也可能因为对话交互未被提及而一直被置空。

2. 难点问题 在实际对话过程中，某一事物出现一次后，当需要被再次提及时，人们多会以代词指出，甚至不会显式地提出，需要根据上下文信息获得。例如，当某轮对话中用户询问系统"这种病我该怎么办呢？"，此时 DST 模块需要通过上下文去确认用户所指的疾病具体为何，特别是文本中出现多个疾病名（同类型实体）时，情况更为复杂。因此，实体的指代问题是实际应用中频繁发生的现象，所以要求模型具有指代消解的能力也是系统需要攻克的一个难题。

3. 解决方案 按照将槽填充任务建模成机器"阅读理解"任务的思路，令 DST 模块将本轮对话上下文作为文章，连同词槽类型作为问题一并输入到模型中，令模型输出该词槽所对应的值作为槽填充的答案。例如，引入预训练语言模型 BERT 将对话上下文"{ 系统："您存在头晕的症状吗？"；用户："没有"} 组成输入对送入模型"，并将问题文本"是否有头晕？"输入到另一个文本编码器中，利用注意力机制（attention）使模型关注到提问对象与原文相关信息，理想情况下模型输出类似于"没有"的答案，根据模型的回答便知道该用户的信息槽中症状类型的实体下无须填入"头晕"，或者记录"头晕"症状,但将其属性"是否存在"设为"否"。

（三）对话策略学习

1. 任务定义　医疗对话系统中的对话策略学习模块负责根据 DST 模块输出的当前对话状态,控制对话系统本轮将要采取的系统动作。因此,该模块的工作内容为完成从系统当前对话状态到当前系统动作的映射,可以将其归为多标签分类任务。例如一个医疗对话系统预设的系统动作有"{ 询问症状,疾病诊断,推荐用药,推荐检查,推荐科室,知识型回答,客套 }",DPL 可能会在本轮对话中从预设的动作集合中输出系统动作"{ 疾病诊断,推荐用药 }"。

2. 难点问题　一般来说,对话系统与外界的交互多以每轮对话单个动作的形式呈现,但是这明显限制了对话系统的表达能力,并且可能会在某些情况下挑战用户耐心,影响人机交互体验,另外更长轮次的对话也可能会引发系统产生更多的错误。因此多动作决策成为对话策略学习亟须解决的难题,在面临用户的多个意图时,需要系统有序组织自身动作的行为顺序,合理调度每轮对话的动作数目与类型,并且这中间需要考虑到动作与动作之间的关联性。

3. 解决方案　针对 DPL 模块的动作选择问题,较为简单的方式是为对话系统制订行动规则,例如当本轮对话用户意图是"询问疾病"时,规定系统此轮动作为"疾病诊断"。虽然规则系统具有较强的可解释性,但是大量规则的制订与维护是极其繁杂的,并且规则系统总有其无法覆盖的情形,导致此类系统的可拓展性较差。

在机器学习特别是深度学习兴起后,基于模型的动作选择策略成为主流解决方案,通过训练多标签分类模型,可以为每轮对话输出模型的动作选择结果,不过这种监督学习方式需要大量的人工标注数据集。随着强化学习的研究深入,其与深度学习相结合而产生的深度强化学习是当前对话策略学习的主要技术,其核心思想是通过模型与环境的多轮交互,学习动作策略函数,在每一轮训练中当模型发出的动作符合预期时则给予其奖励,否则给予惩罚,模型的训练目标即通过多轮的动作选择以最大化长期奖励。在训练阶段,由于很少有真实用户与系统交互,因此往往构建用户模拟器作为对话策略模型的交互对象,用户模拟器即模拟真实用户向对话系统发出指令与奖惩等行为。需要注意的是,用户模拟器并不能完全模拟真实用户的对话习惯,它本身行为的有偏性可能会导致通过训练学习到的不是最优模型,从而致使模型在与真实用户交互时表现较差。

（四）自然语言生成

1. 任务定义　医疗对话系统中的自然语言生成模块,负责将对话系统的诊疗信息与结果转换成自然语言,因而是基于诊疗信息的自然语言生成任务,即数据到语言的生成。例如当 DPL 输出的系统动作为"{ 疾病诊断,推荐用药 }",并且系统诊断的疾病为"痤疮",推荐的治疗药物为"维 A 酸乳膏",NLG 需要将以上诊断结果以类似于"根据您的描述,考虑是痤疮病症,推荐您使用维 A 酸乳膏进行治疗。"的自然语言返回给用户。

2. 难点问题　NLG 生成质量评估是该模块的难点问题。尽管提出了一系列的机器指标如 BLEU、perplexity、ROUGE、METEOR 等以评估模型的生成质量,但由于真实场景下与系统交互的是人类,因此对生成质量的考量不可避免地会存在主观因素,即人为评价标准,例如生成语句是否自然、是否多样,是否完整传达了语义、是否流畅,可读性是否好等评估维度。因此,提出一种能够贴近人为感知的评估标准是推动本方向深入发展的关键一步。

3. 解决方案　针对 NLG 模块的自然语言生成任务,较为简单的方式是基于模板的生成方案,顾名思义,为对话系统预先设定一些回复模板,在获取到系统的诊断信息后,结合诊断信息与模板合成具体的自然语言作为输出。例如,设置一条形如"根据您的描述,考虑您患有 __（疾病种类）,建议您使用 __（用药推荐）"的生成模板,在系统诊断出疾病种类并给出用药推荐后填入空槽中即形成一条完整的回复。

更为流程化的方法将 NLG 分为 6 个步骤实现。

（1）内容确定（content determination）：决定哪些信息应该包含在正在构建的文本中，哪些不应该包含。

（2）文本结构（text structuring）：即合理地组织文本的顺序，先说什么再说什么。

（3）句子聚合（sentence aggregation）：即将多个信息合并到一个句子里表达。

（4）语法化（lexicalisation）：即当每一句的内容确定下来后，在各种信息之间加一些连接词使之读起来更像是一个完整的句子。

（5）参考表达式生成（referring expression generation）：即识别生成内容的所属领域，然后使用该领域的词汇用于生成。

（6）语言实现（linguistic realisation）：即在所有相关的单词和短语都已经确定后，将其组合起来形成一个结构良好的完整句子。

目前基于预训练模型的自然语言的自动生成已经成为流行方法。随着生成式无监督预训练（generative pre-training，GPT）、T5 以及 ERINE-GEN 等大规模语言模型的推出，大模型迁移学习所生成的语言越来越靠近人类语言，但是如何在生成过程中融入外部知识，例如在医疗对话生成中加入医学知识，依然是 NLG 任务留待解决的问题。

4. 医学诊疗特点　由于医疗对话系统面向医疗垂直领域，考虑到该领域已经并正在累积大量的医学知识，因而在对话系统中加入外部医学知识库对于提高系统的问诊能力具有关键作用，同时也是赋予机器以智能化特性的重要方法。

在医疗对话领域中，对于从自然语言中抽取得到的实体，通常需要规范实体名称，即对实体名进行归一化。例如将症状中的"肚痛""肚子疼"统一归为"腹痛"，而疾病"打摆子""冷热病""发疟子"均指向标准名"疟疾"。经过实体归一化，有利于降低信息冗余，减轻后续系统组件的信息处理负担。可行的解决方案是借助已有的医学知识或医疗知识图谱，通过图谱确定文本中抽取得到实体名所对应的或较为接近的医学术语。另外，也可以将实体名和医学术语均表示成同一语义空间的特征向量，通过计算向量之间的相似度大小或距离远近决定实体名的标准名称。

类似的，在 NLG 的生成过程中，为了确保生成语句符合医学常识，需要以恰当方式表示外部的医学知识，并在生成时注入医学知识以控制生成语句符合领域表达习惯，至少不能与领域知识相矛盾。与此同时，在应对用户的一些包含医学知识的问题时，目前仅靠模型的生成能力无法回复专业性较强的问题，此时也需外部知识的支持才能更好地解决用户疑问。

此外，当系统需要对用户进行疾病诊断、症状问询时，依然需要知识增强的决策支持模型提高系统的诊断准确率。在询问用户的症状情况时，以较少的询问轮次更快地得出诊断结果，要求系统预先储备相关疾病的鉴别性症状信息，以便快速决策用户的潜在疾病范围，从而做出有针对性的治疗建议。

四、诊疗对话系统例子

本部分以上海人工智能实验室饰演的一个轻问诊原型系统为例，展示诊疗对话系统的流程与作用。整个问诊过程分为几个阶段。

1. 患者给出主诉　机器人根据主诉进行多次提问，确认更多的症状，最后给出诊疗结果。在图 11-21 的界面中，显示患者主诉为：男，20 岁。最近一段时间食欲不振，吃什么都觉得恶心、想呕吐，并自行服用了健胃消食片，未有效缓解症状。患者向诊疗对话机器人询问疾病情况，通过系统发送症状描述。患者发送的信息，由 NLU 模块提取出主要信息，包括存在或不存在的症状、疾病史、检查史、药物史以及患者信息等。显示在右边的患者症状信息栏目。通过提取出的信息，策略模块做出当前回复类型的判断，例如：询问更多信息、诊断疾病、提供治疗建议等。在该患者的案例中，系统认为需要更多的信息,针对患者现有的症状,NLG 模块生成自然语言语句,询问是否存在腹痛症状以进行更进一步的判断。患者回复吃完东西后存在肚子痛的情况,机器人做出诊断可能为胃炎。同时建议患者不放心的话可以去医院看看。

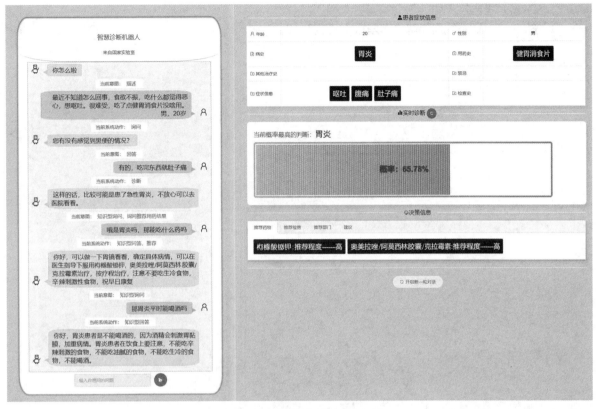

图 11-21 轻问诊对话系统示例

2. **患者问药信息** 患者随后询问该吃什么药。机器人利用用药知识图谱,基于诊断结果提供推荐药物。

3. **疾病保养事项** 患者询问日常注意实现。机器人利用系统内部大量注意事项的知识问答对,找到匹配事项,然后发送给患者。

本章小结

医学自然语言既有通用领域的特点,也在词汇、语法以及语义上包含了医学领域的特殊性。这些特殊性,在医学文本抽取、医学文本检索、医学诊疗对话等各类应用中都展现出来。为此,需要面向医学文本的特殊的标注规范、标注语料,乃至面向领域优化的文本匹配算法、文本抽取算法、文本检索算法、语言模型以及算法的评估方法。本章介绍了研究界在医学语言方面已经进行的诸多有效的探索。

思考题

1. 自然语言处理常见文本表示有哪些?

2. 医学语言较通用文本有自己的特点吗?

3. 实体识别、关系识别和事件识别的差别是什么?

4. 语言模型可以解决电子病历搜索中存在的哪些问题?

5. 对话系统分为哪几类?

6. 诊疗对话系统需要解决哪些核心问题?

（阮　彤）

第十二章

医学影像的人工智能分析

医学影像是临床诊断的重要辅助工具，约占临床数据的 90%，为诊断提供可视化的参照。因此，通过有机结合人工智能先进技术，充分挖掘医学影像信息，将对临床智能诊断、智能决策以及疾病预防起到至关重要的作用。医学影像智能分析是智慧医疗中不可或缺的组成部分，能够缓解医学成像设备的限制，并将广大医务人员从冗杂的重复性工作中解放出来，为临床提供客观、准确、可重复性强的辅助诊断依据，而成为医务人员的好帮手。本章将从医学影像智能分析基础，以及人工智能技术在脑影像、心血管影像和肺部影像的自动分析这几个方面展开介绍。

第一节　医学影像智能分析基础

一、影像重建中的人工智能技术

随着 MRI、CT、PET 等医学影像应用的大幅增加，使用 AI 重建高质量的医学影像成为研究的热点。医学影像高质量的重建为智能化的后续处理提供了高质量的图像，降低了影像分割、检测和诊断的难度。AI 技术的大量使用让影像重建的效果有了较大的提高，尤其是深度学习在该领域的成功应用，大大推进了重建任务的进展。以 MRI、CT 为例，将具体介绍在每一种影像重建中使用的 AI 技术。最后部分将介绍医学影像中常见的超分辨重建技术，这种超分辨技术的目的是克服不同图像分辨率低的问题，具有一定的普适价值。

（一）MRI 影像重建中的 AI 技术

磁共振成像是一种具有高软组织对比度的无侵入成像方法，已经成为医学临床诊断和生命科学研究最重要的手段之一。然而，磁共振成像也存在采样时间长的问题，长时间的数据采集不仅会产生因扫描对象轻微移动而导致的运动伪影，同时也增加了成像成本和采集难度。针对数据采集时间长的问题，许多基于 AI 技术的快速重建的算法被提出，这些算法的目的是在降低采样时间的情况下，提高重建图像的质量（图 12-1）。

按照使用的具体 AI 技术划分，快速重建算法可以分为两大类。①使用传统学习技术的图像重建算法：包括稀疏、低秩恢复等基于图像先验的重建算法。该类别算法通过优化求解不完全采样的欠定方程，最终得到高质量重建图像。②使用深度学习的快速图像重建算法：即使用最新的深度学习网络端到端地学习一个重建网络恢复欠采样的数据。基于深度学习的方法使用欠采样和全采样的磁共振图像数据对作为训练数据，利用深度学习强大的图像处理能力恢复因为欠采样丢失的原始图像细节，减少重建伪影。

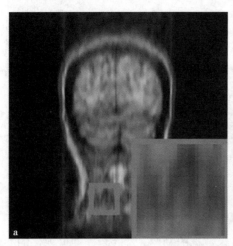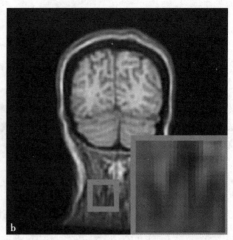

图 12-1　磁共振图像

a. 欠采样的磁共振图像；b. 重建之后的图像。

此外，使用磁共振图像重建其他医学影像的工作也受到了较多的关注，其中以磁共振图像和 CT 图像的相互重建最为常见。使用磁共振图像重建其他模态成像可以减轻多模态图像采集成本，减轻患者在数据采集时的痛苦。在跨模态重建的重建方法中常用的 AI 技术为生成对抗网络（generative adversarial network，GAN），该技术是一种能够生成高质量图像的深度学习网络。用于重建的生成对抗网络由生成器和判别器两部分组成，生成器负责生成图像，判别器负责判断生成的图像是否为真实的图像。

（二）CT 影像重建中的 AI 技术

CT 是一种常用的非侵入性成像技术，具有快速采集和高空间分辨率等优点。因此，在临床诊断中 CT 得到了广泛的应用，不但给医学成像带来了巨大的影响，还成功应用于安全检查、无损检测、材料科学和物理学等领域。然而，CT 辐射剂量与活体新陈代谢异常乃至癌症等疾病的诱发有着密切关系。因此，降低 CT 扫描辐射剂量进行图像重建是非常有意义的，能够扩大 CT 在临床的应用范围。由于解析重建算法在伪影和光子噪声敏感以及处理数据缺失方面存在较大的局限性，传统的解析重建方法不太适用于低剂量的 CT 重建。如何在降低 CT 剂量的条件下保证图像重建质量是 CT 图像重建技术面临的一个巨大挑战。相比传统的重建技术而言，AI 技术在图像的去伪影、缺失数据补全等应用中具有较强的优势，因此可以被广泛应用于 CT 重建中。

CT 低剂量重建方法可以分为两类。

1. 基于模型的低剂量 CT 重建方法　该类别的重建方法在近年来受到广泛关注，相关方法获得广泛研究。这类方法基于 CT 图像的先验知识、成像系统模型以及统计特性，使用迭代优化的方法重建出高质量图像。具体来说，有研究者提出了使用正常剂量 CT 诱导的非局部均值滤波方法，利用正常剂量的 CT 扫描信息并结合非局部均值滤波算法进行低剂量 CT 重建。其后也有研究者提出基于图像先验的压缩感知算法，其利用压缩感知算法进行低剂量 CT 重建。除此之外，还有基于图像块的 CT 重建算法，在带惩罚项的最小二乘重建的基础上，利用大量 CT 图像样本进行切块预训练，通过聚类学习得到有效联合稀疏变换作为正则，提高了迭代重建方法中的图像去噪质量。

2. 基于深度学习的重建方法　不同于基于模型的低剂量 CT 重建方法关注从弦域到图像域的重建，该类别方法大部分只在重建后的图像域中进行去噪处理。受到自然图像中去噪方法、超分辨卷积神经网络的启发，有研究者提出了残差编码器 - 解码器卷积神经网络。这一方法利用编码器 - 解码器结构的卷积神经网络提取图像特征，有效地在低剂量 CT 图像中进行了去噪。除此之外，也有研究者将 GAN 的方法引入到低剂量 CT 去噪中，使用生成器从低剂量图像恢复正常剂量图像，并联合判别器进行对抗训练，从而提高图像去噪性能。在此之后，还有研究者提出模块化自适应处理神经网络，通过模块化的神经网络将放射科专家放入优化回路，进行任务导向的图像去噪。

（三）医学影像超分辨重建中的 AI 技术

分辨率作为医学影像质量评价的一个重要指标，一直以来都是临床关注的焦点。然而，受到成像系统和方法的制约，医学图像的分辨率难以达到人们所期待的高度。例如，在超声成像过程中，由于声波在人体组织内衰减和散射等现象的存在，使超声影像的分辨率较低且存在明显的斑点噪声。同时，MRI 扫描时间较其他成像更长，带来的运动伪影也是导致图像信噪比降低的重要因素。因此，医学影像的超分辨技术很好地缓解了不同成像设备的物理限制，提升了图像的质量，具有重要意义。

一般而言，超分辨技术大致可以分为三类：①第一类为基于插值的方法：该方法是计算机视觉中最常见、最传统的方法，常见的插值方法有最近邻和双线性等方法。这一类的方法基于图像局部的相关性先验信息，即通过图像像素间的相似性进行插值。其中，近邻插值的基本原理就是使用周边的像素值插入当前位置，该方法计算简单，能够快速得到高分辨率图像，缺点也较为明显，会使图像较为模糊。②第二类方法为基于求解逆问题的超分辨：这一类方法通常假设图像是通过降采样的方式产生的，因此该类超分辨方法通常利用图像的先验信息，例如稀疏、低秩等，求解降采样的逆问题，实现对图像的恢复。一般而言，逆问题是一个病态问题，在求解的过程中需要加入正则化，使重建之后的图像具有某些先验信息。这一类的方法由于需要求解较为复杂的方程，计算复杂度较高。③第三类为基于学习的方法：该类方法充分利用了最近的 AI 技术进展，例如深度卷积神经网络等，使重建的效果远好于以上两种方法。基于学习的超分辨方法使用高分辨率和低分辨率图像对作为训练集，端到端地训练一个机器学习模型实现超分辨，相较于求解逆问题的方法，该方法既能得到高分辨的图像，还能减少计算的复杂度。

二、影像分割与检测中的人工智能技术

近年来，AI 技术得到了迅速发展和广泛关注，并且在医学影像分割、检测等领域取得了巨大的成功。这些成功，激励研究者们将人工智能技术应用于医学影像分析和计算机辅助诊断，提高疾病筛查以及疾病诊治方面的性能，并且降低成本，从而提高医疗资源的使用效率，惠及更多医生和患者。AI 技术对于医学图像处理有不同的任务，其中分割与检测都是希望找到图像中某些感兴趣的区域。

分割是医学图像分析中最重要和最受欢迎的任务之一，它的输出是一张图片，图片大小与输入图片大小相等。在整个医学图像分析领域中，分割在疾病诊断、手术计划和预后评估中起着至关重要的作用。它是一个难度比较适中的技术，目前已经提出了数千种医学图像分割方法用于不同医学图像中的各种器官和病变，像血管、肿瘤及相关组织器官。医学图像分割是计算机辅助诊断的关键步骤，是进行感兴趣区域定量分析的前提。现如今大多数医学图像分割模型都是基于自然图像分割技术扩展过来的，目前比较主流的网络框架有卷积神经网络（CNN）、全卷积网络（fully convolutional networks，FCN）、U-Net 以及 GAN。CNN 对于 3D 医学图像的分割往往是分别在横断面、矢状面、冠状面上利用 2D 卷积进行分割，这样做的优点是能够在节约计算成本的前提下，充分利用三维空间的邻域信息提高分割的精度。FCN 是将传统的 CNN 中的全连接层替换成了卷积层，利用 CNN 进行特征提取，并利用上采样操作粗略获得语义分割结果图，为了得到更加细化的分割结果，进一步采用了跳跃连接的思想将底层的空间信息和高层的语义信息相结合，实现端到端的语义分割目标，它是深度学习技术应用到图像语义分割任务上的里程碑。U-Net 是基于 FCN 进行修改与扩展而来的，其基于编码器 - 解码器结构，并应用长距离跳跃连接结合来自底层的细节，有效地弥补了因子采样操作造成的空间信息缺失，帮助网络恢复更加精确的定位，它考虑到了医学领域的图像数据集的特

殊性、标注良好的训练数据稀缺等因素,所以 U-Net 是一个结构比较紧致的模型,这对于医学图像分割等非常看重细节的密集型分割任务来说是至关重要的。U-Net 网络最初是针对生物医学图像设计的,但由于其出色的性能,现如今 U-Net 及其变体已经广泛应用于医学影像分割各个子领域。GAN 是一种无监督的训练方法,可以通过数据获取信息,其方式类似于人类学习图像特征的方式。基于 GAN 网络的医学图像分割,起初的应用是利用生成器(generator)产生分割结果,然后再利用判别器(discriminator)细化分割结果。后续也有许多学者利用 GAN 扩展样本数据集,以提高网络分割的精度。

图像目标检测任务则需要把图像中所有目标识别出来,并且确定它们的物理位置和类别。当今用 AI 技术进行数据分析的研究数量呈现快速增长趋势,医学图像的解释大多数都是由医生完成,然而医学图像解释受到医生主观性、医生间认知差异巨大和疲劳的限制。因此,计算机辅助检测是医学图像分析有待完善的领域,并且非常适合引入 AI 技术。在计算机辅助检测的标准方法中,一般通过监督方法或经典图像处理技术(如过滤和数学形态学)检测候选病变位置。病变位置检测是分阶段的:通常先手工制作大量的特征描述,再将分类器用于特征向量映射到候选者以检测实际病变的概率,进而准确地在医学图像中定位特定生物标记或解剖结构。这在临床治疗中具有非常重要的意义,直接关系到治疗效果的好坏。而医学图像中感兴趣的目标或病灶检测的关键,是对每个像素进行分类。通过分类精确病灶检测区域。在医学影像检测 AI 技术中,大多数检测算法来源于自然图像的目标检测算法。如 Faster RCNN,其经过 R-CNN 和 Fast RCNN 的积淀,经常被应用于病灶检测领域,其在结构上已经将特征提取、区域提取、边界框回归等分类都整合在一个深度神经网络中,使影像检测的综合性大幅度提高,在检测速度方面的提升也尤为明显。同样的,单步多框目标检测(single shot multibox detector, SSD)是一种经典的 One-Stage 算法,这是一种自然图像目标检测的算法,后被相关研究人员引入医学影像检测领域中,使检测的准确性大大提高。从而,该算法能够解决其他算法对医学影像中病变部位目标过小而引起的检测效果差和检测速度慢的问题。SSD 可以预测不同尺度的医学影像病变目标,该网络有 6 个输出特征层。YOLO 系列算法是目前使用最多的目标检测算法,也通常被用于医学影像中病变的检测,其最大的特点就是检测速度快,因此被称为当下最热门的目标检测算法之一,同时也在医学影像病灶检测中广泛运用。基本上,YOLO 系列病灶检测算法发挥出了准确度高的优势,不同版本的算法有不同的改进,例如,YOLO v3 版本主要是在损失函数上做了改进,后面的 v4 和 v5 版本也基本都是在一系列混合和组合图像特征的网络层上面做了改进,主要是特征提取更准,从而对不同尺度的病灶目标预测效果更好,速度更快。

综上所述,医学影像在现代医学实践中扮演着重要的角色。该领域通过利用深度学习等 AI 先进技术实现自动医学图像分析,并在特定的任务中取得了良好的结果。影像分割与检测的 AI 技术能够辅助医生或者研究人员在面对特定的内部组织器官进行定量分析、实时监控和治疗规划时,快速做出正确的治疗决策,所以医学影像 AI 技术已成为疾病诊断和治疗中不可或缺的组成部分,且日益重要。

三、影像诊断中的人工智能技术

医学影像辅助诊断智能化有机结合了 AI 技术与医学领域知识,可以自动对医学影像进行分析,并给出辅助诊断结论。该技术有助于缓解医学影像领域专业医生数量上的巨大缺口,提升医生判读医学影像的效率,减少主观因素带来的误诊与漏诊风险,是智慧医疗的重要组成部分。智能化医学影像辅助诊断主要可以分为两个步骤:一是图像处理,通过人工智能技术自动选择与提取原始医学影像不同层面的定量特征;二是模式识别,使用模式分类器对这些特征向量进行分析,其下游任务包括组织器官与疑似病灶的精准定位与分割、病灶区域病变等级估计以及患者治疗的紧迫性预测。

机器学习是人工智能技术的核心，也是智能医学影像诊断的主要方法。早期的智能医学影像诊断多分为三个步骤：①提取图像的手工特征；②基于机器学习算法构造分类器对特征向量表示的模式进行判别；③通过已识别的模式对新数据进行预测。例如，通过使用前向的顺序搜索方法，从共生矩阵、统计特征矩阵、纹理谱以及分形维数描述符中提取有效的纹理参数，并使用概率神经网络对这些参数进行分类，对超声图像实现肝硬化与肝炎的自动诊断。采用前向逐步线性回归方法对数字乳腺摄影感兴趣区域的特征进行选择，并构建支持向量机（support vector machines，SVM）与线性判别（linear discriminant analysis，LDA）相结合的分类器，可以有效判别乳腺癌的恶性与良性。通过结合粒子群优化算法（particle swarm optimization，PSO）与主成分分析（principal component analysis，PCA）的自适应增强模糊 K 近邻（fuzzy K-nearest neighbor，FKNN）分类器，可以辅助诊断甲状腺疾病。为了提升分类器的判别能力，通过将全局与组织学对象级的颜色、纹理及形态学特征融合在同一个监督学习框架内，能够分别在高斯、KNN 以及 SVM 分类器上实现前列腺组织学图像的格里森分级。根据微钙化簇只占乳房 X 线片中较小区域的特点，通过采取一种连续增强学习方案，使 SVM 可以对正负样本的比例进行迭代调整，同时保持训练样本的总数较小，实现微钙化点的准确诊断。通过将颞顶叶脑区切片的特征重新定义为基于体素的归一化均方误差特征，并利用 t-检验特征选择过程发现最具辨别力的感兴趣区域，能够提升 SVM 分类器在早期阿尔茨海默病诊断中的性能。此外，利用负反馈人工神经网络对 8 个聚集微钙化特征进行融合与分析，从而能够有效区分恶性和良性的聚集性微钙化。

相较于传统的机器学习方法，以 CNN 为代表的深度学习方法在浅层人工神经网络的基础上扩展了模型结构的深度，通过多层变换从原始图像信息中自动地提取表达能力更强的深度特征，避免了手工特征依赖人类经验与专业领域知识的局限性。通过使用单个深度卷积神经网络，便可以实现端到端的皮肤癌识别，该模型在活检证实的临床图像上的诊断能力甚至可以与皮肤病专家媲美。对于多相磁共振成像切片数据的肿瘤分级问题，CNN 同样表现出优异的性能。此外，CNN 在 CT、X 线影像、超声影像、眼底图像的识别与诊断上同样展示出了优越的性能与良好的泛化能力。除了 CNN，基于深度置信网络与 Levenberg-Marquardt 学习法可以用于乳腺癌的自动诊断；而将深度置信网络与 CNN 结合，可以有效应用于肺部结节的分类。不仅仅局限于二维图像处理，深度学习方法也适用于三维医学影像的识别与诊断。通过结合稀疏自编码器与三维卷积神经网络，构建面向脑部 MRI 的阿尔茨海默病识别系统。通过结合多任务 CNN 模型与密集连接型 3D CNN 模型的深度特征提升疾病状态识别的准确性，构建基于多模型方法的阿尔茨海默病状态分类系统。通过多注意力引导的多任务 3D 深度神经网络，可以同时进行胃肿瘤分割以及淋巴结状态分类。除了基本的图像识别任务，图像处理算法还可以与自然语言处理方法相结合，进一步提升医学影像辅助诊断的智能性。基于 CNN 与循环神经网络（recurrent neural network，RNN）的文本 - 图像嵌入网络，可以在胸部 X 线影像分类的基础上生成初步的诊断报告。结合 CNN 与强化学习的优势，构建基于检索的诊断报告生成算法，可以使所生成的报告更具结构化、稳健性与多样化。通过将 CNN 与图神经网络相结合所构建的知识驱动报告生成方法，可以动态地在多个领域的图结构数据之间转换高层语义。

第二节　基于人工智能的脑影像自动分析

一、脑影像高质量重建

MRI 使用射频波探测大脑的组织和结构，是无须暴露在电离辐射下即可对脑组织成像的医学影像技术。该技术通过感知构成人体约 2/3 质量的物质水分子受激信号,探测人脑的结构和功能信息。临床上一般使用磁共振成像技术采集大脑组织形态学影像,用以分析大脑组织的物理结构,包括灰质、白质和脑脊液等组织形态。人脑通过磁共振成像技术扫描可以获得一个三维的张量图像数据。具体来说就是从头顶端开始,一直到基部,获得扫描大脑的一个连续切片的三维张量。一般而言,脑影像具有数据分辨率较高、信噪比较低且临床前数据收集难度较大的特点。其次,由于在采集磁共振影像数据的过程中受到诸多因素的影响(如环境、机器噪声等),采集的数据质量难以得到保证。所以,高质量的脑影像重建对于结构磁共振脑影像脑疾病分类、诊断有着至关重要的意义。

脑影像的高质量重建包含基于压缩感知的重建和基于深度学习的重建。压缩感知的一类方法在提出之时就把使用图像的稀疏先验进行恢复作为提高图像分辨率的途径之一,例如把离散小波变换作为稀疏变换融入重建过程,其后有研究人员把脊波变换作为稀疏基进行优化重建高质量的脑影像。一般而言,设定好的稀疏变换与真实数据的稀疏性匹配不高,因此有研究人员将字典学习引入了压缩感知,基于字典的稀疏重建方法其最核心的模块是稀疏字典的学习,使之能够进行高质量的重建。但压缩感知方法因为本身的局限性,只能获取较为浅层的图像信息,无法像深度学习类方法一样获取丰富的深层图像信息,这就造成了压缩感知类的算法在欠采样倍数(加速因子)较大时重建性能往往会变得很差。压缩感知理论将磁共振重建的研究发展到了一个新的阶段,但是它的局限性也较为明显,存在着一些显而易见的问题。在压缩感知重建的方法中,对约束优化模型进行求解时,往往需要人为地根据已知的先验信息进行超参数的设定(例如正则化参数、稀疏算子等)和设计优化算法。这样会导致算法的可适用性较窄,并且对算法设计人员的经验要求较高。此外,基于约束优化的模型在求解时一般需要进行迭代优化,这在现实的应用场景中需要一定的计算量,这对于临床中的应用会有一定的影响。

近年来,基于深度学习尤其是 CNN 的相关方法在计算机视觉中有了较大的进展,包括图像分类、图像分割、图像识别以及图像增强。MRI 重建任务是一种医学影像的去噪任务,属于计算机视觉较为常见的任务。因此,基于深度学习的方法为磁共振图像重建的研究提供了新的动力。现有的基于深度学习的方法可以分为两类:①基于数据驱动的端到端方法:其利用临床上可采集到的大量 MRI 数据进行训练,通过学习欠采样数据到全采样数据之间的非线性映射,再将这种学到的非线性映射应用于未见于训练集的待重建数据,实现 MRI 的欠采样重建。为了避免模型的过拟合,保证模型在新样本上的泛化能力,这种方法需要较大的训练数据量,并且需要设计较为复杂的模型。②基于模型优化的方法:其利用神经网络代替传统模型中人工设计的环节,例如使用变分网络进行高质量的重建。该网络是基于压缩感知的非线性迭代展开的一种网络结构,迭代重建中的一次迭代对应网络中的一个步骤。变分网络使用了总变分算子作为正则化项,在迭代优化的过程中,总变分算子的优势在于满足了压缩感知的稀疏表达与非线性优化条件。此外,总变分算子还会保护图像的边缘纹理特征,对图像边缘进行有效的稀疏表示。同时,总变分算子是凸正则化目标函数,从而可以进行全局的非线性优化。

二、脑影像分割

脑影像分割任务是依据事先制定的规则、大脑功能或者任务将脑影像划分成多个互不相交的子集。通过人工对脑图像分割需要具有医学背景知识的专家标注。专家在人工标注时,由于标注者的主观性,不同专家之间的标注结果不同。同时,由于脑图像维度极大,整个标注的过程极其费时而且十分枯燥。因此,基于人工智能的自动脑影像分割具有十分重要的临床意义。

脑影像分割主要包括脑组织分割和感兴趣区域分割。

1. **脑组织分割**　脑组织分割任务是脑图像分割为白质、灰质和脑脊液。白质由神经元中被髓鞘包围的突起构成，主要起神经信号传导作用。灰质是由大量的神经元胞体及其树突构成，与大脑的功能相关。通过将大脑组织分割成灰质、白质以及脑脊液对研究大脑的功能以及传导具有十分重要的意义。

2. **感兴趣区域分割**　主要是根据大脑功能，将大脑灰质进一步分割成多个感兴趣区域。例如杏仁核、海马体、丘脑等。这些感兴趣区域均与大脑复杂的功能有关，因此将大脑分割成多个感兴趣区域对疾病诊断、病理学探究等方面具有十分重要的意义。

（一）脑组织分割

脑组织分割将脑影像分割成白质、灰质和脑脊液。由于成人大脑白质、灰质和脑脊液具有相对良好的组织对比度，聚类方法能够有效地应用于脑组织分割中。聚类方法中将有关体素之间相似性的距离度量作为体素聚类的指标，因此有效地对体素进行体素之间相似性距离度量是影像组织分割结果的重要因素。例如，基于核诱导距离模糊聚类。由于脑影像中存在大量的噪声，基于欧氏距离的度量方法对分割脑组织不够鲁棒。因此，基于核诱导距离模糊聚类方法使用核方法将体素的特征映射到高维空间，并通过添加体素的空间结构约束，使脑组织得到更好的分割结果。

目前，多种脑组织分割工具箱可用于脑组织分割。例如，FSL 工具箱中的 FAST 分割方法（图 12-2）将大脑的结构 MR 影像分割成灰质、白质和脑脊液，同时还集成了空间强度变化校正功能。FAST 分割方法基于隐马尔可夫随机场模型和相关的期望最大化算法。整个过程是完全自动化的，并产生稳健可靠的分割结果。

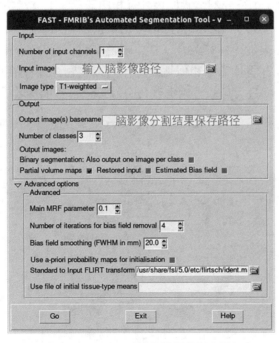

图 12-2　FAST 脑影像组织分割工具包

（二）感兴趣区域分割

在感兴趣区域分割任务中，各个感兴趣区域之间的边界非常模糊，对比度很低，且大脑 MRI 本身受噪声、灰度不均匀、容积效应等因素影响。上述原因导致仅使用图像本身的灰度特征对大脑感兴趣区域进行分割是一项十分困难的任务。相关研究表明，使用来自图谱图像上的大脑解剖结构先验信息能够很好地帮助大脑感兴趣区域的分割。

1. **单图谱分割方法**　基于单图谱的分割方法是使用配准方法将图谱图像配准到待分割图像空

间,从而获得感兴趣区域的分割结果。FSL 中的 FLIRT(FMRIB's linear image registration tool)是一种根据图像灰度对 MR 图像进行仿射配准的方法。FLIRT 可以对多种模态的医学图像进行配准,例如结构 MRI、功能 MRI 和 PET 等。FLIRT 采用全局优化策略将代价函数转换为在公共重叠视场的边缘降低体素的权重,并采用模糊分类技术进行直方图估计,以降低代价函数的局部极小值。因此,FLIRT 在搜索参数上更具效率,从而进一步地加速了配准的过程。此外,FLIRT 提供多种代价函数用于优化,包括相关系数、归一化相关系数、互信息、归一化互信息和最小平方误差等。ANTs Normalization Tools 中的 ANTs(symmetric normalization,SyN)算法是一种形变的配准方法。ANTs SyN 针对多种疾病患者的大脑图像进行开发,例如额颞叶痴呆(frontotemporal dementia,FTD)和阿尔茨海默病等。因此,ANTs SyN 不仅能够处理正常人大脑图像,也能处理与模板图像相差很大的样本图像。具体来说,微分同态是一个具有可微逆的可微映射。ANTs SyN 将所提出的方法限制在具有齐次边界条件的差分同态中,并假设刚性变换和尺度变换能够被分解,图像边界可以映射到自身。该方法利用测地线距离求出不同对称空间中被摄体之间的最短路径。该方法的目的是找到一种时空映射,以最大化微分同胚的空间中成对图像之间的相互相关,然后使用欧拉 - 拉格朗日方程必要条件优化代价函数。

2. 多图谱分割方法　多图谱的分割方法在大脑 MRI 感兴趣区域分割任务上展现出良好的效果。多图谱方法能够有效利用来自多张图谱图像上的解剖结构先验信息,从而获得更优的分割结果。具体来说,对目标待分割图像,多图谱分割的任务是根据多幅标注好的大脑图谱图像自动地获得待分割图像的标注图像。基于多图谱分割方法的假设是:如果目标图像上的体素与图谱图像上的体素具有相似的局部特征或者形态,则待分割体素应该具有和图谱图像上体素相同的标签。基于上述假设,在基于多图谱的分割方法中,为了获取更精准的分割结果,每幅图谱图像首先被配准到待分割图像的空间。然后,根据配准结果进行标签融合。具体来说,首先计算待分割体素和与其对应在图谱图像上的体素之间的相似性,并将计算的相似性指标作为标签融合过程中的投票权重,然后对待分割体素标签进行投票,进而根据最大后验准则得到待分割体素最终的标签。多图谱分割方法流程示意图如图 12-3 所示。

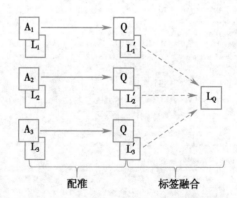

图 12-3　多图谱分割方法流程示意图

A:图谱图像;L:图谱图像标签;Q:配准图谱图像;L':配准图谱图像标签。

经典的多图谱分割方法包括:基于局部权重投票的方法(local-weighted voting,LWV)。LWV 计算待分割体素和图谱图像上同一位置体素之间的相似性作为标签融合的投票权重。更进一步地,可以发现不同的相似性度量方法(归一化互相关、互信息和均方距离)对 LWV 方法大脑感兴趣区域分割具有不同的影响。由于 LWV 方法仅用图谱图像上与待分割体素位置相同的体素进行标签传播,因此 LWV 受配准误差影响较大。为了减轻配准误差的影响,可以使用基于非局部均值概念提出的基于非局部均值的图像块方法(non-local mean patch-based method,PBM)。PBM 不仅从图谱图像上与待分割图像相同位置的体素传播标签，而且还从图谱图像上与待分割体素的邻域传播标签（图 12-4）。基于学习的方法能够根据任务更好地学习多图谱标签融合的投票权重。例如，考虑图谱图像上相似图像块在标签传播时可能产生相同的错误，可以通过联合标签融合方法（joint label fusion，JLF）以减轻相似图像块产生相同错误的风险。通过基于稀疏重构方法构建稀疏图像块，选取少量相似性高的图像块进行标签融合用于分割。

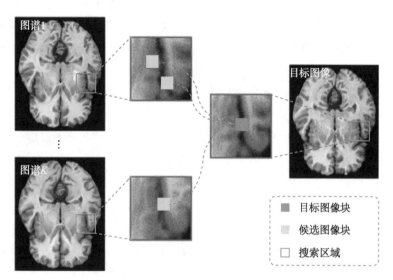

图 12-4 基于非局部均值的图像块方法标签融合示意图

三、脑疾病诊断

近年来，随着社会经济及工业的不断发展，人们的生活环境遭到严重破坏，社会节奏的加快、饮食结构的变化、人口老龄化等因素使脑疾病的发生率在全球范围内呈现快速上升趋势。以阿尔茨海默病为例，目前中国的阿尔茨海默病患病人数已经超过 1 000 万，65 岁以上老年人患病率约为 5.56%，我国已成为世界上阿尔茨海默病患病人数最多、增长速度最快的国家之一。随着信息化在医学领域的不断深入，脑疾病研究同样进入到大数据时代。作为脑疾病研究的重要载体，脑影像技术如功能磁共振成像（functional magnetic resonance imaging，fMRI）、弥散张量成像（diffusion tensor imaging，DTI）、正电子发射体层成像（positron emission tomography，PET）等（图 12-5），从不同层面提供了脑疾病检测相关信息。随着科学技术的发展，"智能化"正成为信息科学的主流趋势，机器学习作为实现医学智能化的关键支撑之一，已经被广泛应用于包括辅助诊断、药物研发、健康管理在内的诸多领域。在脑影像研究中，机器学习能够充分利用生物标志数据内在的结构信息构建模型，分析大脑功能、结构特征，进而为挖掘与脑疾病相关的影像遗传标志物、解释复杂脑疾病的发病机制、实现精准医疗提供方法学支撑。

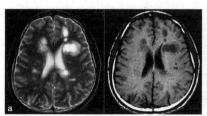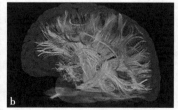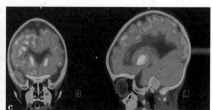

图 12-5 脑影像技术
a. 功能磁共振成像；b. 弥散张量成像；c. 正电子发射体层成像。

（一）脑影像技术及诊断应用

（1）功能磁共振成像（fMRI）：大脑接受刺激后，神经细胞活动、局部脑血流、区域的耗氧量发生改变，fMRI 通过血流动力学反映脑神经细胞活动之间的密切关系，可反映神经元和突触功能异常。fMRI 主要包括静息态和任务态 fMRI 两大类，fMRI 结果图如图 12-5a 所示。基于轻度认知障碍（mild cognitive impairment，MCI）和阿尔茨海默病的 fMRI 研究发现，MCI 和阿尔茨海默病患者存在静息网络、情节记忆网络、语义记忆网络、视空间记忆网络功能受损。脑内出现淀粉样蛋白沉积但认知功能正常的老年人、APOEε4 基因携带的认知正常老年人，也存在与记忆相关的网络连接性下降，这些研究结果揭示脑功能障碍可能在阿尔茨海默病早期即已出现。此外，研究还发现记忆相关网络（特别是海马）呈现非线性损害模式。影像学可首先表现为海马的高活性，随着病理进展海马功能将逐渐减弱。多项研究已证实，阿尔茨海默病进程中功能连接的改变早于明显的灰质体积萎缩。因此，fMRI 可作为诊断阿尔茨海默病的早期生物标志物之一。

（2）弥散张量成像（DTI）：DTI 利用水分子弥散时的各向异性进行成像，是一种描述大脑结构的新方法，是磁共振成像（MRI）的特殊形式。该成像技术是当前唯一的一种能有效地观察和追踪脑白质纤维束的非侵入性检查方法，DTI 结果图如图 12-5b 所示。大脑皮质连接的结构基础为各皮质之间的白质纤维束，阿尔茨海默病目前被认为是一种进展性的皮质失连接综合征。DTI 研究发现 MCI 存在诸多白质区域完整性破坏，如额叶、颞顶叶、下额 - 枕叶束、上纵束、胼胝体和扣带束等。与功能连接类似，AD 疾病进程中结构连接的改变早于明显的灰质体积萎缩。这些结果提示 DTI 可作为 AD 早期诊断的重要生物标志物。

（3）正电子发射体层成像（PET）：PET 是核医学领域比较先进的临床检查影像技术，该技术将某种物质，一般是生物生命代谢中必需的物质，如葡萄糖、蛋白质、核酸、脂肪酸，标记上短寿命的放射性核素（如 ^{18}F、^{11}C 等），注入人体后，通过对于该物质在代谢中的聚集，反映生命代谢活动的情况，从而达到诊断的目的，PET 结果图如图 12-5c 所示。阿尔茨海默病患者可出现典型的颞顶区、后扣带回皮质和楔前叶葡萄糖代谢降低，具有 90% 敏感性以识别阿尔茨海默病与其他类型痴呆。基于葡萄糖代谢的 PET 研究发现，阿尔茨海默病早期颞叶出现高代谢，提示可能为疾病早期代偿表现。携带载脂蛋白 APOEε4 等位基因、认知正常的受试者也被发现与阿尔茨海默病有相似脑区的代谢异常。因此，作为衡量脑功能改变的指标，葡萄糖代谢 PET 对阿尔茨海默病进展过程中脑功能改变的评估诊断价值更高。

（二）基于人工智能的脑疾病诊断

在脑影像技术及诊断应用部分，介绍了常用的脑影像技术，包括功能磁共振成像、弥散张量成像、正电子发射体层成像，以及利用这些影像技术对脑疾病进行诊断分析。然而，这类基于脑影像技术的诊断往往是通过人工手段对影像进行分析和鉴别，具有诊断效率低、技术手段单一等问题。近年来，随着物联网、云计算和边缘计算的兴起，数百亿台智能设备将接入移动网络，各行各业都迎来了大数据时代。为了应对脑疾病带来的挑战，世界各国均采取了应对措施，我国科技部已经启动和部署了"脑科学与类脑研究计划"和"精准医疗计划"，并将其列入我国"十三五"科技发展与创新重大专项中，美国政府先后开展了"脑活动图谱计划"和"精准医疗计划"，欧盟和日本也相继推出了各自的"脑计划"研究战略。综上所述，脑疾病大数据分析将成为未来我国乃至全球重大研究方向之一。在医学领域，人工智能技术具有高效率、高识别率。在这一部分，介绍两例基于脑影像人工智能诊断技术。

1. **多模态脑影像诊断**　现有研究表明，某一类型的脑疾病往往与多个模态生物标志物相关。以阿尔茨海默病诊断为例，已经有多个生物标记被证明对阿尔茨海默病的诊断敏感，如能够测定脑萎缩的结构磁共振成像（structural magnetic resonance imaging，sMRI）、能够量化代谢减退的葡萄糖代谢

PET（FDG PET）等。现有的特征提取和选择算法往往只考虑了样本之间的成对关系，而忽略了样本多个模态之间的关系。并且，现有算法通常假设不同模态具有相同的重要性。实际上，不同模态之间的真正关系是未知的。单一尺度的图像块难以全面地涵盖诊断的敏感特征。如何融合多尺度特征对脑疾病进行诊断是一个亟须解决的关键问题。

由于不同模态的生物标志，如 MRI、PET、脑脊液（cerebral spinal fluid，CSF）等能提供互补的信息，联合这些信息可以提高诊断准确率。基于多核学习的多模态脑影像融合诊断方法在每个模态特征数据上都构造一个核矩阵，并通过公式（12-1）进行融合：

$$k(x_i, x_j) = \sum_{m=1}^{M} \beta_m k^{(m)}(x_i^{(m)}, x_j^{(m)}) \qquad\qquad 公式（12\text{-}1）$$

其中，$x_i^{(m)}$ 为多模态数据 x_i 第 m 个模态上的数据，$k^{(m)}(\bullet, \bullet)$ 和 β_m 分别为第 m 个模态上的核函数和权重变量。

由于是在核矩阵层面上进行融合，因而可以适用于异构模态数据的融合。该方法可用于多模态（包括 MRI、PET 和 CSF）的阿尔茨海默病和轻度认知障碍的分类。相比传统基于单模态的分类方法、简单多模态数据拼接方法以及模态分类器集成方法（即在每个模态构建个体分类器，然后集成分类结果），多核学习方法可以有效融合多模态数据并获得较好分类性能，其流程如图 12-6 所示。

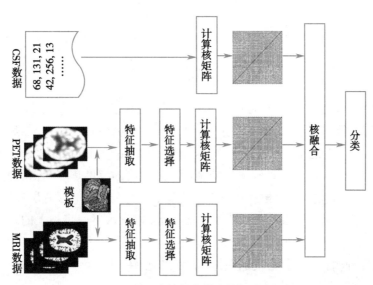

图 12-6　基于多核的多模态数据融合框架

2. 端到端的脑疾病诊断　在多模态脑影像诊断部分，介绍了基于多核学习的多模态数据融合框架，该框架涉及每个模态数据的特征抽取和特征选择步骤。然而，特征抽取和特征选择属于特征工程问题，需要设计相关算法进行处理。因此，在脑疾病诊断过程增加了额外的处理程序。为了精简脑疾病诊断步骤，在这一部分介绍了基于深度学习的端到端的脑疾病诊断。简而言之，将脑影像数据作为输入送到深度学习框架中，通过该框架的计算，输出是脑疾病的诊断结果。这种端到端的脑疾病诊断方法不涉及特征工程问题，极大地简化并加快了诊断过程。

在这里，介绍基于 fMRI 动态脑网络的端到端的脑疾病诊断方法——基于空时卷积的动态脑网络稀疏矩阵表示。动态脑网络由一组连续的稀疏矩阵的静态脑网络所组成，因此动态脑网络是高维稀疏大数据，如何高效地表示动态网络中的稀疏矩阵以及保留脑网络动态变化过程中的稀疏信息并用于脑网络疾病诊断是需解决的关键问题。如图 12-7a 所示，为了高效地表示动态网络中的稀疏矩阵，使用分割的时间序列 S 作为输入，采用时间空间相结合的网络模型（spatial temporal network，STNet）利用 T 个卷积分量（convolution component，ConvCom）从时间序列数据中学习局部到全局的空间特性,每个 ConvCom 对应一个特定的时间段。如图 12-7b 的右侧所示,每个 ConvCom 采用 3 个连续的卷积层(具有不同的角色)学习每个片段的高层次整体特征表示序列。这结合了局部 / 全局空间特性,在不同的时间状态下检测基于时间功能连接的具有判别性的区域。具体来说,对于第 t 段,将每个感兴趣区域视为中心节点,所提出的卷积分量中的第一层在 X^t 上使用局部节点集中卷积(带 K 个通道)学习每个中心感兴趣区域(例如 X^t 的第 i 行)的时间序列与任何其他感兴趣区域(例如 X^t 的第 j 行)之间的相关性。在第 t 个部分的第 k 个通道上的卷积操作定义如下:

$$F_{i,j}^k = \sigma(W_i^k \times x_i^t \times x_j^t) = \sigma\left(\sum_{l=0}^{L-1} W_{i,l}^k x_{i,l}^t x_{j,l}^t\right)$$

W_i^k 表示第 k 个卷积核的学习权重。

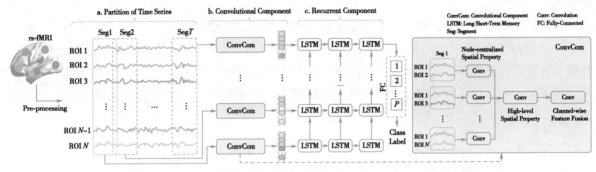

图 12-7　基于时间和空间的卷积神经网络

为了保留脑网络动态变化过程中的稀疏信息并用于脑网络疾病诊断,同时为了模拟大脑活动的时间动态模式,将整体特征表示(即卷积分量的输出)转换为纵向有序序列,然后由 STNet 模型的递归分量处理(图 12-7c)。在这个组件中,使用长 - 短期记忆(long-short term memory,LSTM)单元捕捉时间序列模式,因为这可以适当地解决传统循环神经网络的梯度爆炸和消失问题。使用架构(图 12-7c)的 LSTM-RNN,这包括 3 个堆叠的 LSTM 层和 1 个完全连接的层。层叠的 LSTM 层(分别有 16 个、8 个和 4 个神经元)用于编码整体功能特征表示,以学习时间步长上的时间动力学。每一个 LSTMs 之后都是批量标准化和 tanh 激活。最后,使用全连接层(P 神经元,然后是 softmax)学习动态特征表示和疾病进展预测(P 类别)之间的映射,最后实现脑疾病的分类。

第三节　基于人工智能的心血管影像自动分析

一、心脏影像高质量重建

心脏是人体中一直处于跳动状态的器官,位置一般具有不固定的特点。磁共振对心脏的成像是心脏疾病临床诊断中一个非常重要的模态数据。利用心脏磁共振成像能获得心脏非常准确的形态学信息,可以清晰地观察到心脏形态是否正常,各部分发育是否完整,通过心脏磁共振成像检查也可得到心动周期内的各种不同运动形态的图像。其次,心脏磁共振成像检查也能得到更准确的心脏功能性信息,包括心室容量、心输出量、心室射血分数和心指数等。这些状态指标和功能参数对于临床诊断与治疗具有重要意义。心脏磁共振成像具有检查过程无创伤、对人体无辐射、心脏 MRI 成像分辨率高、软组织对比度好、适用于心功能检查等诸多优点,已成为临床中心功能检查的重要方法。相对于其他的心脏影像,心脏 MRI 检查具有多方位的断层扫描能力,这样,在时域中可以进行多相位成像检测，最终形成心脏动态序列影像，这适用于对心脏局部器官和全局功能进行准确评估。心脏磁共振成像是一项复杂的、功能完善的、成像质量高的心功能检查方式，可分为心功能成像、解剖形态学成像和心肌功能检查。解剖形态学成像是本节研究的主要对象，其成像也有多种方式：横轴位、冠状位、矢状位、长轴位和短轴位。心脏 MRI 检查可以在不同体位上的多个切层进行扫描检测，也可以在某一切层进行多个相位的扫描检测，从而观测到心脏整个舒张期和收缩期的功能状态。

在心脏的成像过程中，通常可以通过特有的成像技术获得 MRI 动态图像序列。磁共振电影成像技术是一种常见的动态序列扫描的方法，该方法通过对心脏舒张期和收缩期的多个切层进行扫描实现数据的获取，可以让心脏在一个心动周期内通过快速成像的方法按顺序循环地产生形如实时电影的高时空分辨的图像。磁共振电影成像技术通常会产生较大的切片厚度，用以缩短获取的时间，但这导致图像切片较少，使切片的分辨率较差。因此这种时间分辨技术是在牺牲心脏壁对比度的同时获得关于心脏边界的高时间分辨率图像。通常来说，磁共振电影成像技术中的一些处理方法存在一定的缺点，例如只提供心肌的分割而不恢复位移场；而其中的另一些方法只对心内膜和心外膜表面进行跟踪，不考虑内部心肌的位移。由于磁共振电影成像技术具有高再现性、高软组织对比度以及良好的时空分辨率，因此迄今为止，这是最常用的心脏 MRI 技术。

心脏的重建技术首先要在一个完整的心动周期（收缩期和舒张期）中获取一系列的二维动态序列，这些图像的衍生信息可用来分析心肌的变形能力。磁共振成像作为一种重要的医学成像技术，目前已广泛应用于临床。由于磁共振成像需要采集一个序列的数据，所以磁共振成像通常具有成像速度慢等问题，这大大地加剧了患者采集数据过程的不适感。在心脏动态磁共振成像中，这一问题也变得更为严重，通常只有高时空分辨率的成像技术采集的样本才能进行准确的临床诊断。此外，由心跳、呼吸等运动引起的位移往往会使心脏产生重影现象，使动态磁共振成像重建问题更具挑战性。

在磁共振成像技术扫描心脏等器官的边界部分，一般得到的都是非常稀疏的信号。现有的基于压缩感知的重建方法能够缓解动态磁共振成像扫描中重建图像时间过长以及运动诱发的重影、伪影等不可忽视的问题。压缩感知重建的目标是短时间内从极为稀疏的 k 空间采样中有效地利用稀疏先验的信息，优化求解逆问题从而对动态心脏进行磁共振成像图像重建。也可以从张量补全的角度去理解磁共振重建问题，张量补全的方法是基于图像拼接的局部张量实施低秩的约束，进而解决重建的最小化非光滑函数。基于对磁共振图像性质的研究，在重建的过程中可采用不同的约束方法，比如全变分、字典学习、快速小波变换和傅里叶变换、时空矩阵形式执行低秩约束等方法。除了在 k 空间内直接对信号进行心脏动态重建外，另一种常用的方法是利用傅里叶变换对基于高分辨成像的动态心脏图像序列进行重建。心脏等器官的运动在梯度磁场的情况下会发生相位的变化，通常该相位的变化与运动速度和磁场的梯度强度成正相关。通过修改磁场的梯度波形可以获取磁共振信号在不同运动情况下产生的不同的相移值。采集两次不同的梯度波形的相移差即可估计心脏等运动器官在特定方向的位移。

二、心脏结构分割

（一）心血管结构分割

由于心血管类疾病具有发病急且发病率不断上升的特点，心血管类疾病的诊断与治疗已成为精准医学中越来越关注的重要临床问题。图 12-8 给出了一些心血管结构示意图。随着医学成像技术的不断发展，不同模态的人体高精度影像源的获取在技术上得以实现。目前，在心血管结构成像方面，主要应用的影像源包括术前 CT 或 MR 成像、术中超声或 X 线造影成像以及一种新型的在体内进行的血管内超声（intravenous ultrasound，IVUS）成像等。

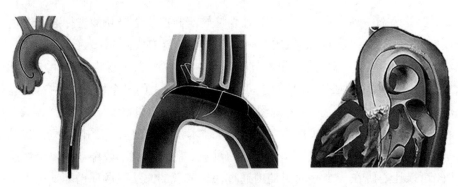

图 12-8 心血管结构示意图

1. 术前 CT 或 MR 成像 术前 CT 或 MR 三维成像作为介入手术中患者的一项常规检查,常用于术前诊断和术后随访。术前 CT 或 MR 成像可用于描述心血管结构组织大小和 3D 结构,又可对组织部分病灶进行评价分析。因此,为患者的诊断、治疗方案确定提供了评估依据。术前 CT 或 MR 成像可实现毫米级的成像精度,成像范围能覆盖完整病灶及周边组织。

2. 术中超声或 X 线造影成像 术中体外 2D 超声和 X 线造影成像是心血管组织病变术中实时成像的常用成像方式。X 射线造影成像能够体现 2D 投影下心血管组织走行和形态信息,但是单独使用 X 线透视成像只能提供 2D 影像信息,不能对组织和病变进行精确的定量分析,更不能直接反映组织内部病变的分布和组成。相比而言,术中体外 2D 超声成像具有亚毫米级别的空间识别能力,且能提供丰富、实时的术中信息。

3. 新型的 IVUS 成像 IVUS 利用高频超声探头,可对体内血管结构进行精细化成像,IVUS 图像的像素空间分辨率高达 20μm。IVUS 成像好比可穿入到体内的一只眼睛,以体内的成像视角,更准确地观察介入血管管腔的形态,从而更好地指导临床治疗。通过高分辨率 IVUS 图像,可以计算血管直径和病灶体积,辅助介入手术中确定介入物尺寸和介入治疗的靶点以及预测术后再狭窄的发生。

心血管结构分割是医学图像分析中的一个热门话题,因为心血管分析对于疾病的诊断、治疗计划的制订和执行以及临床结果评估至关重要。手工分割心血管结构是一个相当耗时的过程,而且分割结构难以实现重复性和再现性。相比较而言,自动或半自动血管分割可以帮助临床医生,因此是医学研究中非常感兴趣的话题。

在心血管分割算法中,输入图像首先经历预处理步骤,该步骤通常涉及噪声抑制、数据标准化、对比度增强以及彩色图像到灰度图像的转换等(图 12-9)。由于不同的成像模式产生的图像具有不同的分辨率、噪声和对比度,因此必须采用不同的预处理技术。

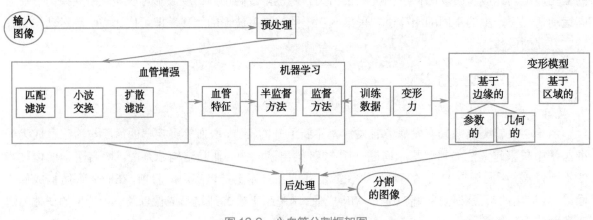

图 12-9 心血管分割框架图

血管分割工作流程的核心涉及分割过程，可分为三个不同类别：血管增强、机器学习、可变形模型。通过心血管增强方法，提高了心血管结构的辨识性。例如，可通过增加与背景和其他非信息结构的血管对比度，也可以通过匹配滤波、小波和扩散滤波等进行血管结构增强。增强后的血管结构可以进一步提取特征，并利用机器学习算法进行像素分类完成分割。或者增强后的血管结构可用于定义约束血管模型变形的力，用于实现基于可变形模型的血管分割。最后，还可以采用后处理步骤，例如重新连接血管段或移除过小的分段区域，其中分段区域小的对应于图像伪影或噪声。

随着深度学习技术的发展，一旦大型标记数据集公开，血管分割将朝着高级深度学习方法的方向迅速发展。值得注意的是，收集足够大的医学数据集编码患者内和患者间的变异性以证明使用深度学习和防止过度拟合的合理性并非易事。因此，了解不同心血管分割方法的优缺点，可以加快血管分割方法的开发和改进。

（二）心脏腔体分割

心脏腔体分割在容积测量、计算机辅助诊断、病理定位以及图像引导介入等临床应用中具有重要的作用。基于 AI 的腔体分割，大体可以分为针对二维剖面和三维体数据两类。

1. 心脏腔体二维分割　心脏腔体的二维分割通过在特定剖面内逐层地对指定腔体区域进行标记，根据多层分割结果近似获得腔体的三维结构。在此过程中，一般采用二维处理操作，从而具有计算量低的优点。

图 12-10 通过二维全卷积网络，自动、准确地在二维心脏磁共振图像上分割出左心室、心肌层以及右心室区域。

该网络结构改自 VGG-16 网络，由多个卷积层组成，用于提取图像特征。每个卷积层包括一个尺寸为 3×3 的卷积核，然后是批归一化处理（batch normalization，BN），以及作为激活函数的修正线性单元（rectified linear unit，ReLU）。在每两个或三个卷积层之后，特征图通过步长为 2 的卷积操作，被降采样 2 倍，以便在更全局的尺度上学习特征。对于不同尺度上学习的特征图，使用转置卷积分别上采样到原始分辨率，然后将多尺度特征图沿特征通道级联。最后，使用核尺寸为 1×1 的三个卷积层以及一个 Softmax 函数预测概率标签图。分割结果由各像素所属最高概率的标签类决定。在神经网络训练过程中，使用概率标签图和人工标注标签图之间的平均交叉熵作为损失函数，用于优化网络参数。

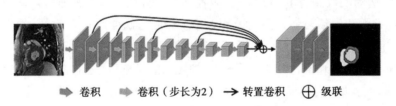

➡ 卷积　➡ 卷积（步长为2）　→ 转置卷积　⊕ 级联

图 12-10　心脏腔体二维分割

2. 心脏腔体三维分割　心脏腔体的三维分割通过利用体素在平面内以及上下层间的空间关系，对心脏体数据内的目标腔体区域进行标记，从而直接获得腔体三维结构。在此过程中，一般采用三维处理操作，从而具有真实三维解剖结构的优点。

图 12-11 通过三维全卷积网络，直接在心脏 CT 血管造影（CT angiography，CTA）体数据上分割出左心室和左心房区域。

该网络结构采用 3D U-Net 的架构，由向下的收缩路径和向上的扩展路径以及将二者相连的跳跃连接所构成。在收缩路径中，每层包括两个连续的 3×3×3 三维卷积操作，并分别紧随批归一化处理（BN），以及作为激活函数的修正线性单元（ReLU）；然后是在 x、y 和 z 维度上进行跨步为 2 的 2×2×2

最大池化,对特征进行 2 倍降采样。收缩路径的用途在于捕捉图像内的语义。在扩展路径中,每一层都有一个 2×2×2 的转置卷积运算用于特征的 2 倍上采样,然后是两组 3×3×3 三维卷积操作以及批归一化处理和修正线性单元的激活。收缩路径的用途在于解析语义与空间填充。跳跃连接将收缩路径的高分辨率特征与扩展路径上采样特征相结合,促进空间精准定位。最后一层是一个 1×1×1 的三维卷积操作,用于调整输出类的数量。在网络训练过程中,采用带权重交叉熵损失函数,用于网络优化。

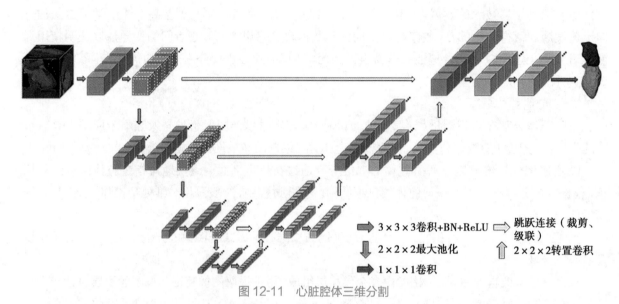

3×3×3卷积+BN+ReLU　　跳跃连接(裁剪、级联)

2×2×2最大池化　　2×2×2转置卷积

1×1×1卷积

图 12-11　心脏腔体三维分割

三、心血管疾病诊断

　　心脑血管疾病是心脏血管和脑血管疾病的统称,泛指由于高脂血症、血液黏稠、动脉粥样硬化、高血压等所导致的心脏、大脑及全身组织发生的缺血性或出血性疾病。心脑血管疾病是一种严重威胁人类,特别是 50 岁以上中老年人健康的常见病,具有高患病率、高致残率和高死亡率的特点,即使应用目前最先进、完善的治疗手段,仍有 50% 以上的脑血管意外幸存者生活不能完全自理,全世界每年死于心脑血管疾病的人数高达 1 500 万人,居各种死因首位。与心脑血管发病率相关的因素有很多,大部分为遗传方面和生活习惯方面的因素。传统诊断方法面临很多问题,如信息过度依赖仪器检测,数据分析方面也有自身的问题。目前,许多学者已经利用机器学习、计算流体力学仿真、图像处理等技术为心脑血管疾病精准诊疗提供了冠脉 CTA 功能学分析、冠脉造影功能学分析等算法。

　　利用非深度学习方法使用连续的前向特征选择方法从磁共振电影成像中提取放射学特征(包括统计特征、形状特征、纹理特征),再使用 SVM 对不同类型的心血管疾病(例如心肌梗死、心肌病、右心室运动异常)进行分类,从而改善心血管疾病患者的分层。从穿过心室腔相对节段的直径线的子集中获取时空轮廓,并从中提取全局时空图像特征。最后分别使用 SVM 与基于字典学习方法构建的有监督分类器,对心脏磁共振电影成像中左心室功能的正常 / 异常壁运动进行分类;也有从磁共振电影成像的多尺度区域中计算出一组运动描述符,并使用随机森林分类器对该描述符进行分类,实现四种心脏疾病的二元分类。此外,通过基于多目标加权投票方案的增强装袋算法(enhanced bagging),可以对五种异构分类器(朴素贝叶斯、线性回归、二次判别分析、基于实例的学习器和支持向量机)进行集成,用于预测和分析心脏病。对于心血管疾病的生存分析,可以通过利用腰椎的形状和位置与潜在钙化的位置、形状和方向对不可见的主动脉进行分割,并结合主动脉内预期钙分布的先验知识对患者的心血管疾病死亡率与风险进行评估。在高血压相关领域,用于识别与高血压相关的中间成像表型的放射组学方法,结合了基于连续前向特征选择的特征选择方法和基于 SVM 的机器学习技术,以识别与健康个体相比高血压亚组中的结构和组织变化。

在深度学习领域,有研究机构公布了"自动心脏诊断挑战"数据集,并使用多种先进的深度学习模型对该数据集进行心肌分割与病理分类,在为深度学习方法提供大数据样本与高精度注释的同时,证明了深度学习方法在自动化 MRI 诊断上的优越性能。相关研究人员通过使用密集连接的全卷积神经网络从 MRI 中分割左心室、右心室和心肌,并根据分割掩码计算射血分数、心室体积等心脏参数。这些参数被用于训练随机森林分类器,实现对心脏病理的高精度自动诊断。此外,还可以通过基于深度神经网络与点云的方法,自动实现心脏 MRI 分割与心脏病分类。该方法首先通过 FCN 对感兴趣区域进行分割,随后使用线性插值方法重建三维表面,从而生成采样均匀的心脏点云。该点云通过心脏病诊断网络进行病理分类。对于女性冠状动脉疾病的风险评估,可以通过对乳房 X 线片中乳腺动脉钙化情况建立卷积神经网络模型。该模型可以通过对目标像素周围块区域的特征信息判断该像素是否属于动脉钙化。有研究人员开发含有编码器和解码器的网络模型,并在编码器和解码器中间使用了密集的空洞卷积(dilated convolution,DAC)和残差多核池化(residual multi-kernel pooling,RMP)模块的算法检测动脉瘤存在概率、动脉瘤位置以及直径大小等信息。AI 往往需要大数据来训练和学习,相关研究人员搜集了大量的患者数据,并采用四种机器学习算法(随机森林、logistic 回归、梯度提升和人工神经网络)对数据进行训练,通过学习每个病例的基本参数以及这些患者是否在未来的 10 年内发生心血管疾病,找出可能导致心血管疾病的危险因素,制定"人工智能心血管疾病风险指南"。通过构建多任务循环卷积神经网络模型,可以实现冠状动脉 MPR 图像的检测与分类。该模型首先通过 3D 卷积神经网络沿冠状动脉提取特征,随后通过循环神经网络对特征进行聚合与判别,同时执行表征冠状动脉斑块的检测与分类、冠状动脉狭窄检测与解剖学意义分类。有效的心血管影像分析技术已成为诊断心血管疾病的重要手段,上述方法为心血管疾病诊断提供了有力的技术支持,从而达到智能辅助诊疗的目的,大大提高诊疗的精确性。

第四节 基于人工智能的肺部影像自动分析

一、肺结节检测

计算机在很久以前就已经用于临床疾病的辅助诊断(computer assist diagnosis,CAD),近年来更是随着 AI 技术蓬勃发展,获得了极大的进步。其中,肺结节的 AI 辅助诊断更是在临床中获得了广泛关注和认可。已有很多的 AI 软件可以用来辅助诊断肺结节的良恶性以及自动识别肺结节。通过分析 DICOM 格式的原始 CT 数据,可以识别绝大部分的肺结节。相较于传统软件全手动勾画结节的边界,可以节省大量的时间。AI 软件可以自动识别 3mm 以上的实性结节、磨玻璃结节,节省医生寻找的时间。这些肉眼不可见,却被"AI 眼"捕捉到的部分,对放射医生和呼吸科医生而言,都具有较高的判断意义,也意味着对不同肺结节可以采取不同的管理手段。肺结节检测相关算法可以大体分为机器学习算法和深度学习算法。

结合经典的机器学习算法,通过 SVM 分类器对 CT 图像的肺结节检测,可用于诊断孤立性肺结节。该方法通过数据挖掘技术减小数据规模,再对胸部不同的区域进行可疑结节识别,并最终检测到结节。与基于阈值的方法相比,SVM 分类器分类更准确地描述了肺部区域。此外,还可以通过级联 SVM 分类器解决肺结节检测问题。通过顺序执行两个分类任务,可以从可疑结节中选择最有可能的目标。对可疑结节区域进行分类,首先使用混合高斯模型与海森矩阵对 3D CT 数据中可疑结节区域进行分割,并计算 Tsallis 和 Shannon 熵测量以作为肺部纹理描述符,最后利用 SVM 进行分类。使用三维活动轮廓方法从局部感兴趣体积的结构化领域中分割结节区域,并结合结节表面特征、形态特征和纹理特征通过线性判别分析分类器进行分类。该方法采用了一种双循环留一重采样方案以减少该结节检测系统的偏差。使用最佳多阈值方法与形态学操作从 CT 图像中分离出平滑的肺区域,再根据多边形近似提取候选结节,并使用定向梯度直方图、密度和几何特征构建候选结节区域的混合特征向量,最后利用 SVM 对这些特征向量进行分类。为了有效提高自动肺结节检测的性能,可以通过聚类的方法对多个基于混合随机森林的结节分类器进行集成,从而组成多个分类器的结果进行最终决策。基于 3D 张量滤波算法和局部图像特征分析的 CT 图像肺结节检测方法,首先使用一系列预处理步骤分割肺体积并生成各向同性的三维体积 CT 数据,再采用 3D 张量过滤方法和局部图像特征分析检测候选结节区域,并通过 3D 水平集分割方法校正和细化候选区域的边界。在使用相关特征选择方法对候选区域特征的最佳特征进行筛选之后,随机森林分类器会对检测到的候选结节区域进行分类。此外,还可以基于 J48 决策树的分类器,仅使用二维肺结节模式的基本形态学形状信息和患者信息属性的几何特征,即可实现 CT 影像中肺结节区域分类。

深度学习方法通过端到端的特征提取,可以有效缓解经典机器学习算法仍需手工选择特征的问题,如通过深度残差网络(ResNet)开发的卷积神经架构进行肺结节的评估和鉴别。还可通过使用更快的区域 CNN(region-CNN,R-CNN)进行候选结节检测、使用 CNN 进行候选合并、减少假阳性(false positive,FP)以及使用定制的 FCN 进行结节分割。这是一种快速且全自动的端到端系统,该系统可以有效地从原始胸部 CT 扫描中分割出精确的肺结节轮廓。基于集成学习 CT 图像肺结节检测方法可以获得效果显著优于基于单个 CNN 的分类器。首先使用 8 个具有不同架构的 CNN 分类器为每个结节提供 8 个恶性或良性的预测结果,再采用投票(VOT)、均值(AVE)、KNN、SVM、朴素贝叶斯、决策树、多层感知器、随机森林、梯度提升回归树和自适应提升这 10 种方法融合这 8 个 CNN 的预测,以生成相应的 10 个集成学习器。为了有效提升候选结节检测步骤的灵敏度,通过采用多视图卷积神经网络以融合每个候选结节不同平面的二维特征,从而有效减少肺结节辅助检测的误报。该方法结合了 3 个专门为实心、亚实心和大结核设计的候选结节检测器。从数据入手,使用不同厚度(5mm、10mm、15mm)和 1mm 轴向截面切片的最大密度投影(maximum intensity projection,MIP)图像作为基于卷积神经网络的肺结节检测器的输入。这种方法使用更具代表性的空间信息增强 CT 切片图像的表达,有助于通过其形态将结节与血管区分开。与标准平移卷积相比,采用 3D 旋转平移卷积组操作,可以显著提高卷积神经网络的样本复杂度。采用该卷积组的 3D CNN 可以有效减少 CT 扫描中肺结节检测的假阳性,并被证明在准确性、对恶性结节的敏感性和收敛速度方面更具有优势。此外,3D 卷积网络中可以通过引入局部旋转不变性的思想,在固体球谐函数和 3D 可控滤波器的基础上构建具有方向性敏感的局部旋转不变卷积神经网络。该方法可以有效提升 CT 图像中的肺结节检测性能。此外,通过基于多流多尺度卷积网络的深度学习系统,可以自动化地对与结节检查相关的所有结节类型进行分类,而无须附加任何分割与结节大小等额外辅助信息,这大大提高了临床诊断效率。

二、肺部疾病的诊断

肺部疾病在全世界范围内分布广泛且种类较多,包括慢性阻塞性肺疾病、肺念珠菌病、哮喘、肺结核、纤维化等,及时诊断肺部疾病至关重要。在医学领域,医学影像是目前医疗保健和计算机辅助的重要手段,医生可以通过观察图像中肺部呈现出来的特征对病症进行诊断,许多研究人员为此开发了许多机器学习模型和深度学习模型。由于肺部的影像表现各有差异且有较多重叠,不易被临床诊断。另外,仅凭肉眼从大量图像中筛检微小病变,常导致漏诊,医生根据多年经验对病症作出的判断具有较强的主观性和不确定性。随着科学技术的发展,AI技术在医学领域的优势逐渐突显,现有深度学习的不同形式包括CNN、普通神经网络和胶囊网络用于肺部疾病预测。AI利用其图像识别及深度学习技术,可从图像中快速提取人眼无法识别的有价值的信息,为肺部疾病的诊断提供了新的思路,起到了良好的决策诊断辅助功能。虽然该肺部病变识别诊断不能完全代替医生的最终诊断结果,但却为医生的诊断提供了重要的参考依据,很大程度上帮助医生解决医学难题,充分推动了医疗事业的发展。

（一）人工智能技术在辅助肺部感染性疾病诊断中的应用

肺炎是一种肺部常见的感染性疾病,根据世界卫生组织的估计,每年有400多万人死于与空气污染有关的疾病,包括哮喘和肺炎。肺炎可由病原病毒或细菌感染引起,其影像学的典型表现有单发或双肺多发,斑片状或者节段性磨玻璃密度影（ground glass opacity,GGO）为主,其内纹理可呈网格状,沿支气管束或者背侧、肺底胸膜下分布为主,可有空气支气管征,少数叶间胸膜增厚,并伴有胸腔积液或淋巴结肿大等。根据这些影像学表现,机器学习和深度学习可以在这方面发挥重要作用。基于深度学习的方法,训练端到端的集成CNN模型,对深度特征进行识别分类,通过使用SVM分类器和各种核函数,有效提高了疾病诊断的精确度。此外,自适应特征选择引导深度森林可以通过从CT图像中提取特定位置的特征,并且为了捕获更高级的特征,利用深度森林模型来学习这些高级特征,其特征选择可以自适应地与肺炎分类模型相结合,实现基于胸部CT影像肺炎分类。可见,通过使用基于医学影像的计算机辅助诊断技术,能够很大程度上减轻临床医生的负担,为医生提供准确的诊断依据。

（二）人工智能技术在辅助肺癌早筛中的应用

肺癌是目前世界上发病率最高的恶性肿瘤之一。肺癌在早期并无任何临床症状,确诊时往往已经是局部中晚期,失去了最佳治疗的时机,这也是我国肺癌死亡率居高不下的一个重要原因。因此,如何早发现、早诊断、早治疗,提高患者的生存率显得尤为重要。目前,在肺癌早期筛查阶段,主要采用CT成像技术,通过胸部低剂量螺旋CT能够及时发现早期肺癌,该技术对肺癌的诊断至关重要。其在能够获得清晰的肺部结构图像的同时,也能够清晰地显示肺癌的形态、密度以及其与相邻组织的关系。针对肺部肿瘤的早期筛查,可以通过具有对抗性学习的无监督领域自适应框架进行肺部肿瘤的医学图像分割,利用基于逐像素预测的扩张全卷积网络,构建将目标输入映射到源域特征空间对齐的特征,并通过优化损失进行肺部肿瘤分割。此外,采用3D U-Net作为基础框架,引入用于学习提取细粒度空间和粗粒度时间特征的卷积长短记忆单元,再结合选择性阈值化和形态学操作,能够更好地分割肺部的肿瘤和非肿瘤区域。此类基于AI的技术手段为肺部临床医学的诊疗和现代医学科学研究,提供了可靠的诊断依据。这对了解肺癌病变程度、明确肺癌治疗方案有着重要临床意义。

（三）人工智能技术在辅助肺结核诊断中的应用

结核病是由结核分枝杆菌感染引起的一种慢性传染病,除毛发和牙齿外,人体其他器官系统都可能受到感染而发病,但主要侵犯肺脏,称为肺结核,肺结核占各种类型结核病的80%以上,是结核病的主要类型。世界卫生组织发布的2020年全球结核病的数字报道中突出显示了全球结核病的现状:估算全球结核潜伏感染人群接近20亿,是全世界十大致死因素之一,也是单一传染性病原体致死的主要原因。肺结核常用的诊断方式分为影像学检查和实验室检查。胸部影像学检查是肺结核诊断中重要的筛查手段,国家卫生和计划生育委员会2017年底出台了肺结核诊断和分类的行业标准,在肺结核诊断标准（WS 288—2017）中明确指出:病例具有胸部影像学肺结核表现特征列为肺结核疑似病例。通过胸部X线检查,可判断肺结核的部位、范围、病变性质、病变进展、治疗反应,辅助诊断病情、评估疗效。AI技术智能筛查正是缓解医疗资源不足,并实现肺结核快速诊断的有效手段。在医学影像的基础上,通过深度学习,可对胸片进行智能转化,实现病变的分割,帮助医生在短时间内发现结核,并进行量化分析,协助医生完成诊断、治疗工作。这不仅极大地减少了肺结核的漏诊,更是提高了诊断效率,对于人肉眼难以寻找的病变也能自动识别,标出结核大小、位置、面积,自动生成结构化影像报告提供给医生审查。提高了放射科医生对肺实质异常的鉴别能力,减少了医生的阅片时间、提高了工作效率和肺结核检出的敏感度与正确率,对于及早发现肺结核患者及正确指导肺结核患者的治疗有着重要的临床意义。

(四)人工智能技术在辅助肺部病理诊断中的应用

有些疾病常常与肺癌相混淆,比如肺结核、肺部感染、肺部良性肿瘤等。目前,针对肺部疾病出现了新兴的靶向治疗和免疫治疗。而这些治疗需要基于明确的疾病类型,这就迫切需要能够将肺部疾病类型准确分类的自动化方法。组织病理学是对组织疾病的研究,涉及检查由组织、细胞等组成的微观载玻片,该载玻片已广泛用于诊断各种形式的癌症。组织病理学家通过在显微镜下分析细胞或组织以做出诊断,以便就疾病的严重程度以及有关患者护理的行动计划达成共识。从自动化诊断到外科手术再到药物发现的大量程序正在利用机器学习取得可喜的结果。使用机器学习和深度学习进行数字组织病理图像诊断也获得快速发展。深度学习,尤其是 CNN 已成为数字组织病理学的首选方法。对于病理图像高分辨率的挑战,通常使用基于滑动窗口或者降采样将整张图像转化为易处理的尺寸,但这样也会导致信息丢失的问题。为了弥补这一缺点,更为先进的做法可以通过稀疏编码来学习特征,并推断组织学的表现形式。为了捕获更大的上下文信息,可以将 LSTM 和条件随机场与 CNN 结合使用,以对相邻图像块之间的相关性进行建模。通过级联的 CNN 和基于视觉注意的方法对区域进行选择,以便仅将整个病理图像中最相关的并对诊断最有用的区域用于预测和训练。

本章小结

　　通过医学影像与 AI 技术的结合,可以有效提高临床影像分析各阶段的效率。在影像重建中,通过 AI 技术可以提供更加清晰、更易阅读的高质量影像,降低阅片难度;在影像分割与检测中,AI 技术的引入可以快速地为临床提取感兴趣的目标区域,为临床提供更加精准的依据;在影像诊断中,通过 AI 技术的自动分析可以提供相关辅助诊断结论,提高临床诊断效率。

思 考 题

　　1. 结合医学知识,思考医学影像中哪些信息可以用于智能分析中。
　　2. 结合医学知识,思考医学影像的人工分析和 AI 分析方法间是否有相似之处。
　　3. 思考 AI 技术在医学影像方面还有哪些应用潜力。

(张道强)

第十三章

生理信号数据的人工智能分析

从体表观察心脏的电活动,从头皮观察大脑的电活动,即传统的心电图和脑电图检查,在临床已经变得非常普遍。心电和脑电检测在过去百年时间里取得的进步是惊人的。但事实远非如此,新科技革命的发展,特别是人工智能(AI)技术的快速进步,给传统心电、脑电等生理信号分析带来新的变化,无论是临床疾病诊疗,还是院外个体健康监测,新的需求在不断出现,对生理信号 AI 分析技术的全面审查应该会鼓励新的发展,并期望许多方法发展成为必要的有用的临床诊疗和健康监测技术。

第一节　生理信号数据人工智能处理概述

传统生理信号分析出现了哪些新的变化是一个有趣的话题。可穿戴设备和物联网技术的进步带来了个体监测数据的激增,使实时、连续、长程监测成为可能,生理信号无论采集、存储,还是分析、处理,都变得比过去更为便捷。数据的激增带来了信号分析上的挑战,无论是心电、脑电,还是肌电、脉搏等信号,长时间记录往往会带有大量噪声和伪影,如何从海量噪声数据中挑选信号质量好的有用片段,进而挖掘提取有益的医学信息是个重要问题。然而,对于心电、脑电等生理信号的解读,医生和生物医学工程师通常要接受多年的培训,以从其中理解和提取有意义的信息。这种理解和提取往往是人工的,人工视觉检查是一个漫长、昂贵且乏味的过程,从这个角度讲,利用 AI 技术和"智能"算法,能够显著提高生理信号大数据的分析效率。更进一步讲,体表心电图最明显的结果包括:心脏心肌缺血检测、心房颤动等典型节律异常诊断、持续监测患者以检测心室颤动并能够启动挽救生命的除颤等,所有这些技术都是基于心电图有充分根据和明显的特征。然而,与一些隐匿性心脏病有关的细微特征却不容易被现有技术发现,一方面是因为许多心脏异常仅在特定情况下(如爬楼梯、大运动量活动等)出现或很少发生,这需要丰富监测场景、加大监测时长;另一方面也是因为监测时间变长后相应的信号噪声影响。这就需要新的我们通常认为"智能"的 AI 技术进行分析,并检查即使是训练有素的眼睛也看不到的特征,进而发展潜在的、有价值的临床诊疗和健康监测应用。

但同时要注意这样一种误解和倾向,因为近年来 AI 技术的大量使用确实使人们容易产生一种误解:使用"智能"和 AI 方法处理生理信号海量数据,进而将不断增长的数据转化为临床诊疗和健康监测受益似乎是一条显而易见的、容易的道路。然而,需要澄清的是,生理信号数据的 AI 分析领域仍处于起步阶段,许多名义上的"计算智能"技术并没有对临床诊断产生实质性帮助。如何将 AI 技术真正与生理信号大数据结合在一起,产生有价值的医学获益仍然是一条需要积极探索的道路。

无论如何,AI 技术的进步为生理信号大数据分析提供了有力工具。自 1956 年达特茅斯会议首次提出"人工智能"概念至今,AI 已经走过了 60 多年的发展之路。"人工智能"在提出伊始并不是作为一种技术，而是作为计算机科学中的一个目标，即创造出拥有与人类同样智慧的机器智能，发展的一个主流方向称为机器学习（machine learning，ML），基本做法是使用算法解析数据。AI 领域最近的一次技术飞跃发生在 2012 年，Geoffrey Hinton 团队在 ImageNet 上首次使用深度学习（deep learning，DL）进行图像分类完胜其他团队。从此深度学习作为机器学习的一部分，重回主流技术舞台，并被认为是目前 AI 发展阶段的代名词。从 2012 年至今，围绕深度学习，新的 AI 算法不断出现，并在图像、语音和自然语言处理等方面取得了长足的进展。

生理信号数据的 AI 分析是其中重要的内容。最早人们使用决策树（decision tree）、逻辑斯谛回归（logistic regression，LR）等方法辅助医生决策，例如预测急性冠脉综合征患者临床预后的风险。针对心电、脑电、肌电等典型生理信号进行 AI 分析以辅助临床决策成为近年来关注的热点。2018 年科研人员开发了一种针对单导心电的多种节律异常识别的深度学习模型，成为心电 AI 技术的代表性研究。

第二节　心电信号处理中的人工智能技术

一、信号质量评估

心电（ECG）信号被广泛应用于临床诊疗，如心血管疾病诊断、心律失常识别、生理反馈、睡眠质量评估等。这些应用一般要求准确识别心电信号特征点（或基准点），进而准确测量局部区域（如 P 波、T 波等）波形的形态特征（幅度、持续时间、极性、形状等）和间期特征（PR 间期、QT 间期等）。在采集长程心电使用 Holter 或穿戴式动态监测场景下，由于受试者的自主活动较多，会产生大量的噪声，给信号 AI 分析带来极大困难。为了应对信号噪声和运动伪迹干扰带来的异常识别误报警，算法一般采用两种策略处理：①信号滤波去噪：即通过低通、高通、带通、小波变换、维纳滤波等滤波算法抑制信号中的噪声成分；②信号质量评估：即通过信号质量指数（signal quality index，SQI）等对采集到的心电信号的信号质量进行分类，摒弃无意义噪声信号段，拣选质量好的有价值信号段进行后续分析。由于动态监测场景信号噪声的不可预期性，单纯依靠信号滤波去噪已经越来越难以应对动态数据处理要求，因此，近年来心电信号质量评估愈发成为一个重要的研究方向。

（一）心电信号与信噪比

心电信号是一种具有非线性、非平稳性和随机性的微弱信号，幅值约为毫伏（mV）级，频率在 0.05～125Hz 之间，主要能量分布在 0～40Hz 之间，易受到外界噪声干扰。为了衡量信号中的噪声占比情况，通常使用信噪比度量。

信噪比（signal-noise ratio，SNR）是指信号中真实信号成分与噪声成分的相对占比，通常使用信号功率和噪声功率的比值计算，公式为：

$$SNR = 10\lg\left(\frac{P_s}{P_n}\right)$$

其中 P_s 和 P_n 分别代表信号功率和噪声功率，信噪比单位为分贝（dB）。例如，10dB 的信噪比表示信号功率为噪声功率的 10 倍，30dB 的信噪比表示信号功率为噪声功率的 1 000 倍。信噪比越大表示信号中的噪声占比越小，信号受到的噪声干扰越小。

（二）心电信号常见噪声种类与特征设计

1. **基线漂移**　基线漂移（baseline wander）是由人体呼吸、运动等引起的电极 - 皮肤接触阻抗变化产生的，受到电极特性、电解质特性、皮肤阻抗、受试者运动幅度等影响。基线漂移信号频率通常在0.05～1Hz频带之间，幅值变化较大，有时甚至会超过QRS波群幅度的数倍。大的基线漂移会使心电信号ST段和其他低频分量成分失真。

根据基线漂移主要分布在低频带的特点，通常使用小波变化等信号分析方法统计心电信号中的低频能量，并进一步通过置零低频小波系数进行基线漂移滤除。图13-1a示意了400Hz采样频率的心电信号滤除基线漂移前后的波形变化，及其信号对应低频能量的对比情况。其中低频频率为0～1Hz，对应于心电信号的基线，根据其基线的能量变动可对比发现滤波前低频噪声接近60dB，使用滤波器去除基线漂移之后低频能量急剧降低。

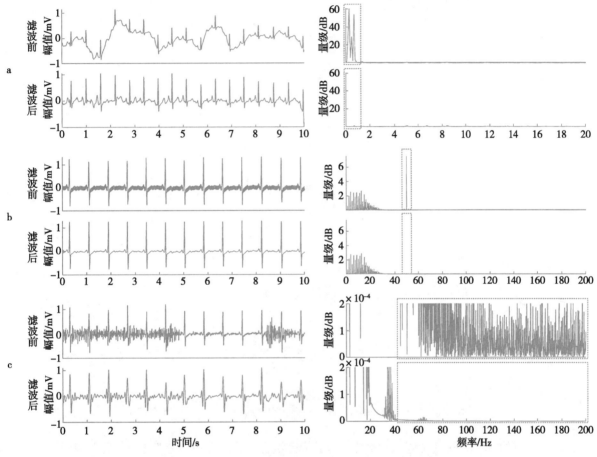

图 13-1　含不同噪声心电信号及其频域能量分布示意图
a. 基线漂移；b. 工频干扰；c. 肌电干扰。

2. 工频干扰　工频干扰（power-line interference）一般是由采集电路中的电感和电容耦合引起的，是一种窄带噪声，以50Hz/60Hz为中心，带宽一般小于1Hz。工频干扰与心电信号的有效频率成分存在频率重叠，严重时会扭曲心电信号中低振幅波段的幅度、持续时间、形态等特征。

对于含有工频干扰的噪声信号，通常设计数字陷波器以滤除50Hz/60Hz的噪声成分。图13-1b示意了50Hz工频干扰滤除前后的心电波形以及对应的信号频率能量分布。因此，可以将陷波器滤除的信号能量占比作为评估心电信号中工频干扰成分多少的特征。

3. 肌电干扰　肌电（electromyogram，EMG）干扰是由肌肉收缩或身体运动状态突然改变时产生的肌肉电活动引起的。肌电干扰噪声幅值通常比心电信号幅度低一个数量级，频率分布在20～1 000Hz。肌电干扰频率成分与心电信号存在较大重叠，能够显著改变心电信号的局部波形。因此，有效去除心电信号中肌电干扰非常具有挑战性，对后续准确识别各种心电异常至关重要。

对于肌电干扰，通常会使用低通滤波器降低信号中的肌电干扰分量，但由于肌电频带与心电频带混淆在一起，低通滤波无法完全排除肌电干扰。使用低通滤波器能够有效地抑制高频噪声的存在（图 13-1c）。对于存在较强肌电干扰的信号，通常仅做心电 QRS 波位置识别，进而分析心电节律特征，而无法进行如 P 波、T 波等特征区域的精准分析。

4．其他噪声   心电信号中通常还存在由于采集设备自身原因，以及采集过程中电极接触、患者肢体运动等产生的其他类型噪声，常见包括白噪声（也称高斯噪声）、脉冲干扰、运动伪迹等。

（三）信号质量分类方法

心电信号质量根据信号波形的不同，可以分为三类（图 13-2）：有临床价值且信号质量好；有临床价值但信号质量差；无临床价值信号。

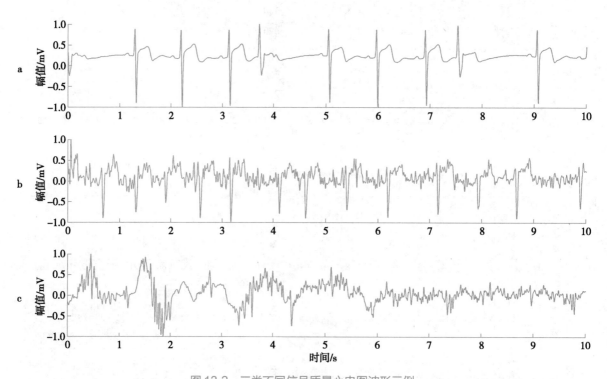

图 13-2   三类不同信号质量心电图波形示例
a. 有临床价值且信号质量好；b. 有临床价值但信号质量差；c. 无临床价值信号。

信号质量的分类方法通常有三种类型：基于特征组合＋阈值规则的分类方法；基于特征组合＋简单机器学习模型的分类方法；基于深度学习模型的分类方法。

1．基于特征组合＋阈值规则的分类方法   基于特征组合＋阈值规则的分类方法处理流程（图 13-3）大致分为三个步骤：心电信号预处理、心电信号质量特征提取、基于阈值规则的分类。

（1）预处理：通常包括去除基线漂移、高频噪声等，采用不同的信号分解技术和滤波器技术去除心电信号中不同种类的噪声分量。常见的滤波方法包括中值滤波器、频率选择滤波器、自适应滤波器、维纳滤波器、多项式滤波器、奇异值分解、离散余弦变换、小波变换等。此外，经验模式分解、非线性贝叶斯滤波器、数学形态学算子、独立分量分析等也被广泛应用于心电信号单一噪声或组合噪声滤除。以小波降噪为例，通过选择合适的小波和小波分解层数，将含噪心电信号进行多层小波分解，得到相应的小波分解系数。根据信号采样频率及小波分解层数计算得到每层小波系数对应的频带范围，将对应频带的小波系数置零。通常通过置零低频系数以消除基线漂移噪声，置零高频系数以消除肌电干扰、白噪声等。最后对经过处理的小波系数进行逆变换，即可获得去除对应频带噪声之后的心电信号。

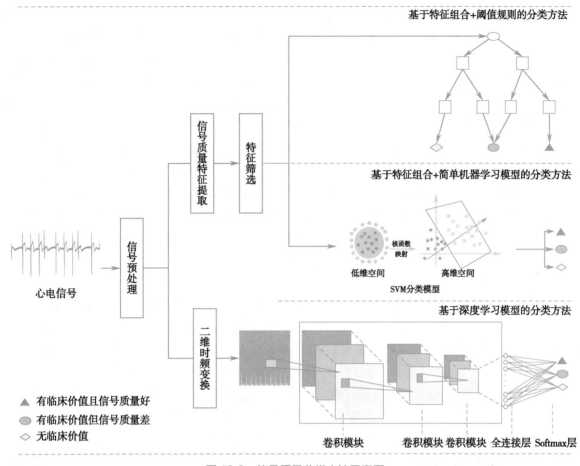

图 13-3　信号质量分类方法示意图

（2）信号质量特征：通常从时域、频域、统计和信息理论特征以及心电图的基准特征（包括 P 波的持续时间和幅度、QRS 复合波和 T 波、PR 段和 ST 段及间隔，QT 和 RR 间期）等多种角度在单导联或多导联心电图信号中提取特征。

（3）基于阈值规则的分类方法：通常根据经验或统计确定具体阈值，然后通过决策树、二叉树等典型决策方法实现分类决策。

2. 基于特征组合+简单机器学习模型的分类方法　基于特征组合+简单机器学习模型的分类方法中，特征提取部分的处理步骤与基于特征组合+阈值规则的分类方法基本一致。在分类阶段，此类方法通常将信号中所提取的特征通过规则、机器学习等方法将心电信号分为 2 个或多个心电信号质量组。常见的机器学习分类方法有：决策树、贝叶斯分类器、支持向量机（SVM）、随机森林（random forests）、人工神经网络等。以 SVM 为例（见图 13-3），具体步骤有：①设计信号质量特征：所提取的特征除小波低频系数变化范围、工频陷波器滤除能量占比、高频噪声能量占比之外，还添加了用于评估导联脱落的 0 值占比特征，以及评估 QRS 波在信号中的相对功率特征 $\int_{5Hz}^{15Hz} P(x)\,\mathrm{d}x / \int_{5Hz}^{40Hz} P(x)\,\mathrm{d}x$；②提取信号质量特征：按照上文所提到的特征，依次提取训练数据的特征形成特征矩阵以训练 SVM 模型；③使用 SVM 对测试数据进行分类，评估 SVM 模型的性能。

3. 基于深度学习模型的分类方法　除上述两种分类方法之外，基于深度学习的分类模型也被应用于心电信号质量分类。相比于其他算法，深度学习分类模型具备不需要设计特征且分类准确度高的特点，通常直接使用 ECG 信号或其变换之后的时频图作为输入信号。这里以经典的 LeNet-5 模型作为例子进行介绍，基于深度学习的分类过程具体步骤如下：①使用时频转换的方法，将心电数据转化为时频图作为训练数据，信号质量不同的信号在时频图上的表现存在着一定差异。所生成的时频图作为深度学习模型的训练数据。②构建深度学习模型，将生成的时频图作为训练数据进行训练。以简单的3层卷积神经网络（CNN）为例，构建模型图（见图13-3）。模型主要由3个卷积模块构成，并使用随机梯度下降（SGD）的方法进行训练。每个卷积模块都由1个卷积层、1个最大值池化层、1个批归一化处理层，以及1个ReLU激活函数层组成，并添加了dropout机制辅助模型训练。③使用训练好的模型对数据进行预测，以评估所训练深度模型的性能。深度学习由于其强大的学习能力，因而极容易发生过拟合现象，在测试模型性能时，通常选择使用独立的测试数据进行测试，以验证其性能及泛化能力。

深度学习分类模型虽然分类准确度相对较高，但也存在着较多缺陷：①训练模型需要大量带标注的数据；②深度学习模型泛化能力有待验证，即应对新数据（包括不同设备、不同个体）分类时需要进一步测试是否可用；③相比于其他分类算法需要分析设备具备更大的计算能力。

二、特征提取

心电特征提取是指利用算法首先识别心电波形的典型成分，然后进行特征挖掘和特征综合，从而形成有价值的医学信息。从信号处理层面，心电特征提取可以归纳为心电语义分割与心电临床特征解析两大部分。现有的心电特征提取方法，大多仅仅是从算法角度进行的"算法化"解析，并没有从临床角度进行"临床化"解析，导致后续算法的疾病诊断结果与医生判读之间存在较大的不一致性。医生读心电图时，会基于心电先验知识，将心电图翻译为一系列临床语义解析，譬如QRS波群宽大畸形、P波消失等，这些解析多是定性的且边界相对模糊，同时会考虑心电本身之外的患者基线信息。然而通常算法的判断是定量的，规则和边界清晰明确，个体性体现不足。尽管近年来心电AI算法不断涌现，但其基本上属于以特征工程为基础的聚类方法，或是端到端的深度学习框架，模型的发展独立于医生临床诊断知识体系之外，为医生提供符合临床认知标准的辅助决策功能有限。因此，如何有效利用心电先验知识，设计出系统、全面的心电特征"临床化"解析方案，使解析出的特征符合医生读图逻辑思维习惯，是心电特征提取的重要工作，也是接下来进行心电异常判断的关键。

（一）心电精准语义分割

1. 心电信号语义信息标注　一个完整正常的心电周期波形主要成分包括P波、PR段、QRS波群、ST段和T波，其中P波起点到P波终点对应心脏心房肌的除极阶段，QRS波群起点到T波终点对应心室除极和心室复极阶段。不同子波和间期的发生先后顺序在大部分情形下遵循固定的马尔可夫链，即遵循P → PR → QRS → ST → T的状态转移路径。然而，实际心电传导活动的病理性变异会干扰子波和间期的发生顺序。以心房颤动和房室传导阻滞为例，心房颤动发生会导致P波消失且在心电图上反映为f波；二度房室传导阻滞造成心房电位传导受阻，不能下传心室，在心电图上反映为QRS波群脱漏。由此可见，一旦心房电位活动发生异常，很可能造成心电状态不稳定和状态转移路径的变异。为了防止心电信号语义分割由于状态转移路径变异导致的连续分割错误，语义标注信息可以以心室除极和复极活动为基准，选定QRS波群起点、QRS波群终点、T波起点、T波终点四个事件点（图13-4），在该四阶段分割准确的基础上，再继续在TQ段内进行P波检测确认。

基于AI技术的心电分割依赖于心电数据库，目前已有的数据库包括：①MIT QT数据库：包含105条15min二导联心电数据，标注了P波、QRS波和T波的起点、峰值点和终点信息；②欧盟ST-T数据库：包含90条2h二导联心电数据，标注了ST段形态和T波形态信息；③CPSC2019数据库：包含2 000条10s单导联心电数据，全部为高噪声有挑战度的QRS检测数据，标注了QRS位置。

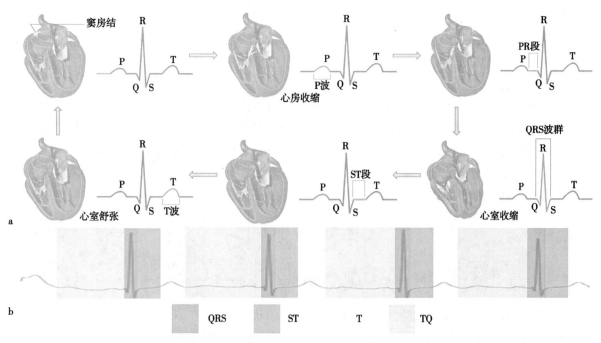

图 13-4 心电语义标注示意图

a. 心电不同子波和间期对应的心脏电传导活动；b. 本项目心电语义分割标注示意图：分为 QRS 波群、ST 段、T 波和 TQ 段四部分。

2. 心电语义分割建模 标准心电信号的能量主要集中在 0.05～125Hz，不同心电子波成分时频特性不同，比如 P 波能量主要集中在 5～30Hz，QRS 波群能量主要集中在 8～50Hz（若发生心室传导异常其频率成分可能超过 70Hz），T 波频率一般在 10Hz 以下。为了减少语义分割中的冗余计算，可以首先使用自适应滤波、带通滤波、小波分解等预处理方法减少噪声干扰，或分别提取心电不同频段的分频带特征构造多通道特征向量作为语义分割模型的输入。

主流的时序信号语义分割模型往往以计算机视觉中的语义分割模型为参考，例如 U-Net 模型、R-CNN 模型、YOLO 模型等。但是直接迁移图像数据的分割模型往往会忽略时序信号的上下文依赖特性，尤其是心电这类生理信号的准周期特性，从而产生性能上的损失。因此，在设计针对心电的语义分割模型时需充分考虑心电各个子波的宽度和 RR 间期范围，具体体现在优化模型的视野范围和时频域的注意力机制。

一个标准的时序语义分割模型结构可分为编码器 - 解码器：编码器负责表征学习，对输入信号进行高维特征映射；解码器负责对由编码器生成的每一时刻的表征进行分类以判断该时刻所属的状态或者子波类型（图 13-5）。在这两个模块中，特征表示学习（即编码器）尤为重要。和其他大多数为图像分割而设计的 CNN 一样，时序语义分割编码器一般也由堆叠的卷积层组成。考虑到计算成本，一

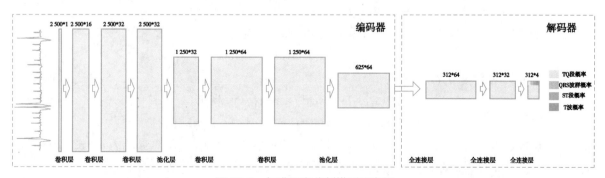

图 13-5 标准语义分割模型示意图

注：其中编码器为堆叠的卷积层，时间分辨率在表征映射过程中逐渐降低。解码器为连续的全连接层，最终输出为时间分辨率降低 8 倍的四维序列，分别对应解码的四个状态的似然度。

般在编码路径中特征的时间分辨率会逐渐降低,同时在不加宽卷积核尺寸的前提下带来卷积视野的增广。这样的设计会带来两个优势:①可以保证数据和特征的时空对应不改变;②可以增强局部的特征表达。前者可以保证解码器对表征解码后不产生时间的偏移,后者可以基于卷积层的权值共享实现对模型复杂度的控制。

假设输入的心电信号为 $x(n)$, $n=0,1,\cdots,N-1$,提取的特征维度为 C,则 $x(n)\in\mathbb{R}^C$。编码器 F 输出特征映射 $f=F(x)$,解码器 G 输出预测状态序列 $\hat{s}(m)$,其中 $\hat{s}(m)=G(f)$。为了方便理解,可以采用时序信号处理的基本思想对编解码过程中语义(波群类型)和时间的对应关系进行建模,即假设时间间隔 τ 作为帧长,编码器对每一帧进行编码,解码器负责对每一帧进行解码。编解码内部帧之间的信息交换由神经网络的结构决定。由此可以得到:

$$f\to\left[f_0,f_1,\cdots,f_{\frac{N}{\tau}}\right]$$

$$\hat{s}(m)=\left[g(f_0),g(f_1),\cdots,g\left(f_{\frac{N}{\tau}}\right)\right],m=0,1,\cdots,\frac{N}{\tau}$$

这样得到基于解码器输出的心电信号每一帧对应的状态似然度,即属于哪种心电子波成分概率的大小。同时也可以利用心电信号各间期的状态转移信息进一步辅助决策该段心电信号的最优状态路径,具体方法可以参考维特比译码算法(Viterbi decoding algorithm),其被广泛应用在隐马尔可夫模型(hidden Markov model,HMM)和条件随机场模型(conditional random fields,CRF)中。这里的四个状态分别对应心电 QRS 波、ST 段、T 波、TQ 段,状态转移路径如图 13-6 所示。

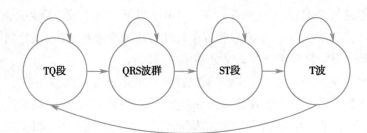

图 13-6   心电信号状态转移路径示意图

依照图 13-6,我们可以先验假设四个状态的状态转移概率矩阵为:

$$A=\begin{bmatrix} a_{11} & a_{12} & \cdots & a_{14} \\ a_{21} & a_{22} & \cdots & a_{24} \\ \vdots & \vdots & \vdots & \vdots \\ a_{41} & a_{42} & a_{43} & a_{44} \end{bmatrix}=\begin{bmatrix} 0.5 & 0.5 & 0 & 0 \\ 0 & 0.5 & 0.5 & 0 \\ 0 & 0 & 0.5 & 0.5 \\ 0.5 & 0 & 0 & 0.5 \end{bmatrix}$$

假设输入状态预测概率序列为 F,心电语义状态推理即求:

$$s(m)=\mathrm{argmax}_s P(s_1,s_2,\cdots,s_M|F)$$

根据维特比动态译码算法可得:

$$\max P(s_1,s_2,\cdots,s_M|F)=\max\{q(v,M)|v\}$$

$$q(v=j,m)=\max\{q(v=i,n-1)\times a(i,j,m)|i\}$$

其中 $v=0,1,2,3$,$i=0,1,2,3$,$q(v,M)$ 表示以 v 结束的状态序列最大概率,$a(i,j,m)$ 表示 $m-1$ 时刻状态 i 转移到 m 时刻状态 j 的状态转移概率,最优状态预测序列为:

$$s_n=\mathrm{argmax}_v q(v,m)$$

这里需要注意在隐马尔可夫模型的解码问题中,状态转移概率矩阵 A 一般作为参数在训练中获取。在基于神经网络编解码的时序信号语义分割模型中，由于无法将 A 作为参数引入神经网络模型，因此只能按照图 13-6 平均分配转移概率，即假设当前状态不变以及向下一状态转移的概率分别为0.5。

（二）心电临床特征解析

基于原始心电分割的结果，可进一步进行心电临床特征的解析。心电临床特征解析是指将原始心电信号通过映射变换得到有价值的临床诊断特征，一般可分为：①可量化特征：指以分割为基础将一个完整的心动周期以心室活动为基准分为 QRS 波群、ST 段、T 波和 TQ 段四个状态，TQ 段对应心房除极和房室结传导，覆盖 P 波、PR 段等，根据分割结果的简单代数运算即得到可量化心电临床特征；②不可量化特征：指不可直接用数值体现的心电临床特征（如"双峰""顿挫"等形态特征）。可量化特征解析是转化心电信号为心电知识表达的基础，是基于规则的高级语义提取的关键。不可量化特征本质是数据到高级诊断语义的直接映射，是后续疾病推理的基本输入。心电的临床特征解析示意如图 13-7 所示。

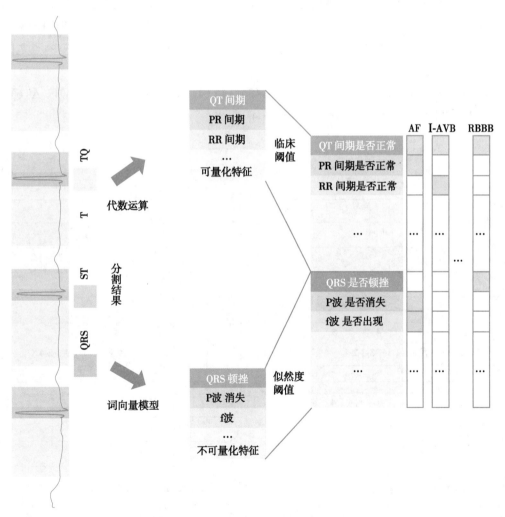

图 13-7　心电临床特征解析结构示意图

对不可量化的特征进行二值表示是研究的难点之一，其本质是统一心电信号在不同阶段的表达维度和信息。然而由于各个子波形态和间期时程的个体差异，且心电信号极易受到外部噪声的干扰，心电同类子状态的表达形式不可能完全相同。因此，在心电临床特征解析算法设计中，可定义心电信号不同子波和间期病理信息的向量生成模型，且满足以下条件：①相同病理信息的状态向量距离接近;②相似临床特征向量对应的临床语义表达词向量接近。

1. 问题的算法化描述 通过心电语义分割算法拆分输入心电信号的 n 个心律,得到临床特征解析输入 $x = \{x_1, x_2, \cdots, x_n\}$,其中单心律数据 $x_i = \{s_1, s_2, s_3, s_4\}$,对应 4 个心电状态。设心电临床判别特征类别集合为 $y = \{y_1, y_2, \cdots, y_m\}$,归纳临床判别特征模板 $w = \{w_1, w_2, \cdots, w_m\}$,$w_i$ 为模板子集。心电临床特征解析最终目的是对输入 x 进行编码,输出心电特征向量 $e = \{e_1, e_2, \cdots, e_n\}$。假设输入子状态 s 与模板间距离 $D(s, w)$ 为心电数据与模板的匹配度,整合心电特征向量 e 和相似分数 D,获取特征解析向量 f;同时通过词向量模型转化类别集合 y 为语义向量 z,使 $D(f_k, f_{k'})$ 与 $D(z_j, z_{j'} \mid f_k \to z_j, f_{k'} \to z_{j'})$ 成正相关。

2. 心电临床特征嵌入

(1) 动态时间规整(dynamic time warping):动态时间规整最初用于识别语音的相似性,我们也以此为例说明其原理。用数字表示音调高低,例如某个单词发音的音调为 1-3-2-4。现在有两个人说这个单词,一个人在前半部分拖长,其发音为 1-1-3-3-2-4;另一个人在后半部分拖长,其发音为 1-3-2-2-4-4(图 13-8a),现在要计算 1-1-3-3-2-4 和 1-3-2-2-4-4 两个序列的距离(距离越小,相似度越高)。因为两个序列代表同一个单词,我们希望算出的距离越小越好,这样把两个序列识别为同一单词的概率就越大。先用传统方法计算两个序列的欧几里得距离,即计算两个序列各个对应的点之间的距离之和:

$$D = |A(1) - B(1)| + |A(2) - B(2)| + |A(3) - B(3)| + |A(4) - B(4)| + |A(5) - B(5)| + |A(6) - B(6)|$$
$$= |1 - 1| + |1 - 3| + |3 - 2| + |3 - 2| + |2 - 4| + |4 - 4|$$
$$= 6$$

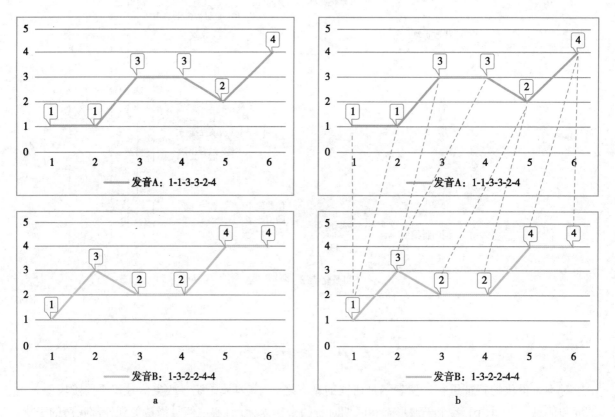

图 13-8 语音识别中利用动态时间规整方法匹配单词发音示意图
a. 表示同一个单词的两个发音;b. 表示两个发音的动态时间规整匹配结果。

如果我们允许序列的点与另一序列的多个连续的点相对应（相当于把这个点所代表的音调的发音时间延长），然后再计算对应点之间的距离之和。具体示例：B(1)与A(1)、A(2)相对应，B(2)与A(3)、A(4)相对应，A(5)与B(3)、B(4)相对应，A(6)与B(5)、B(6)相对应（图 13-8b）：

$$D=|A(1)-B(1)|+|A(2)-B(1)|+|A(3)-B(2)|+|A(4)-B(2)|+|A(5)-B(3)|+|A(5)-B(4)|$$
$$+|A(6)-B(5)|+|A(6)-B(6)|$$
$$=|1-1|+|1-1|+|3-3|+|3-3|+|2-2|+|2-2|+|4-4|+|4-4|$$
$$=0$$

我们把这种"可以把序列某个时刻的点跟另一时刻多个连续时刻的点相对应"的做法称为动态时间规整，其算法可以分为两个步骤：①计算两个序列各个点之间的距离矩阵；②寻找一条从矩阵左上角到右下角的路径，使路径上的元素和最小。

（2）度量心电子状态形态与不同心电判别特征类别模板的相似度：对于心电子状态序列 s 和类别模板序列 w，长度分别为 n 和 m，假设动态时间规整路径 $P:\{p_1, p_2, \cdots, p_K\}$ 为子状态序列和模板序列最优度量路径，其中 $p_k=(i, j)$ 表示状态序列元素 s_i 和模板序列元素 w_j 之间的距离 δ，且路径 P 满足以下三个约束：

1）$p_1=(1, 1)$ 且 $p_K=(n, m)$。
2）假设 $w_{k-1}=(i', j')$，则 $w_k=(i, j)$ 需满足 $i-i'\leqslant 1$ 且 $j-j'\leqslant 1$。
3）假设 $w_{k-1}=(i', j')$，则 $w_k=(i, j)$ 需满足 $i-i'\geqslant 0$ 且 $j-j'\geqslant 0$。

设计动态规划算法求解最优路径 P 的累积距离和：

$$r_{i, j} = \delta(s_i, w_j) + \min\{r_{i-1, j-1}, r_{i-1, j}, r_{i, j-1}\}$$

其中子状态序列的匹配向量 w_j 即为累积距离和最小的状态模板类别编码。

（3）探究心电特征中的因果关系：人们往往会优先关注心电特征与疾病之间存在的因果关系，而忽视特征之间的因果关系。实际上，心电的解析特征中已存在对于异常形态和间期的判别，基于这些心电特征诊断的心血管疾病是心电临床表达特征的归因。明确的心电特征表现会在后续的 AI 诊断中产生置信度高的溯源结果；相反，模糊的临床表达不仅会降低诊断结果的置信度，还会干扰特征的解析。因此在做心电特征解析时需充分考虑特征间的因果关系，消除混淆因子的影响。

三、异常分类

心电信号蕴含着大量生理病理信息，在信号质量评估和特征提取基础上，对其进一步分析能够发现心脏异常，是诊断心血管疾病的重要手段。然而，动态监测场景下心电数据量很大，医生诊断分析工作量繁重，发展基于 AI 技术的异常自动分类算法非常重要。本节围绕这一主题，阐述心电异常分类的问题划分与相应的评价指标，并介绍目前主流的分类算法。需要注意的是，心电异常分类几乎都采用带有标签数据的有监督学习模式，故本节只讨论有监督学习的相关算法及评价指标。

（一）异常分类问题的划分

通常根据信号中存在的异常类型是否单一，心电异常分类可划分为单标签分类与多标签分类两类问题。①单标签分类：是指一条心电记录中只存在一种异常类型标注。在此分类任务中，随着异常种类的增多，算法分类效果变差，同时对数据的需求量也快速上升，才能"拮抗"分类难度上升带来的精度下降问题。在单标签分类中有一类情况，即仅做正常/异常二分类初步判断，是心电异常检测中应用最广泛的情况。②多标签分类：是指一条心电记录中可能存在多种异常类型标注。相比单标签分类，多标签分类更加接近真实的临床应用场景，但任务也更加复杂，对算法的要求也更高。

心电异常分类需要在有标注数据库上开发 AI 算法，目前包含高质量异常标注的代表性心电数据集包括：2018 年中国生理信号挑战赛单标签分类数据集（CPSC2018），2020 年全球生理测量挑战赛 PhysioNet/Computing in Cardiology（CinC2020）多标签分类数据集等。

CPSC2018 数据集针对单标签异常分类任务，样本为 12 导联心电图，包括正常窦性心律（SR）心电和 8 种异常类型心电，分别为心房颤动（AF）、一度房室传导阻滞（Ⅰ-AVB）、左束支传导阻滞（LBBB）、右束支传导阻滞（RBBB）、房性期前收缩（PAC）、室性期前收缩（PVC）、ST 段抬高（STE）和 ST 段压低（STD）。训练集包含 6 877 个样本（女性：3 178；男性：3 699），测试集包含 2 954 个样本，所有信号长度从 6～60s 不等。CinC2020 数据集针对多标签异常分类任务，样本为 12 导联心电图，数据集包括来自不同单位的 6 个独立数据集，共 66 361 条数据记录，涵盖 111 种心电异常类型（其中 27 种代表性异常检测用于竞赛），是一个相对全面的多标签心电数据库。数据集部分示例如图 13-9 所示。

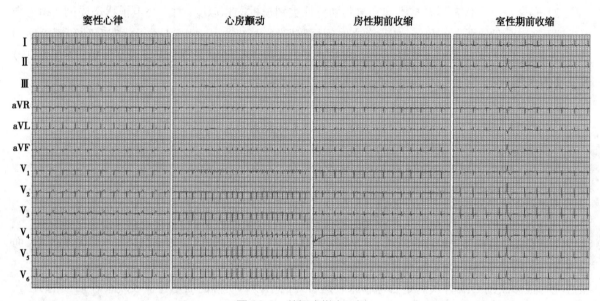

图 13-9　数据库样本示例

（二）异常分类评价指标

异常分类最简单的情况为单标签分类任务中的正常 / 异常二分类，常用准确性、敏感性、特异性、F1 测度评价分类性能，通过统计真阳性、假阳性、假阴性、真阴性样本数量进行计算，详见第八章第四节。

对于单标签多分类任务，常用的评价方式是分别计算每个单类的上述指标的结果，最后通过平均或加权平均的方式综合评价。

对于多标签分类任务，通常采用综合受试者操作特征曲线（简称 ROC 曲线）下的面积（area under ROC curve，AUC）分数作为评价指标。AUC 分数是在受试者操作特征（receiver operating characteristic，ROC）曲线分析时计算的指标，以假阳性率（false positive rate，FPR）为横坐标、以敏感性为纵坐标，将一组组值（FPR，Se）值连线标记所组成的曲线称为 ROC 曲线（f_{ROC}），而 AUC 分数就是处于 ROC 曲线下方的面积。将不同单类 AUC 分数加权求和即得到多标签分类器的综合 AUC 分数值 Macro_AUC。相关概念的数学公式如下：

$$FPR = 1 - Sp = \frac{FP}{TN + FP}$$

$$Macro\_AUC = \frac{1}{N} \sum_{n=1}^{N} \int_0^1 f_{ROC}$$

其中 $n\epsilon\{1,\cdots,N\}$ 表示类别个数。

（三）单标签异常分类算法

单标签分类算法中常用的方法有支持向量机（SVM）、最近邻算法（KNN）、决策树、神经网络等，SVM 等传统机器学习算法需要根据先验知识手动提取分类特征，而神经网络等深度学习则能够自动从数据中提取特征，而无须手动特征提取。由于异常分类算法众多，本节只选取 SVM 和神经网络两种代表性的方法进行介绍。

SVM 是一种经典的二分类算法，基本思想是在样本中找到一个超平面，使两类数据与超平面之间的间隔最大。对心电进行正常/异常判断时，首先将提取到的心电特征归一化为 n 维特征向量，输入 SVM，输出为正常/异常二分类判断。通过构建多分类器也可以将 SVM 推广到多分类任务中，多分类器的构建方法通常有：①一对多法：即每个分类器将某一类别数据从 n 个类别数据中归为一类，剩下的 n-1 个类别为一类，共需训练 n 个分类器；②一对一法：类别两两之间分别训练一个分类器，共需训练 $n(n-1)/2$ 个分类器；③层级 SVM：将数据分类为两个子类，再将子类分为次级子类，直至所有次级子类只包含一个类别，需训练 n-1 个分类器。

神经网络算法核心是通过线性与非线性函数的连接组合，拟合出不同类别之间的决策面方程，通过数据驱动的方式优化出损失函数的最小值从而达到分类目的，具体算法执行是通过不断调整网络参数，以逐渐减小输出与目标间的误差。与传统机器学习算法需要对心电信号进行人工特征提取不同，神经网络算法通常无须提取心电特征。针对神经网络心电异常分类，目前最常用的是卷积神经网络（CNN）模型。CNN 通过卷积层的叠加可以从浅层心电特征中学习到更深层的特征，再通过全连接网络实现对提取特征的综合处理，最后通过 Softmax 函数进行汇总预测概率输出（图 13-10）。

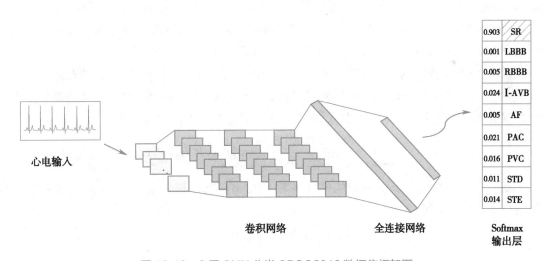

图 13-10　3 层 CNN 分类 CPSC2018 数据集框架图

以 CPSC2018 数据集为例，简要介绍算法具体实现过程。首先，需要对数据进行预处理，由于数据来源于不同设备，需要进行重采样以保证采样率一致。其次，需要利用滤波器进行心电滤波去噪，滤除心电信号中的噪声。最后，还需要进行归一化处理，以保证输入数据在时间长度上的一致性和幅值上的可比性。在该例中，将心电信号重采样为 500Hz，利用 3~45Hz 的带通滤波器进行滤波去噪，然后幅值归一化到[-1,1]之间，并裁剪/补齐时间长度为 15s。数据预处理后，可将数据输入CNN 模型进行参数训练，模型输出的结果为 0~1 之间的一维向量，标识各类异常预测发生的概率，所有类别的预测概率之和为 1，概率最高的类别通常被选为分类结果。

（四）多标签异常分类算法

心律失常产生原因可能是心脏冲动的频率、节律、起搏部位、传导速度或激动顺序的异常，因此心电信号变化多样，各种心律失常类型存在交叉重叠且可相互转化。在临床实践中，同一患者可能对应多种心律失常情况，例如心电图同时出现心房颤动和室性期前收缩，这种情况被称为"多标记现象"。多标记问题普遍存在于临床心电数据中，且与多分类问题存在明显区别。在多分类问题中，患者与类别标记之间的关系是一对一的关系（图13-11a）；而在多标记问题中，患者与类别标记之间的关系则是一对多的关系（图13-11b）。

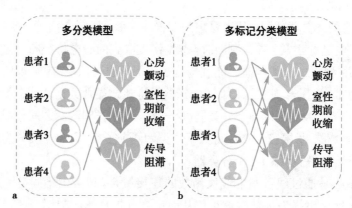

图13-11　多分类问题与多标记分类问题模型示意图
a. 多分类问题；b. 多标记分类问题。

　　多标记问题对应的是多标签分类，目前该类任务模型可分为三种：①问题转换法：即忽略标签之间的相关性，将其转换为多个单标签分类任务，常见的方法有二元关联（binary relevance）、分类器链（classifier chains）等；②算法转换法：通过扩展特定机器学习算法，直接处理多标签任务，例如排序支持向量机（Rank-SVM）、多标签紧邻法（ML-KNN）等；③神经网络建模法：通过捕捉标签之间的相关性使模型拥有更优的泛化能力，例如反向传播多标签学习网络（BP-MLL）等。

　　在此以ML-KNN算法为例进行重点介绍。ML-KNN是对KNN算法的拓展，通过寻找和心电样本最近的k个样本，统计这k个样本中每种类别的心电出现个数，最后通过最大后验概率计算样本包含每个标签的概率。基于贝叶斯概率公式的ML-KNN算法的分类函数为：

$$y_{x_i}(l) = \underset{b \in \{0,1\}}{\mathrm{argmax}} \frac{P(H_b^l)\, P(E_j^l | H_b^l)}{P(E_j^l)} = \underset{b \in \{0,1\}}{\mathrm{argmax}}\, P(H_b^l)\, P(E_j^l | H_b^l)$$

对于每一个单独的标签l，其对应的先验概率$P(H_b^l)$可以通过训练集中拥有的l标签的样本数除以训练集样本总数n得到。

$$P(H_1^l) = \left(s + \sum_{i=1}^{n} y_{x_i}\right) / (s \times 2 + n)$$

$$P(H_0^l) = 1 - P(H_1^l)$$

其中$\sum_{i=1}^{n} y_{x_i}$为训练集中含有标签l的心电样本个数，s为平滑参数，一般设为1。后验概率$P(E_j^l | H_b^l)$可以由以下函数得到：

$$P(E_j^l | H_1^l) = (s + c[j]) / \left(s \times (k+1) + \sum_{p=0}^{k} c[p]\right)$$

$$P(E_j^l | H_0^l) = (s + c'[j]) / \left(s \times (k+1) + \sum_{p=0}^{k} c'[p]\right)$$

其中$c[j]$代表测试心电样本x_i的k近邻中包含标签l的个数，$c'[j]$代表测试心电样本x_i的k近邻中不包含标签l的个数样本，x_i含有标签l的概率可表示为：

$$P(x_i, l) = \frac{P(H_1^l)\, P(E_j^l | H_1^l)}{P(H_1^l)\, P(E_j^l | H_1^l) + P(H_0^l)\, P(E_j^l | H_0^l)}$$

以 CinC2020 数据集为例,简要介绍 ML-KNN 算法的具体实现过程。①通过手动/自动的方式得到样本的特征向量表示;②根据总体分布分别计算每个标签的先验概率,即 AF、LBBB 等标签在数据集中出现的概率;③设置 k 的数值,找到训练集中每个样本 x_i 的 k 近邻样本;④统计 k 近邻样本中标签的情况,依照公式对样本 x_i 含标签 AF、LBBB 等的概率分别进行计算,得到样本含标签的情况。认为样本 x_i 含标签 AF,不含标签 LBBB,类似的,对数据集中所有的标签依次进行判断,得到样本 x_i 的预测标签 y_{x_i}。

$$P(x_i, \text{AF}) = P(H_1^{\text{AF}}) P(E_j^{\text{AF}} | H_1^{\text{AF}})$$

$$P(x_i, \neg\text{AF}) = P(H_0^{\text{AF}}) P(E_j^{\text{AF}} | H_0^{\text{AF}})$$

$$y_{x_i}(\text{AF}) = \text{argmax}\,(P(x_i, \text{AF}), P(x_i, \neg\text{AF}))$$

$$P(x_i, \text{LBBB}) = P(H_1^{\text{LBBB}}) P(E_j^{\text{LBBB}} | H_1^{\text{LBBB}})$$

$$P(x_i, \neg\text{LBBB}) = P(H_0^{\text{LBBB}}) P(E_j^{\text{LBBB}} | H_0^{\text{LBBB}})$$

$$y_{x_i}(\text{LBBB}) = \text{argmax}\,(P(x_i, \text{LBBB}), P(x_i, \neg\text{LBBB}))$$

综上所述,心电信号反映了心脏周期性电活动变化,被广泛应用于临床诊断。进入 21 世纪后,柔性传感、物联网、移动通信技术的发展促进了穿戴式心电监测、远程心电监测的进步,心电数据量激增,心电信号在噪声干扰下复杂度变大,无论是传统、标准的 12 导联 Holter 心电监测,还是新型穿戴式心电监护,都面临着数据量大、噪声多、有效标注数据量小、算法智能水平不够等挑战。随着高质量数据库、AI 算法的进步,心电监测的智能化水平会越来越高,能更好地服务人民生命健康事业。

第三节 脑电信号处理中的人工智能技术

脑电是大脑神经元之间由于电离子信息传递而在皮质形成的一种电生理现象,反映了大脑神经元的电生理活动。脑电信号可以获取关于人的认知、行为、情绪等多方面信息,不仅在脑科学研究中有重要价值,还在情绪情感、睡眠评估以及脑功能改善方面有重要应用。脑电信号是一种复杂的电生理信号,其幅值非常微弱,通常只有几十微伏,不如心电信号 QRS 波群等特征明显,且更易受其他生理信号(心电、眼电等)和环境噪声的影响,导致信噪比低。同时,脑电信号的非平稳非线性特征更为明显,如何运用先进的信号处理手段进行有效分析成为一项挑战度高的任务。

一、信号预处理

作为大脑活动产生的一种微弱信号,脑电信号一般频率范围在 0.5～40Hz 之间,幅值通常不超过 200μV,信噪比低,极易受到外源性的电信号污染。脑电信号噪声包括设备本身工频干扰、人体运动伪迹、其他生理信号干扰等,同时脑电容易受被测者情绪、心理波动的影响而产生较大的非平稳性。脑电去噪的难点表现在三个方面:①信号幅值微弱;②人体眼电、肌电、心电等干扰与脑电在频段上有一定混叠;③信号本身非线性非平稳性。

（一）信号去噪

1. 去除工频干扰 脑电信号采集时如果没有进行有效的金属屏蔽,就会受到工频干扰的影响,信号时域特征是有幅值明显的正弦波成分(50Hz 或 60Hz),频域表现为 50Hz 或 60Hz 处的能量尖峰。由于工频干扰频率固定,通常使用 50Hz 或 60Hz 陷波器进行滤除。考虑到工频干扰与其他信号间的独立性,也可采用独立成分分析法滤除。独立成分分析是常用的盲源信号分离方法,在信号源未知的条件下能够将线性混合信号分解为相互独立的源信号。采用独立成分分析进行脑电去噪是采用一定的源分离算法,将脑电信号分解为多个不同的成分,然后剔除不需要的成分,最后将有效成分重新组合成为去噪后的脑电信号。对于非完全独立的源信号,独立成分分析法也能找到最优的信号分离空间,达到一定的去噪效果。目前,该方法可以通过包括 EEGLAB 在内的多个开源工具包实现。

2. 去除眼电干扰 眼动伪迹由眼部肌肉活动产生,一般出现在额部脑电信号中。眼电伪迹的幅度较大,持续时间一般为 200~400ms,时域上易于辨识。眼电伪迹一般可分为眨眼伪迹和眼动伪迹,前者是眼睑闭合并重新张开时产生的电位变化,时域上表现为一个波浪形的尖峰;后者是眼球转动时产生的电位变化,时域上表现为一个类似梯形的波形。眼电伪迹段可以通过手动剔除,但会造成有效信号的损失。自动分析可以使用小波变换,通过原始信号的多尺度分解,将与眼动伪迹频带重合的分量置零,再通过小波重构滤掉眼电伪迹的脑电信号。当然,也可以使用独立成分分析,将原始脑电信号分解成相互独立的分量,剔除眼部活动对应的信号,再组合成"无污染"脑电信号。

噪声去除前后脑电信号对比如图 13-12 所示。

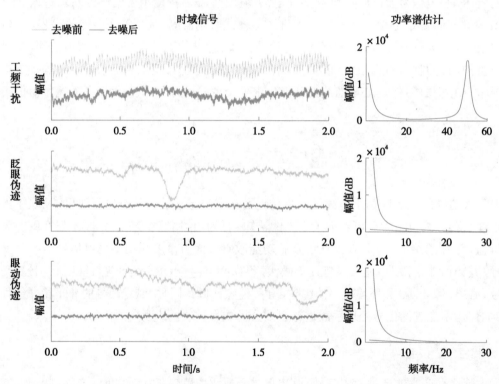

图 13-12 噪声伪迹去噪前后脑电信号(以 Fp1 为例)对比时域图及对应的频率谱图

(二)脑电频段分离

脑电信号表现出多样性的节律变化,包括 Delta 频带(0.5~<4Hz)、Theta 频带(4~<8Hz)、Alpha 频带(8~<13Hz)、Beta 频带(13~<30Hz)、Gamma 频带(30~50Hz),不同频段对应不同的生理状态。其中 Delta 频段在婴儿时期、成年人慢波睡眠或疲劳状态下出现;Theta 频段在颞叶和顶叶的活动性较强,一般在青少年时期、成人浅度睡眠或放松状态下出现;Alpha 频段是静息态脑电波的主要节律,当处于安静状态时,Alpha 频段最为明显,且在整个脑区都可以采集到;当处于紧张或者亢奋状态时,Beta 频段表现最为明显,在额叶的活动性也最强。不同的情绪状态,可引起脑电信号频率和振幅的不同变化。为了探究这种变化,可采用带通滤波器将上述不同的脑电频段成分提取出来。图 13-13 示意了原始脑电信号及不同频段信号的时域和频域波形图。

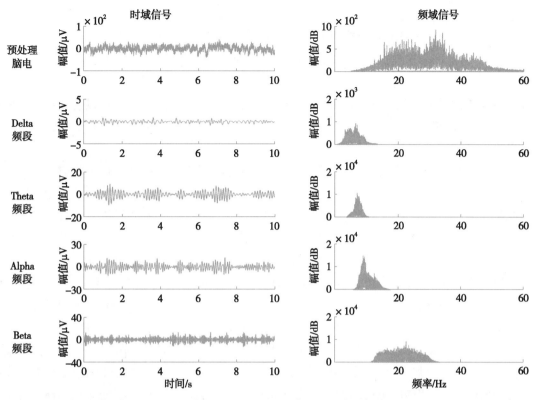

图 13-13　原始脑电信号及不同脑电频段（以 Fp1 为例）的时域和频域图

二、特征提取

脑电信号经过预处理后可以显著提高信噪比，减少噪声对信号的干扰，保留脑电有益信息，方便后续的特征提取工作。常用的脑电特征分为线性特征和非线性特征。

（一）线性特征

脑电线性特征主要包括频带功率指标、半球间不对称指标，以及振幅、频率等脑电图常规测量指标，通常采用频域分析（如傅里叶变换）、参数建模（如自回归模型）等分析方法得到，线性特征由于分析简单有较为明确的生理意义，在实际脑电分析中得到了广泛应用。

1. 频带功率　①采用带通滤波器提取 4 个常用频段 Delta、Theta、Alpha 和 Beta 成分；②对于每个频段信号，应用功率谱估计方法（如 Welch 方法）计算功率谱；③对周期图求平均，得出各频段成分的功率。

2. 半球间不对称性　左、右半脑间脑电信号功率的差异可以用半球间不对称表征，即用右脑信号功率的自然对数减去左脑信号功率的自然对数。正值表示右半球活跃度较高，负值表示左半球活跃度较高。不同频段的半球间不对称对应了相应频段脑电信号在左右脑的不对称性。计算公式为：

$$\mathrm{Asy} = \mathrm{mean}(\log(PoW_R) - \log(PoW_L))$$

公式中，PoW_R 代表右脑的脑电信号功率，PoW_L 代表左脑的脑电信号功率。

（二）非线性特征

脑电信号是一种非线性、高复杂度和高度不规则的生物电信号，线性方法通常不能反映脑电信号的复杂动态变化，近年来非线性动力学的发展为脑电信号分析提供了更有效的方法。与线性方法相比，非线性方法更适合于脑电信号分析，非线性方法能够捕捉大脑中潜在的生理机制引发的脑电混沌行为和突变特性。非线性方法包括分形维数、去趋势波动分析、Lempel-Ziv 复杂度、熵算法等。越来越多的研究者利用非线性方法进行脑电信号分析，并取得了不错的效果。几种代表性的非线性分析方法简单介绍如下。

1. **分形维数**　分形维数是度量信号复杂度或不规则性的重要指标,是定量描述分形自相似性程度大小的参数,常见的分形维数包括 Hausdorff 维数、相似维数、盒维数、容量维数、关联维数、信息维数等。

2. **去趋势波动分析**　去趋势波动分析适合分析时间序列的长程相关性,可以有效地滤去序列中的各阶趋势成分,检测含有噪声且叠加有多项式趋势信号的长程相关性,适合非平稳时间序列的长程幂律相关分析。

3. **Lempel-Ziv 复杂度(LZ 复杂度)**　分形维数、去趋势波动分析等非线性分析方法对数据的依赖性较强,对干扰和噪声敏感,想要得到可靠的结果需要大量的数据,这对于处理非平稳的脑电信号无疑具有相当大的局限性 1。LZ 复杂度由 Lempel 和 Ziv 共同提出,表征了信号中新模式出现的速率,能够处理短时信号且具有一定的抗干扰能力。

4. **熵算法**　熵(entropy)最初是一个热力学概念,用来描述物质的热量变化状态。后来玻尔兹曼给出了熵的统计物理学解释,即熵是一个宏观系统内部所有可能微观状态的概率统计平均值。"信息论之父"香农将统计物理中熵的概念发展为刻画信息量多少的指标,成为信息科学的奠基之作。其后经过半个多世纪的发展,熵成为度量信号非线性动力学特征的重要方法和指标,特别是在 1991 年近似熵(approximate entropy, ApEn)算法提出和 2000 年样本熵(sample entropy, SampEn)算法提出后,在生理信号分析领域取得了重要的应用成果。在脑电信号分析中,熵可以描述脑电信号的不规则性和复杂度。熵值越大,表明脑电信号的不规则性和复杂度越强;熵值越小,表明其规则性和可预测性越强。新近发展的多尺度熵、模糊熵等算法也在脑电信号分析中获得重要应用。

三、抑郁检测

近年来脑电 AI 分析得到了越来越多研究者的关注,在认知与意识评估、睡眠分期以及抑郁症(depression)、癫痫发作、阿尔茨海默病(Alzheimer's disease, AD)检测等方面都有大量的研究工作。据世界卫生组织报道,心理问题在全球导致了 12% 的疾病,其中接近半数都与抑郁症直接相关,抑郁症早期检测已成为当前全球亟待解决的问题,本节以抑郁症为例,介绍脑电信号结合 AI 方法在抑郁症检测中的具体应用。

研究对象包括 30 名(男性 11,女性 19)抑郁症患者和 30 名(男性 12,女性 18)健康对照组,采用多通道生理采集系统 RM6280C 同步采集被试者 Fp1、Fp2 和 Fz 三通道脑电信号,采样频率为 1 000Hz,脑电电极分布及传感器佩戴示意如图 13-14 所示。

采用 50Hz 陷波器滤除脑电信号中的工频干扰。采用小波变换去除脑电信号中的眼动干扰,由于 sym3 小波与实验中的眼动干扰波形最为相似,采样 sym3 小波进行脑电信号分解,之后根据脑电信号频率范围及特点进行噪声和眼动干扰滤除。

提取样本熵、模糊熵、LZ 复杂度、半球不对称性等特征,熵特征和 LZ 复杂度可以反映抑郁症患者和健康受试者脑电信号复杂度的不同,半球不对称性反映了不同状态下左右脑不同频段信号间活性的变化。选取 Relief 算法对特征重要性进行评估排序,并根据排序结果对特征向量进行加权平均,优化特征集以进行抑郁状态检测。

数据采集、特征提取、特征优化后,需要依据一定的分类准则构造抑郁 - 健康状态分类模型。目前主流分类算法包括传统机器学习和深度学习,考虑到模型的可解释性,本实验选用传统的机器学习算法进行抑郁脑电识别,分别采用 K 近邻分类器、SVM 和随机森林算法构建模型,并通过网格搜索算法选择最优分类器参数,通过十折交叉验证划分训练集和测试集进行模型训练和验证。完整实验流程如图 13-15 所示,实验结果表明,抑郁症患者和健康受试者的脑电信号表现出了显著差异,尤其采用 Alpha 和 Beta 频段成分取得了较高的识别效果，抑郁状态识别达到了 90% 左右，表明额叶脑电信号能够较好反映抑郁情绪状态。

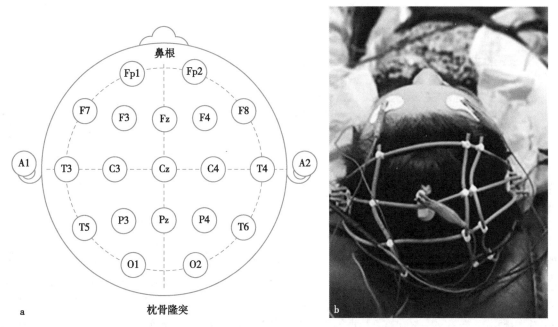

图 13-14　实验所选取的脑电通道以及脑电传感器佩戴示意图

a. 国际 10-20 系统，实验选用 Fp1、Fp2 和 Fz 三电极；b. 脑电传感器佩戴示意图。

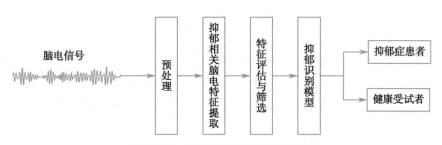

图 13-15　抑郁状态分类模型流程图

第四节　肌电信号处理中的人工智能技术

　　肌电是人体重要的电生理信号之一，蕴含了丰富的肌肉收缩力、关节力矩、运动意图等信息，被广泛应用于肌电控制、运动医学、康复医学等领域。人体肌肉的收缩活动由神经系统控制，中枢神经系统向运动神经末梢分支发出动作电位。运动神经末梢分支的神经肌肉接头类似于突触（结构上包括突触前膜、突触后膜和突触间隙），其中，突触后膜是指神经轴突膜对应的肌细胞部分，即运动终板。运动终板上有乙酰胆碱受体，可以与乙酰胆碱发生特异性结合，产生膜电位变化。大脑发出的运动指令到达肌肉的电化学反应表现为肌电信号，肌电信号要超前于肌肉收缩或舒张，能在一定程度上反映神经肌肉的活动，图 13-16 所示为肌电信号的产生机制。

　　依据电极放置方式的不同，肌电信号可分为侵入式肌电（invasive EMG，iEMG）和表面肌电（surface EMG，sEMG）。前者选用同轴探针或细线状电极，直接插入肌肉组织中采集电位信息；后者则将电极贴在皮肤表面采集肌肉电位变化。iEMG 的优点是信噪比较高，主要得益于侵入式电极

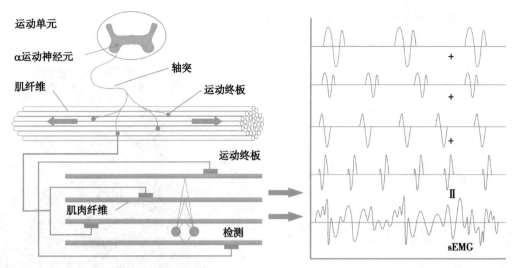

图 13-16　肌电信号产生机制

接触面积小，缺点是有创、操作依赖专业人士，在长期或频繁信号采集应用中受限制。近年来随着表面电极技术的成熟和信号降噪技术的进步，sEMG 凭借无创、操作简便等优势，逐渐得到了越来越多的应用。sEMG 通常具有以下特征：①幅值一般为 ±5mV，残疾患者由于肌肉萎缩幅值一般小于 350μV；②频率分布在 6～500Hz，主要集中于 20～150Hz；③是一种交变电压信号，幅值上与肌力大致成比例；④不同个体，以及同一个体完成不同动作时，sEMG 都有差异；⑤同一块肌肉在做相同动作时 sEMG 呈现一定的规律性，不同个体做相同动作时，sEMG 变化规律在一定程度上也相似。

一、信号质量评估

sEMG 易受采集设备、人员、环境等多种因素的影响，不可避免存在噪声干扰，如基线漂移、心电干扰、50Hz 工频干扰等。干扰会在一定程度上影响肌电信号分析，甚至可能导致错误的结果，因此进行信号质量评估、拣选出有价值的分析片段是后续工作的基础。肌电信号质量评估常用的方法有指标评估法、阈值评估法、模型评估法等。

（一）指标评估法

对于肌电信号质量评估，可通过计算信号质量指标来进行，常用的质量指标包括信噪比、信号运动伪影比、信号工频干扰比和功率谱密度降幅比。

1. 信噪比（SNR）

$$SNR = 10\lg\left(P_s \middle/ P_n\right)$$

其中，P_s 表示信号总功率，P_n 表示噪声总功率，信噪比在 50dB 以上为理想信号；10～50dB 的信号噪声不可忽略，需对信号进行去噪处理；低于 10dB 的信号，一般不建议使用。

2. 信号运动伪影比（SMR）

$$SMR = 10\lg\left(P_s \middle/ P_{0\sim20Hz}\right)$$

其中，P_s 表示信号总功率，$P_{0\sim20Hz}$ 表示 20Hz 以内信号功率之和，SMR 可接受范围约在 15dB 以上。

3. 信号工频干扰比（SPR）

$$SPR = 10\lg\left(P_s \middle/ P_{50,100,\cdots Hz}\right)$$

其中，P_s 表示信号总功率，$P_{50,100,\cdots Hz}$ 表示 50Hz 及其倍频的功率。

4.功率谱密度降幅比(DPR)

$$DPR = 10\lg\left(MPD_{max}\Big/MPD_{min}\right)$$

其中，MPD_{max} 表示功率谱密度曲线局部平均最大功率，MPD_{min} 表示功率谱密度曲线局部平均最小功率，DPR 可接受范围要大于 30dB。

（二）阈值评估法

该方法首先通过训练数据集分析建立反映信号质量的特征阈值，然后将待评估信号的特征值与该阈值进行比较，进而做出信号质量判断。这种方法相对简单，但需要有高质量的训练集进行阈值设定，同时无法辨别影响信号质量的原因（如工频干扰、运动伪影等）。

（三）模型评估法

通过使用机器学习方法，学习大量有标签数据建立信号质量评估模型，然后将待评估信号输入训练好的模型中，对信号质量进行分类。这种方法的优点是运行效率较高，在特定数据集上有较高准确度，但是模型泛化能力有限，迁移到新数据集上通常模型性能下降。

二、特征提取

肌肉在收缩和放松间转换时，会引起电位变化，相应的肌电信号特征会发生变化。肌电特征提取是挖掘肌电信号中隐含信息的重要方法，是使用肌电信号进行动作模式识别的关键所在。肌电特征可分为线性特征和非线性特征，线性特征又分为时域、频域和时频特征，非线性特征分为分形维数、熵特征等。

（一）线性特征

1.时域特征　时域特征是肌电信号最常用的特征，计算简单、物理意义明确。常用的时域特征有信号幅度均值、均方根值、过零点数、积分肌电值、威尔逊振幅、波形长度等。幅度均值反映了信号的评价能量；均方根值反映了肌肉的活跃状态和单位时间内的收缩特性；过零点数是肌电信号穿过时间轴的次数，反映了信号的振荡程度；积分肌电值是对一段时间内的信号取绝对值后求均值，反映了参与肌肉运动的运动单元的数量、类型以及同步化程度；威尔逊振幅是连续两个采样点幅值的差值大于某个阈值的次数，反映了肌肉的收缩程度；波形长度是前后采样点差值绝对值的累加和，反映了肌电信号的波形复杂度。

2.频域特征　频域分析可以展示肌电信号的频谱分布和主频能量分布等信息，对不同疲劳进程下的肌电信号进行谱分析，可以发现频率的变化趋势，进而作为疲劳程度判断依据。常用的频域特征包括中值频率、平均功率频率、峰值频率等。中值频率是将肌电功率谱曲线分为左右两个相等面积区域的频率值，反映了运动单元放电频率的中间值；平均功率频率代表了肌电信号频谱的重心频率；峰值频率代表了肌电信号频谱波峰对应的频率。

3.时频特征　想要更加全面地了解肌电信号特征，需要联合时域和频域分析，即时频分析，对肌电信号进行时频二维特性描述。常用的时频分析有短时傅里叶变换、希尔伯特-黄变换、小波变换、小波包变换等，其中小波变换应用较为广泛，其思想核心是先将肌电信号分解为高频信号 D1 和低频信号 A1，然后继续将分解后的低频信号 A1 再次分解为高频信号 D2 和低频信号 A2，以此类推。小波包变换第一次分解也是将信号分解为高频信号和低频信号，与小波变换不同，接下来的分解不仅仅是对低频信号的分解，每一次分解得到的高频信号也要进一步分解为高频信号和低频信号。由于信号能量能够直接反映信号的幅值特征，并体现出相关肌肉组织在动作完成过程中的收缩强度，故小波或小波包系数能量可作为肌电的时频特征。

（二）非线性特征

与脑电信号类似，肌电信号也是非线性、非平稳的，同时具有较强的随机性。近年来，非线性动力学分析方法也在肌电信号处理中得到了广泛应用，可以通过典型的非线性分析方法计算肌电信号特征，如分形维数、LZ 复杂度、熵指标等，可参考脑电信号非线性特征计算部分，在此不再赘述。

三、动作识别

动作识别是建立人体肢体动作与肌电信号特征之间的一种关联模型，通过肌电信号分析识别肢体各种不同动作类别和不同运动幅度、频度以及不同关节运动模式，可以实现对智能康复机器人的控制，其中，肌电特征向量提取是动作识别的基础，而合理的分类器选择是动作识别的关键。常用的分类器模型包括朴素贝叶斯分类器、神经网络分类器和支持向量机分类器等。

（一）朴素贝叶斯分类器

朴素贝叶斯分类器是一种基于强独立性假设和贝叶斯准则的概率模型分类器，其目标是根据输入特征向量 $F_1, F_2, \cdots, F_n$ 确定其所属类别（从 N 种可能的类别中选择），实现目标的一种方式是选择具有最大后验概率的类别 i：$P(C = i | F_1, F_2, \cdots, F_n)$，有关朴素贝叶斯分类器的算法原理详见第八章第三节，在此不再赘述。

（二）神经网络分类器

常用的神经网络分类器包括卷积神经网络、循环神经网络、径向基函数神经网络等。

1. 卷积神经网络   卷积神经网络（CNN）是一类包含卷积计算且具有深度结构的前馈神经网络，网络结构主要包括输入层、卷积层、池化层（降采样层）、全连接层和输出层。卷积层和池化层会设置多个交替连接，不断从数据中自动获取特征，并随着网络层数的加深，将低层次特征逐渐映射为含有语言信息的高层次特征，最终实现动作分类。

2. 循环神经网络   循环神经网络（RNN）是一种处理时序数据的网络结构模型，适合处理一维时间信号。CNN 模型中，网络结构的层与层之间是全连接的或者部分连接的，但是每层之间的神经元节点通常无连接。RNN 层内的节点是有连接的，隐藏层的输入不仅包含输入层的输入，还包含上一时刻隐藏层的输出，即节点会综合当前时刻输入和上一时刻状态给出一个输出，并更新模型状态。

3. 径向基函数神经网络   径向基函数（RBF）神经网络是 20 世纪 80 年代末提出的一种神经网络，具有单隐层的三层前馈网络。RBF 能模拟人脑中局部调整、相互覆盖接收域（或称感受野）的神经网络结构，是一种局部逼近网络，能够以任意精度逼近任意连续函数，适合于解决分类问题。RBF 有很强的非线性拟合能力，学习规则简单，便于通过计算机实现。

（三）支持向量机分类器

最早提出的支持向量机（SVM）采用硬间隔学习机制，当训练数据中存在一些异常点（outlier）不能满足函数间隔的约束条件时，可以采用软间隔学习机制（图 13-17）解决分类问题。软间隔的基本思想是允许一些样本存在于分类间隔之内，此时需要为每个样本引入松弛变量 $\xi_i \geq 0$，优化目标变为：

$$\min_{w, b, \xi} \frac{1}{2} \|w\|^2 + C \sum_{i=1}^{N} \xi_i$$

$$s.t.\ y_i(w^T \phi(x_i) + b) \geq 1 - \xi_i \quad \xi_i \geq 0, i = 1, 2, \cdots, N$$

其中 $C > 0$ 为惩罚系数，C 值过大容易造成模型过拟合，需要参数优化训练以确定合适的 C 值。

在现实任务中有些训练样本是线性可分的，但绝大多数样本是线性不可分的，因此 SVM 引入了核函数的概念，其基本原理是将训练样本映射到高维空间，在高维空间中寻找一个超平面对训练样本进行线性分类。

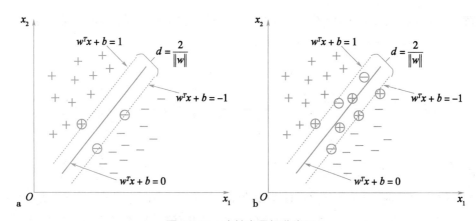

图 13-17 支持向量机分类器

a. 硬间隔 SVM 示意图；b. 软间隔 SVM 示意图。

（四）上肢动作识别应用

下面讲述利用肌电信号进行右侧上肢动作的分类识别实例。采用 Delsys 无线表面肌电采集系统采集 8 通道信号，传感器分别安放在三角肌、胸大肌、肱二头肌、肱三头肌、尺侧腕伸肌、尺侧腕屈肌、桡侧腕伸肌和桡侧腕屈肌，采样率 20 000Hz。对 4 个上肢动作（握拳、展拳、肘屈曲、肘伸展）进行信号采集和分类识别，每个动作采集 140 组数据，共计 560 组。其中，每个动作前 100 组数据作为模型训练数据，后 40 组作为测试数据。以展拳与握拳两个动作的第 4 通道信号、肘屈曲与肘伸展第 3 通道信号为例，采集与处理过程如图 13-18 所示。

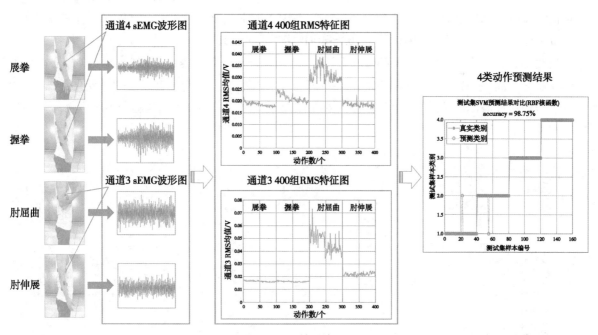

图 13-18 处理流程图

首先，对信号进行小波变换，去除基线漂移和高频噪声，再进行动作的有效信号段提取，这两个步骤是信号预处理过程。其次，对预处理后的肌电信号进行特征提取，本例中采用滑动重叠窗口的方式提取时域特征，包括振幅均值 MAV、均方根值 RMS、威尔逊振幅 WAMP，分别反映信号的能量、肌肉的活跃状态、肌肉的收缩程度。从图 13-18 中可以看到，握拳与展拳在第 4 通道的 RMS 特征具有明显差异，肘屈曲与肘伸展在第 3 通道的 RMS 特征具有明显差异。最后，将提取到的特征送入支持向量机 SVM 进行模型训练。这样可以利用训练好的模型进行动作识别，具体是计算测试集数据样本的上述特征,送入训练好的 SVM 模型,即可以进行动作预测和分类。本例中测试结果如图 13-18 所示,在新的测试样本数据上的分类准确度为 98.75%。

第五节   基于多生理信号分析的人工智能应用

一、多参记录仪信号分析

床旁监护仪被用在重症监护病房(ICU)实时监测患者心电(ECG)、光电容积脉搏(PPG)、动脉血压(ABP)、呼吸等生理信号和生命体征参数。由于长时间监测过程中患者活动、电极脱落等噪声影响,监护仪容易产生很多误报警。过多的报警一方面导致医护人员产生报警疲劳,忽视重要报警信息,从而延误患者病情甚至危及生命;另一方面导致患者和医护人员睡眠不足,压力增加和免疫系统降低。据报道,ICU 内床旁监护仪仅 2%～9% 的报警具有临床价值,误报警率高达 90%。自 2007 年起,报警疲劳被美国紧急医疗研究所(ECRI)列为"十大医疗技术危害"之一。因此,研究高效的 ICU 误报警抑制方法具有重要的临床意义和社会价值。

(一)ICU 误报警数据库

2015 年全球生理测量挑战赛(CinC2015)的主题是降低 ICU 的误报警率,竞赛聚焦心脏停搏、严重心动过缓、严重心动过速、室性心动过速、心室扑动 / 心室颤动五种恶性心律失常报警。训练集包含 750 条床边监护仪数据记录,来自美国和欧洲的四家医院。每条记录包含 3 或 4 通道生理信号,其中包括 2 通道心电(ECG)信号,其余为动态血压(ABP)、脉搏(PPG)、呼吸(RESP)信号中的 1 个或 2 个。所有信号被重采样为 250Hz,并经 0.05～40Hz 带通滤波处理。

当发生心脏停搏时,所有信号都检测不到心跳;出现严重心动过缓或严重心动过速时,心率显著减低或显著升高;室性心动过速和心室扑动 / 心室颤动发生时,信号形态会发生明显变化。图 13-19 示意了一例室性心动过速波形,信号段在约 6s 后出现室性心动过速,可以观测到各导联信号形态与幅度都发生了显著变化。

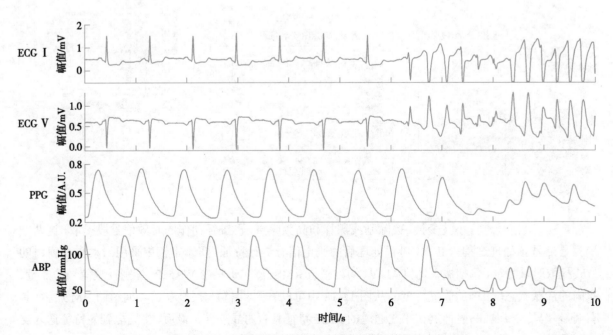

图 13-19   室性心动过速发生时各导联生理信号的变化

（二）基于随机森林的误报警抑制方法

根据 ANSI/AAMI EC13 心脏监护仪标准，事件警报必须在事件发生的 10s 内发出。下面建立一个基于随机森林的误报警抑制方法，截取报警前的 10s 信号段分析，通过信号预处理、特征提取和基于随机森林算法建模对报警的真假进行判断，以抑制因外界干扰导致的误报警事件。

1. 信号预处理　对数据进行信号质量评估，以剔除导联脱落、运动伪迹引起的信号幅值过高饱和等质量较差的信号段。

2. 特征提取　首先检测心电 QRS 波位置，脉搏/血压信号搏动起始点位置，然后计算相关特征用于误报警检测模型构建，几个常用特征介绍如下。

（1）平均心率：根据心电 RR 间期，或脉搏/血压信号搏动间隔序列计算得出，根据平均心率可以判断是否发生了严重心动过速或心动过缓。

（2）信号周期性指标：正常情况下生理信号具有良好的准周期性，而发生心律失常时，信号准周期性减弱，不规则性增强。根据心电 RR 间期序列计算信号周期性指标（图 13-20a），对于 $RR = [RR_1, RR_2, \cdots, RR_n]$，计算平均值 $\overline{RR}$ 和标准差 S_{RR}，得到信号周期性指标：

$$PM = 100 - 100 \times S_{RR} / \overline{RR}$$

当 PM 接近 100 时，表示信号周期性良好，一般未发生心律失常。

（3）心电低频优势区域持续时间：当发生室性搏动时，心电信号低频段（1～10Hz）幅度包络高于中频段（5～25Hz）幅度包络，为低频优势区域（图 13-20b）。在室性心动过速、心室扑动/心室颤动发生时，信号处于低频优势区域，心电低频优势区域的持续时间可以辅助判断是否出现了与室性搏动相关的心律失常（室性心动过速、心室扑动/心室颤动等）。同时，可据此判断正常与室性心搏，如果某次心搏的 R 峰位置对应的心电低频幅度包络高于中频幅度包络，则此次心搏可能为室性心搏。

（4）幅值稳定性指标：信号质量较高且无异常发生时，幅值是相对稳定的。当发生室性心动过

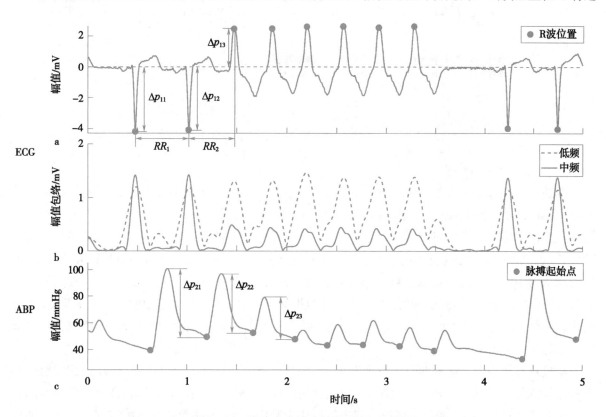

图 13-20　发生心室搏动时常用特征示意图

a. 心电信号 RR 间期序列和幅值计算方法示意图；b. 心电信号幅值包络特征；c. 血压信号幅值计算方法示意图。

速、心室扑动 / 心室颤动时，信号幅度变化明显，信号幅值稳定性降低。记每个心动周期信号幅值序列为 $\Delta p = [\Delta p_1, \Delta p_2, \cdots, \Delta p_n]$（图 13-20c），计算平均值 $\overline{\Delta p}$ 和标准差 $S_{\Delta p}$，得到幅值稳定性指标：

$$PHSM = 100 - 100 \times S_{\Delta p} / \overline{\Delta p}$$

当 *PHSM* 接近 100 时，表示信号的幅度比较稳定，不存在大的幅度变化。

（5）QRS 匹配度指标：以检测到的心电 R 峰为中心，截取之前和之后各 0.3s 共计 0.6s 的信号片段，计算任意两个信号片段的相关系数 C_{ij}，得到所有 C_{ij} 的平均值 $\overline{C}$，可以得到信号 QRS 匹配度指标：

$$CM = 100 \times \overline{C}$$

3. 基于随机森林的正确 / 错误报警分类　随机森林是一种用随机方式建立的，包含多个决策树的分类器，其输出由各决策树输出的众数决定。随机森林的优点是不容易陷入过拟合，且具有一定的抗噪性能，可以处理高维数据，同时可以得到特征重要性排序。针对每一种恶性心律失常误报警问题，需要分别训练相应的报警分类模型，下面以室性心动过速报警分类模型为例进行介绍。

室性心动过速定义为频率超过 100 次 /min，连续 5 次或 5 次以上的心室快速搏动。当发生室性心动过速时，除心率大于 100 次 /min 外，心电信号会出现 QRS 波时限增宽伴随形态异常，动脉血压和脉搏信号会出现幅度减小的表现；在频域上，室性心动过速导致心电低频段幅度包络高于中频段。根据这些特征，可以构建基于随机森林的室性心动过速警报分类模型（图 13-21）。

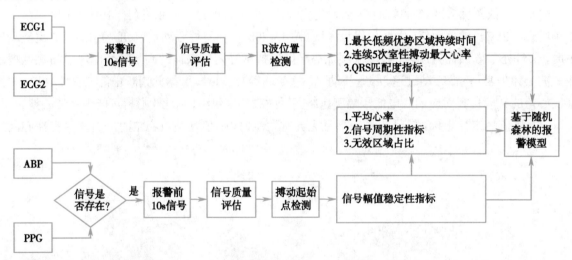

图 13-21　基于随机森林的室性心动过速警报分类模型

（三）模型示例与结果

本警报分类算法基于随机森林模型构建，对于室性心动过速具有较好的特异性和灵敏度。图 13-22 和图 13-23 分别示意了模型在典型的室性心动过速误报警和正确报警信号段提取的各个特征及其重要度排序。从图中可以看出，当室性心动过速真实发生时，心电导联的低频优势最长持续时间较长，而且连续 5 次心室搏动的最大速率在 100 次 /min 以上，两个心电导联的信号相关性降低，动脉血压信号的峰值高度稳定性下降，各通道信号的周期性度量指标也有所下降，这些特征共同贡献了警报的正确分类。图 13-22 和图 13-23 中表格数据颜色展示了构建模型选取的特征的重要度，可以看出在室性心动过速警报的分类中，两个心电导联的低频优势最大持续时间和连续 5 次室性搏动最大心率起了主要作用。

随机森林模型属于集成学习的扩展变体，集成学习是分别训练多个个体学习器，预测时将待预测样本输入每个个体学习器中产出结果，最后使用加权和、最大投票法等方法融合个体学习器的预测结果集合成最终结果，随机森林模型将决策树作为基学习器，在决策树的训练过程中引入了随机属性选择，使最终的集成泛化性可通过个体学习器之间差异度的增加而进一步提升。

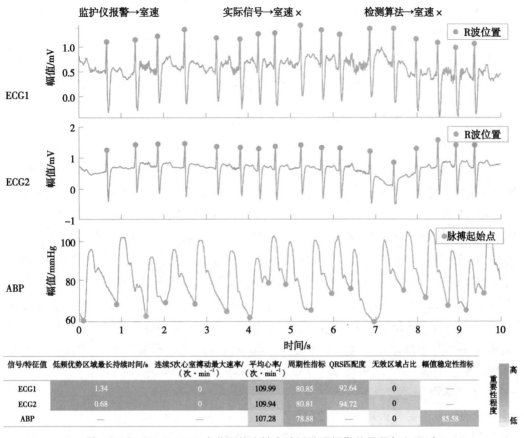

图 13-22　CinC2015 中典型的室性心动过速误报警信号段（v8451）

信号/特征值	低频优势区域最长持续时间/s	连续5次心室搏动最大速率/（次·min⁻¹）	平均心率/（次·min⁻¹）	周期性指标	QRS匹配度	无效区域占比	幅值稳定性指标
ECG1	1.34	0	109.99	80.85	92.64	0	—
ECG2	0.68	0	109.94	80.81	94.72	0	—
ABP	—	—	107.28	78.88	—	0	85.58

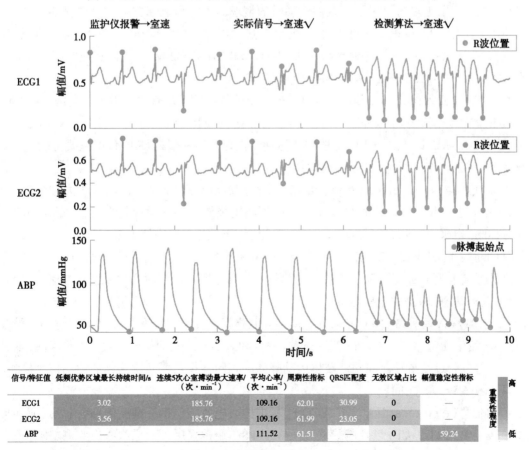

图 13-23　CinC2015 中典型的室性心动过速正确报警信号段（v8371）

信号/特征值	低频优势区域最长持续时间/s	连续5次心室搏动最大速率/（次·min⁻¹）	平均心率/（次·min⁻¹）	周期性指标	QRS匹配度	无效区域占比	幅值稳定性指标
ECG1	3.02	185.76	109.16	62.01	30.99	0	—
ECG2	3.56	185.76	109.16	61.99	23.05	0	—
ABP	—	—	111.52	61.51	—	0	59.24

多参生理信号记录仪提供了多种模态的生理信号，融合多模态信号可以更好地抑制误报警。当某个通道的信号特征由于信号质量问题无法计算时，可通过信号质量好的其他通道信号进行辅助判断。随机森林模型能处理多模态信号产生的多特征高维数据，而不需要做特征选择，可以综合不同导联信号的不同特征进行判断，并且可以输出各特征的重要性，在多模态信号分析中有重要的应用。

二、多导睡眠图信号分析

多导睡眠图（PSG）是一种利用脑电、眼电、肌电、心电、脉搏血氧以及呼吸气流等评估睡眠障碍的工具，在睡眠临床研究中发挥着重要作用。PSG 被认为是睡眠分期和诊断睡眠相关呼吸障碍的"金标准"，包括睡眠呼吸暂停综合征、睡眠相关通气不足综合征或缺氧。PSG 还可用于评估其他睡眠障碍，包括夜间癫痫发作、嗜睡症、周期性肢体运动障碍和快速眼动睡眠行为障碍等。

PSG 的起源归功于 Caton 在 1875 年发现了动物的脑电波活动，Berger 基于这个发现对清醒和睡眠之间的脑电差异描述，促成了第一个睡眠期间连续整晚的脑电图记录。20 世纪 50 年代确立了联合使用脑电图（EEG）、眼电图（EOG）和肌电图（EMG）确定清醒和睡眠中的各种行为状态，其中包括了快速眼动睡眠期（rapid eye movement，REM）。Dement 和 Kleitman 在 1957 年提出了睡眠不同阶段的正式命名。1968 年 Rechtschaffen 和 Kales 编制了《人类睡眠阶段标准化术语、技术及划分系统手册》，对睡眠分期和呼吸事件评分进行了标准化规范，被称为 R&K 手册。2007 年美国睡眠医学学会（AASM）也出版了手册，对睡眠相关事件判读规则、术语和技术标准进行了规范。

（一）多导睡眠图信号简介

PSG 记录的信号主要有 9 类（图 13-24）。

1. **脑电信号（electroencephalogram，EEG）** 通常使用六个探测电极和两个参考电极。如果是癫痫发作，则应使用更多的电极记录癫痫活动时的情况。探测电极通常通过导电膏连接到额部、顶部、枕部附近的头皮上，以采集来自皮质神经元的电信号。按照脑电 10-20 国际标准导联系统，电极通常放置在 F4、C4、O2 和 M1，得到脑电导联 F4-M1、C4-M1 和 O2-M1。同时在左侧相应位置放置电极得到脑电导联 F3-M2、C3-M2 和 O1-M2。

2. **眼电信号（electrooculogram，EOG）** EOG 反映了眼球运动时的电学信号变化。推荐将 EOG 记录电极 E1、E2 分别置于左眼外眦向外向下各 1cm 处和右眼外眦向外向上各 1cm 处，EOG 导联推荐采用 E1-M2/E2-M2 记录。由于眼球的快速运动是快速眼动睡眠期（REM）的重要特征，所以 EOG 可以帮助确定 REM 的发生时间以及入睡时间。

3. **颏肌电信号（chin electromyogram，Chin EMG）** 进入睡眠后，肌肉张力会显著降低，在 REM 期肌张力进一步降低。推荐将 Chin EMG 探测电极放置在下颌骨前缘向下 2cm，中线左旁开 2cm 处为 Chin1 电极，中线右旁开 2cm 处为 Chin2 电极，下颌骨前缘中线上 1cm 处为 ChinZ 参考电极，导联采用 Chin1-ChinZ 或 Chin2-ChinZ。颏肌电与脑电有一定关联，可用于识别 REM 期及入睡时间。

4. **下肢肌电信号（leg EMG）** 下肢肌电信号是腿部骨骼肌收缩时产生的生物电信号，反映了神经、肌肉的功能状态，检测时电极通常放置在左、右胫骨前肌。下肢运动的判别依据是在静息肌电基础上，至少增加 8mV，持续时间 0.5~10s。周期性肢体运动障碍是一种发生在睡眠时的频繁肢体运动疾病，主要发生在身体的下部，如脚趾、脚踝、膝盖和臀部。这些动作会导致患者被唤醒，而频繁地被唤醒会引起白天过度嗜睡。周期性肢体运动障碍的判断至少需要 4 次连续的腿动信号检测，两次腿动时间间隔在 5~90s 之间。

5. **心电信号（electrocardiogram，ECG）** 标准的心电监测包括标准肢体导联 Ⅰ、Ⅱ、Ⅲ 和加压单极肢体导联 aVR、aVL、aVF，以及胸导联 V_1~V_6。PSG 通常采用单一导联心电监测，推荐采用改良 Ⅱ 导联的电极放置方法，即正极放置于第 6、7 肋间与左下肢延长线交点，负极放置于右锁骨下方与右

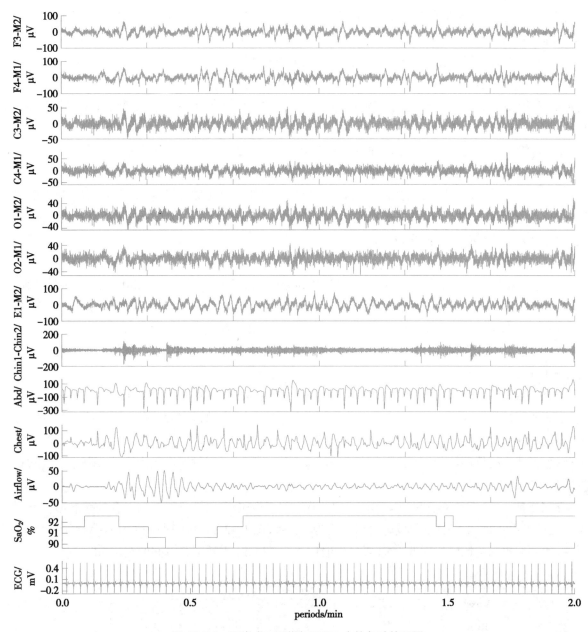

图 13-24　正常人睡眠期间 PSG 中的各种信号图

下肢延长线交点。心房颤动、明显的心脏传导阻滞、持续性心动过速或心动过缓等典型心律失常事件可通过单导心电识别。

6. 脉搏血氧饱和度（pulse blood oxygen saturation，SPO_2）　血氧饱和度（SaO_2）是血液中被氧结合的氧合血红蛋白（HbO_2）的容量占全部可结合的血红蛋白（hemoglobin，Hb）容量的百分比，即血液中血氧的浓度。传统的 SaO_2 测量是先进行采血，再利用血气分析仪进行电化学分析，测出血氧分压再计算出 SaO_2。PSG 通常采用指套式光电传感器测量，通过测度不同波长光通过组织的光强度变化，计算血氧饱和度，用这种无创脉搏氧饱和度法测得的血氧饱和度，用 SPO_2 表示，实际表示指端毛细血管处血氧饱和度。由于 SPO_2 与动脉 SaO_2 的相关性好，数值非常接近，因此常被临床采用。SPO_2 随睡眠呼吸暂停或其他呼吸问题的发生而发生变化，可辅助分析判断是否发生了睡眠低通气，或是否需要夜间补充氧。

7. 呼吸气流信号（respiratory airflow）　PSG 使用了两种气流传感器：口鼻热传感器（热敏电阻）通过检测吸气和呼气的温度变化监测气流，常用于识别是否发生了呼吸暂停，使用时置于鼻孔和口唇上方；鼻压力传感器通过检测吸气和呼气时的压力变化监测气流，常用于识别呼吸不足，使用时置于鼻孔中或鼻孔附近。

8．呼吸努力信号　推荐采用呼吸感应体积描记胸腹呼吸带监测呼吸努力度，内置压电传感器或呼吸电感，胸带放置在腋下、靠近乳头水平，腹带放置在脐水平。胸腹呼吸带在患者吸气和呼气时产生低频正弦波形，通过电压变化判断不同类型的呼吸事件，包括阻塞性睡眠呼吸暂停、阻塞性低通气、中枢性睡眠呼吸暂停等。

9．体位信号　通常采用三轴加速度传感器监测，传感器置于前正中线近胸骨剑突的位置，可以显示仰卧位、俯卧位、左侧卧位、右侧卧位以及直立位等不同睡眠体位。

另外还可以记录一些可选的信号，比如：①口鼻呼出的二氧化碳含量：用以评估睡眠期间的低通气情况；②全套脑电图：用以评估癫痫发作的情况；③手臂肌电信号：可用于识别疑似有快速眼动睡眠行为障碍或其他伴肢体运动的异态睡眠等。

（二）睡眠分期

根据 AASM 标准，正常睡眠结构分为三个部分：非快速眼动睡眠（NREM）期、快速眼动睡眠（REM）期和清醒（Wake）期，其中 NREM 期又分为 N1 期、N2 期和 N3 期，共 5 个睡眠阶段，即 Wake、N1，N2，N3 和 REM。连续 30s 的 PSG 记录称为一帧（epoch），帧是睡眠分期的最小单位，每一帧标记为一个睡眠分期。当一帧中出现 2 个或以上睡眠分期的特征时，以占主导（比例最大）的睡眠分期作为此帧的标记。

1．Wake 期　清醒期是 EEG 中存在且超过 50% 的时间，具有 8～13Hz 的 α 波。α 波在闭眼时出现，在睁眼时减弱。当肉眼无法辨识 EEG 中是否有 α 波节律时，如果 EOG 有下面 3 种情况的任何 1 种，也可以标记为清醒：①眨眼：对应 EOG 出现频率 0.5～2Hz 的共轭垂直眼球运动；②观察到眼球运动（包括 1 个缓慢的阶段，然后是 1 个快速的反方向运动）；③下颌肌肉张力正常，或较高的不规则眼球共轭运动。

2．N1 期　N1 期是从清醒到睡眠的过渡阶段，N1 期脑电主要是低振幅的混合频率波形，当一帧中超过一半由 θ 波（4～7Hz）组成时可以判读为 N1 期（图 13-25）。N1 期的 EOG 通常显示眼球运动缓慢，下颌肌电幅值比清醒期低。N1 期持续时间为 1～7min，占睡眠总时间的 5% 左右。

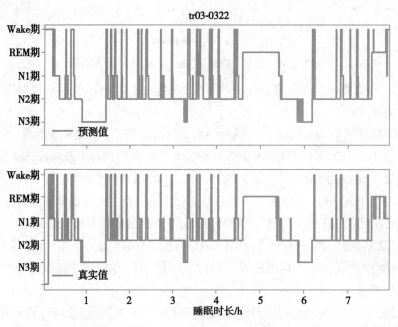

图 13-25　睡眠分期 AI 检测预测结果（睡眠时序图）

3．N2 期　N2 期开始出现睡眠纺锤波和 K 复合波。纺锤波持续时间大于或等于 0.5s，其频率为11～16Hz，通常为 12～14Hz；K 复合波是在背景脑电图中清晰可辨的双向波，与环境刺激或睡眠呼吸暂停引起的唤醒有关，总持续时间大于等于 0.5s。纺锤波和 K 复合波并不总是连续出现，它们的缺失并不能够表明睡眠已恢复到 N1 期。N2 期通常在成人的总睡眠时间中占比最大，达到 45%～55%。

4．N3 期　N3 期也被称为深度睡眠或者慢波睡眠，其特征是在额叶区域的脑电信号中 20% 以上的波形频率在 0.5～2Hz 之间且振幅大于 75mV，睡眠纺锤波可能在 N3 期持续存在。N3 期睡眠对于消除疲劳、恢复精力、增加免疫力等都有至关重要的作用。N3 期通常占成人总睡眠时间的 10%～20%，并随年龄增加而减少。

5．REM 期　REM 期表现为低振幅、混合频率的 EEG 活动和低振幅的下颌 EMG。REM 期 EEG 信号类似于 N1 期，但 α 波的频率较清醒时低，下颌肌的张力通常是最弱的。一般来说，如果一帧 PSG 被分为 REM 期，其后一帧也应该被分为 REM 期，直到有一个明确变化表示睡眠到了另一个阶段；如果一帧中包含快速眼动、下颌肌电幅值变低，即使存在睡眠纺锤波或 K 复合波，也应被分为 REM 期，该现象往往出现在进入睡眠后的第一个 REM 期，此时的 REM 期和 NREM 期混杂在一起。

2018 年全球生理测量挑战赛（CinC2018）的主题是检测睡眠过程中的微觉醒。睡眠分期方法主要分为单模态与多模态睡眠分期。多模态睡眠分期主要参照 PSG 标准，要求技术人员综合运用多模态信号（如 EEG、EOG 和 EMG）对睡眠阶段进行评分。如 2018 年全球生理测量挑战赛冠军团队发展了基于 PSG 13 导联多模态数据的睡眠分期算法。由于传统 PSG 睡眠分期监测程序繁杂，安装的电极和传感器易引起受试者生理与心理不适而干扰检测，探索基于单模态信号或少数导联多模态信号融合的方法进行睡眠分期备受重视。单模态睡眠分期方法主要基于 EEG 信号，因为睡眠分期标签数据即来源于 EEG，且相比于其他信号，EEG 包含与脑功能活动更为密切的信息。为了克服睡眠过程中监测 EEG 信号的不便，近年来研究者探索了基于穿戴式心电或脉搏信号的睡眠分期检测，睡眠过程中心电和脉搏信号监测依从性相对较高，睡眠呼吸暂停等睡眠健康问题也可以通过心肺耦合或心率变异性分析捕获，因此在院外监测中获得了应用。

（三）睡眠分期 AI 检测

睡眠与 EEG、EMG 以及 EOG 的联系十分密切，下面选择单导联 EEG 和 EOG 信号进行睡眠分期 AI 检测，通过建立一个具有 4 层结构的 U-Net 模型进行实例说明。

1．信号预处理　预处理模块旨在对标签进行重映射，对信号依次进行重采样、数据增强操作。

（1）重映射：依照 AASM 标准，按睡眠由浅入深（Wake：0，REM：1，N1：2，N2：3，N3：4，其他：5）依次对睡眠标签进行重新映射。

（2）重采样：对信号进行 128Hz 重采样，采样信号与 30s 一段的标签对齐。

（3）数据增强：适当引入噪声扩充数据进行数据增强，能够提高模型的鲁棒性与泛化性，同时也可作为对样本多样性的补充，该模块包括数据放缩、信号随机翻转等。

2．采样策略　依据 AASM 标准，睡眠各阶段的占比大概为：①REM 期：20%～25%；②N1 期：3%～5%；③N2 期：45%～55%；④N3 期：13%～23%。考虑到类别间的不平衡，通过采样策略对训练数据进行处理以平衡各类别数据样本。本例中针对不同类别，我们以 $1/m$ 的概率对其进行等概率分层采样（m 为标签类别数）。

3．U-Net 模型建立与训练　将睡眠分期任务看作对 EEG 和 EOG 信号所对应的不同睡眠阶段的语义分割任务，模型包括三个子模块，分别为编码器、解码器和滑窗分类器，其中编码器和解码器模块使用基线模型 U-Net。编码器用于特征提取，由 4 组卷积层、批归一化处理（BN）层以及最大值池化层组成。解码器利用提取的特征进行信息恢复，主要由与编码器对应的 4 组转置卷积、BN 层、残差传输等连接组成，模型使用稀疏分类交叉熵（sparse categorical cross entropy）作为损失函数。

在训练过程中，以滑动窗口的形式读入数据片段 $X_i \in \mathbb{R}^{n \times \tau r \times c}$，其中 c 为通道数（$c=2$，即 EEG 与 EOG），τ 为睡眠标签的间隔时长（30s），r 为采样率（128Hz）。设定序列内每 $s = \tau r$ 个采样点为一个子片段，即预测片段的一个标签，n 为滑动窗口长度，即所对应的信号序列子片段的个数。最后，将输出滑动窗口内信号片段重映射后的 n 个标签各自针对不同类别的中间结果，即置信分数 $\hat{y}_i \in \mathbb{R}^{n \times m}$ 作为最终输出，其中 m 为类别总数，占比最高的类别将作为最终的预测标签。

4．模型示例与结果 以 CinC2018 数据集中的 tr03-0322 记录为例，算法预测结果如图 13-25 所示。可以看出，睡眠分期 AI 模型的预测效果是较为理想的，且对于少数类别 N1 期的检测基本准确。

三、情感计算中多生理信号分析

让计算机能够识别用户情感这个想法是由美国麻省理工学院（MIT）的 Minsky 教授在专著 *The Society of Mind* 中最先提出的。文章中指出，问题不在于智能机器能否拥有任何情感，而在于机器实现智能时怎么能没有情感？将情感视作机器人的必备要素。在此基础上，1997 年 MIT 媒体实验室的 Picard 教授出版的专著 *Affective Computing* 中明确阐述了情感计算这一概念："情感计算是指因为情感引发的，和情感相关的，或者能够影响和决定情感变化的因素的计算。"科学家们发现，情感的意义远不止是"人类的情绪化"这么简单，它还能影响人类思维的理解，并能在各种人类的认知行为和计算机的运算过程当中起到巨大的作用。另外，在神经科学领域的研究也表明，在人类面对复杂问题的时候，情绪经验可以在决策过程中指引人们对问题条件进行筛选，帮助人们做出最佳的选择。结合各领域的研究成果，科学家们总结出：情感是人类在进化过程当中为了适应环境而建立起来的"心理工具"，能够起到趋利避害的作用。本部分内容以效价 - 唤醒度（valence-arousal，VA）模型（图 13-26）为例，进行基本情绪类型的分类算法研究，VA 模型中性、开心、惊奇、悲伤、厌恶、惊恐、愤怒为 7 类基本表情类型。

情感计算的相关研究长期以来受到各个领域研究者的关注，例如基于面部表情的情感识别、基于语音的情感识别、基于文字的情感识别、基于生理信号的情感识别等。面部表情、语音、文字的情

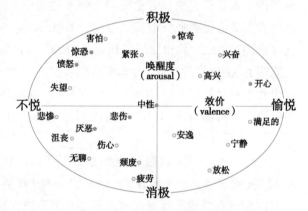

图 13-26 效价 - 唤醒度（VA）情绪分类模型

感识别方式均基于个体的表象特征，而这些表象特征可以通过个体的主观意愿进行伪装，有时并不能真实地反映个体当下的情感状态。同时，每个个体都有自身的独有特性，例如面部结构、音色、文字运用习惯等，这些独有特性加大了情感识别的难度，导致模型泛化性能不足。而且，面部表情、语音、文字等特征数据提取中容易受到外界环境的干扰。生理信号在某种程度上可以避免上述问题，近年来基于生理信号的情感识别逐渐被研究者所重视并发展起来。

（一）生理信号与情绪表达的内在联系

情绪的产生和大脑活动与生理功能都有一定的关系，因此，研究者可以从多模态生理信号中探索识别情绪相关的特征。Cacioppo 等人对相关生理特性进行了一个总结，指出情绪变化所带来的生理特征变化主要体现在三个方面：面部肌肉运动、脑电（EEG）活动，以及自主神经系统（autonomic nervous system，ANS）活动。

人的面部肌肉活动产生的运动和表达模式与情绪有直接关联。例如颧大肌（俗称"笑肌"）和眼轮匝肌的活动经常受到积极情绪的影响，而皱眉肌的活动大多和消极情绪有关。采集面部肌电信号

（EMG）可以有效分析肌肉运动行为和相应的情绪变化。此外，面部肌肉同样会受到个体主观控制，且部分特殊人群无法进行该方面数据采集，具有一定局限性。类似的，表情引发的眼睛闭合或眼部轮廓变大等会引起垂直和水平方向眼电信号（EOG）变化，可以辅助其他生理信号完成更准确的情绪识别。

　　大脑的生理活动可以直观反映个体的情绪活动。据 Cacioppo 等人的研究，大脑的左前区与快乐、生气这些趋近性的情绪有关，而大脑的右前区则与伤心、害怕这些回避式的情绪有关。众多研究者们在脑电信号基础上探索大脑不同活动区域对个体情绪的作用，通过诱发受试者产生不同情绪建立了多个开源脑电情绪数据库。脑电信号可以直接反映中枢神经的活动状况，被视为探索人类情绪状态和情感表达最直接的生理信息源。

　　1983 年 Ekman 提出自主神经系统活动也能对情绪进行区分，皮肤电反应和皮肤温度受人体交感神经调控，会随着情绪波动产生变化；体表血液流量及受内分泌变化而引发的局部汗液分泌会直接导致皮肤电阻和温度的相应改变。心血管系统受自主神经调控，心率及其心率变异性反映了自主神经系统的活性，可以直接反映当前情绪状态；此外脉搏搏动频率与人体情绪波动程度成正相关，个体情绪状态变化剧烈时，呼吸频率和呼吸程度都会相应变化。

（二）基于特征和传统机器学习方法的情绪识别

　　以情感分析多模态数据集 MAHNOB-HCI 为例，该数据库由帝国理工学院组织 27 位受试者，采集的生理信号包括 32 通道脑电信号（采用 10-20 国际标准脑电系统）、皮肤温度、皮肤电反应、呼吸和心电信号。每位受试者观看 20 段平均长度为 81.4s 的不同种类音乐视频，共计 540 段数据。实验结束后及时自我评估，分别依据效价、唤醒度两个维度上按 1～9 的尺度打分。生理信号采样率为 1 024Hz，重采样至 256Hz。本部分选用脑电 EEG、心电 ECG、皮肤电信号（皮电 GSR）作为实验对象，分别展示信号预处理、特征提取和传统机器学习分类等过程。

　　1. 信号预处理　　脑电、心电和皮电等生理信号均为强噪声下的低频微弱信号。在信号采集过程中，由于采集设备、实验环境或者身体晃动等干扰，信号不可避免地混入噪声，主要是 50Hz/60Hz 工频干扰、高频肌电干扰以及基线漂移、运动伪迹等，这些噪声将影响生理信号特征的准确检测，需要首先进行信号滤波去噪。

　　通常首先会采用陷波滤波器滤除工频干扰，然后根据各生理信号频谱分布特性，采用巴特沃斯或小波变换滤波器进行带通滤波，保留有用信号的频率成分。特别地，针对脑电信号依据频带范围不同划分为五个频带成分：Delta 频带（0.5～<4Hz）、Theta 频带（4～<8Hz）、Alpha 频带（8～<13Hz）、Beta 频带（13～<30Hz）、Gamma 频带（30～50Hz），不同频段对应不同的生理状态。针对心电信号采用 Pan-Tompkins 算法定位 QRS 波位置并提取 RR 心电间期序列，作为随后的心率变异性分析基础。

　　2. 特征提取　　生理信号属于非平稳随机信号，如何构造有效特征，将与情绪相关的信息提取出来成为关键。脑电信号考虑五个频带成分的熵、不对称性、功率谱密度等特征，这些特征能够有效区分情绪不同引起的脑电信号不同频带成分间的差异。心电特征主要是心率变异性特征，包括相邻 RR 间期均值、差分均方根 RMSSD、相邻间期差值大于 50ms 的百分比 pNN50、0.003 3～<0.04Hz 极低频段的功率谱密度、0.04～<0.15Hz 低频段功率谱密度、0.15～0.4Hz 高频段功率谱密度、低频与高频段功率谱密度比值等特征，可以反映情绪影响下自主神经系统对心率的调控作用。皮电特征提取皮肤电导平均上升（下降）时间，反映不同情绪刺激下皮肤电导水平的快速变化。上述特征共计 28 个，选取 Relief 算法对特征重要性进行排序，并根据排序结果，对特征向量进行加权平均，优化特征集。

　　3. 传统机器学习方法　　诸如支持向量机（SVM）、K 近邻算法（KNN）、随机森林（RF）、朴素贝叶斯、深度置信网络、多层感知机、人工神经网络等传统机器学习方法广泛应用在多模态生理信号情绪识别中。对 27 位受试者 20 次实验的所有数据，通过裁剪或复制，构造 60s 固定长度的信号片段（对应 15 360 采样点）。分别包括 32 通道的脑电信号（$EEG \in \mathbb{R}^{32 \times 15360}$）、1 通道的心电信号（$ECG \in \mathbb{R}^{1 \times 15360}$）和 1 通道的皮电信号（$GSR \in \mathbb{R}^{1 \times 15360}$）。留取一位受试者的实验数据作为测试，其余数据按照 7∶3 划分训练集和验证集。每个数据以打分强度 5 为阈值，依据效价（或唤醒度）分为不悦—愉悦（积极—消极）两类，进行情绪 2 分类建模，模型采用 SVM、KNN 和 RF 分类器，分类算法伪代码见表 13-1。

表 13-1　多模态生理信号的机器学习分类算法

输入：脑电 *EEG*、心电 *ECG*、皮电 *GSR*、采样率 *fs* = 256Hz、标签 $L \in [0, 1]$、训练样本数 N_1、测试样本数 N_2

 1. 预处理
 $procEEG, procECG, procGSR = Process(EEG, ECG, GSR, fs)$
 2. 特征提取
 $FeaEEG, FeaECG, FeaGSR = Feature\_extract(procEEG, procECG, procGSR)$
 3. 构建数据
 $data = [FeaEEG, FeaECG, FeaGSR]$ # $data \in \mathbb{R}^{540 \times 28}$
 $Train\_data, Train\_label, Val\_data, Val\_label, Test\_data, Test\_label =$
 $Train\_Val\_Test\_split(data, label = L, split\_ratio = 0.7, Test\_num = N_2)$
 4. 训练模型
 $Model = Model\_train(Train\_data, Train\_label, Val\_data, Val\_label)$ # $Model\_train \in [RF, SVM, KNN]$
 $Predict\_label = Model(Test\_data)$
 $Acc = Sum(Predict\_label == Test\_label) / N_2$

输出 *Acc*

（三）基于深度学习的情绪识别

本部分介绍利用图卷积神经网络（graph convolutional network，GCN）将多通道脑电信号拓展至拓扑图结构，获取大脑不同区域的互相关性，探索基于深度学习模型的情绪识别方法。GCN 具体设计思路如下。

给定图 $G = (V, E)$，其中 V 表示节点集，E 表示节点之间的边集。$X \in R^{n \times d}$ 表示特征矩阵，n 和 d 分别为节点的数据和输入矩阵的维度。A 可以表示为加权的邻接矩阵 $A \in R^{n \times n}$。一般而言，图网络学习一个对输入向量 X 的特征转移矩阵 H，进而得到输出 $Z \in R^{n \times d'}$，d' 则为分类维度。L 层的图网络中相邻两层的特征转移过程可以表示为：

$$H^{l+1} = f(H^l, A), l = 0, 1, \cdots, L-1$$

$$H^0 = X$$

$$H^L = Z$$

函数 f 为需要学习的拟合函数。GCN 中，通常简化为：

$$H^{l+1} = \sigma(AH^l W^l)$$

其中 σ 为非线性函数，W^l 为第 l 层的权重矩阵。即对于任意一个节点，函数 f 计算其一跳距离内节点的加权和（包括其自身），随后通过一个非线性函数激活。为了避免多次卷积中累加造成的转移函数值 H^l 过大，引入对邻接矩阵的归一化，即：

$$H^{l+1} = \sigma\left(D^{-\frac{1}{2}} A D^{-\frac{1}{2}} H^l W^l\right)$$

D 为邻接矩阵 A 的度矩阵，$D_{ii} = \sum_j A_{ij}$。GCN 在通道维度上进行卷积操作，设计不同数量的隐藏层，捕捉与本通道多跳间接相关的通道信息，充分学习局部和全局的拓扑信息。

具体的，对于多通道脑电数据，将各个通道视为节点，通道之间的相互连接性视为边。大脑区域

的相关性强度与它们之间距离的平方可视为反比关系,因此,将邻接矩阵初始化为:

$$A_{ij} = \min\left(1, \frac{\delta}{d_{ij}^2}\right), \quad i, j = 1, 2, \cdots, n$$

其中,d_{ij} 是两个通道之间的欧氏距离,依据 10-20 国际标准脑电系统,根据电极放置位置可以近似得到通道之间的距离。δ 是超参数,用来调节矩阵,根据 Achard 和 Bullmore 对稀疏 fMRI 网络的观察,通常 20% 的局部连接可以最大化网络拓扑结构的效率,因此取 $\delta = 5$。通过对邻接矩阵的设计,使其符合生物原理,充分捕捉局部和全局的通道之间的关系。局部通道间关系连接附近的神经元群,可以显示解剖学上的连通性。整体的通道间关系连接左右脑半球之间的神经元群,可以揭示与情绪相关的功能连接。令 $S = D^{-\frac{1}{2}} A D^{-\frac{1}{2}}$,则总体输出表示为公式(13-1):

$$Z = H^L = \sigma(S \bullet \sigma(\cdots \bullet \sigma(SXW^0) W^1 \cdots) W^{L-1}) \qquad \text{公式(13-1)}$$

研究表明 GCN 中的非线性成分并不会影响实际的节点之间聚合,因此公式(13-1)可进一步简化为:

$$Z = H^L = SH^{L-1}W^{L-1} = \cdots = S^L X W^0 W^1 \cdots W^{L-1}$$

GCN 层数通常 L 设置为 3。受益于多生理信号的同步采集特性,可以将心电和皮电等其余生理信号添加进模型共同训练,增加相应的节点即可。输入 X 为传统机器学习方法中提取的多维度特征。

基于深度学习的多生理信号情绪分类网络整体结构如图 13-27 所示。

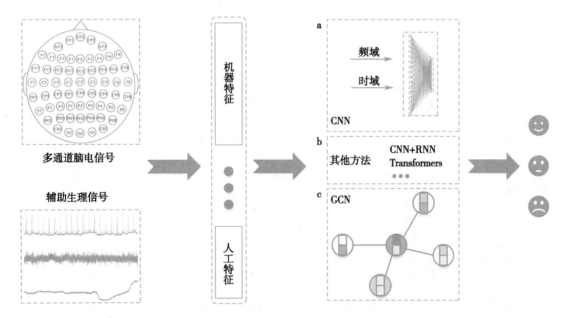

图 13-27 基于深度学习方法的多生理信号情绪分类网络结构图

四、重症监护多生理信号分析

心电、血压、脉搏、呼吸、体温等多生理信号联合分析能够从多视角观测人体功能状态,重症监护室(intensive care units, ICU)多生理信号含有患者病情轻重和危急程度的重要指征,对患者病情评估、早期干预、突发情况应对等具有重要意义。如何利用 ICU 多生理信号大数据和人工智能分析方法、开发面向临床需求的疾病早期筛查手段、提高 ICU 疾病救治效率,是未来智能化 ICU 建设的重点。

(一)ICU 开源数据库

当前应用广泛的是美国 MIT 计算生理学实验室发布的 MIMIC(medical information mart for intensive care)系列开源数据集,MIMIC-Ⅲ 共收集了 2001—2012 年间波士顿 Beth Israel Deaconess 医

学中心 ICU 超 4 万例患者的医疗信息，涵盖了患者基本资料、生理信号／参数、实验室检查、微生物培养、临床干预、医嘱用药等各类记录，同时匹配的生理波形数据库存储了患者床旁监护仪记录的包括心电、脉搏、血压、呼吸等在内的生理信号原始波形，数据质量高、可用性强。Pollard 等 2018 年发布了涵盖美国多医疗中心的 eICU-CRD（eICU collaborative research database）数据库，涵盖了 2014—2015 年间超过 20 万名 ICU 住院患者的数据，包含了从原始生理信号监护中提取的心率、温度、血压、呼吸等参数指标。瑞士伯尔尼大学医院重症医学科 2020 年发布了包含 681 个变量的近 34 000 名 ICU 患者数据，相关生理信号参数记录采样频率高，接近每两分钟存储一次。浙江大学医学院附属儿童医院 2020 年发布了儿童患者 ICU 开源数据库，记录了 2010—2018 年间五类 ICU 病房的 1 万余例儿童数据。

（二）ICU 脓毒症早期预警模型

本部分以 2019 年第 20 届全球生理测量挑战赛（PhysioNet/Computing in Cardiology）竞赛主题——脓毒症早期预警为例介绍面向 ICU 多生理信号／参数监测的 AI 应用。竞赛提供了来自三家医院 ICU 病房的共计 65 155 名患者的数据，其中 40 336 名患者的数据作为竞赛训练集对外公开，而来自一家独立医院机构的 24 819 名患者的数据作为竞赛测试集不对外公开。每名患者提供包含心率、血压、体温、呼吸、血氧等生理信号／参数在内的 40 个临床变量，旨在对患者进入 ICU 后未来 6 小时内患脓毒症的风险进行评估，该评估每个小时进行 1 次，一直持续到第 42 小时，数据结构见表 13-2。

表 13-2　2019 年第 20 届全球生理测量挑战赛数据示例

ICU 时长 /h	年龄 / 岁	性别（男 /0；女 /1）	心率 /（次·min⁻¹）	体温 / ℃	收缩压 / mmHg	呼吸频率 /（次·min⁻¹）	血氧 / %	乳酸 /（mmol·L⁻¹）	…	血小板计数 /（×10⁹·L⁻¹）	脓毒症标签
0	68	0	60	36.17	128	24	96	—	…	155	0
1	68	0	58	—	125	18	96	—	…	—	0
2	68	0	62	35.89	136	31	97	—	…	—	0
3	68	0	57	35.28	139	17	97	—	…	158	0
4	68	0	75	36.31	120	19	95	—	…	—	0
…	…	…	…	…	…	…	…	…	…	…	…
35	68	0	79	36.47	131	22	97	—	…	—	0
36	68	0	70	36.33	133	27	96	1.9	…	—	1
…	…	…	…	…	…	…	…	…	…	…	…
40	68	0	77	—	140	24	95	—	…	119	1
41	68	0	74	37.12	142	22	95	—	…	—	1
42	68	0	78	38.00	145	25	94	2.0	…	—	1

针对脓毒症风险评估及早期预警，现有研究可分为两个方向：①基于规则机制的传统风险评分模型方法；②基于机器学习的 AI 模型方法。针对前者研究时间较长，主要选定代表性观测变量，基于 ICU 临床数据的医学统计分析结果，结合临床经验对患者各变量进行评分，根据评分情况进行风险分级。临床常用风险评分模型包括 SOFA（sequential organ failure assessment）、qSOFA（quick SOFA）、NEWS（the national early warning score）、APACHE-Ⅱ（acute physiology and chronic health evaluation）等。然而，传统风险评分模型由于只选取患者部分变量信息，未充分利用患者检查指标

及病情变化带来的实时动态信息,难以满足个体化精准预测。近年来,利用 AI 技术对 ICU 患者进行疾病风险评估建模备受关注。如何融合多生理信号/参数、有效量化模型训练目标、解析数据内部关联、准确映射模型输出,进而得出有益辅助决策的信息,是需要解决的问题。

此部分重点介绍在解决表格化结构数据问题中常用的 AI 算法:XGBoost(extreme gradient boosting machine)。它是一种基于决策树的机器学习模型,集成多个弱分类器,使用梯度下降算法最小化损失函数,训练时加入正则化项,支持多线程并行,内置缺失值处理规则,灵活性高,适用于表格化结构型数据分析。

以下介绍基于 XGBoost 算法构建脓毒症早期预警模型的具体流程。

(1)数据预处理:首先去除各个变量中小于 1% 或大于 99% 范围的异常值,然后针对数据源产生或存储过程中导致的缺失值问题,尤其是实验室检查指标在按小时为单位下的缺失,采用向前填充法,即采用上一次采样值填补当前未获取数据下的信息,若该患者一直未有数据记录则不进行缺失值的填充,利用 XGBoost 算法内置缺失值规则进行处理。

(2)特征工程:XGBoost 方法需要基于临床知识进行特征工程设计,手动提取与脓毒症发病过程相关的临床经验特征。本模型提取了采样值测量次数、当前采样距离最近一次采样时间间隔及差值,依据 SOFA、qSOFA、NEWS 等评分系统量化心率、温度、呼吸等危急程度,以及过去 6 小时心率、体温、血压、呼吸、血氧 5 个生命体征的最大值、最小值、方差等指标特征。

(3)模型训练:将竞赛公开数据库中的 85% 数据即 34 285 名患者数据用于模型构建,15% 数据即 6 051 名患者数据用于独立验证。模型构建过程中利用五折交叉验证方法寻优模型结构,采用贝叶斯方法进行参数寻优,并利用投票法对产生的五个独立分类模型进行集成以提高模型表现。模型训练中有超过 100 万小时的数据,但只有大约 1.8% 对应阳性样本,因此数据不平衡问题尤为突出。本模型采用子采样法即随机去除阴性样本使其总量与阳性样本量保持近似一致。

(4)模型评估:模型采用 AUROC(area under the receiver operating characteristic)指标对模型预测结果进行评估。模型寻优风险阈值后,再额外评估算法的敏感性、特异性表现。

(5)模型输出:利用构建的脓毒症早期预警模型在隐藏的独立测试数据集中进行模型评估,结果显示 AUROC 为 0.85、寻优风险阈值为 0.525 后,模型表现敏感性为 0.90,特异性为 0.64。

（三）AI 模型的可解释性度量

上述基于 XGBoost 方法的 AI 模型虽然能够有效融合多模态信息,且有一定的风险预测准确率,但模型可解释性不强,难以为医生提供面向临床应用的辅助诊疗信息。因此,进一步建立具有可视化、可交互功能的可解释性模型,使医生能够第一时间掌握患者病情变化情况,并及时做出有针对性的干预是至关重要的。

发展临床可解释的早期预警模型,本质是做到模型输出与医护人员预期判断的一致,并且这种预期一致是可靠稳定且易于理解的。AI 可解释性方法可分为内在可解释性或事后可解释性,内在可解释性表明该模型本质上是可解释的,如 logistic 回归模型、参数模型、基于树的模型等;事后可解释性意味着选择和训练黑箱模型如神经网络,并在训练后应用可解释性方法如特征重要性、部分依赖图等进行解释。去除模型单一特征后的因果度量是事后可解释常用方法,包括 Shapley 值特征归因法(shapley additive explanations,SHAP)、局部代理模型(local interpretable model-agnostic explanations,LIME)等。除此之外,对于神经网络等可微分模型,逐层反向传播(layer-wise relevance propagation,LRP)、积分梯度(integrated gradients,IG)等也是常用的事后可解释方法。

在此重点介绍 SHAP 以及 IG 方法。博弈论中为解决联盟成员之间利益分配问题提出了 Shapley 值法,Shapley 值能够间接反映各联盟成员对联盟总目标的贡献程度,从而进行合理的利益分配。将 Shapley 值法迁移至 AI 算法中用于量化特征重要度,假设输入特征向量矩阵为 x,风险评估模型为 f,

则模型预测值为 $f(\boldsymbol{x})$。使用加权和计算 Shapley 值，该加权和表示在引入的所有可能特征阶数上量化每个特征对模型的影响，因此 Shapley 值 $\phi_i(f, \boldsymbol{x})$ 可以表示为某个特征 i 对单个样本输出的重要度（局部可解释）：

$$\phi_i(f, \boldsymbol{x}) = \sum_{S \subseteq S_{all/\{i\}}} \frac{|S|!(M - |S| - 1)!}{M!}[f_x(S \cup \{i\}) - f_x(S)]$$

$$= \sum_{S \subseteq S_{all/\{i\}}} \frac{1}{(M \text{ choose} |S|)(M - |S|)}[f_x(S \cup (i)) - f_x(S)]$$

其中，S 为特征向量子集，$|S|$ 为集合元素个数，M 为特征个数，$\boldsymbol{x}_s$ 代表特征向量子集下的输入，而 $f_x(S) = E[f(\boldsymbol{x})|\boldsymbol{x}_s]$。

对于积分梯度 IG，它突出了相对于输出具有最陡峭局部斜率的特征，当计算神经网络从基线 b 到当前值的变化输出时，通过路径积分可以得到第 i 个特征的重要性分数。路径可以用从基线 b 到输入 x 的路径函数 $\gamma(\alpha)$ 表示，其中 $\alpha \in [0, 1]$，$\gamma(0) = b$，$\gamma(1) = x$。在 IG 中指定了一条直线路径，即 $\gamma(\alpha) = b + \alpha(v - b)$。因此，我们得出单个特征重要度如下：

$$\phi_i(f, x, b) = (x_i - b_i) \times \int_{\alpha=0}^{1} \frac{\delta f(b + \alpha(x - b))}{\delta x_i} d\alpha$$

第 i 个特征在所有 N 个样本空间 X 中对模型的整体重要度 ψ_i（全局可解释）计算方法如公式（13-2）所示。局部可解释和全局可解释示意如图 13-28 所示，局部可解释表明在某个小时进行预测时指标对脓毒症预测的作用机制，图中正向表示提高患病风险，负向表示拉低患病风险；全局可解释表示模型在所有患者数据拟合后对预测脓毒症最重要的特征排序，即从整体角度看哪些指标对于判断脓毒症风险是至关重要的。

$$\psi_i = \frac{|\sum_{n=1}^{N} \phi_i(f, X_n)|}{N} \qquad\qquad 公式（13-2）$$

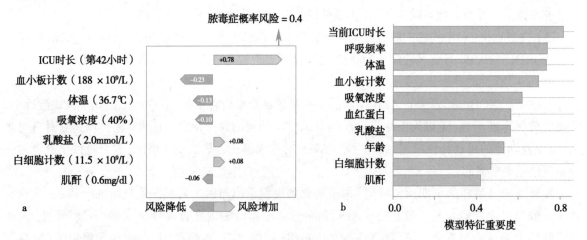

图 13-28　局部可解释和全局可解释示意图
a. 局部可解释：单个样本输出机制；b. 全局可解释：模型特征重要度。

对 AI 模型进行可解释性度量后，搭建可视化交互应用平台（图 13-29）。首先数据输入模块实时收集源头数据；随后通过预警算法推理后由辅助决策模块提示潜在的危险因素并进行提示；之后风险追踪模块持续地判断患者实时风险情况，提示进行干预的合适时机；在交互反馈模块，医生首先判断模型给出的结果是否准确，并根据临床经验对自动诊断依据和结果进行交互式修正，医生交互式修正能够有效地帮助模型升级进化；模型更新模块基于医生交互反馈情况，重新进行算法反馈式训练，生成表示能力更强、推理更准确的预警算法。

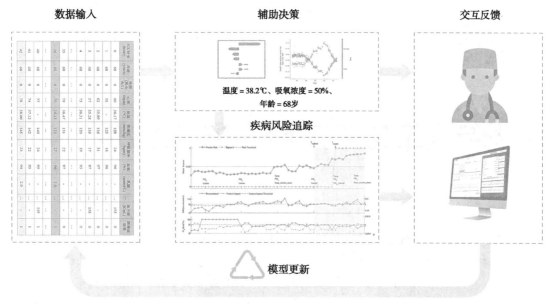

图 13-29 可视化交互平台示例

本章小结

　　本章立足于医学大数据和人工智能的视角,给出了三种代表性生理信号(心电、脑电、肌电)的典型数据处理和 AI 应用示例,同时结合多模态生理信号在多参监护、睡眠分析、情感计算和 ICU 脓毒症预警方面的应用,为学生学习和理解生理信号 AI 分析提供一些参考和帮助。

思 考 题

　　1. 如果获取了一位心房颤动患者 72h 的连续穿戴式心电监测数据,请分析可以从哪些角度对这批数据进行 AI 分析处理。

　　2. AI 模型的可解释性和可泛化性分别指什么? 从哪些角度考虑可以提高一个 AI 模型的可解释性和可泛化性?

　　3. 通过心电和呼吸信号分析可以进行睡眠分期建模,通过脑电信号分析也可以进行睡眠分期建模,请分析两种方式各自的优缺点。

　　4. 请分析基于面部表情分析的情绪识别 AI 模型和基于生理信号分析的情绪识别 AI 模型各自的技术特点。

　　5. 基于多模态生理信号进行 AI 建模,有哪些方面的优势?

(刘澄玉　李建清)

第十四章

大数据与人工智能在医学领域的应用

　　随着时代的演变，医学数据本身以及存取、分析、应用等各方面都发生巨大变化，如从原来的小数据演变成现代的大数据，包含临床信息、医学图像信息、生物信息、公共卫生信息等；从群体病历发展到包含个人基因组信息、智能穿戴设备测定的人体生理等多维数据；从静态演变成复杂多样、动态的时空数据；从单一医院数据演变成患者及相关行业人员参与的医学数据；从以疾病信息为主演变成包含健康数据在内的人体全息数据等。高质量医学大数据的积累，为大数据与人工智能在医学领域的应用提供了基本可行条件。大数据与人工智能在医疗领域的主要应用场景有智能临床决策系统、公共卫生监测、医学机器人和医药研发。

第一节　智能临床决策系统

　　决策（decision making）是为了实现特定的目标，在相关信息的收集、整理、加工、分析的基础上，借助一定的工具、技巧和方法对影响目标实现的诸因素进行分析、计算和判断选优，获得满意的策略和结果。决策支持系统（decision support system, DSS）是辅助决策者通过数据、模型和知识，以人机交互方式进行半结构化或非结构化决策的计算机应用系统。在临床决策支持方面，可使用图像技术识别医疗影像（X线、CT、MRI）数据，使用自然语言处理、数据挖掘技术和机器学习技术挖掘医疗文献数据建立医疗专家数据库，从而给医生提出诊疗建议；同时，分析医生输入的条目，比较其与临床指南不同之处，从而提醒医生以防止潜在的错误。随着电子病历大数据的积累、云计算与现代人工智能技术的发展，基于大数据和人工智能的智能临床决策系统受到广泛关注。

一、临床诊疗的决策过程

　　在临床活动中，医生依据"生物 - 心理 - 社会医学模式"和循证医学，针对患者疾病的临床表现、心理、偏好做出全面合理的各类决策，包括进一步检查、试验和观察、治疗、康复措施的选择以及治疗效果评价等，随后着重讨论诊断方法选择（临床评估、影像学评估、组织学检查等）和治疗方法选择（随访、干预、手术等）。

　　临床决策（clinical decision making）是指由医务人员针对疾病诊断和防治过程中的不确定性（uncertainty），在充分调查已有证据（evidence），特别是最新、最佳证据的基础上，结合自己临床经验和患者的实际情况，分析比较两个或两个以上可能的备选方案，从中选择最优者进行临床实践的决策过程。临床决策是在医学模式指导下，应用科学决策理论方法和工具，解决各类临床医疗实践问题，主要用途是为疑难疾病确定最佳诊断治疗措施、个体疑难病例确定最佳诊治方案。

（一）临床决策问题的特点

临床决策问题是指患者的实际疾病状态与期望健康状态之间存在的差距，也就是要诊断何种病因导致患者不符合健康人的标准，以及通过何种治疗达到预期效果。临床决策问题具有不确定性、个体性、概然性、动态性等特征。①不确定性：临床中常常使用一些模糊性概念或信息，例如心音低钝、血压高。②个体性：每种病的规律和特征在具体的患者身上千差万别、有明显的个体差异。③概然性：即使已知某疾病现象发生的概率，但是临床诊断仍然存在很多不确定性。例如，医生的学识水平、检测检验结果的准确性、循证医学证据等级都会影响临床诊断结果。④动态性：在诊断和处理过程中，病情也可以进展变化，随时可能有新的实验室或其他临床发现乃至治疗反应以丰富对病情本质的认识。

（二）临床决策分析应遵循的原则

临床决策分析应遵循的原则：①真实性原则：即制订及评价决策方案的依据必须是真实的，经过科学实验验证；②先进性原则：即决策的全过程必须充分利用现代信息手段，必须是在尽可能全面收集并严格评价国内外证据的基础上进行决策，使决策摆脱个体经验的局限性；③可行性原则：即决策的目标和拟采取的措施合理、可行；④最优性原则：即决策过程中应遵循汰劣选优的原则。

（三）临床诊疗的决策过程

一个规范性的、全面的临床诊疗的决策过程包含提出问题、分析问题、解决问题、验证问题（图 14-1）。

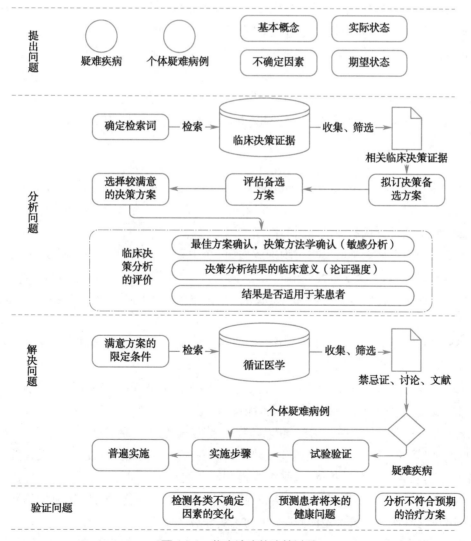

图 14-1　临床诊疗的决策过程

1. 提出问题　①根据患者情况明确某个问题的基本概念,确定关键的不确定因素和相关证据的来源;②明确疑难疾病或个体疑难病例的实际状态、期望状态。

2. 分析问题

(1)确定恰当的检索词,并检索、收集、筛选相关临床决策证据信息,包括病史、体格检查、辅助检查、心电图、影像和实验室资料等。

(2)拟订决策备选方案:将以上信息整理归纳成临床情况和处理方法,并估计最佳概率,列出所有可能的直接结局及最终结局,明确各种结局可能出现的概率,对最终临床结局用适宜的效用值赋值。

(3)评估备选方案并选择较满意的决策方案:关注关键的折中方案并从不确定因素的角度分别考虑各个方案。可采用决策树分析法、马尔可夫决策模型、诊断阈值决策、治疗阈值决策、敏感性分析等方法。

(4)临床决策分析的评价:①在实施满意的决策方案之前,要确认是否选择了最佳方案和是否正确使用了决策理论和方法,例如,事件概率、效用值和临床决策方案的不确定性程度;②决策分析结果的临床意义如何,主要考虑决策证据的强度;③对具体患者的适用性问题,例如,事件概率的估计值、效用值与实际患者对临床结局的评价是否一致。

3. 解决问题　①仔细思考解决问题的满意方案,以及方案要满足哪些条件,有什么注意事项等。如针对满意的决策方案,给出相关"禁忌证"、基于循证医学的"讨论"和"参考文献"。②进行试验验证,以此验证决策的正确性和有效性。③拟定实施步骤、普遍实施。

4. 验证问题　在临床决策方案的实施过程中,检测各类不确定因素的变化,利用信息反馈予以必要的调整。挖掘患者与其既往医疗信息、临床研究之间联系的资料,以便于预测患者将来的健康问题,存储并分析不符合《临床诊疗指南》以及《临床技术操作规范》的治疗方案,为医疗质量评估提供依据,提升医院管理水平,规范医疗行为,同时也为循证医学提供科学的证据。

二、临床决策系统的发展

临床决策支持系统(clinical decision support system, CDSS)是一种协助医护人员进行医疗决策的交互式专家系统。它是人工智能理论在医疗领域的主要实践,从诊断支持、开药检查,再到治疗方案选择,能够提供大多数常见疾病的循证医学诊疗知识。

自1976年美国斯坦福大学研发出可识别致病菌、抗生素,用于协助医生诊断及治疗细菌感染性疾病的MYCIN系统以来,CDSS研究应用成果丰硕。各具功能特色的CDSS相继出现。

1. 临床决策系统发展趋势　智能化、集成化、专科化单病种质控、面向基层医疗、面向多学科诊疗。

(1)CDSS智能化:AI技术可用于临床诊疗意图理解、自主学习、主动推荐等CDSS任务,实现智能医学影像识别、多学科会诊、病理分型等。

(2)CDSS集成化:CDSS产品逐步深入临床流程,例如,CDSS和电子病历、手术麻醉、医学影像识别等系统集成,为这些临床信息系统提供质量控制。

(3)CDSS专科化单病种质控:CDSS嵌入各临床系统,对病历质量进行检查,根据设定的质控规则自动识别和实时管控诊疗缺陷,如检查项目缺失、用药剂量不够以及提醒医生处理入院记录、每日病程、出院小结等,提高单病种质控的实时性、规范化和数据真实性。

(4)CDSS面向基层医疗:全科CDSS能够为基层医疗提供标准化、高效、准确的诊断手段,帮助解决基层医疗资源少、医生经验不足的问题,帮助落实分级诊疗政策。

(5)CDSS面向多学科诊疗(multi-disciplinary treatment, MDT):模拟MDT罗列引发患者症状的

多种可能，为大型医院专家提供参考意见，预防专家决策死角。

2. 智能临床决策系统架构　一般 CDSS 包括数据库、推理机和人机交互接口三大部分。伴随着大数据和人工智能技术进步，可不预设知识库，通过利用 AI 学习历史经验、诊疗模式形成知识库，在电子病历结构化处理、辅助影像诊断方面发挥重要作用。大数据驱动的智能临床决策系统架构如图 14-2 所示。

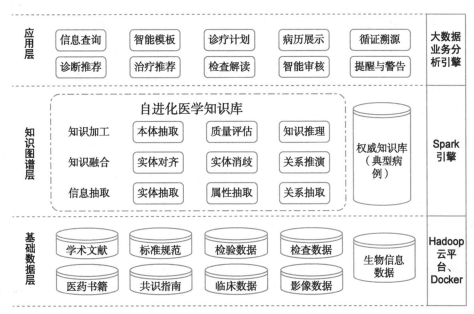

图 14-2　大数据驱动的智能临床决策系统架构

在大数据时代 CDSS 应具备以下特征。

（1）云计算系统架构：数据处理平台基于主流的云计算和大数据技术，采用多节点服务器堆叠技术（Hadoop）框架及 Spark 并行计算框架，采取应用于计算能力的架构设计和 Docker 封装技术。

（2）自进化医学知识库：结合知识库、真实世界数据和 AI 技术，从海量临床数据中学习和识别出某些模式，建立融合概率图推理、规则推理及基于深度学习的多模型决策系统，并能从中训练出可用于计算推理的医学知识图谱，自动获取知识以提供诊疗决策支持。

（3）高度结构化、可用于计算的权威知识库：知识库通常采用"IF-THEN"规则存贮和管理知识，与通用知识库、知识图谱系统不同，医疗系统的知识库具有其专业性和特殊性。知识库来源包含《疾病诊断标准》《国家基本药物处方集》《临床诊疗指南》《中华本草》以及各类权威的医学著作、学术文献，尤其是专家共识、典型病例、循证医学、药品说明书、药典标准等。电子病历的结构化数据包括患者人口学信息、检验结果、医嘱信息、诊断信息等，将这些数据进行标准化、归一化直接与现有知识库关联。电子病历的非结构化数据包括入院记录、病程记录、出院小结、手术记录、影像学报告、病理学报告等。参照临床医学术语标准（SNOMED CT）、国际疾病分类（ICD-10）、面向药物的命名系统RxNorm、针对观测指标的编码系统 LOINC、基因本体（gene ontology）、DrugBank 等标准，对这些知识源信息进行标准化、规范化和图谱化处理，形成知识库。

（4）推理机：推理机是利用大数据分析技术，对临床数据进行分析，在符合临床知识库业务规则的前提下，将患者的信息与知识库的知识整合、比较和分析。常见的规则推理机有 Jess 和 Drools，本体推理机有 RDF4J、Hermit、Jena 等推理。CDSS 业务的推理机有临床路径驱动型决策系统、医疗规则驱动型决策系统、医学知识驱动型决策系统、基于机器学习的决策系统。基于临床路径和医疗规则的决策系统因其对知识库和决策引擎的要求较低，且最贴近临床的日常需求，在 HIS 中最为常见。

由于目前机器学习的"黑箱"问题,基于机器学习的 CDSS 在临床应用中还不常见,但其发展速度迅猛。

(5)系统基本功能:诊断推荐、治疗推荐、检查解读、智能审核、提醒与警告、信息查询、智能模板、诊疗计划、病历展示、数据分析与识别,以及循证溯源等。

(6)可嵌入临床系统:通过与电子病历系统无缝集成,智能提取患者疾病特征并给予推荐,方便医生使用,符合临床医生的日常工作流程。医院医疗原始数据结构化程度低,包括图形、语音、图像、地理位置等非结构化数据,数据非标准化情况严重,各种类型的医疗信息系统缺乏整合。

(7)人机交互接口部分:人机交互接口则是将决策结果呈现给医护人员,实现临床决策支持应用。CDSS 用一目了然的清晰界面,辅助医生准确、完整、迅速地把握并记录临床过程中各部分的互动关系。同时提供多项临床决策支持功能,如临床辅助诊断、临床辅助诊疗、临床预警提示、知识库查询等。覆盖诊前决策、诊中决策和诊后决策 3 大应用场景。

三、临床决策系统的应用

罕见病是指发病率极低且仅在极少数人身上发生的疾病或病变,因此又被称为孤儿病。目前罕见病在临床上面临难以诊断、经常漏诊、误诊等 3 大难题。2019 年 2 月,国家卫生健康委员会宣布建立由 324 家医院构成的全国罕见病诊疗协作网,以加强我国罕见病管理,提高罕见病诊疗水平。下面介绍罕见病临床决策系统。

1. **知识库**　罕见病领域知识库主要有疾病知识库、表型知识库和基因知识库。①疾病知识库:罕见病相关数据库,例如,Orphanet 收录罕见病相关信息及其治疗相关的药物信息和资料;OMIM 收录遗传病、性状及其基因;DECIPHER 是分子遗传学的数据库,可为患者、医师及研究人员提供信息检索、资讯及学习等服务。②表型知识库:疾病症状(表型)的标准化是构建罕见病辅助诊断系统的前提。通过对罕见病标准化的人类表型本体(human phenotype ontology,HPO)表型注释,以及参考罕见病的 HPO 表型注释,可识别可能的罕见病,也可以进行致病基因突变的识别排序。③基因知识库:目前常见的罕见遗传疾病的基因知识库有基因功能数据库、基因位点功能数据库、基因位点人群频率数据库、基因位点功能预测数据库,可以依据遗传病的分类标准对与遗传变异相关的罕见病进行分类。

2. **基于 AI 的知识发现**　基于文本挖掘从最新文献中获取罕见病知识,利用机器学习从电子病历中找到罕见病显著性关联信息,整合现有多种罕见病知识库等方法可获得疾病、表型、基因之间更广泛的关联。例如,基于自然语言处理技术从文献或电子病历中挖掘"疾病 - 表型相关性数据库(databases of disease-phenotype associations,DPAs)",再从整合 PubMed 文献标题及摘要的主 - 谓 - 宾三元库中提取 DPAs,并用 HPO 和遗传与罕见病(genetic and rare diseases,GARD)术语匹配每个关联的主语或宾语,然后将这两类 DPAs 组合匹配到知识库,以提升鉴别诊断的表现。

3. **人机交互系统**　通过自由输入、表型树输入及自动提取 3 种方式录入中文 HPO 术语,在一定程度上简化了中文 HPO 术语录入的烦琐程度,并给出相关疾病的匹配度以辅助临床决策。

第二节　公共卫生监测

公共卫生事业的主要工作内容是预防、监控和治疗传染病,监管公共环境卫生与食品药品安全,开展卫生宣传和健康教育,同时还负责疫苗接种工作。公共卫生监测(public health surveillance)是指有组织、有计划地全面收集、整理、分析、解释与健康事件相关的数据和信息,为相关机构制定公共卫生行动、防控措施及各类公共卫生体系决策提供依据,以减少发病率和死亡率,提高健康水平。随着社会发展和科技进步,大数据和人工智能广泛用于公共卫生、传染病监测与管理、慢性病监测与管理、健康管理等领域。

一、大数据与公共卫生

公共卫生管理服务的业务领域主要包括传染病、寄生虫病、免疫规划、慢性病、地方病、精神卫生、老年人健康、妇幼健康、健康教育、伤害防控、突发公共卫生事件、环境卫生、监督执法、食品安全、职业病等。

1. 基于大数据和 AI 的公共卫生系统架构 公共卫生大数据内容包含其业务领域健康危害因素,以及媒体、交通、旅游、教育科技、人口、公安和统计等相关领域数据。公共卫生监测数据采集主要依赖各级疾病预防控制中心、各级妇幼保健机构、二级及以上医院、各级中医医院、基层医疗卫生机构、各级卫生健康监督机构、职业健康检查机构、职业病防治机构。大数据监测的主要优点在于有助于改善公共卫生体系的信息及时性、信息完整性,及时高效地反映社会动态,提升预测模型的精确性,精准实施防控政策、节约社会成本。应充分应用大数据和人工智能技术在公共卫生的日常卫生监督检查、监测与行政处罚和行政控制措施,以及在疫情监测分析、病毒溯源、防控救治、资源调配等方面的支撑作用。基于大数据和 AI 的公共卫生系统架构如图 14-3 所示。

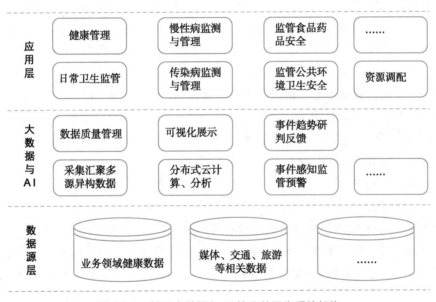

图 14-3 基于大数据和 AI 的公共卫生系统架构

2. 大数据技术在公共卫生领域的应用 采集、集成、计算和可视化。

(1)采集汇聚多源异构数据,具备文本、表格、文档、图片等数据交换清洗、日志审计、规则匹配、脱敏去重、裁剪索引、编码转换、噪声处理及元数据管理等。

(2)通过数据的类型检测、值域检测、格式检测、重复检测、缺失检测、编码检测、逻辑校验等,进行数据的质量规则、质量评估、质量分级等管理。

(3)通过数据处理、文本分析、机器学习和模型评估等算法模型,实现多源异构数据的分布式云计算、分析和发布。

(4)通过交互式可视化公共卫生大数据探索技术,如可视化图表类型、数据映射、主题配置、结果查询、发布与共享,实现多源异构数据的可视化展示。

3. 人工智能技术在公共卫生领域的应用 利用时间范围、空间范围、疾病种类、健康危害因素、公共卫生事件类别等因素，分析公共卫生多源数据的变化情况，实时感知各类新发突发传染病、各类病原体、公共卫生事件的当前状态及动态变化趋势。利用多源异构数据融合及单病例、时间、空间、多因素综合等预警模型，预测未来一段时间内疫情发展趋势，发出预警信号，具有预警信息发布、预警信息分析、预警信息反馈管理等功能。

二、传染病监测与管理

（一）传染病概念与分类管理

传染病（infectious diseases）是由各种病原体引起的，在人与人、动物与动物或人与动物之间相互传播的一类流行性疾病。其传播途径有空气、水源、食物、土壤、母婴、体液等。一般基于传染病的传播速度、方式及对人体的危害程度，划分出 3 种传染病类型。甲类传染病属于强制管理传染病，一旦出现必须立即隔离病原体携带者和患者，并对疫区妥善处理。乙类传染病属于严格管理传染病，需要在控制病原体的前提下对疫区进行有效处理。丙类传染病属于监测管理传染病，其危害程度相对较弱，致死率不高。在防控这种传染病时，相关工作人员需要严密监控其传播速度，并做好季节性和地域性防控。

（二）传染病监测

监测预警是指采用科技手段对各类潜在的灾害、威胁或是经济社会运行状态进行动态的观测和监控，及时获取相关信息，科学评估各种紧急状况的危险程度，并依法将有关风险信息及时告知可能受波及的民众或是潜在受害者并警示其采取必要行动、做好相应准备的管理行为。监测预警制度则是调整监测预警行为的规则和程序，是监测预警工作得以科学、有效开展的重要保障。

2020 年 12 月《全国公共卫生信息化建设标准与规范（试行）》关于传染病监测明确了病例报告、流行病学调查、呼吸道传染病实验室检测等多个三级指标的具体内容和要求。比如在呼吸道传染病实验室检测方面，文件要求县区级以上疾病预防控制中心、二级及以上医院实现呼吸道传染病实验室检测结果的信息管理，包括具备呼吸道相关病原体检测结果、标本序列测定结果、标本序列比对信息、标本分离获得病毒株信息等 15 项数据采集功能。

（三）传染病大数据预警系统

1. 传染病大数据预警系统的基本框架 首先，进行个案数据和突发事件的信息监控，按照设定的评价指标对报告的个案数据和突发事件进行初步筛选。其次，根据预先设定的各种传染病的警戒值及当前监测信息，进行预测和统计推断。例如，对地区的卫生状况及其薄弱环节做出判断。然后，确立和发送预警信号，便于及时制定对策。最后，核实预警提示事件、处置疑似预警事件、启动应急预案。

2. AI 传染病预测模型 AI 传染病预警系统在历史疫情大数据、医疗全周期数据（诊前、诊中、诊后）基础上，通过人工智能技术建立传染病疫情监测预警模型，以便在传染病暴发流行的早期能够及时发现并采取快速的应对措施。

针对自然灾害后引发的传染病和中毒性疾病，按照相关防疫法律规定，结合传染病特征，从呼吸系统、消化系统、虫媒和全身性症状等方面，通过指南、临床数据等，构建预警模型。

针对法定报告传染病，如《中华人民共和国传染病防治法》中发病数居前的病毒性肝炎、肺结核、梅毒、淋病等，对患者进行新发预测，通过现有治疗指南、专家共识、现有病例的症状特征进行学习训练，打造模型进行预警预测。

针对新发重大传染病，假设每一种新发传染病都能找到相似近亲，通过学习目前传染病的已知特征，打造医疗智能诊断模型对输入病情进行预测。例如，在症候群监测系统中建立常态化人群健康大数据共享服务生态，强化融合第三方人口迁徙网络大数据，实现传染病症候群、病原学监测、急性传染病病例及密切接触人员的动态追踪、流行病学调查与随访管理；探索人口动态迁徙传染病动力传播模式，建立传染病监测预警、风险评估、预警研判、响应处置等知识图谱，提升传染病疫情的智慧化防控能力，最终实现可视化数字孪生仿真动态防控。

（四）传染病 AI 预测模型

一般把传染病流行范围内的人群分成如下几类：

（1）S 类：即易感者（susceptible），指未得某传染病者，但缺乏免疫能力，与感染者接触后容易受到感染。

（2）E 类：即暴露者（exposed），指接触过某传染病感染者并不立刻患病，而是成为病原体的携带者，但也可传染给其他人的人，对潜伏期长的传染病适用。

（3）I 类：即患病者（infectious），指感染上某传染病的人，可以传播给 S 类成员，将其变为 E 类或 I 类成员。

（4）D 类：即死亡者（dead），指感染上某传染病后死亡的人。

（5）R 类：即康复者（recovered），指因接种疫苗或病愈而具有免疫力的人。如免疫期有限，R 类成员可以重新变为 S 类。

SEIDR 模型考虑了传染病暴发和传播的过程、患者的康复过程、康复者可能再次变为易感者、潜伏期 E 类人群、患者的死亡情况，以及康复者失去免疫变为易感者等情况（图 14-4）。

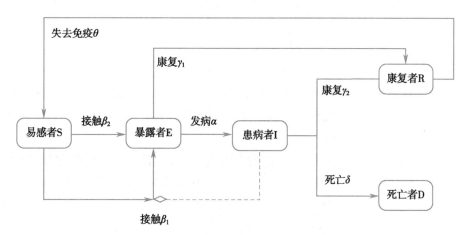

图 14-4　传染病 SEIDR 模型示意图

SEIDR 模型的参数有：总人数 N、潜伏期发展为患者的概率 α、易感者被感染者感染的概率 β_1、易感者被暴露者感染的概率 β_2、潜伏期康复率 γ_1、患者康复率 γ_2、患者死亡率 δ、康复者失去免疫率 θ。

SEIDR 数学模型见公式（14-1）～公式（14-5）。

$$\frac{\mathrm{d}S}{\mathrm{d}t} = -\beta_1 IS/N - \beta_2 ES/N + \theta R \qquad \text{公式（14-1）}$$

$$\frac{\mathrm{d}E}{\mathrm{d}t} = \beta_1 IS/N + \beta_2 ES/N - (\alpha + \gamma_1)E \qquad \text{公式（14-2）}$$

$$\frac{\mathrm{d}I}{\mathrm{d}t} = \alpha E - (\gamma_2 + \delta)I \qquad \text{公式（14-3）}$$

$$\frac{\mathrm{d}D}{\mathrm{d}t} = \delta I \qquad \text{公式（14-4）}$$

$$\frac{\mathrm{d}R}{\mathrm{d}t} = \gamma_1 E + \gamma_2 I - \theta R \qquad \text{公式（14-5）}$$

选择各参数值和各类人群的初始值后，可预测某地区每天的疫情情况，仿真计算如图 14-5 所示。

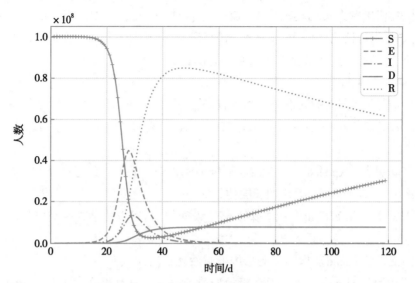

图 14-5 传染病 SEIDR 仿真计算图例

可在 SEIDR 模型基础上,加入病毒变异、政府疫情管控措施、疫苗接种情况、检验检疫手段,人群的生理、心理、年龄等因素,以及交通情况(网络迁徙规模指数)、环境气候、搜索引擎中相关词汇的搜索指数等相关大数据,联合多学科共同合作建立更加符合真实世界的疫情预测模型。

三、慢性病监测与管理

慢性病是一类疾病的概括性总称,包括肺源性心脏病、慢性支气管炎、肺气肿等慢性呼吸系统疾病,以及高血压、冠状动脉粥样硬化性心脏病、脑卒中等心脑血管疾病,以及肿瘤、糖尿病、精神病、慢性肾病及慢性疼痛等疾病。慢性病发病原因复杂,病程周期长,伴随多种并发症,易反复,具有较高致残致死率。

慢性病管理是指针对慢性病发生、发展的各个阶段采取不同措施,为患者提供不同服务,以期控制医疗保健成本、节约卫生资源的管理方式。慢性病健康大数据分析基于全样本数据,侧重分析事物之间的关联,强调遗传和环境等危险因素的重要性,能做到将慢性病诊治的关口前移至对疾病的预测、预警和管理。

(一)基于大数据的慢性病监测

1. 慢性病监测概况 主要包含慢性病危险因素监测、死因监测、行为及行为危险因素监测。

(1)慢性病危险因素监测:慢性病危险因素监测主要包括吸烟、饮酒、膳食、身体活动等行为危险因素,身高、体重、腰围、血压、血糖、血脂等身体测量和生化指标,以及社会、经济、文化等社会决定因素。例如,成人慢性病危险因素调查内容包括问卷调查、身体测量和实验室检验,问卷调查内容包括慢性病的主要危险因素(吸烟、饮酒、饮食、身体活动)、主要慢性病患病(糖尿病、高血压、血脂异常)及控制情况、伤害行为与心理等,身体测量包括身高、体重、腰围和血压。实验室检测内容包括血糖、血脂、胰岛素、糖化血红蛋白检测等。

(2)死因监测:死因监测的目的是了解人群的死亡率和死因分布,通过死因统计分析,可反映监测人群健康水平,并确定不同时期主要死因及疾病防治重点。

(3)行为及行为危险因素监测:随着疾病模式的改变,慢性病、伤害和性传播疾病逐渐成为影响人类健康的主要卫生问题,而这些病的发生和个人行为有着极为密切的关系,所以预防控制这些疾病的主要策略是促进行为的改变。

2. 慢性病监测方法 开展慢性病监测工作需要建立专门的监测组织,具备相关的行政和技术条件以保证工作所需要的经费和人力。2011年，卫生部印发《全国慢性病预防控制工作规范（试行）》（以下简称《规范》），对卫生行政部门、疾病预防控制机构、基层医疗卫生机构、医院和专业防治机构的职责、任务和基本工作流程进行了规定，具体包含七部分：机构、职责和人员，工作计划和实施方案，监测与调查，干预与管理，信息管理，能力建设以及综合评估。《规范》给出了心脑血管疾病、恶性肿瘤、慢性呼吸系统疾病和糖尿病的预防控制工作规范，有效衔接预防、治疗、康复等各环节，将慢性病防控工作作为一个整体，最大限度地提高慢性病防控效果。

在监测过程中正确采用监测方法与技术，有助于提高监测的质量和效率。公共卫生监测方法有常规报告与哨点监测、主动监测与被动监测、病例定义与监测病例、无关联匿名监测、记录连接、静态人群和动态人群等。例如，如果监测的目的仅仅是了解人群中某病的流行状况，而不是要发现具体的病例，此时可利用其他研究所收集的资料，在不识别个体的情况下开展监测，称为无关联匿名监测（unrelated surveillance）。在收集医院检验科的血液标本或某个人群健康体检时的血液标本后，在不识别个人身份的情况下进行相关检测，就属于无关联匿名监测。

3. 慢性病监测实践　慢性病监测是慢性病管理的基础。目前，我国慢性病监测已建立了网络直报平台，如全民健康生活方式行动工作信息管理系统、中国疾病预防控制信息系统、中国慢性阻塞性肺疾病监测信息收集与管理系统、肿瘤登记平台和心脑血管事件登记平台等。

（二）基于大数据和AI的风险预警模型

1. 慢性病危险因素遴选　慢性病患病风险指标的选择是慢性病患病风险预警的首要问题，应综合考虑慢性病的发生、发展与生物遗传、生活习惯、社会心理、社会因素等因素，例如通过队列研究纳入患病时间因素。

2. 慢性病风险预警模型构建　人工智能的慢性病预测模型是指利用多因素模型估算患有某病的概率或者将来某结局（治愈、康复、生存等）发生的概率，包括诊断模型和预后模型。诊断模型是基于研究对象的临床症状和特征，诊断当前患有某种疾病的概率，多见于横断面研究。其中，自变量为诊断检测，因变量为是否患病。预后模型是在当下的疾病状态下，未来某段时间内疾病复发、死亡、伤残以及出现并发症等结局的概率，多见于队列研究。其中，自变量为预后因子，因变量为是否复发、死亡、伤残等。按照分类技术复杂程度可将慢性病风险预警模型分为传统机器学习预测模型、集成学习预测模型和深度学习预测模型。其中回归分析、决策树、支持向量机、人工神经网络、贝叶斯分类、关联规则等传统机器学习预测模型广泛应用于识别慢性病发病风险。Boosting、Bagging、随机森林等集成学习用来构建慢性病风险预警模型。深度学习作为神经网络的深层学习模型，在慢性病风险预警模型方面具有广阔前景。

3. 慢性病风险预警模型的质量评估　常用的疾病风险预警质量评估方法包括：全局模型拟合评估、标度评估、受试者操作特征曲线（receiver operating characteristic curve，ROC）等。

（三）基于大数据的慢性病管理

基于大数据的慢性病监管注重运用健康促进、健康管理和疾病管理手段，充分挖掘患病人群、一般人群和高风险人群的健康状态变化信息，进行健康监测、评估、干预、跟踪，重点关注危险因素控制、早诊早治和规范化管理，强调疾病预防控制机构、基层医疗卫生机构、医院、专业防治机构和居民的多主体协作。

1. 政府部门　负责制定并指导实施国家、辖区慢性病信息管理政策法规、工作方案、技术规范和信息标准。负责慢性病数据、数据库、信息管理系统的审核、安全、分析、使用、共享等管理工作。并在此基础上，督导和检查医院及基层医疗卫生机构的慢性病信息登记和报告工作，及时上报和反馈信息，定期编印慢性病信息工作动态，开展信息交流。指导相关部门研发补偿康复护理、慢性病、健康管理等费用的保险项目或政策，推进公共健康大数据相应法律法规建设。

2.自我慢性病管理　实时检查患者的疾病特征指标和生活行为指标数据,综合考虑个体的基因构成及表达等遗传因素和年龄、性别及环境相关因素,准确评估个人的健康状况等级,提出针对性的干预措施,实现个性化健康服务(personalized health care,PHC)。

3.社区慢性病管理　承担辖区内居民健康档案,慢性病信息的收集、整理和上报工作。社区慢性病健康管理平台不仅采集电子病历系统、居民健康档案中的数据,还利用互联网技术获取实时、动态、全面的疾病和药品数据,提供智能分析、预警提示、健康教育与健康促进、跟踪随访、双向转诊及医患互动等服务。

4.医院慢性病管理　由于医院能在慢性病管理中发挥设备、人才和信息优势,可以弥补社区对慢性病的诊疗条件不足(如难以进行诊疗干预、医疗水平薄弱影响医疗质量等)的窘况。主要承担本院慢性病诊疗信息的收集、整理和上报工作及预留数据交换接口保障信息共享,以及对潜伏期较长、风险高的慢性病患者进行长期的跟踪、检测、风险预警,提供全方位的智能化健康管理和医疗服务。

四、健康管理

健康管理是对个体或群体的健康进行全面的监测、分析、评估,提供健康咨询和指导以及对健康危险因素进行干预的全过程;健康档案承载着各种形式的健康大数据,并针对个体提供个体化健康管理服务。利用健康大数据可以使研究者比以往任何时候都更好地对个体或人群进行健康管理、健康监测,并对不同个体提供差异化的医疗服务。

健康监测是对个人健康进行全生命周期的管理,无论何时何地都可以访问相关信息,从而保证健康信息的完整性、连续性、实时性和预见性。随着各种检测技术(如可穿戴设备、基因检测等)的发展,个人健康数据越来越多、越来越复杂,包括生物数据(如基因等)、生理数据(如血压、脉搏等)、环境数据(如每天呼吸的空气等)、心理状态数据、社交数据以及就诊数据(即个人的就医、用药数据等)等。目前健康大数据的重要来源主要有两种,即电子健康档案和电子病历。利用健康大数据技术与方法可将传统的健康数据(如电子和纸质病历等)与其他来源的个人数据(如饮食、睡眠、锻炼习惯、生活方式、社交媒体和休闲、收入、教育等)联系起来进行健康管理和监测。例如HealthVault网络平台健康云服务、HealthKit平台以及内置健康监测功能的智能手环和智能手表等。人群健康信息以个体电子健康档案为载体转移进入公共卫生报告系统聚合成一定人口规模的健康大数据。

当前我国健康医学大数据的六大核心应用是行业治理、临床科研、公共卫生、管理决策、便民惠民以及产业发展。行业治理聚焦于体制改革评估、医院管理和医疗保险控费;临床科研方面以临床决策支持最为热门,另外还包括药物研发、精准医疗等;公共卫生则在多元化数据检测的基础上,构建重大突发事件预警和应急响应体系,同时探索开展个性化健康管理服务。在应用开发方面,IT巨头和数据驱动型创新企业各有特点,除此之外,拥有丰富资源的政府和医疗机构也开始扮演重要的角色。

第三节　医学机器人

医学机器人是多学科研究和发展的成果,一般是指被应用在诊断、治疗、康复、护理和功能辅助等诸多医学领域的机器人。医学机器人是一种智能型服务机器人,它能独自编制操作计划,依据实际情况确定动作程序,然后根据动作程序控制操作机构运动。随着电子技术、传感技术、大数据及人工智能等学科的迅猛发展,医学机器人技术也迎来了高速发展的机会。同时,由于人类文明的进步和生活水平的提高,也推动了医学机器人工程的发展,促进了医学领域的自动化和机器人化。医学机器人工程结合了各个学科最新研究成果，在帮助医生进行精确诊断的同时，也不断促使治疗手段更加微创化、可视化，对医疗水平的提高有着很大的促进作用。同时也可以有效规避一些医疗风险，避免医疗事故的发生。

一、医学机器人的特点

机器人在应用上具有两个突出的特点。①能够代替人类工作：代替人进行简单的重复劳动，代替人在脏乱环境和危险环境下工作，或者代替人进行劳动强度极大的工种作业；②能够扩展人类的能力：它可以做人很难进行的高细微精密的作业，以及超高速作业等。

医学机器人是用于医疗领域的智能服务机器人，除具有机器人的一般特点之外，还具有以下几个特点。

（1）其作业环境一般在医院、社区、家庭及非特定的多种场合，具有移动、导航、识别及规避能力，以及智能化的人机交互界面。在需要人工控制的情况下，还要具备远程控制能力。

（2）医学机器人的作业对象是人、人体信息及相关医疗器械，需要综合工程、医学、生物、药物及社会学等各个学科领域的知识开展工作和研究。

（3）医学机器人的材料选择和结构设计必须以易消毒和灭菌为前提，安全可靠且无辐射。

（4）以人作为作业对象的医学机器人，其性能必须满足对状况变化的适应性、对作业的柔软性、对危险的安全性以及对人体和精神的适应性等。

（5）医学机器人之间及医学机器人和医疗器械之间具有或预留通用的对接接口，包括信息通信接口、人机交互接口、临床辅助器材接口以及伤病员转运接口等。

（6）医学机器人定位和操作精确，能够在狭小空间内进行操作，进行精细手术，能够突破手术禁区，进行长时间高强度的工作，从而降低手术难度，提高手术的可靠性和成功率，减轻医生的劳动强度。

（7）既有医学机器人的通用特征（前端感知、中间智能决策、后端执行、控制等），又具有医疗设备的特点。

二、医学机器人的关键技术

医学机器人主要涉及以下关键技术：智能控制技术、传感器技术、人机交互技术、机器人视觉、路径规划技术、导航与定位技术、仿生材料和力触觉技术等。

1. 智能控制技术　控制系统是根据指令以及传感信息控制机器人完成一定的动作或作业任务的装置，由硬件集成和控制算法组成，直接决定了智能医学机器人的性能及优劣。现阶段的控制技术由传统控制理论发展而来。模糊控制理论由模糊数学、计算机科学、知识工程等多学科相互渗透而形成，在机器人的建模、控制、路径规划等领域都得到了广泛的应用。神经网络控制技术和基于智能计算的控制技术，分别借鉴了生物领域的相关理论，解决了许多其他控制理论很难解决的问题，推动智能机器人的智能实现和相关技术的发展。

2. 传感器技术　传感器可以使机器人拥有视觉、听觉乃至触觉，让医学机器人感知声、光、物体、障碍等外部环境因素。传感器的种类很多，既有测量距离的数字激光传感器、判断物体存在与否的接近传感器，也有检测物体颜色的颜色光电传感器、测量压力的压力传感器，甚至还有监测机器人姿态角度变化的陀螺仪。多传感器信息融合是指综合来自多个传感器的感知数据，以产生更可靠、更准确或更全面的信息，为机器人在各种复杂、动态、不确定和未知的环境中执行任务提供一种技术解决途径。

3. 人机交互技术　人机交互技术能够使人方便自然地与机器人进行交流。由于智能机器人的研究目的是使机器人能够像人类一样智能化地工作，这当中就必然存在人类对机器人的指挥控制和检测维护，以及机器人对行动结果的反馈。因此，适当的人机交互就十分必要。人机交互技术包括文字识别、语音合成与识别、图像识别与处理、机器翻译等技术。通过人机交互，人类可以随时根据需要改变机器人的状态和任务，两者之间的相互协调和相互配合得以实现。医学机器人的适应性也得以提高。

4. **机器人视觉**　视觉系统是自主机器人的重要组成部分，一般由摄像机、图像采集卡和计算机组成。不仅要把视觉信息作为输入，而且还要对这些信息进行处理，进而提取有用的信息提供给机器人。机器人视觉系统的工作包括图像的获取、处理、分析、输出和显示，核心任务是特征提取、图像分割和图像辨识。

5. **路径规划技术**　路径规划技术是机器人研究领域的一个重要分支。最优路径规划就是依据某个或某些优化准则，如工作代价最小、行走路线最短、行走时间最短等。在机器人工作空间中找到一条从起始状态到目标状态、可以避开障碍物的最优路径。

6. **导航与定位技术**　基于机器人系统的 3D 手术规划，利用医学影像实时重建及融合处理和手术机器人高精度 3D 跟踪定位及可视化技术，实现术中实时标定及配准。将患者术前或术中影像数据与手术床上患者解剖结构准确对应，手术中跟踪手术器械并将手术器械的位置在患者影像上以虚拟探针的形式实时更新显示，使医生对手术器械相对患者解剖结构的位置一目了然，使外科手术更快速、更精确、更安全。

7. **仿生材料**　仿生材料是指模仿生物的各种特点或特性而研制开发的材料，某些智能医学机器人需要大量的柔性材料，形成医学机器人的仿生肌肉、骨骼或皮肤组织，辅助医师或者服务患者。

8. **力触觉技术**　力触觉技术是解决医疗现场沉浸感问题的关键技术，力触觉技术可以传递压力、温度、纹理、速度、加速度、震动等各种信息，就像人在现场真正触摸一样，反馈给医师或者患者真实的感受。

三、医学机器人的应用

医学机器人的研究正在推动现代医学的发展，它降低了医生的劳动强度，提高了医师的治疗精准度，最终改善了疾病治疗效果，使医学领域向自动化和智能化发展。目前，常见的医学机器人主要包括手术机器人、康复机器人、护理机器人，以及用于临床教学的生物仿真机器人等。

（一）手术机器人

手术机器人结合了医学、人工智能、材料、物理及工程技术等多领域的知识，给外科手术带来了革命性的变化。经过几十年的发展，手术机器人已经应用于多种外科手术中。手术机器人能利用高清成像系统、微创机械臂实施精密的手术，避免传统手术视野狭窄、操作空间小、医师生理限制等障碍。手术机器人是医生双手和大脑的延伸，医生可通过机器人完成原本他们双手做不到的事情，或是大脑中所想但却不能实现的事情。目前，手术机器人被认为是人工智能技术最具有代表性的应用之一，并且其在手术中的应用也被认为是未来手术发展的趋势。

手术机器人系统利用医学影像资料，结合其功能和外形构建相应的数据模型，借助计算机构建 3D 模型，包含软骨组织、解剖结构等。通过对各种图像进行分割、重建，依据立体定位系统进行配准融合。在此基础上，截面、立体、表面等各类显示方式均被实现，从而能够规划并模拟手术。在手术过程中，持续得到数据，且实时进行配准和显示。借助系统的反馈和规定的轨迹进行探测，可以在一个小的区域产生图像，通过 3D 成像就可产生整个器官的外形。在医生人工控制和导航系统的引导下，结合手术操作的过程，利用机械手或机器人干预或完成手术。

应用医学机器人进行手术，可以极大地提高手术的准确性和可靠性，它的出现对现代医学工程的发展产生了深远的影响，在医疗手术领域具有广泛的应用前景。外科辅助医学机器人系统将在应用中不断得到完善，并将改变外科医师处理患者的方法。它不仅会对常规医疗带来一系列的技术变革，而且对临床护理及康复工程等的发展都将产生深远的影响。手术机器人的优势和特点包括：

（1）手术机器人的出现结束了开放性手术的时代，机器人辅助微创手术创口小、出血少、并发症少。患者术后疼痛减轻、恢复快、住院时间短，输血概率降低。另外由于在患者体内完全由器械操作，使术后感染的风险几乎降到零。

（2）手术机器人会根据操纵者的命令分毫不差地执行工作，相对于医生的手来说，机器人借助计算机系统能将生理震颤减到最低。在进行血管复杂、空间狭小的手术时，机器人的机械手会精准地到达操纵者所要去的地方，使手术的操作更加灵活，提高了手术的安全性和有效性。

（3）借助高清摄像头和三维影像成像系统，在多个摄像机的视野中，操纵者可以更清晰地看到手术部位的具体情况，以此做出明确的判断，减少人为操作的误差，提高了手术的成功率和精细程度。

（4）医生坐在控制台前完成手术，舒适性更高。从而降低了医生的疲劳度，使其能够进行长时间高强度的工作。同时也可避免手术者穿戴铅衣等防护设备在射线下进行操作，减少由长时间暴露于射线所带来的损伤。

当然，手术机器人也存在一些不足之处：

（1）在医生借助机器人系统进行手术的时候，由于机械手不能完全代替人手，无法感知所用力度及器官的耐受度，缺少触觉反馈，不能及时对机械手的位置及力度做出有效调整，医生仅仅依靠视觉信息估计力度，带来新的手术风险。

（2）一般手术机器人系统的安装、操作比较复杂，机器人的准备和连接时间比较长。

（3）手术机器人的手术成本比传统手术要高很多。机器人系统设备昂贵，运行、维护费用高。有关机器人辅助手术的性价比仍然是一个富有争议的问题。

（二）康复机器人

康复机器人是一种自动化医疗康复设备，它以医学理论为依据，把康复医学和机器人技术完美结合起来。分为康复训练机器人和辅助型康复机器人。康复训练机器人的主要功能是帮助患者完成各种运动功能的恢复训练，如行走训练、手臂运动训练、脊椎运动训练、颈部运动训练等。辅助型康复机器人主要用来帮助肢体运动有困难的患者完成各种动作，包括智能轮椅、导盲手杖、义肢等。

康复训练机器人能够帮助患者进行各种运动功能的训练，从而恢复患者的运动功能。康复机器人是能自主完成工作、实现功能的人造系统，可以辅助或替代患者实现肢体功能，帮助患者痊愈。按其针对部位可分为上肢机器人、下肢机器人和手部机器人三类。①上肢机器人：能对患者手臂起到支撑作用，辅助患者实现上肢的空间移动，多采用电刺激加强神经的可塑性，从而逐步恢复神经肌肉的控制能力。②下肢机器人：以坐卧式较为常见。有三种主流形式：第一种采用外骨骼式辅助装置矫正患肢形态，再通过跑带为患者提供步态训练；第二种是基于气动装置的康复训练器，通过搜集患者下肢电信号实现人机交互，辅助行走；第三种是利用患者脚部控制踏板带动腿部运动的装置。③手部机器人：多用于手指和手腕的辅助控制，帮助患者顺利地完成手腕的移动、手指的伸展曲张等活动，改善或重建患者的手部功能。一般采用在患肢上安装外骨骼来辅助运动。

智能轮椅是在电动轮椅的基础上，增加了定位移动、站立移动、遥控移动以及相关"互联网＋辅助生活"等功能的机器人轮椅。智能轮椅能够满足肢体伤残者或行动不便人士的行走等运动，改善他们的生活质量和生活自由度。机器人轮椅的关键技术是安全导航问题，采用的基本方法是超声波和红外测距，个别也采用了口令控制。在机器人轮椅中，轮椅的使用者是整个系统的中心和积极的组成部分。对使用者来说,机器人轮椅应具有与人交互的功能。这种交互功能可以很直观地通过人机语音对话实现。

(三)护理机器人

护理机器人可为医生和患者提供基础辅助,减轻医护人员的工作负担,有助于提供高质量的护理服务。目前多用于老年人日常照护、饮食护理、传递药品器械、移动患者等方面。

(1)老年照护机器人:可以分为伴侣机器人和服务机器人。伴侣机器人可以增强老年人的社会互动,减轻老年人的消极情绪。服务机器人旨在提高老年人独立生活的能力,完成各种家务,监管老年人的健康和安全事项等。机器人可以促进老年人参加体力活动,增强患者的娱乐体验,缓解老年人的不良情绪,促进老年人的社会交往等。

(2)饮食护理机器人:主要用来辅助患者进食,服务对象主要为失能老年人、残疾人、脑血管栓塞或肌肉萎缩导致手部活动不灵活的患者。饮食护理机器人可以通过不同的机械臂组合将食物传递至患者的嘴边,同时还可以提供多种操控方式,便于不同程度的患者使用。饮食护理机器人为失能老年人、残疾人或功能失调患者的日常饮食护理提供了有效的解决方案。

(3)物品传送机器人:可借助传感器、无线网络与医院中央系统连接,由传感器探测物体,按照事先输入的地图信息确定行走路线和修正运送路线,可进行送餐、送药,收集废弃物,传递 X 线片、样本和药品等活动。物品传送机器人还可以在隔离病区内执行病区消毒,为患者送药、送饭及运送生活用品等任务,协助护士运送医疗器械、设备、实验样品及实验结果等。这类传送机器人可以完成医院部门之间的物品传递,减少护士在物品传递上花费的时间,提高护理工作效率。

(4)转运机器人:可以有效地完成卧床、术后、瘫痪患者的转运任务,减轻患者的痛苦,降低护士的体力负担。

(四)医学教学机器人

医学机器人在教学中所发挥的作用是对人体内部器官的运行状态进行模拟,有助于学生对专业知识的学习。特别是机器人在外界刺激下还会产生人体通常的身体反应,让学生产生直观的感受。在医学教学机器人的腹部和胸腔装满各种高精密的仪器设备,能够模拟人体内各个器官运行的实际状态,为学生展示真实的人体结构以及人体疾病诊断的方法,例如将手按在胸口处,能够感受到正常人的呼吸规律。对医学教学机器人进行程序参数设置,能够实现机器人模拟不同年龄、不同状态的人体。医学机器人在教学中的应用,可以提高医学教育的总体质量和水平,也能够让广大学生真实体验医疗护理的场景,提高学生的学习兴趣,帮助学生掌握真实的实践课程。

第四节　医药研发

一款新药的诞生通常需要经过四个阶段:药物发现阶段,临床前研究阶段,Ⅰ、Ⅱ、Ⅲ期临床试验阶段,审批上市及追踪阶段。新药研发的特点是:周期长,平均为 10～20 年;成本高,每款新药研发费为 10 亿～30 亿美元;成功率低,约 5 000 种候选化合物中才有 1 种能进入Ⅱ期临床试验,进入临床试验阶段的药物,只有不到 12% 的药品最终能够上市销售。

人工智能在药物研发中的应用如图 14-6 所示。药物发现是关系新药研发成功率的关键环节,AI技术主要应用在靶点筛选、先导化合物发掘、化合物合成、药物优化等方面。临床前研究阶段涵盖了药物的吸收、分配、代谢、排泄和毒性等药物动力学研究,以及晶型预测、药理作用评估和安全性评价等。临床研究阶段则以药物重定向、患者招募、临床试验设计和临床试验数据分析为主。审批上市及追踪阶段是政府药品主管机构和制药企业配合完成的最后阶段。

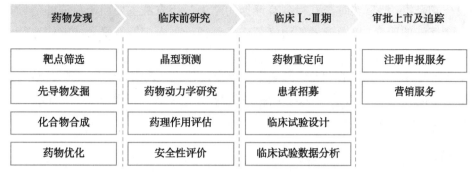

图 14-6　人工智能在药物研发中的应用

药物发现是人工智能应用最早且进展最快的领域，AI 技术辅助新药研发以海量数据为研究对象，高度参与靶点筛选、先导物发掘、药物优化等环节，从而提高研发效率、缩短研发进程、缩减研发成本。目前，已经涌现出多家 AI 技术主导的药物研发企业，借助深度学习技术，在心血管药、抗肿瘤药、孤儿药和常见传染病治疗药等多个领域取得了新突破，也得到了许多风险投资机构的青睐。

一、靶点筛选

药物靶点（drug target）是指药物在体内的作用结合位点，包括基因位点、受体、酶、离子通道、核酸等生物大分子。选择确定新颖的有效药物靶点是新药开发的首要任务。AI 主要是从海量的数据中获取有用的信息，并且实现生物化学的预测处理。这种方法可以控制研发药物的时间，也可以节约大量的经济成本。

药物 - 靶点相互作用一般是指药物通过与靶点反应并引发某种形式的积极生物响应，如修正靶点功能和 / 或活性实现控制、预防、治愈和诊断疾病。药物（化学小分子）与靶点（蛋白质）的相互作用问题一般被认为是二分类问题（相互作用标记为 1，否则标记为 0）或回归问题（亲和力是连续值）。基于结构的药物靶点预测问题的重点在于对药物和蛋白质的结构信息进行尽可能准确的特征表示，再利用合适的机器学习或深度学习算法对药物蛋白质作用模式进行预测。随着深度学习的发展，药物靶点相互作用预测问题逐渐由传统机器学习转向深度学习。随之而来的是，对于药物和蛋白质的表征也经历了从手工提取特征到深度学习自动提取特征的转变。

近年来，人类基因组学、转录组学、蛋白质组学、生物信息学的深入发展和现代生物技术手段的综合应用推动了药物靶点的发现进程。人工智能技术能够充分利用基因组学、转录组学、蛋白质组学和生物信息学研究结果，从其相应数据库中寻找药物作用新靶点。

药物靶点发现的基本流程为：①利用基因组学、转录组学、蛋白质组学数据获取与疾病相关的生物信息；②对获取的生物信息进行整合分析，以发现与疾病相关的生物大分子；③对发现的生物大分子进行生物功能性研究，确定候选药物靶点；④设计探针分子（化合物或抗体分子），在分子、细胞和模式动物水平上对候选药物靶点进行药理学评价；⑤对靶点的有效性进行验证。在该流程中，通过生物数据整合分析，发现疾病相关的生物大分子是重中之重。

以肿瘤新药研发为例，人体所携带的癌症相关基因近 500 个，会产生将近 1 000 万个基因突变，涉及 60 多个药物靶点，而且这些数字还在持续增加。如果人工解读这些信息，不但耗费大量时间，还会出现遗漏或误判的情况。而 AI 具有实时抓取和动态学习更新的能力，能够穷尽遍历肿瘤靶点知识库。首先对患者的生物标本进行基因测序，将这些生物指标数据与患者的已知病史数据结合起来输入 AI 平台，利用数万个数据点建立起健康及患病组织的不同模型。然后通过 AI 算法找出横跨这些模型的生物标志物或药物靶点。

将超级计算能力用于研发新型抗癌药的核心技术是分析大量公开的可用数据以及公司自己的数

据,不断假设药物靶点,然后实时交互得到有证据的结果。该方法主要用于免疫肿瘤领域新药物靶点的发现、组合疗法的研究,以及患者的治疗策略。例如一种人工智能平台能够快速筛选患者的组织样本,以寻找替代的药物靶点。研究人员首先对来自健康供体的样品和各种乳腺癌亚型的样品进行基因测序,从而对存在于癌细胞和正常细胞中的突变过程建立基因组信息。通过 AI 平台建立健康及患病组织的不同模型。该平台的算法最终将会找出横跨这些模型的分子签名中的热点。这些热点或可代表生物标记或药物靶点。

二、先导物发掘

先导化合物(lead compound)简称先导物,是通过各种途径和手段得到的具有某种生物活性和化学结构的化合物,用于进一步的结构改造和修饰,是现代新药研究的出发点。在新药研究过程中,通过化合物活性筛选而获得具有生物活性的先导化合物是创新药物研究的基础。虚拟筛选是先导化合物发现中的一项重要技术,它利用计算机从海量化合物中快速筛选出特定靶点的候选活性化合物,大幅减少在生物化学实验阶段的受试化合物数量。

计算机模拟技术的提高以及人工智能技术的逐渐成熟,使药物研发进入合理化药物设计阶段,即依据生物化学、分子生物学、遗传学、信息学和计算化学的成果,针对这些研究所揭示的酶、受体、离子通道等潜在的药物设计靶点,并参考其他类源性配体或天然底物的化学结构设计出合理的药物分子,发现作用于特定靶点的新药。在药物研发中,AI 利用大数据和机器学习方法,即从论文、专利、临床试验结果的大量信息中提取药物靶点和小分子药物的结构特征,根据已有的药物研发数据提出新的、可以被验证的假设,自主学习药物小分子与受体大分子靶点之间的相互作用机制,并且根据学习到的各种信息预测药物小分子的生物活性,设计出上百万种与特定靶点相关的小分子化合物,并根据药效、选择性,以及药物的吸收、分布、代谢和排泄等其他条件对化合物进行筛选。对筛选出来的化合物进行合成并经过实验检测,然后把实验数据再反馈到 AI 系统中,用于改善下一轮化合物的选择。经过多轮筛选,最终确定可用于进行临床研究的候选药物。AI 的使用大大地加速了药物研发的过程,并且能够对新药的有效性和安全性进行预测。

研究人员利用高通量筛选的方式无限扩大筛选对象以期发现目标化合物,提高药物发现的概率。由于不断试错的成本太高,越来越多的研发企业开始引入虚拟高通量筛选技术,以增强或取代传统的高通量筛选过程,利用该技术缩小潜在药物分子的范围,从而节省后续测试的时间和费用。AI 算法可以缩小相关蛋白质、药物和临床数据的范围,以便更好地预测那些有很大潜力、可以作为药物靶点的蛋白质编码基因。AI 技术的核心是整合技术平台,此类平台可以结合临床医学大数据、基因大数据和药物的有效性及毒副作用等进行分析,同时对现有药物和潜在药物进行评估,进而达到快速筛选或设计出最有潜力的候选药物。

医学人工智能在新药筛选上成功的基础是化合物数据库。一个优秀的化合物数据库可以提供尽可能多的研究对象,从而有机会发现更多的先导化合物。蛋白质与小分子化合物的相互作用是进行药物设计的基础。在分子水平上深入研究蛋白质与药物分子的结合机制,有助于为筛选及研发药效高、应用广及毒副作用小的新药提供丰富的计算依据。可以利用医学人工智能构建蛋白质和小分子的亲和力模型预测,以筛选有效的药物候选分子,有效缩短现有的实验流程并降低临床失败风险。

虚拟高通量筛选技术通过致病蛋白信息、小分子信息、蛋白和小分子间的亲和力三种数据,分别代表疾病、药物、药物与疾病能否结合三个方面,以此来预测致病蛋白与已知小分子的亲和力,进而预测用于治疗疾病的药物。深度学习软件可以摄取、分析信息,找出关联并提出相应的候选药物,进一步筛选具有对某些特定疾病有效的分子结构。人工智能使发现新型先导结构的速度越来越快、成功率越来越高,将发现药物的失败因素控制在先导结构的发现阶段,大大地节约了药物研究的周期和经费。

三、药物优化

要从数以万计的化合物分子中筛选出对特定靶点具有较高活性的化合物,往往需要较长的时间和成本,利用人工智能技术建立虚拟药物筛选模型,快速过滤"低质量"化合物,富集潜在有效分子,检索速度更快、覆盖范围更广。利用机器学习技术,从海量化合物中挑选出高潜力候选药物,能够减少研发新药的时间和成本,加速化合物的发现和优化以及候选药物分子的产生。

药物分子首先必须分布到受体生物大分子部位并与受体结合,才有可能发挥作用。使用计算机分子模拟软件,模拟生物大分子与先导化合物之间的相互作用,研究与药物的结合部位的静电场、疏水场、氢键分布、整体构象、π-π作用、化学结构特征等"描述符"。依靠这些描述符通过计算和分析两者间的亲和力大小及结合模式,从而进行先导化合物的优化和改造,增加药物与受体之间的作用强度、提高药物的生物利用度,最终成为发现新药的候选药物。

药物的构效关系是指药物的化学活性与药效的关系。最早期的构效关系研究以直观的方式定性推测生理活性物质结构与活性的关系,进而推测靶酶活性位点的结构和设计新的活性物质结构。随着信息技术的发展,以计算机为辅助工具的定量构效关系成为构效关系研究的主要方向,定量构效关系也成为合理药物设计的重要方法之一。根据药物的化学结构对生物活性的影响程度,宏观上将药物分为非特异性结构药物和特异性结构药物。前者的生物活性与结构的关系主要是由这些药物特定的性质决定的。而多数药物,其化学结构与活性相互关联,药物一般通过与机体细胞上的受体结合然后发挥药效。现在已经有很多软件可以将化合物的构效关系分析过程在计算机上模拟,并对化合物可能的活性做出预测,对最有可能成为药物的化合物进行有针对性的筛选,从而可以极大地削减药物挖掘的时间。

本章小结

大数据和人工智能技术的飞速发展不断影响和改变着传统医学模式,并已快速渗透到医学的各个领域。其在临床决策系统、公共卫生监测、医学机器人和医药研发等领域的突破,将改变医疗手段甚至医疗模式,并将推动医学发展,重塑医疗产业,为医学发展带来了新的活力。

思考题

1. 结合自己的专业,谈谈大数据与人工智能技术对本专业的影响和挑战。
2. 怎样利用大数据与人工智能技术准确预测肺结核发病趋势?
3. 医学机器人未来发展的趋势与挑战是什么?
4. 高质量数据对人工智能在医药研发中所起的作用有何影响?

(张文学　彭　磊)

第十五章

医学大数据与人工智能的发展趋势及挑战

人工智能作为一种具有代表性的颠覆性技术,极大地促进了智能医学和精准医学的发展,掀起了一场前所未有的医疗革命。但当前医学大数据与人工智能的发展也面临着诸多挑战,其具体实施除了大数据质量与安全等技术层面的问题,还要面对诸如算法歧视、准入和监管等社会、伦理和法律问题。

第一节　面临的问题及挑战

医学大数据是所有与医疗和生命健康相关的、数字化的、极大量的数据,是以容量大、类型多、应用价值高为主要特征的数据集合,也是国家重要的基础性战略资源,其应用和发展在带来健康医疗技术跨越式发展的同时,也在不断激发健康医疗模式的深刻变化。但其数据质量、安全以及智能算法本身的局限、准入和监管等方面所面临的挑战也极大地影响着医学在"不确定性中寻找确定性"的进程。

一、人工智能算法的局限

自"人工智能"诞生以来,经过半个多世纪的起起伏伏,时至今日,不但人工智能、大数据技术等"破坏性创新"深刻影响着人类生活和社会进步,而且我们自身也越来越"生活"在智能算法之中。然而,在人类沉迷于算法决策所带来的快捷便利的同时,这些披着科学、客观外衣的算法也逐渐"摆脱"人类的控制,算法权力正在悄然兴起。弗兰克·帕斯卡尔就曾在其著作《黑箱社会》中以"黑箱"作为隐喻提醒公众算法所隐藏的透明度风险。人们尽管可以看到算法的输入输出结果,却无法得知其中的决策机制。另外,决策结果还可能缺乏有效性,甚至表现出对特定群体的歧视性。2016 年 9 月,《自然》杂志发表题为《大数据算法需承担更多责任》的社论文章。文章指出,大数据算法存在一个不容忽视的潜在风险,即有可能增加偏见或成见,并会复制或加剧人类犯错。

（一）算法歧视的表现

1. 医学领域　例如在胰腺囊腺瘤的诊断中,浆液性囊腺瘤占总量的 80% 以上,黏液性囊腺瘤则只有不到 20%。也就是说,如果一个算法模型将所有的胰腺囊腺瘤的患者全部诊断为浆液性,就可以获得 80% 以上的准确率。这样的准确率是非常可观的,但是这种算法模型在实际应用中毫无意义。

此外,如果在对生理缺陷者、精神疾病患者、罕见疾病患者和传染性疾病的感染者等特殊群体的诊治过程中,出现了对患者的某些负面反馈,就很可能会形成一种特殊标签,进而影响患者的诊断和治疗。

2. 司法领域　美国司法系统在 2000 年初投入使用了预测系统程序:COMPAS。该算法是专门用来预测罪犯在未来再次犯罪的概率和对社会危险性程度的 AI 程序。相关机构对该系统进行了测试，工作人员在对 COMPAS 往期的评分数据进行综合分析并经过严谨的比较后，得出结论"黑种人被告比白种人被告得到更高分数的概率为45%"。此结果与之后工作人员对黑种人和白种人罪犯实际再犯罪率的统计结果大相径庭，这一结论表明：表面上客观中立的算法预测系统实则存在对黑种人群体的歧视。

3. **日常生活领域**　针对招聘就业，卡内基·梅隆大学针对某广告系统进行了测试。测试者在对特定数据分析整合后得出结论：该广告算法系统存在着性别歧视。研究显示，该广告定位系统在运作时会分析处理各类因素，包括浏览者个人信息、输入的浏览记录以及浏览者的网站注册账号等。测试人员为更深入了解该广告算法技术的歧视性本质，利用计算机模拟系统构建了 17 370 个男性和女性求职者的用户名和资料，利用 AdFisher 发布求职信息并进行网络追踪和调查。随即在诸如《卫报》等各类新闻网站平台，记录由该广告系统推送的"年薪 20 万美元薪水的行政职位"的广告数据。统计结果显示，虚拟女性用户一组仅收到 318 个推送，而虚拟男性用户一组却收到 1 852 个推送，由此计算出女性得到"高薪"推荐的概率仅为男性的 1/6。这种针对女性就业者的歧视与人类现实中体现的歧视如出一辙。

另外，我们现在生活中所遇到的"大数据杀熟"现象，也是算法歧视的表现之一。所谓"大数据杀熟"就是各类电商、外卖、打车等平台，利用自己所积累的用户基础大数据及消费大数据，在分析、挖掘的基础上，设计了有针对性的个性化价格，实现顾客的不合理差异化待遇，从而获取不当利益。

（二）算法歧视的成因

即便在技术层面，算法的设计者并没有主观意愿将歧视注入算法之中，但其内在的"基因"仍会促使它表现出歧视性。这些歧视"基因"主要由三个技术因素决定。

1. **数据质量的影响**　在计算机科学领域，有个很有名的"GIGO 定律"（garbage in, garbage out），即在计算机运算过程中，若输入为垃圾数据，则输出亦为垃圾数据。针对大数据智能算法的歧视性，也有类似的说法。前述《自然》社论一文，则用"偏见进，则偏见出"（bias in, bias out）来描述。

智能算法本质上是"以数学形式或计算机代码表达的意见"。智能算法的设计目的、数据运用、结果表征等都是设计开发者的主观价值选择，他们有可能会把自己持有的偏见嵌入算法之中。另外，大数据算法是从历史数据中训练而获得数据的特征，所有这些特征一起构成数据的特征空间。一旦整个社会对某个少数族群存在结构性的种族主义和负面偏见，那么这种偏差就会反映到数据上，于是大数据算法就会"如实"地归纳这些有偏性。也就是说，大数据智能算法的滥用，会强化错位的社会歧视和形成非理性繁荣的回音室效应。

2. **样本数量的影响**　样本数量的多寡对多数族群和少数族群的影响迥然不同，也会导致大数据智能算法存在歧视性。训练大数据算法的数据，主要依赖于抽样，然而一旦抽样，随机性就很难保证。一些稀有的现象（例如涉及少数族群的数据）很可能就选择不上，从而导致训练结果更"青睐"于在统计上占多数族群的那一类。

此外，多数族群和少数族群在特征空间上的表现是不同的，为了设计简便，大数据算法有时会"不自觉地"把一些特征不太明显的少数族群数据，直接归属于多数族群的错误（或噪声）数据之中，而非细细考究它是不是属于某个少数族群，因为他们所占的比例很小，对整体的预测精度影响也不大。

3. **敏感属性的影响**　如果在特征空间中，我们限制大数据算法使用某些受保护的数据属性（例如种族、性别或地域等），那么针对这些属性的歧视，是否就自动消除了呢？

在智能大数据时代，远没有这么简单。我们前述的大数据特征，最本质的是"多样性"，而非其"体量大"。大数据的多样性，是由数据丰富度、数据来源多、数据之间的联系性强、可交叉印证等多个方面决定的。

智能大数据算法的很大一部分吸引力就在于，它可以从那些当前的数据属性推断目前不可知的属性，例如种族和性别等。这是因为，那些本来已受保护的敏感属性，或显式或隐式地被冗余编码在足够丰富的特征空间中。由此可见，那些所谓的受保护的敏感属性，在善用多维度知识的大数据算法面前，显得藏无可藏，无所遁形。

（三）算法歧视的规避

凯文·凯利在《失控》中指出"人们在把自然逻辑输入机器的同时，也将技术逻辑带到了生命之中，机器人、计算机程序等人工制造物也越来越具有生命属性"。由此推断，解铃还须系铃人，规避"算法歧视"的工作还必须由人完成。

1. **规定算法的解释权** "技术只有透明才能获益"。算法解释权更能直接地针对算法设计，揭开算法程序的神秘面纱。潘云鹤院士也曾指出算法的不可解释性是人工智能应用的一个需要关注的问题。目前，很多大数据学习算法在决策判断时，标准并不透明，这使从技术层面跟踪代码违规几乎是不可能的。由于算法的复杂性，研究人员本身可能也无法判断到底是什么环节导致它们学会了歧视。所以，相关公司或部门应公布他们所使用的大数据算法的源码及所用的数据集。这样可以确保大数据公司不是仅仅为了利益（或是效率），而故意牺牲了公平和道义。针对算法解释性，目前一些大数据公司已经开始从"算法的责任"出发，展开了相关的研究工作。2017年，美国计算机协会联合公共政策委员会也专门制定了一份《算法透明性和可问责性声明》，鼓励运营算法决策系统的机构，对算法程序的设计过程和相关决策做出解释。2022年3月1日，由国家互联网信息办公室、工业和信息化部、公安部、国家市场监督管理总局联合发布施行的《互联网信息服务算法推荐管理规定》是我国通过法律来解决算法透明、诱导沉迷等算法领域关键性问题的积极举措。

2. **利用法律确保大数据算法的公平性** 鉴于大数据对社会的影响重大，需要更加明确和强化大数据智能算法的社会责任。这就需要相关政府部门提前布局，未雨绸缪而非"亡羊补牢"地构建一个更加完善的法律体系，通过立法立规加以确保。

例如，为进一步防止算法程序对公民造成不利影响，美国政府要求算法程序设计机构在运用相关数据和算法技术时应当遵守相关法规的要求，禁止算法程序在设计过程中含有任何歧视性因素，如若违反则一律追究法律责任。同样，欧盟委员会在2019年发布了一份有关人工智能的道德准则，提出了实现可信赖人工智能的七个要素。其中，第四个要素中明确规定，应确保人工智能系统的可追溯性。

2014年5月5日，国家卫生和计划生育委员会印发的《人口健康信息管理办法（试行）》，对健康医疗数据共享和开放做了原则性表述。2018年7月12日，国家卫生健康委员会印发的《国家健康医疗大数据标准、安全和服务管理办法（试行）》，则明确了健康医学大数据的定义、内涵和外延。2019年6月17日，国家新一代人工智能治理专业委员会印发了《新一代人工智能治理原则——发展负责任的人工智能》，提出了人工智能治理的框架和行动指南。2021年9月25日，国家新一代人工智能治理专业委员会发布了《新一代人工智能伦理规范》。规范充分考虑当前社会各界有关隐私、偏见、歧视、公平等伦理关切，强调人工智能系统伦理原则，旨在将伦理道德融入人工智能全生命周期，为从事人工智能相关活动的自然人、法人和其他相关机构等提供伦理指引。2022年3月21日，中共中央办公厅、国务院办公厅印发的《关于加强科技伦理治理的意见》，提出"伦理先行"，将科技伦理要求贯穿科技活动全过程，并明确了生命医学和人工智能是重点监管领域。2021年9月1日起施行的《中华人民共和国数据安全法》、2021年11月1日起施行的《中华人民共和国个人信息保护法》、2022年3月1日起施行的《互联网信息服务算法推荐管理规定》也为相关"算法歧视"等定义了一个很好的法律框架，使保护隐私、防范算法滥用有了保障机制。

3．**构建更加和谐的社会关系**　大数据算法的分析对象是数据，而数据归根结底还是社会的镜像。如果社会本身和谐、无歧视，自然在数据算法上也不会得到彰显。因此，一方面，对于大数据算法的设计者而言，要更加严格地筛选算法，避免让他们设计的算法跳进无意识的歧视之中。另一方面，大数据公司也应加强"自律"，其相应的企业文化在一开始就需要考虑无歧视的价值导向。

4．**内部自律性规制**　尽管法律、法规对算法程序设计部门可能产生歧视的行为做出规制，但也不能完全消除算法歧视问题。普通公民不应完全寄希望于已有的技术或法律举措，还应从自身出发进一步减少算法程序可能产生的歧视。例如，网络用户在浏览数据完成时应及时清除浏览记录，为此相关机构应建立用户数据选择退出机制。该机制旨在解决用户在使用完服务后遗留的浏览记录如何清除问题，其初衷是赋予个人在接受服务后有要求抹除浏览数据的权利。实践中，测试者如不及时清理使用购物平台后留下的数据痕迹，平台算法程序极有可能在分析整合后推测出用户偏好，经过大数据算法筛选，有针对性地"精准"推送广告。购物平台基于此类数据所设计的算法程序极有可能给用户带来歧视风险。

总之，大数据算法的反歧视是一个系统工程，只有在社会各方面的努力下，才有可能打造一个更加和谐的大数据时代。

二、医学人工智能的准入和监管

人工智能在医疗领域的探索和应用有着相对较长的历史。1972 年，利兹大学研发的 AAP Help 是医疗领域最早出现的人工智能系统，主要用于腹部剧痛的辅助诊断及手术的相关需求。1978 年，我国科学家研发的"关幼波肝病诊疗程序"，则较早将医学专家系统应用到我国传统中医领域。

得益于算法的增强、计算能力的提升以及海量的大数据资源，人工智能在近年来的发展中呈现出良好的发展态势，而人工智能在医疗健康领域的蓬勃发展也带来了医疗模式的巨大变革。然而医疗领域本身存在的特殊性和复杂性使人工智能在该领域的应用面临诸多问题。

例如，临床上很多疾病会呈现相同的症状，同一症状会对应不同的疾病，临床诊断的复杂性加大了医疗人工智能诊断的难度。同时，目前还有很多未能突破的医学难题，而医疗人工智能主要基于人类现有的知识或经验，对于人类当前未知的问题也不能提供良好的建议。再如，在医疗人工智能系统安全风险尚不明确的情况下，应用医疗人工智能系统的医疗结果的签字权等责任风险问题。最后，医疗数据的电子化、标准化、开放共享和隐私保护等问题。

由此可见，如何应对人工智能在医疗领域的准入和监管也是当前我们必须面对的挑战之一。

总体看来在人工智能准入监管的问题上主要有两种观点。一种以埃隆·马斯克为代表，强调要严格管理；另一种以扎克伯格等为代表，认为应放宽管理。

在国家层面上，一些先行国家已经开始着手具体应对此挑战。

在具体的监管实施上，美国食品药品管理局（FDA）早在 1998 年就开始建立监管计算机辅助识别系统。2012 年，FDA 发布了一套相对明确的指标体系审查集成了机器学习算法的软件。指标包括算法设计、特征、模型、用于训练和测试算法的数据集及使用测试数据的"卫生程度"。2015 年，FDA 发文将可控制心脏消融导管远程控制系统定义为Ⅱ类，属于中等风险。2016 年，美国通过《21 世纪治愈法案》，资助 FDA 改革药物审批程序。该法案放宽或免检辅助健康智能软件和运动保健产品，如智能手环或卡路里监测 app 等的审批，同时对那些治疗罕见且威胁生命的疾病的药物审批可缩小临床试验规模。同年，FDA 颁布了对未来医学创新举足轻重的三条规范：①针对低风险普众健康产品的法律规范；②为支持医疗器械监管决策，提供实际循证的法律规范；③医疗设备准入临床试验的适应性设计规范。这三条规范对于未来医疗领域的 AI 创新和创意给予了框架性指导建议。2017 年，FDA 授权 Bakul Patel 博士组建一个专业致力于数字化医疗和 AI 技术评审的部门。该部门的任务是为 FDA 准备好规范和标准，用于评审 AI 相关的医疗保健设备、器械或医用软件等。他们将重新规划智能医疗机器人、有机器学习特质的医疗设备应当采用哪种途径监管和审批。

1998 年英国的《数据保护法案》和 2016 年 4 月欧盟通过的《一般数据保护条例》，禁止一切未经同意的非法使用公民个人数据的行为。2016 年 8 月，联合国下属的世界科学知识与技术伦理委员会发布了《机器人伦理初步报告草案》，认为不仅需要机器人尊重人类社会的伦理规范，还要将特定的伦理规则编写进机器人程序中。2016 年 12 月，电气电子工程师学会（IEEE）发布了《合乎伦理的设计：将人类福祉与人工智能和自主系统优先考虑的愿景》，就一般原则、人工智能系统赋值、指导伦理学研究和设计的方法学、通用人工智能和超级人工智能的安全与福祉、个人数据和个人访问控制、重新构造自动武器系统、经济 / 人道主义问题、法律等八大主题给出具体建议。2017 年，在美国加利福尼亚州召开的"阿西洛马会议"上，与会专家联名签署了《阿西洛马人工智能原则》，规定人工智能研究的目的是服务人类，同时也为人类所控，这是人工智能研究最基础的伦理保障。2018 年 4 月，英国上议院也明确提出人工智能必须遵守"为人类利益服务，绝不伤害人类"的原则。

目前，我国也已针对人工智能在医疗领域的准入和监管开始了探索。

（1）医疗器械：2015 年 7 月，国家食品药品监督管理总局（China Food and Drug Administration，CFDA）发布的《医疗器械分类规则》中，新增了"独立软件"定义，而"嵌入式软件"与其配套使用的硬件按一个医疗器械产品进行注册管理。2015 年 8 月，CFDA 发布的《医疗器械软件注册技术审查指导原则》中要求软件描述文档包括基本信息、实现过程和核心算法。2017 年，CFDA 发布新版《医疗器械分类目录》，其中《21 医用软件》是收录医用独立软件产品的子目录，包括治疗计划、影像处理、数据处理、决策支持、体外诊断类和其他 6 个类别软件，根据风险程度按照Ⅱ类或Ⅲ类医疗器械管理。其中诊断软件若通过算法只提供诊断建议不直接给出诊断结论，按照Ⅱ类医疗器械管理；若通过其算法对病变部位进行自动识别并提供明确的诊断提示，则按照Ⅲ类医疗器械管理。2017 年 8 月，CFDA 发布了《药品数据管理规范（征求意见稿）》，规范产品生命周期中全部活动的数据管理，要求高层管理人员对药品数据可靠性负最终责任。2017 年 9 月，CFDA 规定申请人应当通过国家食品药品监督管理总局医疗器械标准管理中心分类界定信息系统提出分类界定申请。2017 年 10 月，中共中央办公厅、国务院办公厅印发了《关于深化审评审批制度改革鼓励药品医疗器械创新的意见》，指出要完善和落实药品试验数据保护制度，给予一定的数据保护期等。2018 年，国家卫生健康委员会联合国家药品监督管理局印发的《大型医用设备配置与使用管理办法（试行）》规定，乙类大型医用设备由省级卫生健康行政部门负责配置管理并核发配置许可证。《大型医用设备配置许可管理目录（2018 年）》中将内镜手术器械控制系统（手术机器人）纳入乙类大型医用设备管理。

（2）医疗技术：2015 年，国家卫生和计划生育委员会发布了《限制临床应用的医疗技术（2015版）》，其中将"安全性、有效性确切，但是技术难度大、风险高，对医疗机构的服务能力和人员技术水平有较高要求，需要限定条件的医疗技术"纳入限制临床应用的医疗技术，而其中也明确提到了"人工智能辅助诊断、治疗技术"属于此类医疗技术。2017 年，又进一步修订了 15 条"限制临床应用"的医疗技术管理规范。其中包括人工智能辅助诊断的技术管理规范和质量控制指标。

（3）人员及机构：2009 年 11 月 13 日，卫生部办公厅印发了《人工智能辅助诊断技术管理规范（试行）》，对做好人工智能辅助诊断技术审核和临床应用管理，保障医疗质量和医疗安全做出了相应的要求。2017 年 12 月 31 日，中国医院协会制定并发布的《人工智能辅助诊断技术管理规范（2017 年版）》《人工智能辅助治疗技术管理规范（2017 年版）》对人工智能辅助诊断技术和人工智能辅助治疗技术进行了定义，并对从事的机构和人员进行了规定。首先，规定了医疗机构开展人工智能辅助诊断 / 治疗技术应当与其功能、任务和技术能力相适应，并要有相适应的硬件措施。而在治疗方面，人员要求则更为严格，医师必须具有 10 年以上三级甲等医院相关专业临床诊疗工作经验，具有副主任医师专业技术职务任职资格，同时熟练掌握本专业开放手术或微创手术技术，经省级培训合格，另外还规定了执业范围必须是外科专业或妇产科专业。而对医疗机构来说，开展人工智能辅助治疗技术必须有 4 人以上的医疗团队。另外，目前已有省级卫生健康行政部门制定了手术机器人的乙类大型医用设备配置准入标准，其中包括机构和人员的准入标准。

目前，我国已陆续发布一些政策对人工智能的到来做出了积极的响应。但总体来看，目前尚未有一个专门致力于数字化医疗和 AI 技术审评的"新"部门。展望人工智能的未来发展及其对社会的广泛影响，成立专职的管理部门刻不容缓。

第二节　发展趋势与展望

人工智能技术自诞生之初，其在医疗场景中的应用便是研发的核心主题。如今，随着人工智能的"复兴"，其在医学领域的应用也迎来了"中兴"时期。智能医学是医学领域的一个全新概念，也是智能社会的重要组成部分。"精准"则是医学发展的客观追求和终极目标。智能医学和精准医学是未来医疗发展的一个开端，也是推动全民健康的国家发展战略之一。

一、智能医学

随着人类社会大踏步进入智能社会，智能医学（intelligent medicine）也应势而生。广义上讲，智能医学是人工智能、云计算、大数据、物联网、移动互联网、虚拟现实、3D 打印、机器人、可穿戴设备、5G、区块链等技术与医学融合的交叉学科。智能医学为医学开辟了一个全新的领域，是现代医学发展的新方向，也是全球医疗产业布局的新焦点。其中医学人工智能是智能医学的核心和关键。医学人工智能不但在医学的各个领域都有着广泛应用，同时对传统医疗模式也产生了巨大的影响。

（一）智能医学的发展

近年来，国内外医学人工智能的布局和应用正不断向纵深发展。其实，自人类历史有记录以来，智能和医疗就是我们生存与发展的主题，就像我们熟知的许多 AI 研究的先驱科学家本身也是脑科学专家一样，二者相互促进，密切关联。

2008 年，智慧医疗（smart medicine）的概念被提出，2015 年诞生了人工智能系统，专注于提供医疗健康领域的解决方案；2016 年，AI 开始应用于医疗健康计划，帮助寻找最有效的药物和治疗方案；2019 年，美国国家医学院发表了《医疗人工智能：希望、炒作、浮夸承诺、危险》的报告，为医疗健康领域的 AI 研发及应用提供了指导建议和实践指南。2020 年，经济合作与发展组织发布了《值得信赖的医疗人工智能》报告，讨论了 AI 在医疗保健领域的应用前景、风险及关键政策问题。

2016 年中国发布了在智能医疗领域的相关成果；2017 年，发布了人工智能医疗系统。2018 年，推出了医疗 AI 引擎；2019 年，中国学者在《英国医学杂志》（*The BMJ*）发表文章肯定了 AI 在健康医疗领域具有巨大的应用潜力，并讨论了促进 AI 在医疗领域应用实现的关键举措。

（二）智能医学的相关应用

2019 年 1 月 7 日，由美国 Scripps 研究所发布在 *Nature Medicine* 中的文章指出，在医学方面，AI（特别是深度学习）开始在三个层面产生影响：临床医生将更快速、准确地进行图像分析；卫生系统将通过改善工作流程减少医疗差错；患者能够处理自己的数据，促进健康。2019 年 1 月 9 日，上海交通大学人工智能研究院联合上海市卫生和健康发展研究中心、上海交通大学医学院发布《人工智能医疗白皮书》，提出了 AI 在医学影像、辅助诊断、药物研发、健康管理、疾病预测等五大医学应用领域。2019 年，广州医科大学附属第一医院与加利福尼亚大学圣地亚哥分校人类基因组医学研究所在 *Nature Medicine* 上发文，梳理和预测了 AI 在医疗健康领域的实施现状与未来发展。表示在医疗健康领域，AI 发挥重要影响的应用将涵盖四大方向：诊断、治疗、人口健康管理、监督和调控。2021 年 7 月，由北京大学健康医疗大数据国家研究院发布的《健康医疗人工智能指数报告 2020》指出，目前我国在智能医学方向的研究和应用主要集中在疾病诊断、治疗、人群的健康管理、管理和监管四个方面。

1. **临床领域的应用**　临床医学可分为预防、诊断、治疗、预后四个部分。

（1）在预防方面：主要是智能健康管理与疾病评估和预测。智能健康管理主要是指通过智能化的可穿戴设备和相关的医疗机构对接，进行远程监控等。疾病评估和预测是对个人健康风险的评估和预测，对临床治疗过程的风险监控，以及对社会公共卫生事件预警等。

（2）在诊断和医疗方面：提供高效、精准的医学诊断结果和个体化治疗方案。主要包括医学自然语言处理、医学图像处理分析、临床决策支持系统、手术机器人等。以医学图像处理分析为主的疾病诊断智能化是目前智能医学研发的主流，其中精度和可靠性依然是热点问题。

医学自然语言处理是指利用自然语言处理技术（natural language processing, NLP）协助完成医学领域相关知识的汇总，提取其中有用的信息，形成知识本体或知识网络，为后续的各种文本处理任务（如疾病咨询智能化等）提供便利。目前该方向的工作在智能导诊和心理咨询等方面发挥了重要作用，而且与正在发展的"叙事医学"紧密相关，是改善医疗效率和医患关系的重要手段和创新途径。临床决策支持系统是指针对半结构化或非结构化的医学大数据，通过人机交互等方式改善和提高临床决策效率的智能系统。而智能技术的应用也在切实影响着决策路径的走向：从过往的经验即决策，至现在的数据辅助决策，到将来的数据即决策。手术机器人则主要是指人机协同的手术机器人。

（3）在预后方面：主要应用是康复机器人和虚拟助理。康复机器人是指智能辅助肢体功能性损伤康复的器械。虚拟助理是指协助医师开展院后随访，或协助制订康复方案的语言交互的智能应用等。

2. **基础领域的应用**　该领域的应用主要是与基因技术结合。通过基因检测，可以发现许多隐藏在健康身体下的患病风险，从而可以更好地进行疾病的风险评估和预防。利用深度学习（deep learning）技术处理海量的基因数据，可以更好地理解基因突变，并了解这些突变将会导致什么疾病及致病原因。另外，还可以更好地管控饮食健康。深度学习结合基因检测，可以了解自身对各种营养元素的吸收状况等，从而可以更好地进行饮食和健康管理。

3. **药物研发领域的应用**　该领域的应用主要是基于深度学习和大数据挖掘分析（如通过大量学习相关专利和论文数据等），快速、准确地挖掘和筛选合适的化合物，缩短新药研发周期、降低研发成本和提高新药的研发成功率。通过机器模拟，还可对药物活性、安全性和副作用等进行预测。

4. **医疗管理应用**　该领域的应用主要包括分级诊疗和智慧医院管理等。分级诊疗涉及智能辅助诊断系统和基于医联体的智能云服务等。目前智能辅助诊断系统可实现家庭医疗顾问、医师诊疗助手和医学知识库等医疗功能。智能云服务则是以云平台为基础，实现远程门诊及转诊、区域影像诊断远程托管与会诊等功能。智慧医院是智能医疗的基础平台，涉及智能化医院系统、智能化区域卫生系统、互联网医疗（如移动医疗、远程医疗、家庭智能健康系统等）等。

（三）智能医学工程

为促进智能医学的发展，2018 年，教育部正式批准天津大学、南开大学两所高校首次设立"智能医学工程"专业（专业代码 101011T）。同时，天津大学设立了全国首个智能医学工程博士点。至 2021 年，全国已有 60 余所高校开设该专业。

智能医学工程（intelligent medical engineering, IME）是指以现代医学与生物学理论为基础,融合先进的脑认知、大数据、云计算、机器学习等人工智能及相关领域的工程技术,挖掘人的生命和疾病现象的本质及其规律,探索人机协同的智能化诊疗方法和临床应用的一门新兴的交叉学科。智能医学工程是医、理、工学高度交叉的学科,其研究内容包括智能诊疗、智能影像识别、智能健康管理、医疗机器人、智能药物研发等。

智能医学工程专业的培养目标:学生应掌握基础医学、临床医学的基础理论,对智慧医院、区域医疗中心、家庭自助健康监护三级网络中的医学现象、医学问题和医疗模式有较深入的理解,能熟练地将物联网、机器人以及人工智能等相关技术快速应用于医疗信息大数据的智能采集、智能分析、智能诊疗、精准医疗及智能康复等各个环节。

为此,智能医学工程专业学生的知识拓扑和课程设置是(自下而上):①最底层是数理基础、人文社科等相关的通识教育及医学基础知识模块。②其上是计算机、人工智能及医学技术所形成的支撑课程群。③再上是核心层,包括医学数据的智能感知、智能分析、智能决策,以及在此基础上形成的精准医疗。此外,还包括虚拟现实、脑机接口等新兴智能人机交互技术以及对智能所产生的生理、心理机制的深入研究。④最顶层则是智能医学的各种应用场景,如智能诊疗、智能检验、智能医学图像分析等。

学生毕业后可在大型综合性医院或医疗机构中从事智能医学图像处理、智能检验、智能手术、精准医疗、智能康复、智能医学病案管理、远程医疗等相关工作;或在高校、研究院所、人工智能以及智能医疗相关企业中从事智能医学仪器的研发、智能医学系统的搭建、智能医学数据的挖掘以及有关智能的生理、心理机制的研究等科研或管理工作。

毫无疑问,当前人工智能在健康医疗领域的创新应用对接着两大国家战略:①健康中国:这是落实习近平总书记强调的"科技创新要面向人民生命健康"的具体体现;②科技强国:健康医疗人工智能已成为我国科技优先布局的战略前沿领域之一。可以说,智能医学专业的设置既适应当前科技发展的潮流和国家战略新要求,也符合高等医学教育改革的内在需求,有望打破目前横亘在我国医学教育与工程教育之间最后的藩篱,也为智能医学的发展提供了"源头活水"和不竭动力。

二、精准医学

20 世纪以来,人类基本的生存和生活条件普遍得到了保障,寿命得以延长。于是在衰老基础上的非传染性慢性疾病(慢性病)渐渐成为全球主要的公共卫生问题和对人类健康威胁最为严重的疾病。该类疾病大多是由多因素导致,并呈现高度异质性的特点。针对这种状况,现代医学提出了精准医学(precision medicine)的发展方向,旨在发展精准诊断、精准治疗的新方法、新技术等。2015年,科技部召开了我国首次精准医学战略专家会议,提出了中国精准医疗计划。2016 年,精准医学被纳入国家"十三五"规划,并启动"精准医学研究重点专项"。按照美国国立卫生研究院(NIH)的定义:"精准医学是一种建立在了解个体基因、环境及生活方式基础上的新兴疾病治疗和预防方法。"精准医学概念的提出,是基于人类基因科学的迅速发展,以大数据、AI 等技术整合海量的疾病与相关健康信息,提出的一种解决复杂疾病的行动方案。

伴随着精准医学的发展,将产生不同层面的大量数据,如基因组、蛋白质组、代谢组等多组学数据;来自病历、电子健康档案、可穿戴设备等的临床数据;空气质量、地理位置等环境数据。对这些"未知大于已知,已知隐藏未知"的海量医疗数据的挖掘处理和分析,将有助于人们对疾病形成更加系统全面的认识,为临床诊断、药物研发及个性化治疗提供更有价值的信息。正如美国国立卫生研究院主任 Francis Collins 博士所述:要实现精准医学计划,首先就要寻找到一种方法将研究中所收集到的各种混合数据进行有效的整合。

（一）精准医学大数据的应用

1. 在药物研发领域 药物研发一直是提高疾病治愈率和延长生命的主要手段,但该过程周期长、成本高。精准医学大数据的整合分析为药物研发带来了新希望。精准医学大数据的挖掘分析处理可以协助快速确立新靶点、新结构,让药物研发效率更高且更具有针对性、临床试验更具有靶向性。

当前,精准诊断与个体治疗主要关注的是肿瘤的诊断与治疗。肿瘤疾病是多基因疾病的一种类型,需要多靶点药物进行治疗。通过对精准医学大数据的挖掘分析,了解癌症的驱动基因,可以精准设计抑制这一靶点的药物,使肿瘤的治疗从宏观层面对"症"用药向更微观的对"基因"用药转变,实现"同病异治"或"异病同治",告别"一药千用"的窘况。

2. 在临床应用领域 精准医疗在临床上应用已久,通过对精准医学大数据的采集、挖掘和分析,实现医疗的个体化和对疾病的重新定义。

基因检测(特别是基于高通量测序的基因检测)被认为是精准医学在临床应用的核心。除传统的遗传病检测,精准医学在我国临床实践中主要应用于产前检测、肿瘤基因检测和药物基因组检测领域。

（二）精准医学大数据的展望

精准医学的发展离不开生物样本库、多组学分析平台及大数据三大平台的支持。基于大数据的精准医学是当前研究的热点,也在一定程度上代表了医学未来的发展方向,对改善人民健康具有重要意义。当然,目前精准医学大数据的应用也还面临诸多挑战。例如数据整合和管理、使用和共享、数据安全和隐私保护以及伦理、法律和社会方面(如自主、有利和公正)的桎梏。但随着以组学和大数据、AI 等核心技术的进步,精准医学大数据的整合、管理和利用也势必将会"守得云开见月明"。

本章小结

医学大数据与 AI 技术的飞速发展,带动了医疗服务模式的深刻变革和健康服务新业态的发展,极大地提升了医疗健康服务的质量和效率。而当前智能医学和精准医学的蓬勃发展便是其对健康医疗事业的革命性影响之一。诚然,当前医学大数据与 AI 的发展在给我们带来"便利"的同时,也还要面对技术、法律、伦理等方面的瓶颈与障碍。但毋庸置疑,医疗智能化的时代大幕已徐徐拉开,虽然不可避免地会遇到"山重水复疑无路"的"窘境",但也肯定会迎来"柳暗花明又一村"的盛况。

思 考 题

1. 如何有效加强医学大数据的质量与安全?
2. 请思考如何看待医疗环境下的"算法歧视"及如何避免。
3. 请思考如何看待智能医学的发展。
4. 请思考如何看待精准医学的发展。

（王玉锋）

推荐阅读

[1] 金小桃. 健康医疗大数据[M]. 北京：人民卫生出版社，2018.

[2] 石乐明，郑媛婷，苏振强，等. 大数据与精准医学[M]. 上海：上海交通大学出版社，2017.

[3] 刘士远. 中国医学影像人工智能发展报告（2020）[M]. 北京：科学出版社，2020.

[4] 方向东，胡松年. 转录组学与精准医学[M]. 上海：上海交通大学出版社，2017.

[5] 陈大方，刘徽. 医学大数据挖掘方法与应用[M]. 北京：北京大学医学出版社，2020.

[6] 叶哲伟. 智能医学[M]. 北京：人民卫生出版社，2020.

[7] 埃里克·R. 兰斯查特，谢尔盖·莫罗佐夫，保罗·R. 阿尔格拉. 医学影像与人工智能：机遇、应用和风险[M]. 胡娟，杨斌，译. 北京：人民卫生出版社，2022.

[8] 李毅，张豫夫. 医学信息分析与临床决策支持[M]. 北京：北京大学医学出版社，2020.

[9] 张莉. 数据治理与数据安全[M]. 北京：人民邮电出版社，2019.

[10] 刘挺，秦兵，赵军，等. 自然语言处理[M]. 北京：高等教育出版社，2021.

[11] 詹启敏，董尔丹. 健康医疗人工智能指数报告2020[M]. 北京：科学出版社，2021.

[12] 张路霞，段会龙，曾强，等. 健康医疗大数据的管理与应用[M]. 上海：上海交通大学出版社，2020.

[13] 唐子惠. 医学人工智能导论[M]. 上海：上海科学技术出版社，2020.

[14] 凯文·凯利. 失控：全人类的最终命运和结局[M]. 东西文库，译. 北京：新星出版社，2010.

[15] 弗兰克·帕斯奎尔. 黑箱社会[M]. 赵亚男，译. 北京：中信出版社，2015.

[16] CAMPBELL-KELLY M，ASPRAY W，ENSMENGER N，et al. Computer：a history of the information machine [M].London：Routledge，2013.

[17] SINHA P K，SUNDER G，BENDALE P，et al. Electronic health record：standards，coding systems，frameworks，and infrastructures[M]. New York：Wiley，2013.

[18] LIU C，LI J. Feature engineering and computational intelligence in ECG monitoring[M]. Berlin：Springer，2020.

中英文名词对照索引